Mein Testament

für
Gesunde und Kranke

von

Sebastian Kneipp

Ergänzt mit den neuesten Kenntnissen
zu KNEIPP HEUTE
von Dr. med. M. Fehrenbach

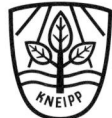

Kneipp-Verlag GmbH, Bad Wörishofen
in Kooperation mit dem
Verlag des Österreichischen Kneipp-Bundes
Leoben – Wien – Stuttgart

Impressum

Kneipp-Verlag GmbH Bad Wörishofen – 1997
in Kooperation mit dem Verlag des Österreichischen Kneipp-Bundes
Leoben – Wien – Stuttgart

Titelgestaltung: Klaus Prüfer, Augsburg

Satz/Druck: EOS-Verlag, St. Ottilien

ISBN 3-921481-43-0

Inhaltsverzeichnis

Vorwort 5

Erster Theil. Allgemeines.
Erstes Hauptstück.
Wie entstehen Krankheiten? 15

Zweites Hauptstück.
In welchem Zustande muß man sein, um eine Anwendung vornehmen zu können? 31

Zweiter Theil. Die Abhärtung.
Barfußgehen 39
Sandalentragen 44
Im Wassergehen, im nassen Grase oder auf nassen Steinen gehen. Schneegehen 46

Dritter Theil. Wasseranwendungen.
Die Waschungen.
Eintheilung; Dauer; Nichtabtrocknen 51
Wirkungen der Waschungen 53
Wie oft und in welchen Fällen sind Waschungen angezeigt? 54

Die Bäder.
Allgemeines 57
Das Augenbad 58
Das Armbad 59
Die Fußbäder 61
Das Sitzbad 64
Das Halbbad 67
Das kalte Vollbad 70
Das warme Vollbad. Kräuterbäder. Wechselbäder 71

Die Güsse.
Allgemeines 74
Der Kopfguß 77
Der Gesichtsguß 79
Der Ohrenguß 79
Der Brustguß 80
Der Armguß 80
Der Oberguß 81

Der Schenkelguß	82
Der Kniguß	84
Der Rückenguß	85
Der Vollguß	88
Der Blitzguß	92

Wickel, Aufschläger, Auflagen.

Allgemeines	97
Der Kopfwickel	98
Der Halswickel	99
Der kurze Wickel	101
Der Unterwickel	106
Der Fußwickel	108
Der Ganzwickel	111
Der spanische Mantel	111
Das nasse Hemd	113
Die Auflage auf den Unterleib	114
Der Unteraufschläger	116
Der Oberaufschläger	117
Der Shawl	118
Der Hand- und Armwickel	119

Dämpfe.

Allgemeines	119
Der Kopfdampf	120
Der Nasen- und Ohrendampf	123
Der Armdampf	123
Der Fußdampf	124
Der Leibstuhldampf	125
Der Volldampf	127

Vierter Theil. Krankheiten.

Asthma	130
Augenkrankheiten	135
Ausschläge	142
Bettnässen	145
Blasenkatarrh	147
Bleichsucht	152
Croup, Diphtherie und Halsentzündung	155
Durchfall	160
Füße, geschwollene	164
Füße, kalte	172
Füße, offene	175
Gasbildung im Magen und Darmkanal – Windkolik	182

Gehirnschlag	189
Gicht – Podogra	194
Gries- und Steinleiden	200
Haarverlust	204
Halsentzündung	209
Heiserkeit	209
Herzkrankheiten	212
Herzschlag	219
Hühneraugen	221
Körpergeschwüre	222
Krampfadern	224
Heilung der Hämorrhoiden	230
Lungenentzündung	232
Magen- (Darm-) Ruhr	236
Nasenbluten	239
Ohrenfluß	242
Ohrenkrankheiten, Ohrenweh und Taubheit	244
Podagra	247
Schlagfluß (Lungenschlag)	247
Schnupfen	250
Schwindsucht	253
Seitenstechen	265
Sodbrennen	268
Steinleiden	269
Stuhlverstopfung	270
Taubheit	275
Wasserbeschwerden	275
Wassersucht	280
Windkolik	288
Zahnweh	288
Alphabetisches Register	293

Vorwort und Einleitung zum Begleittext
»Mein Testament«
von Kneipp

Das Buch »Mein Testament« von Pfarrer Sebastian Kneipp, in seinen letzten Lebensjahren geschrieben, ist ein Zeitdokument von unschätzbarem Wert. Es informiert nicht nur über seine Wasseranwendungen, sondern gewährt auch Einblick in den Zeitgeist seines Jahrhunderts.
Wir finden ein Spiegelbild der sozialen und wirtschaftlichen Verhältnisse, erkennen die Not und Hilflosigkeit gegenüber vielen Krankheiten und vergleichen unwillkürlich das »Früher« mit dem »Heute«.
Dem interessierten Leser des Originaltextes drängt sich die Frage auf, ob der Inhalt des Buches noch im Zeitalter einer modernen Medizin Gültigkeit und Bestand haben kann. Es war naheliegend in einer Studie einen Kontext zu erarbeiten, der dem Gedankengut Kneipp's und dem heutigen medizinischen Wissensstand gleichermaßen Rechnung trägt.
Dem Autor des Begleittextes ist daran gelegen, zunächst die Wandlungen Kneipp'scher Hydrotherapie im Verlauf eines Jahrhunderts aufzuzeigen. Der technische Fortschritt und die veränderten Bedürfnisse der Heilsuchenden führten zu einer organischen und praxisnahen Weiterentwicklung der Wasserheilkunde.
Der Beitext beschäftigt sich ferner mit den persönlichen Stärken aber auch menschlich liebenswerten Schwächen Kneipp's, die in seiner Niederschrift immer wieder durchleuchten. Sich ergeben seinem Schicksal oder einer Krankheit zu beugen, war nicht seine Art. Er rüttelte auf und verlangte Eigenverantworung für die Gesundheit. Er spornte an zu Selbsthilfe mittels eines Elements, das überall wohlfeil zu haben war, das Wasser.
Zum Leidwesen vieler Kranken ist die moderne Medizin kein Refugium unbegrenzter Heilmöglichkeiten. Auf naturheilkundliche Methoden, die oft noch dann wirksam sind, wenn die konventionelle Medizin versagt, kann nicht verzichtet werden. Dabei nimmt die Kneipp'sche Hydrotherapie eine Sonderstellung im weiten Feld der natürlichen Heilmethoden ein. Sie ist verständlich, einfach und ohne großen Aufwand auch im eigenen Heim durchzuführen.
Abschließend sei noch darauf hingewiesen, daß bereits die Lektüre des Kontextes genügt, um sich ein umfassendes Wissen über den Stand der Kneippkur am Ende des 20. Jahrhunderts zu verschaffen. Auf langatmige Beschreibungen der einzelnen Anwendungen wurde verzichtet, auf wichtige Einzelheiten jedoch hingewiesen. Die technische Durchführung ist aus der vorliegenden Fachliteratur zu entnehmen.

Januar 1997   Dr. med. M. Fehrenbach

Vorwort

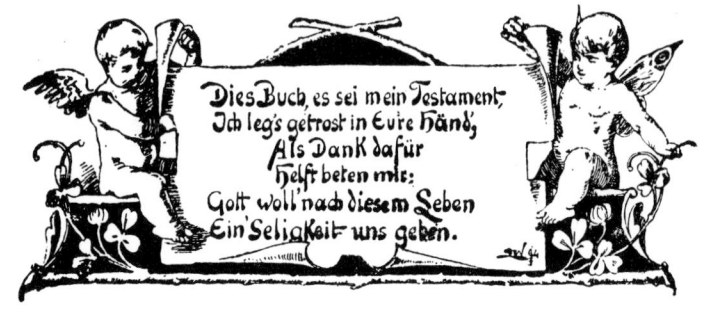

Nur noch eine Lebensspanne von drei Jahren verblieb dem hochverehrten Pfarrer Sebastian Kneipp, als sein Testament in Buchform der Öffentlichkeit übergeben wurde. Er wählte also zur rechten Zeit einen Buchtitel, der sein gesamtes Schaffen mit einem Trostgebet in unsere Hände legte »Gott woll' nach diesem Leben einst Seligkeit uns geben«. In Kneipp verband sich tiefe Gläubigkeit mit unermüdlicher Hilfsbereitschaft für Arme und Leidende. In aller Bescheidenheit bezeichnete er seine Sprache als »einfach und schmucklos«. Um den Tatsachen gerecht zu werden, das Gegenteil ist der Fall! Kneipp erwies sich als sprachbegabter Redner, als umsichtiger Mentor und wortgewandter Literat. Er verfügte über einen fundierten Wortschatz und ein ursprüngliches Talent, seiner Sprache bildhafte Prägnanz zu verleihen. Der nachdenkliche Kneipp erinnert sich der Wandlungen, denen jeder, von Kindheit bis zum Greis, unterworfen ist, sicher auch seine Lebensarbeit im Sinn, die er im Laufe seiner Jahre mit der Milderung seiner Wasseranwendungen korrigierte.

Es ist allgemein Sitte, daß Jeder, der sich in seinem Leben etwas erworben oder der etwas Hervorragendes geschaffen hat, auch dafür sorgt, daß dieß in der Zukunft Bestand habe, gewürdigt werde und in gute Hände komme, welche den richtigen Gebrauch davon machen; zu diesem Zwecke errichtet er sein Testament.

Ich habe im Laufe der letzten Jahre mehrere Bücher geschrieben, die verschiedenen Inhaltes sind. Ich habe sie nicht für mich geschrieben, sondern für die Menschheit, und zwar für Diejenigen, welche von Leiden und Mühseligkeiten aller Art heimgesucht sind. Ich habe sie in möglichst einfacher, schmuckloser Sprache geschrieben, damit Jeder Alles verstehen und sich nach Bedürfniß das für ihn Brauchbare auswählen könne. Vor Allem sollten darin Regeln für das Leben und Fingerzeige, wie man sich in der Noth helfen kann, für alle Stände gegeben werden. Mein ganzes Streben ging dahin, das, was der Schöpfer uns im Wasser und in den Kräutern bietet, vorzulegen und zu erklären. Wie bei einer Ausstellung verschiedene Gegenstände zur Schau ausgestellt sind, so ist hier verschiedenes für das Leben Brauchbare zu finden. Wer alt ist und nun über seine Kindheit, seine

Jugendzeit und seinen Beruf nachdenkt, der sieht klar, welche Umwandlungen stattgefunden, bis er vom Kinde zum Greise geworden, und er findet die Wahrheit des Satzes bestätigt: Anders denkt das Kind, anders der Jüngling, anders der reife, überlegende Mann und der erfahrene Greis.

Diese Stufen kann ich recht gut auf meine Wasserkur anwenden. Es sind nun 46 Jahre, seitdem ich das Wasser als Heilmittel kennen gelernt habe, und ebenso lang ist es her, daß ich mit den Kräutern Versuche gemacht habe. Ich kann mich recht gut mit einem Lehrbuben vergleichen, der zum Meister geht und lernt; mein Lehrmeister war ein kleines Büchlein. Ich verfolge meine Erfahrungen Stufe für Stufe, um Einsicht in die Heilkraft des Wassers und der Kräuter zu gewinnen, und um dieselben für den menschlichen Organismus in passender Form anzuwenden. Kein Schneider wird den ersten Rock, den er macht, ganz passend anfertigen können; nach und nach erst gewinnt man Uebung und Erfahrung. Ich kann wirklich versichern, daß es mir gegangen ist wie vielen Anderen; man wird oft von seinem gewählten Wege abgezogen und auf einen andern Weg gedrängt, den man eigentlich nicht gehen wollte. So ging es auch mir mit der Hydropathie. Aus meinen Büchern kann man sehen, daß ich von einer Erfahrung zur anderen gekommen bin und die Wirkung des Wassers und der verschiedenen Anwendungen immer mehr kennen gelernt habe.

Heute

Kneipp blickt zurück in die Vergangenheit, wenn er aus seiner Studienzeit von seiner Bekanntschaft mit dem heilenden Element des Wassers berichtet. Er vergleicht sich mit einem Lehrbuben, der langsam zum Meister wurde, der Stufe um Stufe nach oben schritt. Er studierte und erforschte unermüdlich die Heilkraft des Wassers und der Kräuter. Er stellte unter Beweis, daß sein Heilkonzept, kein starres Gebilde, der Bekömmlichkeit und den Bedürfnissen der heilsuchenden Menschen angepaßt werden muß. Dieser Fähigkeit zur Wandlung wurde nach dem Tode des Urhebers kein strenges »Halt« entgegengeschleudert. Die Erbschaft seines Testamentes wurde von den nachfolgenden Ärzten behutsam verwaltet und weiterentwickelt. Die Kneipp'sche Hydrotherapie ist heute ein wohlklingendes Instrument in der Naturheilkunde; die Kalt- und Warmqualitäten finden sich in einer bekömmlichen Ausgewogenheit.

Ich möchte nun in diesem neuen Buche darlegen, wie alle meine Erfahrungen für das Wohl meiner Mitmenschen zu verwerthen sind. Ich theile dasselbe in zwei Theile ein. Weil ich jedoch bereits 73 Jahre zähle, will ich nicht mehr länger zögern, sondern schicke hiemit den ersten Theil in die Welt hinaus, damit allen Denjenigen, welche meinen Rathschlägen folgen wollen, wenigstens dieser Theil sicher ist. Läßt mich der Schöpfer noch länger leben, dann werde ich auch den zweiten Theil folgen lassen. Mit anderen Worten: als hochbetagter Mann, der nicht weiß, zu welcher Stunde ihn der Herr über Leben und Tod vom Schauplatze seiner Thätigkeit abrufen wird, habe ich mein Testament gemacht und lege es in die Hände meiner Freunde, der Testaments-Exekutoren, nieder. Schenkt der liebe Gott aber noch ferner Leben und Gesundheit, so ist es möglich, daß ich dieses mein Testament noch etwas erweitere und ergänze, ihm ein Codizill folgen lasse. Das vorliegende Buch umfaßt in erster Linie die Darstellung, in welcher Weise die Güsse, Wickel, Bäder, Dämpfe und sonstigen Anwendungen gebraucht werden müssen. Dann folgt eine Reihe der hauptsächlichsten Krankheiten und selbstverständlich bei jeder eine Anweisung, wie man sich davor schützen kann, oder aber wie sie geheilt werden können. Die Krankheiten habe ich hergenommen, wie es mir gerade am zweckdienlichsten schien; mit den noch fehlenden Krankheiten wird im zweiten Theile fortgefahren.

Wer das erste Buch, das ich in die Welt hinausgeschickt habe, »Meine Wasserkur«, liest und es mit dem vorliegenden Buche vergleicht, wird finden, daß bei manchen Anwendungen die Zeitdauer geändert worden ist. Die unzähligen Kranken und mit allen möglichen Gebrechen und Leiden Behafteten haben mich veranlaßt, das Wasser in der einfachsten Form zu gebrauchen. Während daher früher die Halbbäder zwei Minuten gedauert haben, bin ich nach und nach zur Ueberzeugung gekommen, daß das Bad, wenn es bloß einige Sekunden dauert, für den größten Theil der Kranken lange genug ist; und auch für Denjenigen, welcher wohl ein länger dauerndes Bad ertragen könnte, wird das kurze ausreichend sein. Gerade so steht es mit den Wickeln. Ich bin mit der Zeit zur Ueberzeugung gekommen, daß die Wickel weniger nothwendig sind, wenn man die Güsse richtig anwendet. Damit sei aber nicht gesagt, daß man nicht auch mit den Wickeln heilen könne. Die meisten Krankheiten können auf vier verschiedene Arten mit dem Wasser geheilt werden: mit Waschungen, Bädern, Wickeln und Gießungen.

Kneipp Heute

Kneipp bekannte in aller Offenheit, daß er aufgrund seiner Erfahrung die Strenge seiner Kaltanwendungen milderte, das kalte Halbbad in seiner Dauer von zwei Minuten auf wenige Sekunden reduzierte, den kalten Güssen eine größere Heilwirkung als den Wickeln zubilligte.

Hundert Jahre danach wird das kalte Halbbad, je nach Temperatur, 15–20° C 15–20 Sekunden lang verabreicht; Güsse haben dank der Warmwasserspende aus der Leitung, besonders als Wechselgüsse, einen hervorragenden Stellenwert in der Hydrotherapie; die kalten und warmen Wickel, die Packungen mit Heu oder Lehm, sind in ihrer Wirkung zumindest als gleichwertige Partner den Güssen zu betrachten.

Obwohl ich stets bemüht war, meine medizinische Thätigkeit so viel als möglich zu beschränken, um nicht zu sehr in meinem Berufe verhindert zu sein, so haben mich dennoch die Kranken gleichsam überfluthet. Ohne daß ich es wollte, und ohne daß von Wörishofen aus Reklame gemacht wurde, kamen dennoch die Kranken so zahlreich hieher, daß man in Wörishofen nicht wußte, was man beginnen sollte. Zur Applicirung der Anwendungen benützte ich Anfangs meine Waschküche. Als diese nicht mehr ausreichte, wurden oberhalb des Dorfes zwei Badehäuser gebaut, eines für Männer, eines für Frauen. Im Männerbade wurden die Güsse durch den Bader Joh. Kustermann gegeben, für das andere Bad hatte ich meine Nichten Rosina und Theresia abgerichtet. Als auch diese zwei Gießstätten zu klein wurden, entschloßen sich zwei Bürger des Ortes, Ludwig Geromiller und Fidel Kreuzer, mir entgegenzukommen. Jeder von diesen Beiden baute ein hübsches Haus mit Badegelegenheit für Männer und Frauen. Später baute ich selbst ein Haus, welches hauptsächlich für Priester bestimmt war; die von Priestern nicht benöthigten Räumlichkeiten sollten auch für Laien zur Verfügung stehen.

HEUTE

Ob die beiden Badehäuser für Männer und Frauen, dem heilkundigen und frommen Gemeindepfarrer zuliebe, getrennt errichtet wurden oder ob damals noch bodenständige Sittenstrenge waltete, mag der geneigte Leser selbst entscheiden. Sicher hätte Kneipp gegen die Schwimm- und Badegepflogenheiten von heute, Männlein und Weiblein in einem Schwimmbecken, heftig gewettert und protestiert.

Das »Kurhaus der barmherzigen Brüder« nach Kneipp's Vornamen Sebastian »Sebastianeum« benannt und das ehemalige »Kinderasyl« heute »Kneipp'sche Kinderheilstätte«, wurden in den letzten Jahrzehnten renoviert und erweitert. Mit dem »Kneippianum« prägen diese Traditionshäuser Kneipp'scher Wasserheilkunde als markante Gebäude immer noch das Ortsbild Bad Wörishofens.

Schon zu Beginn meiner dießbezüglichen Thätigkeit beschäftigte mich der Gedanke, daß Geistliche und Weltliche im Hause und im Orte von Barmherzigen Brüdern gepflegt werden sollen; und so ist es gekommen, daß mein Kurhaus, welches in letzter Zeit bedeutend vergrößert worden ist, unter die Leitung der Barmherzigen Brüder gestellt wurde.

Am allerauffallendsten war mitunter die Wirkung des Wassers bei unglücklichen K i n d e r n, von denen viele mit Maschinen, halb lahm, halb blind, halb taub, presthaft vom Kopf bis zum Fuße hieher kommen. Da nun für solche Kinder nirgends ein Institut existirt, wollte ich für sie ein eigenes Haus bauen, in welchem ihnen durch Ordensschwestern eine gehörige Pflege und eine Wasserbehandlung zu Theil werden sollte. Mein Gedanke kam zur Ausführung, und es wurde das sogenannte Kinderasyl erbaut; dasselbe ist so groß, daß 200 und noch mehr Kinder aufgenommen werden können. Bisher kamen aber so viele Kinder, daß das Haus nie alle fassen konnte und immer ein Theil im Dorfe untergebracht werden mußte. Dieses Haus steht auf einer schönen Anhöhe, anschließend an das Dorf, und bietet eine prächtige Aussicht über die ganze Gegend bis an das Hochgebirge. Wenn ich das Haus auch bauen und bezahlen konnte, so ist aber doch noch kein Fond da, um Freiplätze gewähren zu können. Es wird jedoch Alles aufgeboten, den Aermsten und Hilflosesten so viel als möglich beizustehen, und wegen Noth und Armuth ist noch keines entlassen worden; es sind im Kinderasyl gegenwärtig etwa 30 Kinder, die rein gar nichts bezahlen und nur auf die Werke der Barmherzigkeit angewiesen sind. Wie das Kurhaus, so ist auch dieses Haus bereits Ordensleuten zur Verwaltung übertragen.

Wörishofen selbst ist ein schönes Dorf, in welchem die Gebäude in einem recht guten Zustande sind. Die Einwohner haben viele, aber recht magere Felder, und deßhalb sind sie zum großen Theile mit Feldarbeiten in Anspruch genommen. Als nun die vielen Kurgäste kamen, schauten sie ruhig zu und bekümmerten sich gar nicht viel um dieselben, und damals wäre es ihnen lieber gewesen, wenn Niemand gekommen wäre. Weil ich jedoch mit der Gemeinde gut harmonirte, konnte ich die Leute leicht dahin bringen, daß sie die Kranken aufnahmen; sie thaten es jedoch nur, weil ich es wünschte, aber durchaus nicht, weil sie aus Wörishofen einen Kurort machen wollten. Damals ahnte man überhaupt gar nicht, daß die Wasserkur sich so stark verbreiten und so viele Kurgäste anziehen werde. Jetzt ist freilich Wörishofen ganz umgewandelt. Die Bauern haben ihre Wohnungen für die Fremden eingerichtet, und ausserdem ist eine größere Anzahl neuer Häuser gebaut worden, so daß jetzt genügend viele Wohnungen vorhanden sind.

Als die Zahl der Patienten immer größer wurde, wurde auch ein Arzt gewählt, welcher die Kranken zu untersuchen und ihre Krankheiten festzustellen hatte, und welcher nebenbei meine Methode lernte und auch praktizirte. Mit der Zeit kamen mehrere Aerzte hieher. Gegenwärtig sind ihrer acht hier: zwei aus der Schweiz, einer aus Böhmen, einer aus Paris, einer aus Holland, einer aus Canada und zwei aus Deutschland. Es kommen auch Aerzte, die nach meinem Buche Versuche gemacht und gute Erfolge erzielt haben und nun genaue Einsicht von meiner Methode nehmen wollen. Ich selbst aber habe weder Kranke noch Aerzte eingeladen oder aufgefordert, hieher zu kommen.

Im vergangenen Februar haben diese Aerzte, welche Anhänger meiner Methode sind, einen Verein gegründet, um gemeinschaftlich für diese Heilmethode einzustehen und sie wissenschaftlich zu begründen; auch dieß geschah ohne irgendwelche Aufforderung von meiner Seite. Durch diese Aerzte ist auch eine Zeitung: »Centralblatt für das Kneipp'sche Heilverfahren« gegründet worden, welche bei Borchert und Schmid in Kaufbeuren erscheint, und an welcher auch ich mitarbeite. Ich zweifle nicht, daß dies alles zu einem guten Ziele führt, wenn die Einigkeit bestehen bleibt.

Gegenwärtig bestehen bereits über hundert Anstalten, in welchen die Kranken nach meiner Methode behandelt werden. Wenn zwar auch noch viele Gebrechen nicht geheilt worden sind, so darf man nicht vergessen, daß aller Anfang schwer ist.

Ich gebe mich der vollen Hoffnung hin, daß meine Methode, wenn sie richtig verstanden und gebraucht wird, zum Wohle des Volkes und zur Befriedigung der Aerzte beitragen wird.

Möchte nur meine Heilmethode vor Allem unverfälscht bewahrt bleiben, was auch ein Hauptzweck des obengenannten Vereins der Aerzte ist! Wem das Wasser und die Kräuter zur Behandlung der Kranken nicht ausreichen, der legt dadurch den Beweis an den Tag, daß er diese Heilmittel nicht recht kennt, was mir auch die hervorragendsten Wasserärzte ausnahmslos bestätigten. Einen Beweis, daß das Wasser und die Kräuter ausreichen, geben die Tausende von Kranken, welche hier, von aller Medizin verlassen, zum größten Theile Erleichterung oder vollständige Heilung gefunden haben und noch finden. Für den Tod ist allerdings noch kein Kräutlein erfunden worden, und auch das Wasser hat da kein Privilegium.

Die Kräuter selbst werden, wenn mir der liebe Gott noch ferner Leben und Gesundheit schenkt, ausführlich im zweiten Theile besprochen werden.

Möge mein ungewolltes, mir eigentlich nur aufgedrungenes Unternehmen Der segnen, welcher mich auf diesen Weg geführt hat und auch auf den vielverschlungenen Pfaden des menschlichen Elendes Führer und Leiter ist!

Wörishofen im August 1894   Der Verfasser

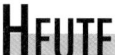 HEUTE

Alle Geschäftigkeit und Publizität, die mit dem Aufschwung des ländlichen Ortes einhergingen, waren dem Pfarrer und Seelsorger, Pfarrer Sebastian Kneipp, ziemlich gleichgültig. Er wollte nur kranken, leidenden und armen Menschen helfen, den Weg zur Gesundheit weisen und seine Wasser-Heilmethode über die örtlichen Grenzen hinaustragen.

Der 2. Februar 1894 war für die Weiterentwicklung der Kneippidee ein bedeutsamer Tag. Mit Pfarrer Kneipp versammelten sich 23 Ärzte, um schon zu seinen Lebzeiten mit der Gründung des »Internationalen Vereins Kneipp'scher Ärzte, sein Erbe in berufene Hände zu legen. Die bedeutendsten in diesem ärztlichen Kollegium waren Dr.

Alfred Baumgarten, Sanitätsrat Dr. Franz Kleinschrod, Dr. Adolf Scholz und Dr. Albert Schalle. Diese Vereinigung namhafter Kneippärzte entwickelte sich in der Folgezeit zum Kneipp-Ärztebund. Die nichtärztlichen Anhänger Kneipp'scher Heilmethode organisierten sich 1897 im »Kneippbund«, der inzwischen zum größten deutschen Naturheilverband in Deutschland wurde. Kneipp's beschwörenden Worte, »möchte nur meine Heilmethode von Allen unverfälscht bewahrt bleiben«, bedürfen einer vernünftigen, zeitgemäßen Interpretation. Keinesfalls sollte eine natürliche Weiterentwicklung, eine maßvolle Anpassung seiner Wasserheilkunde an die Bedürfnisse einer späteren Epoche verhindert werden. Ihm lag am Herzen, daß das Ursprüngliche seiner Heilmethode erhalten bleibt, daß seine Hydrotherapie einen gesicherten Platz im weiten Spektrum aller therapeutischen Bemühungen erhält. Dieser Herzenswunsch ging in Erfüllung. Seine Wasserbehandlung fand weltweite Anerkennung und wird an zahlreichen Kneipp-Kurorten, aber auch im häuslichen Bereich, erfolgreich angewendet.

Das heilträchtige »Kalt« blieb das Grundprinzip Kneipp'scher Therapie. Im Laufe der Jahre wurde der Warmanteil der Wasseranwendungen zugunsten der Gelenkleiden und Wirbelsäulenerkrankungen erweitert. Daß natürlich auch der technische Fortschritt mit der Möglichkeit des Wechselgusses zur Reform der Original-Kneippkur beitrug, muß in die Betrachtungsweise einer modernen Kneippbehandlung miteinbezogen werden.

Kneipp's selbstbewußte Auffassung, daß Wasser und Kräuter allein ausreichen, um Krankheiten zu heilen, mag seinerzeit angesichts des medizinischen Standards berechtigt gewesen sein. Heute kann diese Behauptung nicht mehr aufrecht erhalten werden. Hydrotherapie und Phytotherapie helfen und heilen zahlreiche Erkrankungen. Für viele Leiden sind die Mittel der Naturheilkunde willkommene Begleiter der Grundtherapie.

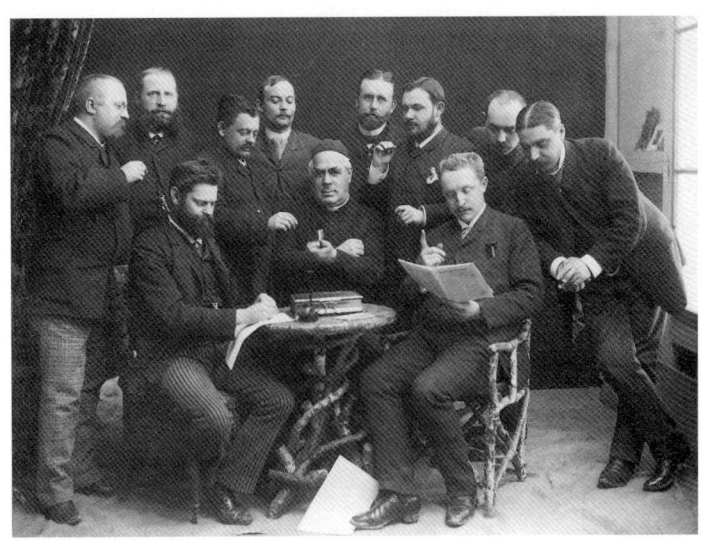

Sitzend von links nach rechts:
Dr. Kleinschrod (erster Badearzt),
Pfarrer Sebastian Kneipp,
Dr. Bergmann,
rechts gebeugt Dr. Schalle

Erster Teil
Allgemeines

Erstes Hauptstück
Wie entstehen Krankheiten?

Wunderbar ist der menschliche Körper in all seinen Theilen vom kleinsten Gefäß bis zum größten Knoten. So wunderbar aber die schöne Harmonie einzelner Theile, gerade so leicht können Körpertheile schadhaft werden, so daß einzelne Theile nicht mehr so sind, wie sie sein sollen, und in Folge dessen auch ihre Funktionen nicht mehr auf's getreueste verrichten können. Ist dieser Zustand an einem einzelnen Theile oder am ganzen Körper eingetreten, dann heißt es, er ist krank. Solche krankhaften Zustände können am ganzen menschlichen Körper auf viele und verschiedene Weise entstehen; somit können auch viele Krankheiten aufgezählt werden. Durch größere und kleinere Kanäle wandert das Blut im ganzen Körper herum und bringt, wie dem gesammten Körper, so den einzelnen Körpertheilen die Nahrung. Es lebt ja der ganze Körper vom Blute, wie er auch vom Blute gebildet ist. Wenn man einzelne Blutgefäße, größere oder kleinere, etwas genau betrachtet, so muß man unwillkürlich denken, wie es nur möglich sein kann, daß durch diese Äderchen das Blut im ganzen Körper herumläuft, ohne daß häufig Störungen vorkommen, wie es auch in Wirklichkeit geschieht. Legt sich irgendwo in irgend einer Ader dem Kreislauf des Blutes ein Hinderniß in den Weg, so gibt es Anstauungen von Blut. Diese Blutanstauungen können der Anlaß zu vielen leichten und schweren Krankheiten sein; sie können auch ein Anfang sein, der später den Tod mit sich bringt. Diese Blutanstauungen können so mannigfaltige, kleine oder große sein, daß der arme Mensch vollständig nicht bloß krank, sondern auch für den Beruf oder selbst für eine andere Beschäftigung untauglich wird. Wie Viele sterben am Schlagfluß! Die kleinsten Blutstauungen haben den Anfang gemacht. Sind kleinere Blutstauungen an verschiedenen Körpertheilen, dann bleibt das Blut wie eingepfercht und geht weder vorwärts noch rückwärts gehörig ab; an solchen Stellen tritt gewöhnlich durch Blutüberfüllung eine große Hitze ein; dieser strömt das Blut noch mehr zu, und unausbleiblich wird die Folge sein, daß eine Krankheit sich entwickelt. Bilden sich in einem Körper mehr oder weniger kleinere oder größere Blutstauungen, so leiden auch andere Theile des Körpers, die blutarm werden; es entsteht an der einen Stelle Ueberfüllung, an der andern Entbehrung. So kann Jemand Kopfweh haben durch starken Drang des Blutes in den Kopf. Er leidet viel. Ein Anderer hat Kopfweh, weil Stellen im Kopf bereits blutleer sind. Wieder ein Anderer hat Fußleiden, er möchte fast verzweifeln. Blutstauungen sind die Ursache. Abermals ein Anderer jammert über Schmerzen in den Füßen; die Füße sind ganz dünn, ohne Kraft, ohne Wärme, also bereits blutleer, deßhalb die Schmerzen. Ein Weiterer hat viel Drücken auf der Brust oder Schmerzen im Unterleib; bald geht ein Blutstrom der Brust zu und macht sie krank, dann dem Unterleib und bewirkt dasselbe. Wer möchte alle Krankheiten aufzählen, welche durch eine gestörte Blutzirkulation entstehen können? Es kam diesen Sommer eine Person zu mir, welche mehr als hundert Geschwüre am ganzen

Leib bekommen hatte; wie sie sagte, hat man sie zu grob massiert, zuviel Blut aus den Adern gepreßt, welches nach und nach faul geworden, weil es keinen Ausweg gefunden, und sie so vollständig unfähig für ihren Beruf machte. Wie dieses Beispiel im Großen, so die Ausschläge im Kleinen.

HEUTE

Als Blutstauungen und Zirkulationsstörungen bezeichnet Kneipp eine unzureichende Blutversorgung einzelner Gefäßgebiete im menschlichen Körper, womit er zurecht auf die vitale Bedeutung einer ausreichenden Ernährung aller Organe hinweist. »Der Mensch ist so gesund bzw. so alt wie sein Gefäßsystem« formulieren erfahrene Ärzte.

Wir unterscheiden zwischen arteriellen und venösen Durchblutungsstörungen. Im arteriellen Bereich sind durch organische Gefäßveränderungen besonders die Stromgebiete des Gehirns, des Herzens, der Nieren und der Netzhaut beider Augen bedroht. Als eigenständige Erkrankung ist noch die arterielle Verschlußkrankheit beider Beine zu nennen, die a.V.K., die im Volksmund auch unter dem Namen Raucherbein oder Schaufensterkrankheit bekannt ist. Im venösen Teil des Blutkreislaufes haben die Beinvenen eine hohe Krankheitsanfälligkeit. Oft weiten sich diese Gefäße, vorwiegend bei Frauen, zu unansehnlichen Krampfadern aus, entzünden oberflächlich oder in der Tiefe des Gewebes.

Die Ernährung trägt in der Verursachung von Kreislaufstörungen nicht in solchem Ausmaß Verantwortung wie Kneipp anmahnt. Die Grundbedingungen einer gefäßfreundlichen Ernährung sind sehr einfach. Eine knappe, fett- und süßigkeitsarme Kost ist immer richtig, wenn die notwendigen Vitamine und Mineralien dabei sind. Noch ein Wort zum Diabetes, der Zuckerkrankheit, sei hinzugefügt. Die Mikrozirkulation des Blutkreislaufes ist beim medikamentös unzureichend eingestellten Diabetiker äußerst gefährdet. Die gewissenhafte Einhaltung der verordneten Zuckerdiät ist unerläßlich. Alkohol ist zwar kein klassisches Nahrungsmittel, aber als Genußmittel in Übermaß genossen ein ausgesprochener Gefäßschädling.

Die besagte Person, deren Körper mit Geschwüren übersät war, litt aller Wahrscheinlichkeit an einer Furunkulose, die sich durch Schmutz- und Schmierinfektion auf die gesamte Körperoberfläche ausbreitete.

Das Blut wird gebildet aus Nährstoffen, die man der Natur gibt. Bekommt die Natur nur gesunde, kräftige Nährstoffe, dann kann man auch erreichen, daß das Blut gesund wird. Bekommt aber die Natur viele ihr nicht zusagende Nährstoffe, die nicht taugen zu einem guten Blute und von der Natur doch nicht beseitigt werden können, so kann das Blut wiederum nicht gut werden. Z.B. ist Alkohol der Natur mehr schädlich als günstig, und sie kann vom Alkohol nichts gebrauchen. Wenn man aber Alkohol gebraucht, so kommt auch Alkohol in das Blut. Wenn man in der Medizin Gift einnimmt, so kommt auch das Gift in das Blut; ebenso kann durch Speise und Getränke Manches in die Natur kommen, was das Blut krank macht, und es können daraus wieder recht viele Krankheiten entstehen, die man kaum aufzuzählen im Stande wäre. Es ist also Jedem zum Nachdenken anheimgegeben, daß er vorsichtig im Genuß der Speisen und Getränke sei, damit er nicht sein Blut verderbe und seiner Natur Schaden zufüge, zumal die Natur alle möglichen Forderungen macht und nach den einen oder anderen Speisen und Getränken einen förmlichen Drang hat; wenn man diesem Verlangen immer nachkommt, so kann die ganze Natur nicht bloß kränklich oder krank werden, sondern man kann auch den ganzen Organismus zerstören. Wie Vielen bereitet Alkohol ein frühes Grab, sei es im Übermaß des Biers, des Weines oder des Schnapses! So verhält es sich auch mit dem übermäßigen Genuß von Säure durch verschiedene Arten von Essig oder auch durch feine künstliche Leckerspeisen, die alle im Stande sind, die traurigsten Folgen im Körper hervorzurufen.

Wie das Blut in den Adern nach allen Richtungen strebt, geradeso die Säfte in den kleinen Kanälen und wie es Anstauungen im Blute gibt, gerade so leicht oder noch leichter kann es Anstauungen in den Säften geben. Wie das Blut gesund oder krank sein kann, so können auch die Säfte, besonders die angestauten, krank werden, vorzüglich aber, wenn die Nahrung keine gesunde, sondern mehr nachtheilig ist, d.h. Stoffe enthält, welche die Säfte und das Blut krank machen können. Was ist die Hautwassersucht anders als eine Erkrankung der Säfte, die sich auflösen in Salz und Wasser?

HEUTE

Kneipp unterschied zwischen »Blut in den Adern« und »Säften in den kleinen Kanälen«, eine Betrachtungsweise der Humoralpathologie, der Säftelehre, die das medizinische Denken noch bis ins 19. Jahrhundert beherrschte. Alle Krankheiten wurden durch eine fehlerhafte Zusammensetzung des Blutes und der Körpersäfte erklärt. Dementsprechend mußte die Therapie ausleitend eine Dyskrasie, wie der verdorbene Blut- und Säftestrom genannt wurde, beseitigen.

Das Erklärungsmodell der Säftelehre ist überholt. Dennoch mag daran erinnert werden, daß neben dem kostbaren Lebenssaft in den Blutadern parallel dazu ein Säftestrom, der Lymphstrom im Lymphgefäßsystem, fließt. Diese Lymphe ist eine hellgelbe Flüssigkeit, die nach dem Austritt von Blutplasma aus den Blutkapillaren in Gewebspalten und Lymphgefäßen wieder dem Blutkreislauf zustrebt. Diese Lymphe hat ernährende, reinigende und infektabwehrende Funktionen. Die von Kneipp zitierte Hautwassersucht könnte durchaus einem Lymphödem, einem anlagebedingten Lymphstau, meist in den Beinen, entsprechen.

Kommt nicht bei Manchen oft ohne besondere Veranlassung plötzlich starker Schweiß? Schon die Ausdünstung sagt, daß der von den Säften ausströmende Schweiß eckelhaft und krankhaft ist; und der Kranke selbst, von dem der Schweiß kommt, kann erzählen, wie es ihm war, ehe der Schweiß ausgebrochen, und wie es ihm geworden ist, als der Schweiß aufhörte.

KNEIPP HEUTE

Schweißabsonderung über die Vielzahl der in der Haut befindlichen Schweißdrüsen ist ein physiologischer Vorgang. Bestimmte Körperregionen sind vermehrt mit Schweißdrüsen versorgt, so die Handflächen, Fußsohlen, Achselhöhlen und die Leistengegend. Der Schweiß besteht zu 98 % aus Wasser. Die restlichen 2 % teilen sich auf in Kochsalz, Harnstoff, Immunglobuline und flüchtige Fettsäuren. Die Schweißsekretion dient vor allem der Wärmeregulation und ist abhängig von der Nahrungsaufnahme, psychischen Belastungen (Angstschweiß), von körperlichen Anstrengungen und der Außentemperatur. So kann ein Sportler unter Wettkampfbedingungen an einem heißen Sonnentag etliche Liter Schwitzwasser verlieren. Der unmerkliche Wasserverlust über Haut und Schleimhäute ohne Beteiligung der Schweißdrüsen, die sogenannten »Perspiratio insensibilis«, beträgt pro Tag ca. einen halben bis einen Liter.

Zu einer Hyperhidrosis, einer generalisierten oder lokalen Vermehrung der Schweißabsonderung, kann es im Klimakterium und bei hormonellen Störungen, bei Infektionskrankheiten und neurologischen Erkrankungen, aber auch unter Einnahme bestimmter Medikamente kommen.

Was die Natur aufnimmt, kann ihr günstig und erwünscht sein. Sie kann aber auch vieles aufnehmen, was ihr nachteilig ist. Wie leicht können krankhafte Stoffe in der Luft sein, die ja auch ein Körper ist, und wie leicht können duch das Einathmen der Luft mit den guten auch schlechte Körper in die Natur kommen und eine Verwüstung anrichten! Selbst das Licht hat auf den Körper die beste Einwirkung und fehlt ihm das Licht zu sehr, so ist es dem Körper nachteilig und kann ihn kränklich oder krank machen. Den schönsten Beweis geben die Pflanzen, die hinter dem Haus oder im Schatten wachsen; sie sind krank, weil sie das volle Licht entbehren und gewöhnlich auch nicht reine Luft haben. Daß die Kälte und die Wärme schaden können, weiß Jeder; man denke bloß, wie Viele schon erfroren sind, und wie Viele durch den Sonnenstich ihr Leben verloren haben! So kann im Kleinen auch Kälte und Wärme nachteilig auf den Körper einwirken und einzelne Theile oder den ganzen Körper krank machen.

Krankheiten können auch angeerbte sein. Wie die Kinder die Züge der Eltern tragen, von den Eltern geerbt, so können auch gute und böse Eigenschaften von den Eltern auf die Kinder übergehen. So heißt es oft: Der oder Jene hat diese Untugend auch nicht gestohlen, sondern nur von den Eltern geerbt. Warum sollen nicht auch Krankheiten von den Eltern auf die Kinder übergehen können? Haben die Eltern krankes Blut und kranke Säfte, dann können doch die Kinder auch nur von krankem Blut oder kranken Säften abstammen. Darum heißt es auch im Sprichwort: »Wie der Acker, so die Ruben; wie der Vater, so die Buben; wie die Mutter, so die Töchter.« Solchen Geschöpfen, die schon als Erbtheil schlechtes Blut und schlechte Säfte mit auf die Welt bringen, kann doch nichts Anderes in Aussicht stehen, als daß auch bei ihnen verschiedene Krankheiten entstehen können. Tausendfach kann dieß im täglichen Leben beobachtet werden, daß die Kinder kranker Eltern auch krank sind. Also können Krankheiten als Erbgut mit auf die Welt gebracht werden.

HEUTE

Kneipp zog aus seinen Erfahrungen die richtige Erkenntnis, daß die Vererbung im Krankheitsgeschehen eine maßgebliche Rolle spielt. Viele Krankheiten lassen ein gehäuftes familiäres Auftreten erkennen. Dazu gehört auch eine gewisse Organschwäche im Erbgut, z.B. Veranlagung zu Diabetes. Der Augustiner-Mönch Gregor Johann Mendel, ein Amtsbruder und Zeitgenosse Kneipp's, erforschte die Gesetzmäßigkeit der Vererbung an Kreuzungsversuchen von Erbsen und legte deren Regeln fest (Mendelsche Gesetze).

Könnten wir mit unsern Augen Alles sehen, was in der Luft ist, was sich da regt und bewegt, wie viele verschiedene Stoffe, für unser Auge unsichtbar, wie leichte Wolken in der Luft schweben, wir würden sagen: »Alle diese Dinge sind nicht ohne Einfluß auf unser Körpersystem, wenn wir sie durch Einathmen in uns aufnehmen.« Wenn man in einem Zimmer eine schlechte Cigarre raucht, wie übel riecht es im ganzen Zimmer, und wie verdorben wird die Luft nur durch eine Cigarre! Wenn der Rauch verschwunden ist und von ihm nichts mehr gesehen werden kann, so ist doch noch in der Zimmerluft, was der Cigarrenrauch Schlechtes in sich hatte. Wer viel in ungesunder Luft ist, wird recht bald die frische, gesunde Farbe verlieren und ein kränkelndes oder krankhaftes Aussehen bekommen. Es wird angenommen, daß dieselbe Luft, wenn sie dreimal ein- und ausgeathmet wird, schon etwas giftig wird. Wie geht's erst, wenn man schlechte Zimmerluft wiederholt und abermals aus- und einathmet? Man darf sich nicht wundern, wenn öfters krankhafte Zustände eintreten. Sollen Ausdünstungen von kränklichen, ja oft sogar schwer kranken Personen nicht auch für Andere, die in der Umgebung solcher Kranken die verdorbene Luft einathmen müssen, nachtheilig werden können? Wer möchte dieß bezweifeln? Und so kann die eine oder die andere Krankheit durch Athmen oder Ausdünstung des Kranken auch auf einen andern Körper übergehen, das heißt ihn anstecken. Doch muß ich bemerken, daß man hier nicht zu ängstlich sein soll.

Heute

Eine gute Durchlüftung von Wohn- und Arbeitsräumen ist beim heutigen Standard der Bautechnik kein aktuelles Problem mehr. Allerdings scheiden sich die Geister, wenn es um die Schädlichkeit des Passivrauchens geht. Zunehmende Einsicht, Erziehung und behördliche Bestimmungen sorgen für eine vernünftige Handhabung. Rauchenden Eltern sei allerdings ins Gewissen geredet, daß sie ihrer Vorbildfunktion nicht gerecht werden.

Ein gesunder, kräftiger Körper läßt so eine Kleinigkeit nicht aufkommen; in ihm wird so etwas verzehrt, wie der Rauch in der Luft, wenn er in dieselbe dringt, zerstört wird. Dagegen sind geschwächte Naturen empfindlicher und somit auch zugänglicher, ganz besonders, wenn in der Natur auch Stoff vorhanden ist, der sich mit dem aufgenommenen Krankheitsstoff vereinigt. Es gibt mehrere Krankheiten, die als besonders ansteckend bezeichnet werden, wie z. B. Cholera, Ruhr, Blattern und so noch verschiedene andere. Der Grund liegt nach meiner Ueberzeugung darin, daß sie in höherem Grade giftige Stoffe haben und leichter in die Natur zerstörend eindringen können. Es muß aber auch im menschlichen Körper Empfindlichkeit oder Anlage vorhanden sein; denn man hat Beispiele, daß Viele beim Wüthen solcher Krankheiten, die zu den ansteckendsten gezählt werden, ganz unbeschädigt blieben. Im Jahre 1855 wurden die Gurken wegen der Cholera auf's strengste verboten. Ein Diener in einem Kloster, der sie so gerne gegessen, machte den Versuch, fast nichts als Gurken zu essen, weil sie so wohlfeil seien, und um zu erfahren, ob sie wirklich schädlich seien. Es haben ihm aber weder die Gurken noch die Cholera geschadet. Furcht, Angst und Schrecken machen die Natur empfindlich für solch ansteckende Krankheiten; man kann auch sagen, sie führen der Krankheit gleichsam entgegen. Es wird wohl am meisten der menschliche Organismus durch ungesunde Lokale, durch ungesunde Ausdünstungen von der Erde, von einzelnen Erdflächen, wo viel Sumpf, stehendes Wasser und aller mögliche Unrath sich sammelt, Schaden leiden. Nicht selten kann man, besonders zur Frühlings- und Herbstzeit, über solche Erdflächen wie einen kleinen Nebel die Dünste aufsteigen sehen, die doch gewiß nicht so gesund sein können wie die Ausdünstung auf einer steinigen Anhöhe. Es ist also höchste Nothwendigkeit, daß man die Häuser gut lüftet, daß der Grund, auf dem ein Haus steht, nicht viel durchnäßt wird, daß sich nirgends schmutziges und übelriechendes Wasser ansammnelt, in dem sich eine gesundheitsschädliche Fäulniß entwickelt. Deßhalb sollen die sumpfigen Gegenden durch Kanäle, in welchen das Wasser vom Sumpfe abläuft, gesünder gemacht werden.

HEUTE

Wenn Kneipp von »Erdausdünstungen und verdorbener Luft« schrieb, dann war seine Zeit noch einer mystischen Magie verhaftet. Als »Miasmen« wurden Erdausdünstungen, beladen mit krankmachenden Stoffen, bezeichnet. Demgemäß versuchten die Heilkundigen das Auftreten unheimlicher Seuchen, wie Pest, Cholera, Pocken und Ruhr, durch die obskuren Kräfte und Mächte zu erklären. Die Bakteriologie war seinerzeit mit Louis Pasteur, Robert Koch u.a. immer noch im Stadium des Forschens. Daß selbst »die ansteckendsten Krankheiten viele unbeschädigt ließ«, führte Kneipp auf einen gesunden und widerstandsfähigen Körper zurück. Heute würde man diesen Personen ein ausgezeichnetes Immunsystem zusprechen.

Warum gerade unschuldige Gurken in Verruf gerieten, das Auftreten von Cholera zu begünstigen, mag mit dem menschlichen Bedürfnis zusammenhängen, für alles einen Sündenbock zu suchen und zu finden.

Der Natur bringen auch recht viele und verschiedene Modeartikel Krankheit und Verderben. Es ist Mode zur gegenwärtigen Zeit, hohe Absätze an den Schuhen und Stiefeln zu tragen. Wenn man den vom Schöpfer erschaffenen Fuß mit einem Modeschuh vergleicht, so möchte man gar nicht glauben, daß es möglich ist, ein solches Futteral zum Schutz des Fußes anzufertigen. Gewöhnlich ist vorne der Schuh zugespitzt, und die fünf Zehen werden spitzig zusammengezwängt, so daß sich keiner entsprechend entwickeln kann. Was aber verkümmert ist, ist krank und wird nicht leisten, was der gesunde Theil vermag.

Die hohen Absätze veranlassen, daß man beim Gehen die Füße hoch aufziehen muß; sonst stolpert man beständig. Das gibt nun bei jedem Tritt einen starken Stoß auf die Ferse, gleich nachtheilig für den Knochen, für die Gefäße und für die Adern. Die Beweise der Schädlichkeit sind hundertfach zu finden. Weil der Schuh so widernatürlich dem Fuß gegenüber ist, muß er auch fest angeschnallt oder durch ein Gummiband angezogen werden; sonst könnte man ja gar nicht gehen. Wie oft werden die Füße überstaucht bei dieser Fußbekleidung! Dann kann auch in so einen eingepanzerten Fuß das Blut nicht eindringen, und was hineingekommen, kommt nicht mehr heraus. Der geregelte Stoffwechsel wird also gehindert, und nach und nach steht das Blut ab; zudem wird der Fuß nicht gehörig genährt, und man braucht gar nicht zu fragen, was die Ursache ist, wenn die Füße ihren Dienst versagen. So ein armes Geschöpf ist ein Opfer der Mode und trägt auch die Folgen an sich. Daher kommt es auch, daß so Viele über Schmerzen auf der Breite um die Knöchel klagen und ganz blaue, blutunterlaufene Füße haben, die aufbrechen und selten wieder gut zu heilen.

HEUTE

Mit Recht wandte sich Kneipp gegen das enge Schuhwerk, die spitzen Schuhe und die hohen Absätze, eine Mode-Zumutung zu Lasten der armen Füße. Auch die Ärzte unserer Zeit sehen häufig beklagenswerte Füße, die nicht nur Schmerzen und Beschwerden verursachen, sondern sogar ihren Dienst versagen. Hammerzehe, Hallux valgus (Verbiegung der Großzehe nach innen mit Ballenbildung), Spreizfuß und Verkrümmungen der Zehen sind vielfach die unliebsamen Folgen des Tragens zwar eleganter, aber zu enger, unbequemer Schuhe. Grundsätzlich ist festzustellen, daß Schuhe nicht zu eng, aber auch nicht zu weit sein sollen. Die Zehen müssen Spielraum haben; kein Druck darf den Fuß beengen. Für spezielle Belastung der Füße, Wandern, Bergsteigen, Tennis u.s.w. werden vom Fachhandel fußfreundliche Sportschuhe angeboten. Sandalen eignen sich nur zum Flanieren und für kleine Spaziergänge. Für Wanderungen ist zur Schonung der Fußgelenke festes Schuhwerk notwendig.

Über das Einschnüren des Leibes durch Schnürmieder ist heutzutage kein Wort mehr zu verlieren. Das »Frauenvolk«, wie Kneipp das weibliche Geschlecht zuweilen nannte, ist in unseren Tagen eher zu großzügig leicht, als zu beengt gekleidet. Was würde »Vater Kneipp selig« zu den Bademoden unserer Damen sagen!

Daß sowohl Bauern als besonders hohe Herrschaften recht viel auf schöne Pferde halten, die den schönsten Wuchs haben und soviel als möglich fehlerfrei dastehen, das kommt sehr häufig vor; ich bin auch dabei, und es wird wirklich in der Landwirthschaft viel gethan, damit man schöne Resultate erreicht. Aber ich habe noch nie eine solche Dummheit gesehen, daß man einem Pferde, um seinem Körper einen schönen Wuchs zu verschaffen, einen Panzer umgeschnürt hätte; würde dieß je ein Bauer oder eine Herrschaft thun, so würden beide für Narren erklärt werden.

Was man aber an einem Thiere nicht wagt, das thut das Frauenvolk. Der obere Körpertheil bekommt einen Panzer oder, wie man das Ding auch heißt, einen Schnürleib, durch welchen die Brust und Taille so eingeschnürt werden, daß sich die Frauenzimmer kaum mehr leicht bücken können, mitunter sogar Athemnoth haben. Das kann nur die schlimmsten Folgen haben. Das Blut muß alle Körpertheile nähren und erwärmen, darum wird auch ununterbrochen das Blut durch die Adern nach allen Richtungen hin geleitet. Die Adern liegen theilweise ganz nahe auf der Oberfläche, theilweise auch tiefer, und wenn der Körper so zugeschnürt ist, ist es gar nicht denkbar, daß dieser zugeschnürte Körpertheil gehörig mit Blut genährt wird. Was aber nicht gut genährt wird, fängt zu verkümmern an. Durch das Einschnüren verhindert man, daß der Körper seine entsprechende Ausdehnung bekommen kann.

HEUTE

Der »Schnürleib« hat ausgedient. Überflüssige Gewebemassen werden nicht mehr in starre Mieder eingezwängt, sondern in feinelastische schmiegsame Strumpfhosen und Corsettagen zum Schlankheitsideal kaschiert. Beengungen oder Deformierungen innerer Organe, wie z.B. die ominöse Schnürleiber, werden in keinem medizinisch-diagnostischen Handbuch mehr erwähnt. Auch die Gefahr einer Schädigung des Kindes im Mutterleib durch körperenge Kleidung besteht heute nicht mehr.

Dem Körper darf gar kein Hinderniß in den Weg gelegt werden; er muß sich ausdehnen können, wie es im Naturgesetz angeordnet ist. Wie weich sind die jungen Gebeine! Man kann ihnen wirklich durch beständiges Biegen eine Form geben, daß der Körper viel enger wird, als er der Anlage nach sein sollte. Weil das Blut zur Entwicklung mangelt und der gehörigen Ausdehnung auch noch ein Hinderniß bereitet wird, bleibt im Körper eine gewisse Schwäche, und diese rächt sich schon nach wenigen Jahren. Ich habe Fräulein kennen gelernt, die freilich ganz gelungene Exemplare nach dem Mode-Journale waren; wenn ihnen aber etwas auf den Boden fiel, so waren sie nicht im Stande, sich rasch zu bücken und den Gegenstand vom Boden aufzuheben, weil der Körper sie nicht mehr tragen wollte. Eine solche Schwäche macht früh alt, gebrechlich und bringt alle möglichen Schmerzen. Für ein ordentliches Berufsleben taugen solche nicht; sie halten nichts aus. Wenn ich Gesetzgeber wäre, so würde ich ein Gesetz machen, daß Alle, die sich stark geschnürt, nie in den Ehestand treten dürfen der unglücklichen Nachkommen wegen, die nur armselig und mehr verkümmert als gesund und kräftig werden können oder auch nicht selten zu früh oder gar todt geboren werden, weil ihnen kein Raum zur vollständigen Entwickelung gegönnt war. Man wundert sich und jammert, wenn die hohen Herrschaften Kinder haben, ganz abgemagert, ganz nervös, mehr Todtenblässe als frische Farbe im Gesicht; es mag bei vielen an der Erziehung fehlen, aber sehr häufig liegt der Grund darin, daß die Mütter einst ein Opfer der Mode und des Schnürens waren. Wer fürchtet nicht die Leberkrankheiten, und glücklich Derjenige, welcher eine gute, ausgebildete, gesunde Leber hat! Gerade durch Schnüren ist es aber ganz unmöglich, daß sich die Leber gut entwickeln kann. Mich hat ein Arzt versichert, daß Sektionen an geschnürten Körpern ergaben, daß die Leber vollständig zu einem welken Lappen zusammengepreßt, oft zur Hälfte und noch mehr durchschnitten und ganz verkümmert gewesen sei.

Das Schnüren übt einen Druck auf die Organe des Unterleibs. Dieselben werden nach unten gepreßt. Wie soll da noch eine geregelte Circulation des Blutes stattfinden können? Wie viel Blut wird eingezwängt, und es bilden sich nach und nach Gewächse, die mitunter ausgeschnitten werden müssen oder auch nicht mehr ausgeschnitten werden können und dann sicher den Tod bringen! Ein Arzt, der eine ausgedehnte Praxis hatte, hat mich versichert, es sei nicht zu beschreiben, wie durch das Schnüren der Unterleib ruinirt werde, und wie viele Operationen vorgenommen werden müssen, an denen nur das Schnüren schuld sei. Es kann durch diese unglückliche Mode der ganze Unterleib dem Menschen zur Qual werden.

Heute

Wenn Frauenleiden wie Gebärmuttersenkung oder menstruelle Störungen angesprochen werden, dann drückt sich Kneipp sehr vage aus. Er spricht von Unterleib oder von Unterleibsorganen.
»Gestörte Blutzirkulation ruiniere den Unterleib und begünstige Gewächse.« Das Myom, ein gutartiger Tumor der Gebärmutter, ist zwar ein häufiger Anlaß für einen operativen Eingriff, kann aber in keinen ursächlichen Zusammenhang mit beengter Kleidung gebracht werden.

Die schädliche Wirkung erstreckt sich aber nicht bloß auf den Unterleib, sondern auch auf den oberen Körpertheil. Wenn das Blut nicht zur Ausbildung des Körpers verwendet werden kann, weil ihm die Zufuhr zu sehr abgeschnitten wird, so dringt dasselbe theilweise in die Brust, besonders aber in den Kopf. Je kälter die Füße, weil kein Blut hinunter kann, um so heißer der Kopf und um so größer der Kopfschmerz; kurz gesagt, das Schnüren hindert die gehörige Entwicklung, es tritt nie die volle Naturkraft ein; es macht früh gebrechlich, alt und baufällig und bringt ein allgemein verkümmertes Leben. Dem Uebel abzuhelfen ist nur tüchtigen Hausvätern und Müttern möglich. Ich kenne einen Hausvater, der in jeder Beziehung tüchtig ist. Dieser hörte auch vom Schnüren und dessen Folgen. Seine Tochter hatte sich heimlich einen Schnürleib angeschafft, um ihn an Sonn- und Festtagen zu tragen. Als der Vater merkte, daß seine Tochter allem Aussehen nach auch so ein Marterwerkzeug trage, nahm er einen Strick, machte ein paar Knöpfe daran und prügelte sie, bis sie flehentlich bat und versprach, nie in ihrem Leben wieder einen Schnürleib zu tragen. Recht so! Vor einem solchen Hausvater habe ich Respekt und ziehe meinen Hut ab. Warum kommt bei den Landleuten das Schnüren nicht allgemein, sondern bloß an Sonn- und Festtagen vor? Aus keinem anderen Grunde, als weil solche Leute in diesem geschnürten Zustande nicht arbeiten können, weil solche geschnürte Figuren keine Kraft haben, da durch das Schnüren der Körper nicht entwickelt, sondern nur verkümmert wird.

Ein weiterer Fehler kommt gar häufig in der Halsbekleidung vor. Seit ich denken kann, hat man schon verschiedene Moden aufgebracht, und alle fanden ihre Anhänger. So wechselte auch die Halsbekleidung mit der Mode. Vor einigen Jahren wurde auf einmal Mode, Schlipse zu tragen, damit nicht so viele Halsgebrechen und so verschiedene Gattungen von Husten allgemein würden. Die Mode hat anfangs sehr gut gefallen, und der Knabe, der das Gehen lernte, mußte schon einen Schlips tragen, den auch noch der alte Mann sich anschaffte. Man glaubte, jetzt werde jeglicher Husten aufhören, weil man allgemein Schlipse trage. Und jetzt sind die Schlipse so ziemlich wieder verschwunden, wohl aus keinem andern Grunde, als weil sie durch Verweichlichung noch mehr Husten brachten, und weil so viele Halsgebrechen und Entzündungen im Hals, Nacken, in der Nase u. s. w. eintraten. Heutzutage ist es Mode, den Hals ziemlich eng zu schnüren. Viele tragen künstlich gemachte Halskrägen, die ähnlich dem Weißblech sind; der Hals ist wie eingesteckt in den Leib, und die Blecheinfassung muß den Kopf in gerader Richtung halten. Man denkt nicht daran, daß rechts und links am Hals eine Hauptader, die in den Kopf geht, fast ganz auf der Oberfläche liegt, und daß bei solcher Einengung das Blut nicht mehr leicht in den Kopf eindringen kann und das in den Kopf gekommene Blut leicht Anstauungen bildet. Auch wird durch dieses Einengen der Hals verweichlicht und dadurch vielen Krankheiten zugänglich gemacht. Der Hals soll möglichst frei und offen sein, daß die Ausdünstung nicht gestört wird und die frische Luft auch stets die Halsorgane abhärtet.

Heute

Ob die rigorose Erziehungsmethode besagten Hausvaters – das Prügeln seiner Tochter wegen des Tragens eines Schnürmieders – heute noch gebilligt werden kann, mag füglich bezweifelt werden. In der Zwischenzeit haben sich nicht nur die Heilweisen, sondern auch die Erziehungsmethoden geändert.

Zu den Ansichten Kneipp's über die Bekleidung des Halses darf noch ergänzt werden: Ein Wollschal zur Winterszeit um den Hals geschlungen, ist sicher kein schädlicher Luxus. Hinsichtlich der steifen Kragen und Kragenknöpfchen hat der Modetrend die richtige Auswahl selbst getroffen. Das sportliche »halsfrei« wird sogar in gehobenen Männerkreisen bevorzugt.

Wie Manches, was auf der Erde getrieben wird, leicht begreiflich scheint, so gibt es auch Vieles, was man nicht zu begreifen vermag. Dahin gehören auch die Handschuhe im Zimmer, im Salon, bei größerer Wärme oder Hitze. Fühlen wir einmal bei einem solchen Menschenkinde, eine Hand an, wie welk, wie schlaff, wie teigig, wie schmierig so eine Hand ist, selten warm, selbst frostig im Sommer, vom Winter gar nicht zu reden! Solche Hände werden freilich nie warm. Die Ausdünstung wird an ihnen gehindert, weil sie nur von den Handschuhen aufgenommen wird. Was aber die Natur abstößt, das fängt zu faulen an. Weil die Hände gewöhnlich kalt sind, sind sie auch nicht gehörig genährt, deßhalb auch nicht vollständig ausgebildet, wie sie sein sollen. Doch ich hätte bald vergessen: wenn das Verkümmertsein zur Mode gehört, dann ist's mir auch recht! Von den Annehmlichkeiten des Handschuhtragens kann ich allerdings nichts sagen, weil ich in meinem Leben noch nie Handschuhe getragen habe; aber ich bin doch immer befriedigt gewesen, weil ich das ganze Jahr nie kalte Hände habe, weil sie ohne Handschuhe reinlicher sind, als wenn ich Handschuhe tragen würde, und weil ich mit meinen Händen arbeiten kann, wie ich will.

HEUTE

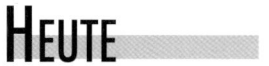

Auch das Handschuhtragen ist heute kein gesundheitliches Thema mehr. Handschuhe, an kalten Wintertagen und gelegentlich aus feierlichen Anlässen – dagegen ist nichts einzuwenden.

Ein Hauptübel ist die Verweichlichung. Betrachten wir die Bäume am Rande eines Waldes, besonders die auf der West- oder Wetterseite, wie fest und fast unverwüstlich bieten sie allen möglichen Stürmen Trotz! Vergleicht man diese Bäume mit denen in der Mitte des Waldes, so bietet sich ein gewaltiger Unterschied dar. Wird zur Mitte des Waldes dadurch, daß ein Theil der Bäume ausgehauen wird, eine Oeffnung gemacht, und kann dann Wind und Sturm eindringen, so werden die dort stehenden Bäume theils ausgerissen, theils abgeknickt. Sie sind, weil in der Windstille, vor Stürmen geschützt aufgewachsen, nicht fähig, den Stürmen zu widerstehen. Die Stämme aber am Rande des Waldes sind unter den Stürmen aufgewachsen; sie haben ihre Wurzeln so tief, daß sie kein Sturm umreißen kann, und besitzen eine solche Festigkeit, daß sie allem Unwetter Trotz bieten. So steht in Mitte der Flur Wörishofen ein einziger Fichtenstamm, weit über 100 Jahre alt, und noch kein Sturm ist im Stande gewesen, ihn auszureissen.
Diese Bilder deuten recht gut den verweichlichten und den abgehärteten Menschen an. Wie viele Tausende sind immer krank, fühlen sich nie recht wohl und gesund! Und doch sind vielleicht bei den Meisten alle Körpertheile in der Ordnung, und nur die Verweichlichung trägt die Schuld, daß sie den auf sie hereinbrechenden Stürmen erliegen. Ich glaube, ich habe nicht Unrecht, wenn ich unsere gegenwärtige Zeit das Zeitalter der Verweichlichung nenne; denn noch nie war das durchschnittliche Lebensalter des Menschengeschlechtes so tief heruntergekommen wie jetzt. Konnte man doch noch vor wenigen Jahren lesen, die durchschnittliche Lebensdauer sei 34 Jahre, und jetzt heißt es nur noch 28. Unstreitig ist die Verweichlichung eine Hauptursache, daß unser Geschlecht nichts mehr aushalten kann und bei den kleinsten Stürmen eine Niederlage erleidet. Ich möchte wissen, welche Krankheit in eine verweichlichte Natur nicht leicht eindringen kann, während eine abgehärtete Natur sich nicht das Geringste daraus macht. Die Verweichlichung, behaupte ich, öffnet Thür und Thor für viele Krankheiten. Welche Uebel richten die Katarrhe an! Viele Verweichlichte haben das ganze Jahr hindurch Katarrh, höchstens 6–8 Wochen im Jahr sind

sie frei davon. Der Abgehärtete ist von Katarrh frei, und sollte er auch einen bekommen, so wird er ihn bald wieder los haben. Und wie richten erst die fortgesetzten Katarrhe die Natur zu Grunde! Gewöhnlich haben solche Menschen keinen guten Appetit und deßhalb einen verkümmerten Körper. Die von dem Katarrh angegriffenen Theile werden morsch und nach und nach unbrauchbar, kurz, es geht, wie mir ein verständiger Arzt gesagt hat: »Aus den Katarrhen können alle möglichen Krankheiten entstehen, welche dem Leben ein Ende machen.« Wie es mit den Katarrhen geht, so geht es auch mit anderen Krankheiten. Ich bin der festen Ueberzeugung, daß die Verweichlichung viele Krankheiten zuläßt und selbst viele Theile des Körpers krank machen kann; wer nicht abgehärtet ist, wird nie einem ordentlichen Berufe vorstehen können, er wird immer mehr unbrauchbar werden.

Heute

Ein Unheil war in den Augen Kneipp's die hochgradige Verweichlichung, der das Geschlecht seines Zeitalters in besonderem Maß anheimfiel. Seine Zeitgenossen waren nicht mehr bereit – so wie früher – der Unbill des Wetters zu trotzen. Mächtige Oberbekleidung und wollene Unterwäsche belegte er mit dem Bann des Verderbens. »Die Verweichlichung« behaupte ich, »öffnet Tür und Tor für viele Krankheiten«. Unter Katarrh mag Kneipp nicht nur den einfachen Schnupfen, sondern auch viele Infektionen der oberen Luftwege verstanden haben, die dann oft zu Lungenentzündung, Lungenschwindsucht, schwerer Krankheit und Siechtum führten.
Für die durchschnittliche Lebensdauer des Menschengeschlechtes von 34 bzw. 28 Jahren – sicher aufgrund falscher Informationen zu niedrig angesetzt – trügen die Verweichlichung und der damit verbundene miserable Gesundheitszustand der Bevölkerung die Verantwortung.

So kam ein junger Priester, der keinem Posten mehr vorstehen konnte, in seinem namenlosen Elende zu mir. Er hatte nichts zum Leben, konnte nicht arbeiten, konnte aber auch nicht sterben; er konnte bloß elend sein. Sein Hauptreichthum waren recht viele Kleider, die er herumschleppte, und mit denen er seine Uebel pflegte. Er hatte drei wollene Unterbeinkleider und zwei wollene Hemden, und so war er vom Kopf bis zu den Füßen eingehüllt und konnte bloß jammern und klagen über sein Elend. Sein Geist war gedrückt, sein Körper war unfähig zum Arbeiten. Im Uebrigen hatte er gesunde Organe. Als ihm nach und nach die Wollkleider ausgezogen wurden, durch's kalte Wasser seine Natur abgehärtet wurde und er bis zur einfachsten natürlichen Kleidung gekommen war, gesundete er an Leib und Geist, ging wieder mit Vertrauen und Muth an seinen Beruf, setzte die Abhärtung vernünftig fort und wurde nach zwei Jahren Professor. Noch jetzt steht er diesem Posten in Ehren vor. Verweichlicht also konnte man ihn nicht einmal zum Kaplan brauchen, und abgehärtet kann er den Katheder gut versehen. Wie kam er zu dieser Verweichlichung? Er bekam Katarrh und brauchte einen Arzt. Nachdem er längere Zeit medizinirt, kamen Krämpfe. Mit den Krämpfen verband sich noch eine fast unglaubliche Nervosität und Schwermuth, so daß er fast ausser sich war; das Geringste brachte ihn in die größte Aufregung. Jetzt ist er die Ruhe, die Gemessenheit selbst, ein wahrer Verstandesmann. Ich möchte sagen, unzählig sind die Beispiele von Solchen, die durch Verweichlichung sich krank und unbrauchbar für ihren Beruf gemacht haben, und es wäre jetzt wirklich Zeit, daß sich die Menschheit daran machen wurde sich abzuhärten, damit es in Zukunft nicht heißt: Im diesem Zeitalter ist das durchschnittliche Lebensalter am allertiefsten gesunken und man sucht es nicht zu heben. Wenn ich alle Diejenigen, welche durch Abhärtung aus den verweichlichtsten und krankhaftesten Zuständen zu den glücklichsten gekommen sind, vor mir hätte, wie groß wäre diese Zahl! Also ist Abhärtung für Gesundheit und langes Leben nothwendig, und Verweichlichung bringt uns viele Krankheiten, viel Elend und leicht einen frühen Tod.

HEUTE

Die Krankheitsgeschichte des jungen Priesters, die Kneipp in aller Ausführlichkeit darstellt, ist interessant und aufschlußreich. »... mit den Krämpfen verband sich Nervosität und Schwermut«. Er schildert treffsicher das Krankheitsbild einer sogenannten larvierten oder maskierten Depression, die sich in allen möglichen Beschwerden äußern kann, auch in erhöhter Infektionsanfälligkeit. Der junge Geistliche war nicht abgehärtet gegenüber der Unwirtlichkeit des Wetters, aber auch nicht gegenüber den Lasten und Fährnissen des Alltags. Scheinbar unlösbare Aufgaben werden zu drückender Bürde, zum Auslöser einer reaktiven Depression. — Der Kaltanteil einer Kneippkur löst die Fesseln des eingesperrten Ichs, weckt die verschütteten und deformierten Lebensgeister. —

Der junge Pfarrer fand in Kneipp ein Vorbild an Robustheit und weltverbundener Zuversicht, eine Lebenshaltung, die Vater Kneipp unbewußt in seiner rauhen Herzlichkeit, aber auch mit seinen abhärtenden Kuranwendungen auf den verzagten und schwächlichen Amtsbruder übertrug.

»Zu wenig und zu viel,« heißt es im Sprichwort, »verdirbt alles Spiel.« Ist die Verweichlichung ein so großes Uebel, das so vielen Krankheiten Eingang verschafft, so kann auch die Kälte der menschlichen Natur schaden, Krankheit, Elend und Verderben bringen. Der Körper braucht im Sommer seinen Schutz vor der Hitze, im Winter Schutz vor der Kälte. Würde der Spatz im Winter mit seinem Sommerfrack bekleidet sein, so würde er die Kälte nicht aushalten können. Geradeso ist es mit den Thieren des Waldes, und so ist es auch beim Menschen. Er braucht sein leichtes Sommerkleid, er braucht auch seine Winterdecke; aber Maß und Ziel soll in jeder Beziehung herrschen.

Eine Krankheit, die sehr häufig vorkommt und die Menschen viel belästigt, ist die Krätze. Diese Krankheit habe ich schon in meiner Jugend kennen gelernt, weil meine sel. Eltern eine Salbe kannten, mit der man die Krätze vertrieb. Man nahm Branntwein, Schwefelblüthen und, wie ich meine, noch Schweinefett; es mag sein, daß man noch etwas hinzugenommen hat. Mit solcher und ähnlicher Salbe rieb man die Angesteckten ein; gewöhnlich durfte diese Einreibung nicht oft vorgenommen werden, bis Heilung erfolgte. Oft aber kam die Krätze auch wieder. Dieses Heilverfahren erkenne ich als ganz unrichtig und sehr gefährlich. Ist die Krätze doch nichts Anderes als eine lebende Milbe, die, wie ein Maulwurf im Boden, so in der Haut ihren Aufenthalt und ihre Existenz sucht. Durch so eine Salbe, die einen großen Gestank von sich gibt, dringen diese Thierchen tiefer in die Haut hinein, und mit der Zeit treten sie wieder hervor, oder sie ersticken und werden auch nicht so leicht ausgeschieden. Die Krätze ist sehr erblich; denn wenn man ein Kleid von so einem Kranken bekommt, so werden durch das Kleid diese Thiere übertragen, und gerade so geht's im

Bett. Wenn Jemand die Krätze sehr lange hat, so richtet sie in der Natur sehr viel Schaden an. Säfte und Blut werden verdorben, und der damit Behaftete kommt in große Schwäche. Bei diesem vielen Ungeziefer hat der Kranke auch keine Ruhe, und es fehlt somit der erquickende Schlaf. Ich würde jeden warnen vor äusserlichen Mitteln durch Einreibungen, und ich kann keine andere Heilung als richtig anerkennen, als wenn dieses Ungeziefer aus der Natur herausgelockt, ausgeleitet und zerstört wird. Schon viele mit Krätze Behaftete, die sonst gesund und kräftig waren, sind in Wörishofen geheilt worden durch Anwendungen mit Wasser, durch Halbbäder, besonders durch die verschiedenen Güsse, vor Allem aber den Blitzguß. Am schnellsten habe ich schon vor 20 Jahren Viele geheilt, für die ich in der Apotheke eine grüne Seife bestellt habe. Der Kranke rieb den ganzen Körper kräftig mit solcher Seife ein, nahm ein warmes Bad von 30–32° Wärme und wusch sich so die durch die Hitze herausgekrochenen Thierchen rasch ab. Es muß aber auf dieses Bad eine ganz reine Wäsche angezogen werden; denn nimmt man dieselben Kleider wieder an, so wird man durch diese Kleider, in denen noch genug solche Thiere sich aufhalten, auf's neue angesteckt. Höchstens zwei, selten drei Bäder haben die vollständige Hilfe gebracht. Die Krätze ist insoferne ansteckend, als die Thiere von den Kleidern oder Betten auf andere Leute übergehen. Kann die Krätze, als lebendes Wesen in die Natur eingedrungen, soviel Nachtheil bewirken, warum soll nicht auch in anderen Naturen ähnliches Geziefer sein können? Wie bei der Krätze diese Thierchen in der Haut sind, so kann auch in den Körpertheilen der Thiere ähnliches Ungeziefer stecken und somit auch leicht auf Menschen übertragen werden. So sind auch die Trichinen nichts Anderes als lebende Wesen, die in der Natur des Thieres entstehen oder in seine Natur eingedrungen sind und auch wieder auf den menschlichen Körper übertragen werden können. Deßhalb kann ich auch nicht begreifen, wie so viele Leute sich mit Rohfleisch nähren mögen; denn das muß doch zugestanden werden, daß die Trichinen schon viele Menschenleben zerstört haben. So ist auch der Bandwurm nur übertragen und zwar, wie nachgewiesen wurde, hauptsächlich durch rohes Rindfleisch. Ist er im Ei in den Magen gekommen, so wird dieses im Magen ausgebrütet, und es entsteht der Bandwurm, der 10–20 m lang sich ausbilden kann. Daß so ein Bandwurm recht nachtheilig auf die Natur einwirkt, ist ganz begreiflich, und es ist wirklich ein großes Glück, daß man heutzutage Mittel gefunden hat, die den Bandwurm recht leicht und sicher abtreiben. Noch vor 20–30 Jahren war das Abtreiben des Bandwurmes nur durch die stärksten Mittel möglich. Der Nachbar von meinem Pfarrhof hatte vor 36 Jahren den Bandwurm; er bekam so starke Mittel, daß man allgemein angenommen hat, er sei in Folge davon gestorben. Ich selbst habe ihn zum Tod vorbereitet.

HEUTE

Die angesprochenen Infektionen durch Milben, Trichinen, Faden- und Bandwürmer, sind heute keine Alltagserkrankungen mehr, so daß sich eine ausführliche Stellungnahme erübrigt. Die damaligen hygienischen Verhältnisse sind mit dem Reinlichkeitsstandard von heute nicht mehr vergleichbar. Auch die gesetzlich vorgeschriebene Lebensmittel-Überwachung schließt eine durch Rohfleisch übertragbare Trichinen- oder Wurmerkrankung nahezu aus. Wenn dennoch eine diesbezügliche Erkrankung auftauchen sollte, so wird selbst der eingeschworene Naturheiler einen Parasitenbefall dem Spezialisten überlassen, der über wirksame Medikamente verfügt. Wasseranwendungen wie warme Bäder und heiße Güsse schaden zwar nicht, dienen dem Reinlichkeitsbedürfnis des Menschen, haben aber keine Wirkung auf krankmachende Schmarotzer.

Kneipp verwendet das Wort »erblich« für Übertragung bzw. Ansteckung. Im Sprachgebrauch unserer Zeit versteht man unter Vererbung die Weitergabe des Erbgutes an die Nachkommen über die Ei- und Samenzellen der Eltern.

Wenn man die große Anzahl der Krankheiten, mit denen die Natur belästigt und zu Grunde gerichtet werden kann, in's Auge faßt, so möchte man wohl die Frage stellen: Woher wird man so viele und starke Mittel bekommen, welche alle diese Krankheiten heilen? Wie vielfältig muß die Apotheke in ihren Mitteln sein, um gegen die Unzahl der Krankheiten einschreiten zu können? Die Antwort heißt: Das vom Schöpfer der Menschheit verliehene Wasser und die aus dem Pflanzenreich ausgewählten Kräuter machen das Wesentlichste aus, Krankheiten zu heilen, und den kranken Körper gesund zu machen. Nun handelt es sich darum, wie das Wasser angewendet werden muß, welche Pflanzen man auswählen soll, und wie sie gebraucht werden müssen. Wenn ein Körper krank ist, so sind nothwendiger Weise Störungen in demselben vor sich gegangen, welche die schöne Harmonie beeinträchtigt haben, wodurch sich Krankheitsstoffe bildeten, welche den gesunden Körper krank machten, oder es hat die Natur etwas aufgenommen, was wieder eine Störung im ganzen Organismus hervorbrachte und der Gesundheit nachtheilig war. Sei geschehen, was wolle, so sollen und müssen die Heilmittel den eingedrungenen oder in der Natur entstandenen Krankheitsstoff auflösen und ausleiten. Die Auflösung und Ausleitung muß so lange fortgesetzt werden, bis aller Krankheitsstoff aufgelöst und ausgeleitet ist und auch die Störungen, die den Körper krank gemacht haben, gehoben sind. Dieß alles muß das Wasser und müssen die ausgewählten Kräuter bewirken. Für diese Arbeit gibt es eine große Anzahl von verschiedenen Anwendungen, die aber alle gemeinschaftlich darauf hinwirken, daß Alles, was sich irgendwo angehäuft hat, und gleichsam verhärtet ist, aufgelöst wird und, wo irgend eine Störung eingetreten, nach und nach Alles beseitigt und die Natur wieder in den besten Zustand gebracht wird. Betrachtet man die vielen und verschiedenen Krankheiten, dann wird Einem doch gewiß klar, daß das Wasser und die Kräuter in ganz verschiedener Weise bald stärker, bald schwächer, bald allgemein an einzelnen Körpertheilen angewendet werden müssen. Dieses ist auch die große Kunst, zu heilen: nicht zu wenig und nicht zu viel und nicht zu oft, Alles zu seiner Zeit. Deßhalb soll an einzelnen Beispielen gezeigt werden, wie man mit Wasser und Kräutern leichte und schwere Krankheiten heilen kann.

HEUTE

Auch in der medizinischen Heilbehandlung formt der Zeitgeist das Gedankengut. Das »Warum und Woher« der vielen Krankheiten beschäftigte von jeher die Gemüter. Die Humoralpathologie, die Säftelehre, die Jahrhunderte das medizinische Denken bestimmte, war noch im 19. Jahrhundert das Leitmotiv aller Therapie. Das Blut und die Lymphe, die beiden flüssigen Trägerstoffe im menschlichen Körper, bargen das Geheimnis von Gesundheit oder Krankheit. Schadstoffe, die im Körper zirkulierten, aufzulösen und auszuleiten, war die Grundidee aller Heilbehandlung. Der wissenschaftliche Fortschritt lehrte, daß tatsächlich »Krankheitsstoffe« das Blut überschwemmen können – das gilt besonders für die Niereninsuffizienz mit Urämie – daß sogar körpereigene Substanzen in Überproduktion, wie z. B. bei Diabetes die

Glukose oder bei der Gicht die Harnsäure, zu ernstlichen gesundheitlichen Störungen führen können. Von überragender Bedeutung für die Funktionstüchtigkeit aller Organe sind die Sendboten und Übertragersubstanzen des Nervensystems, die sogenannten Neurotransmitter und die Hormone. Das Gleichgewicht, die Harmonie im Zusammenspiel aller körperlichen Funktionseinheiten, ist das Fundament gesundheitlichen Wohlbefindens.

Zu Zeiten Kneipp's mögen Wasseranwendungen und Kräuter in Ermangelung wirksamer Medikamente die optimale Therapie für viele Krankheiten gewesen sein. Inzwischen hat uns die Forschung zahlreiche nützliche Medikamente beschert, die in überlegter Dosierung eine wirksame Hilfe sind. Trotzdem, auf das Wasser und die Naturheilmittel kann nicht verzichtet werden. »Die vielen Krankheiten«, von denen Kneipp sprach, sind nicht weniger geworden, haben sich aber in ihrer Vielfalt differenziert. Heutzutage sind es die nervösen Dysfunktionen, und mit Erhöhung der Lebenserwartung die Aufbrauchserkrankungen an Wirbelsäule und Gelenken, die die Morbidität der Gesamtbevölkerung, besonders in den westlichen Industriestaaten, prägen.

Zweites Hauptstück
In welchem Zustande muß man sein, um eine Anwendung vornehmen zu können?

Das Allererste und Nothwendigste ist, daß der Körper seine volle Naturwärme hat, d.h. es darf ihn nicht frösteln und nicht frieren. Diese Wärme muß man sich verschaffen, indem man entweder vorher in einem erwärmten Lokale sich aufgehalten oder durch Bewegung und Arbeit den ganzen Körper in einen warmen Zustand gebracht hat. Wer halb kalt und halb warm ist, bei dem würde das Wasser entweder nur wenig oder gar nicht wirken, vielmehr im Gegentheile geradezu nachtheilig sein; denn es tritt die Kälte des Wassers in den Zweikampf mit der Wärme der Natur. Ist wenig Naturwärme vorhanden, so wird die Kälte recht leicht den Sieg bekommen können, und der Körper würde nicht leicht wieder warm werden, oder es könnte auch die Kälte ein langwieriges Fieber bewirken. Also bei allen Anwendungen ist die erste Bedingung, daß der Körper seine vollständige Wärme habe. Anders verhält es sich jedoch bei Solchen, welche an kalten Füßen leiden. Wer mit kalten Füßen im Schnee geht, bekommt sie am allerschnellsten warm und bringt sie in eine große Wärme. Mit kalten Füßen im kalten Wasser gehen ist auch gut und macht am allerehesten warme Füße; doch darf dieses Wassergehen die Zeit von drei bis fünf Minuten nicht überschreiten. Je kälter das Wasser ist, um so rascher und um so stärker wird die Wärme einwirken, Man darf also nur bei voller Naturwärme im Wasser gehen oder eine Wasseranwendung vornehmen.

Nun frägt es sich: Wie warm darf man sein, und kann man auch im Schweiße in's Wasser? Die Antwort lautet: Die höchste Naturwärme ist für den Kampf mit dem kalten Wasser am allerbesten. Wer im Schweiß die Anwendung vornimmt, der wird auch den besten Erfolg haben, und sollte Einer wirklich von Schweiß triefen, so daß er ihm von der Stirne und vom ganzen Körper rinnt, er wird sicher den allerbesten Erfolg erreichen. So lange ich lebe, habe ich warnen gehört, man solle im Schweiß ja kein Bad nehmen; ich selbst aber habe wohl über fünfhundert mal im stärksten Schweiße ein kaltes Bad genommen und auch Anderen gerathen, und nicht ein einziger Fall kam mir vor, bei dem nicht der beste Erfolg eingetreten wäre. Es ist auch ganz klar; ist die Wärme eine Kraft gegen das Wasser, so muß die höchste Wärme die höchste Kraft sein. Man sagt gewöhnlich: Das Blut ist erhitzt und in Wallung bei großer Hitze. Das ist allerdings wahr; aber dieser Zustand wird so augenblicklich gemildert und gedämmt, daß er für den Schwitzenden die höchste Wohlthat wird, wie wenn er im Schweiß seine Hände und sein Gesicht abwischt. Sollte der Puls in der Hitze und vom Gehen 150 Schläge in einer Minute machen vor dem Baden, so wird er nach dem Baden nur mehr 80, höchstens 90 Schläge machen. Man sagt: die Lunge kann es nicht verarbeiten, und der plötzliche Druck auf die Lunge schadet; es kann eine Lungenlähmung hervorbringen. Auch das ist unwahr. Es ist doch nicht denkbar, daß das Wasser in zwei Sekunden in die inneren Organe eindringen kann, um sie zu zerstören; denn man geht allererst in das Wasser bis an die Brust, und in einer Sekunde schon hat das kalte Wasser viel Hitze verschluckt. Man wäscht dann rasch die Brust, und die brennende Hitze wird gleichsam weggefegt; wenn man dann will, kann man sich ganz gut bis an den Hals eintauchen, oder man kann den Oberkörper waschen und damit auch das Bad beschließen.

Kneipp Heute

Der folgende Leseabschnitt befaßt sich mit Verhaltensmaßnahmen, die bei Durchführung von Kneippanwendungen beachtenswert sind. Der wichtigste Grundsatz ist eine ausgiebige Blutversorgung aller Körperanteile; um es mit anderen Worten auszudrücken, der Körper muß über eine ausreichende Naturwärme verfügen. Eine Ausnahme konzediert Kneipp bei Wassertreten und Schneegehen. Ein überstarker Kältereiz führt auch an kalten Füßen zur reaktiven Erwärmung, wenn anschließend für ausgiebige Bewegung gesorgt wird. Das Wassertreten im Freien kommt der Kneippschen Grundregel, warm zu kalt, dadurch entgegen, daß grundsätzlich durch Gehen bewegte Körperteile gut durchblutet, also warm sind. Überschießende Körperwärme setzt einer Kaltanwendung kein Verbot entgegen. Das Gegenteil ist der Fall! Der erhitzte Sportler oder schwitzende Hobby-Gärtner sehnt sich geradezu nach einem erfrischenden Kaltbad oder Kaltguß.

Auf die Frage: »Wie lange soll ein Bad dauern?« lautet die Antwort: »Das kürzeste Bad ist das beste.« Die gewöhnliche Dauer ist ein bis zwei Sekunden; nur ausnahmsweise darf es auch fünf bis sechs Sekunden dauern. Gerade hierin hat man bisher die größten Fehler begangen, daß man die Bäder zu lange gemacht und dadurch eine wahre Tyrannei gegen den Körper verübt hat, was sicher nicht den Erfolg haben konnte, wie ihn das kurze Bad aufweist, und zudem auch noch Jeden vor einer solchen Tortur zurückschreckt. Wie viel wird dem Körper Wärme entzogen, wenn man 6 bis 10 Minuten oder noch länger im kalten Wasser bleibt! Ist aber einmal dem Körper Wärme entzogen, so kommt er nur sehr schwer wieder zu der erforderlichen Temperatur. Ein bis zwei Sekunden werden jedoch nicht viel entziehen können, und deßhalb entwickelt sich auch recht rasch die angenehmste Wärme; das ist auch die Ursache, warum jetzt so Viele für das Wasser schwärmen, die früher den größten Graus vor einem kalten Bade hatten. Von dieser kurzen Dauer also kommt es, daß das kalte Wasser jetzt nicht mehr so gefürchtet wird; es dauert ja nur ein paar Augenblicke, erleichtert sehr schnell und bewirkt weder Frösteln noch Frost.
Nun entsteht die Frage: Wie kalt darf das Wasser sein? Die Antwort lautet: Je kälter, desto besser. Ich habe schon viele Bäder genommen und Andern gerathen, wobei in das Wasser noch Schnee gemischt wurde. Schaudert man das erste mal zurück, so geht man das zweite mal um so herzhafter daran, weil man die Ueberzeugung gewonnen, daß das kälteste Wasser am schnellsten die angenehmste Wärme entwickelt, Also: das kälteste Wasser ist das beste. Dieses gilt, wie bei den Kindern, so auch bei den alten Leuten, wenn es mit der größten Vorsicht angewendet wird. Taucht man ein Kind in's Wasser, zählt dabei blos eins, zwei und legt es schnell wieder in's warme Bett, aus dem es herausgenommen wurde, so wird das kleine Geschöpf, und sollte es erst einige Tage alt sein, sicher recht bald warm werden, und man wird den besten Grund zur Abhär-

tung legen. Es kam im heurigen Jahre eine Persönlichkeit aus den höchsten Ständen zu mir, ziemlich hoch betagt und so abgemagert und gebrechlich, daß sie nur kurze Strecken gehen konnte. Diese Person hat gebeten, man möchte mit lauwarmem Wasser anfangen; sie habe schon mit warmen Fußbädern den Anfang gemacht. Ich gab ihr einen zarten Schenkelguß mit ganz kaltem Wasser, auf den sie recht schnell warm wurde; seitdem sagte sie nie mehr etwas vom warmen Wasser, weil es ihr in Folge der rascheren Entwicklung der Wärme und Steigerung der Kräfte immer behaglicher wurde. Also bleibt der Hauptgrundsatz: Das kälteste Wasser ist das beste. Ob das Wasser aus einem Bache oder einem Brunnen kommt, ist ganz gleich, wenn es nur naß und frisch ist.

Kneipp Heute

Nach langjährigen Erfahrungen haben sich für das kalte Halb-Dreiviertel- und Vollbad folgende Standardwerte bewährt: Die Temperatur 15°C bis 18°C., die Dauer 15 bis 18 Sek.; je kälter das Bad, desto kürzer die Badedauer. Folgende Faustregel kann gelten: Die Dauer des Kaltbades entspricht der gemessenen Celsiusgrade. Die von Kneipp angegebene Zeit von ein bis zwei Sek. trifft für ein Kaltbad zu, dem zur Reizerhöhung Schnee oder Eisstücke beigegeben wurden. Im übrigen bestimmt auch die persönliche Bekömmlichkeit die Zeitdauer eines Kaltbades. Das kurze Tauchbad ist ein vorzügliches Abhärtungsmittel für Säuglinge und Kleinkinder. Wohlgefällige Laute des vergnügten Erdenbürgers pflegen die abhärtende Prozedur zu begleiten. Was für die Kleinen gut und bekömmlich ist, kann für die Erwachsenen nicht falsch sein.

Nun frägt es sich: Soll man in's Wasser hinein hüpfen oder springen? Die Antwort lautet: Man soll langsam in das Wasser hineinsteigen, ebenso auch mit den Gießungen von unten nach oben beginnen, damit der Körper recht schonend behandelt wird. Zu rasch in's Wasser gehen rathe ich nicht, weil der Wasserschlag auf den Körper zu stark ist; langsam in's Wasser steigen bringt keinen Nachtheil, während zu große Eile gefährlich werden kann. Ein Schulknabe wollte ein Bad in einem Bache nehmen. Er nahm einen starken Anlauf und sprang in's Wasser, wo es ungefähr einen Meter tief war. Wie er hineinsprang, tauchte er schnell unter und wurde zur Leiche. Da ist aber nicht die Kälte des Wassers schuldig, – es war Sommerszeit, – sondern der zu rasche Schlag des Wassers auf den Körper, auf Herz und Brust verursachte eine Lähmung. Mir sind drei solche Fälle bekannt. Natürlich mußte jedesmal das Wasser die Schuld tragen, obwohl es Sommer war. Also bleibt Hauptgrundsatz: Wie der Körper ganz warm sein soll, so soll man auch die Anwendung auf den ganzen Körper auf das schonendste und zarteste vornehmen.

Heute

Der seltsame Todesfall des jungen Burschen, der kopfüber in einen Bach sprang, ist aus ärztlicher Sicht nicht ohne weiteres verständlich. Durch das Aufklatschen des Leibes auf der Wasseroberfläche kann ein schockähnlicher Zustand eine kurze Bewußtlosigkeit hervorgerufen haben. Auch bei einem Wasserstand von weniger als einem Meter ist dann ein Ertrinken möglich.

»Man soll langsam in das Wasser hineinsteigen«, schreibt Kneipp. Das gilt natürlich auch für den im Freien Badenden und Schwimmer, um sich durch langsames Hineingehen und Eintauchen der Hände in das Wasser mit dessen Kälte vertraut zu machen. Die physiologische Körpertemperatur beträgt immerhin 36° C bis 37° C., zu deren Erhalt sich der Organismus durch Regulierungsmaßnahmen abschirmen muß.

Eine weitere Frage beschäftigt auch Viele, nämlich **wann** die Anwendungen vorgenommen werden können. Hierauf lautet die Antwort: Weil die Einwirkung auf die Natur ganz gelinde vor sich geht und den Organismus nicht besonders angreift, so darf man auch nicht besonders ängstlich sein, wann eine Anwendung vorgenommen werden soll. Hier müssen wir wohl unterscheiden zwischen einem Anfänger, der an's Wasser noch nicht gewöhnt ist, und Einem, der seine Natur an's Wasser bereits gewöhnt hat, wie es z. B. beim Händewaschen so ziemlich Jedem ganz gleichgiltig ist, zu welcher Zeit er dies vornimmt. Ich habe eine große Anzahl kalter Bäder genommen, wenn ich zur Nachtzeit aufgewacht bin, mag es nun 12, 2 oder 3 Uhr gewesen sein. Ich habe mehr als zwei Jahre mein tägliches Bad genommen, sobald ich aufgestanden bin; ich habe es auch am Abend genommen, wenn das Tagwerk vollbracht war, ebenso recht oft unmittelbar vor und nach dem Essen gebadet; mir hat Alles gut gethan. Durch die Länge der Zeit bekam ich eine solche Naturwärme, daß ich nach dem Baden gar nicht mehr nöthig hatte, Bewegung zu machen; ich war gewöhnlich nach dem Baden wärmer als vorher. Anfänger sollen nach meiner Ueberzeugung nicht unmittelbar vor Tisch und nicht gleich nach Tisch in's Wasser gehen, weil, wenn man sich nach dem Baden sogleich an den Tisch setzt, nicht so bald die nöthige Wärme eintritt, Abends vor dem Schlafengehen soll ein Anfänger auch nicht baden, weil der Körper zu dieser Zeit müde und zum Schlafe geneigt ist und durch das Bad allzusehr angegriffen wird, worauf gerne ein etwas unruhiger Schlaf eintritt.
Vor dem Schlafengehen rathe ich also das Bad nicht; doch weiß ich Mehrere, die gerade vor dem Schlafengehen ihr Bad nehmen und dann am besten schlafen. Die sollen es immerhin thun, und es wird ihnen auch nicht schaden. Es kann also Jeder selber darauf kommen, welche Zeit die beste ist. Ich muß nochmal wiederholen: Die Einwirkung des Wassers auf die Natur unseres Körpers ist in diesen einfachen Anwendungen so gelind und schonend, daß von einem starken Angegriffenwerden wohl kaum die Rede sein kann.

KNEIPP HEUTE

Kneippanwendungen können zu jeder Tageszeit genommen werden, ausgenommen nach größeren Mahlzeiten. Nur die warme Auflage auf den Leib kann auch nach dem Essen verabreicht werden.

Wie soll man sich nach dem Bade verhalten? Wie man vor dem Baden ganz warm sein soll, wenn man einen guten Erfolg erzielen will, so soll man auch Sorge tragen, daß man nach dem Bade so schnell als möglich wieder warm wird. Das ist wohl einer der wichtigsten Punkte für den Hydropathen. Wer an's Wasser gewöhnt ist, der macht sich nichts daraus; er ist bald wieder ganz erwärmt. Schwächere oder recht verweichlichte Leute müssen doppelt Sorge tragen, daß sie die natürliche Wärme sobald wie möglich wieder bekommen; dieß geschieht entweder durch einfache Bewegung oder dadurch, daß man in ein warmes Lokal geht und dort so lange Bewegung macht, bis man vollständig erwärmt ist. Man vergesse aber ja nicht, daß, wenn diese Reaktion vor sich gegangen und eine angenehme Wärme eingetreten ist, vielleicht eine zweite und sogar dritte Reaktion eintreten kann! Wenn man daher nach einiger Zeit etwas Frösteln verspürt, so muß man eben wieder Bewegung machen, bis die volle Wärme da ist. Man kann sich auch durch verschiedene Turnübungen eine raschere Wärme verschaffen. Doch warne ich vor zu vielen anstrengenden Bewegungen, die selbst einen geruhten Körper müde machen; solche würden die kräftigende Wirkung des Wassers vereiteln. Man muß in jeder Beziehung den Körper schonend behandeln.

Rathsam ist es für den, der Zeit und Gelegenheit hat, die Anwendungen in der Frühe vorzunehmen; wer es jedoch Nachmittags thun will, für den ist die beste Zeit eine Stunde nach dem Mittagessen oder eine Stunde vor dem Abendessen. Aber auch zur Nachtzeit vom Bette aus, nach dem ersten Schlaf, wo der Körper die meiste Naturwärme besitzt und auch schon etwas geruht hat, sind Wasseranwendungen sehr am Platze; nur muß man dann rasch wieder in's Bett, damit man wieder die nothwendige Wärme bekommt.

Kneipp Heute

Nach großen warmen Bädern, auch Sitzbad, ist Bettruhe notwendig; nach Kaltbädern kann Bettruhe oder Bewegung, z. B. als Spaziergang erfolgen; das Gleiche gilt für kalte Güsse; nach großen Wechselgüssen entscheidet das Bedürfnis, Bettruhe oder Bewegung; nach kleinen Teilanwendungen, kalt oder im Wechsel, sind keine besonderen Verhaltensregeln zu beachten.

Zweiter Teil
Die Abhärtung

Barfussgehen

Gewöhnlich hat im menschlichen Leben Das, was am allervortheilhaftesten ist, am allerwenigsten Werth und Bedeutung und wird oft gar nicht beachtet oder sogar selbst geflohen. So ist es auch mit dem Barfußgehen. Das Barfußgehen hat für die menschliche Natur eine so hohe Bedeutung, daß, wenn Jeder seine Wichtigkeit kennen würde, er das Barfußgehen nie vollständig einstellen würde.

Um kräftige, gut gedeihende, widerstandsfähige Kinder heranzuziehen, wird es kaum ein Mittel geben, welches das Barfußgehen übertrifft. Wie das Kind, so wird auch der Greis noch durch Barfußgehen in einem Garten oder auf nassen Steinen sein Schicksal erleichtern können. Und wer du auch seiest, lieber Leser, unterlasse nicht, von Zeit zu Zeit einige Minuten barfuß zu gehen! Kannst du es nicht im Freien, so kannst du es in deiner Wohnung, oder du kannst es, bevor du am Abend schlafen gehst, in deinem Schlafzimmer thun; immer wirst du die vortrefflichen Wirkungen des Barfußgehens empfinden. Glücklich ist Derjenige, welcher seine Füße für jede Temperatur abgehärtet hat, unglücklich aber der, dessen Füße und Körper ganz oder theilweise verweichlicht sind. Die Füße haben einmal beim Hohen wie beim Niederen die Bestimmung, auf dem Boden herumzutreten, den menschlichen Körper auf dem Erd- oder Zimmerboden herumzutragen; und sollte Jemand seine Füße zehnfach umwinden, so kommen sie doch wieder auf den Boden. Die Füße müssen also die Last des ganzen Körpers tragen, und deßhalb ist es nothwendig, daß sie auch zum Lasttragen abgehärtet sind. Welch ein Unglück, wenn die Füße verkümmert werden, was bei so vielen Tausenden der Fall ist! Das Barfußgehen gewöhnt unsere Natur am meisten an die Erde und härtet sie so ab, daß sie sich auf der Erde am wohlsten fühlt. Der Grund liegt darin, daß das Barfußgehen das Blut nach unten leitet und deßhalb auch die Füße am besten vom Blut genährt werden. Der Barfußgeher bekommt nie kalte Füße, somit sind sie immer blutreich und kräftig. Sind die Füße gut genährt, so ist der Blutandrang nach oben gehindert. Sind die Füße gekräftigt, und ist die Blutzirkulation in Ordnung, dann gibt es nicht leicht Anstauungen. Sind aber die Füße öfter oder fast immer kalt, dann sind sie größtentheils blutleer, und das Blut, das in dieselben kommt, kommt nicht mehr aufwärts, und dadurch entstehen viele Blutstauungen, die ein Unheil für die Füße sind. Durch das Barfußgehen wird nicht bloß der Blutlauf geregelt und werden die Füße gestärkt, sondern es wirkt auch auf den ganzen Unterleib ein. Wie Viele kamen und klagten über Blasenleiden, Katarrhe und andere Blasenkrankheiten! Aber kein Einziger war unter ihnen, der durch Barfußgehen seine Füße gehörig abgehärtet hatte; nur Solche sind es, die nicht mehr wagen, mit dem Fuße auf ihr Zimmer zu stehen, ohne Schuhe oder Strümpfe anzuhaben. Durch die Verweichlichung und durch die kalten Füße ist das Blut nach oben gedrungen, und die Kälte der Füße wirkt auch auf den Unterleib ein; so entstehen sehr leicht Verkältungen und dadurch verschiedene Katarrhe, Blasenkatarrhe, Nierenkatarrhe und ähnliche Zustände. Ist der Unterleib verweichlicht, dann ist er ein Spielball vieler Krankheiten; der arme Mensch kann nicht mehr genug sorgen; eine Kleinigkeit und er hat schon wieder ein anderes Leiden. Wie also die durch Barfußgehen abgehärteten Füße den Unterleib kräftigen und stützen, so verderben auch die verweichlichten Füße den Unterleib durch verschiedene Beschwerden. Den Beweis geben die geregelten Anwendungen mit Wasser; denn gerade die Blasenkatarrhe und andere krankhafte Zustände ähnlicher Art im Unterleibe werden durch Barfußgehen am besten gemildert und gehoben.

Sind die Schwindsüchtigen gewöhnlich verweichlicht, und entsteht die Schwindsucht in Folge von vernachlässigten Erkältungen, so geht daraus hervor, daß diese Krankheit gerade durch Abhärtung verhütet werden kann. Da ist nun wieder das Barfußgehen das beste Schutzmittel, weil dadurch die Natur gekräftigt wird und deßhalb die Krankheitsstoffe nicht mehr so leicht aufkommen; denn eine kräftige Natur ist auch eine widerstandsfähige Natur. Welche Verheerungen richten oft Störungen in der Blutzirkulation besonders beim weiblichen Volke an! Sie würden aber ausbleiben, wenn die Füße durch Barfußgehen gehörig abgehärtet wären, weil durch die Abhärtung der Füße zugleich auch der Unterleib in den besten Zustand käme. Gerade dem weiblichen Volke muß ich von der Kindheit bis in's hohe Alter das Barfußgehen noch viel mehr an's Herz legen als dem männlichen Geschlechte. Hat das weibliche Volk verweichlichte Füße und einen verweichlichten Unterleib, dann ist es auch ein Opfer verschiedener Mühseligkeiten. Wie viele haben ein Drücken auf die Brust, ein Drücken auf das Herz, obwohl der Oberkörper selber ganz in der Ordnung ist! Ist nämlich der Unterleib verweichlicht, dann dringt das Blut mehr in die Brust, und dadurch entstehen viele Beschwerden. Wenn aber das Barfußgehen geübt wird, dann wird das Blut, wie vom Unterleib in die Füße, so auch von der Brust in den Unterleib und von da wieder in die Füße geleitet werden.

So klagte mir ein Mädchen von ca. 24 Jahren, sie habe immer eine große Enge auf der Brust und häufig ein Drücken, das sie zum Arbeiten unfähig mache. Ich gab ihr den Rath, jeden Tag wenigstens zweimal eine halbe Stunde lang barfuß oder drei Minuten lang im Wasser zu gehen. Nach vier Wochen war sie vollständig gesund und behauptete, das Drücken auf der Brust komme nur dann noch, wenn sie kalte Füße habe.

Ist der Drang des Blutes in die Lunge groß, und bewirkt er dadurch harten Athem und Hustenreiz, so wird wieder vorherrschend die Ursache sein, daß die Füße und der Unterleib zu verweichlicht sind und deßhalb zu viel Blut nach oben dringt. Das Barfußgehen wird den Blutlauf regeln und den Körper abhärten und widerstandsfähiger machen. Wie viele Tausende haben fast immer Kopfleiden! Unzählige Mittel haben sie schon vergeblich dagegen angewendet. Auf die Frage: »Wie sind die Füße?« lautet die Antwort: »Beständig eiskalt«. Also ist zu viel Blut in den Kopf gedrungen und verursacht so Kopfschmerzen. Eine große Anzahl von Kopfleidenden hat mich versichert, daß gar nichts das Kopfleiden so gemildert und zuletzt ganz gehoben habe wie das Barfußgehen. Man mache den Versuch und gehe auf einem Wege oder im Grase barfuß! Wenn man auch keine Kopfschmerzen hat, der Kopf aber doch etwas eingenommen ist, so wird man bald fühlen, daß ein Drang von oben nach unten entsteht und der ganze Kopf sich mehr aufheitert.

So schrieb mir ein Herr, er habe mehr als dreißig Jahre hindurch ein schweres Kopfleiden gehabt und sei nur selten eine Stunde davon frei gewesen; er habe alle möglichen Mittel gebraucht, jedoch vergebens. Er machte nun den Versuch, barfuß zu gehen, wie in meinem Buche (»Meine Wasserkur«) empfohlen ist. Schon beim erstmaligen Barfußgehen habe er eine günstige Wirkung verspürt, und so habe er dasselbe verstärkt und sei jetzt gänzlich von allen Kopfschmerzen befreit, was er gar nicht erwartet habe. Zum Barfußgehen habe ihn aber nur die Noth getrieben; denn seine ganze Umgebung sei ihm mit aller Strenge entgegengetreten, er solle sich doch nicht durch das Barfußgehen vollständig zu Grunde richten.

Das Barfußgehen hat auch indirekt eine große Einwirkung auf den Magen; denn je kräftiger die Natur ist, um so thätiger und kräftiger geht die ganze Maschine, und um so leichter wird auch der Magen Das bereiten, was die Natur braucht. So ist auch das Barfußgehen das beste Schutzmittel gegen die verschiedenen Krankheiten, indem durch dasselbe der Körper abgehärtet und der Blutlauf geregelt wird. Die erste Ursache der meisten Krankheiten sind ja doch immer Verweichlichung und Störungen im Blutlauf.

Wie sehnen sich doch die Kinder auf dem Lande nach dem Frühling, weil dann sie wieder barfuß gehen dürfen! Es ist ihnen dabei so behaglich, thut ihnen so wohl, daß gewiß kein Kind Strümpfe und Schuhe anzieht, wenn es nicht gezwungen wird. So wachsen die Kinder heran, und so sind einst die ärmeren Leute den Sommer über barfuß gegangen und haben höchstens am Sonntag, wenn sie in die Kirche gingen, eine Fußbekleidung angezogen.

Das Barfußgehen ist aber nicht bloß für die Landleute gut, sondern es ist noch viel mehr den Städtern zu empfehlen. Es sitzt oder steht der Beamte den ganzen Tag in seinem Bureau; sein Kopf ist eingenommen, lästig und schwer, und er zählt fast die Minuten, wo er dem Bureau wieder entkommen kann, gerade so wie die Taglöhner auf den Glockenschlag warten und dann schnell Alles fallen lassen, um von ihrem Tagwerk weg zu kommen. Sein Kopf ist schwer; die Arbeit hat viel Blut in den Kopf gezogen, so daß derselbe ganz heiß ist, während die Füße eiskalt sind. Was wäre für solche Leute besser, als eine Viertelstunde oder noch lieber eine halbe Stunde barfuß zu gehen? Die Schlaffheit würde schnell gehoben werden; das Blut würde vom Kopf abgeleitet, und die Bewegung würde auf den ganzen Körper nur günstig einwirken, Die Müdigkeit würde, wie man einen Nagel aus dem Brette zieht, aus den Füßen geleitet. Das Barfußgehen muß also allen Denen, die in einem geschlossenen Raume arbeiten müssen, empfohlen werden, nicht bloß damit sie sich Erleichterung verschaffen, sondern damit sie sich auch vor vielen Krankheiten schützen, die sich bei dieser Unthätigkeit des Körpers, wo der Geist zu viel, der Körper zu wenig angestrengt ist, gar leicht einstellen.

Was hier von den Beamten gesagt ist, das gilt für Alle, welche die meiste Zeit im Zimmer zubringen oder sich am Studiertisch abmühen. Jeder würde, wenn er einige Zeit barfuß ginge, große Erleichterung finden.

Vor zwei Jahren war ein Militärarzt in Wörishofen. Als dieser sah und hörte, wie die Kranken das Barfußgehen priesen, daß es ihnen große Erleichterung verschaffe, und als er dann selbst barfuß gegangen war, sprach er, ehe er fortging, folgende Worte: »Gar nie hätte ich geglaubt, daß das Barfußgehen eine solche Wirkung haben könnte; es macht den Kopf leicht und härtet den Körper ab, und nach dem Barfußgehen fühlt man sich ebenso frisch, als man vorher abgemattet war. Ich werde zu Hause beim Militär Alles aufbieten, daß die Soldaten barfuß gehen können und müssen, damit sie ihren Körper abhärten.« Dieser Herr hatte vollständig Recht. Müssen die Soldaten in's Manöver, dann wehe dem, der verweichlicht ist! Er erntet nichts als Spott und Gelächter. Wer aber abgehärtet ist und deßhalb auch große Strapazen auf sich nehmen kann, der macht sich zuletzt aus den größten Anstrengungen nichts und wird dann als ein ausdauernder Soldat gepriesen. Wenn aber keine Abhärtung vorausgegangen ist und der Soldat schon Angst haben muß, wenn er nur auf dem bloßen Boden steht, wie werden ihm solche Touren, die er doch auch mitmachen muß, zusetzen? Er geht beinahe zu Grunde, und schließlich heißt man ihn einen »Schwammerling«; die Füße werden voll Blattern, die Haltung wird presthaft, der Tournister fast unerträglich, kurz, der Soldat ist ein Bild der höchsten Armseligkeit. Wie oft ist es schon vorgekommen, daß Studierende und Bureauleute die zum Militär kamen, in kurzer Zeit mehr als die halbe Gesundheit und Naturkraft verloren haben! Ich habe Mehrere gekannt, die sich gar nie mehr von diesen Strapazen erholt haben. Gerade Diese liefern den klarsten Beweis, daß Abhärtung in jedem Berufe eine Nothwendigkeit ist. Fehlt die entsprechende Fußpflege, dann fehlt auch die volle Kraft, weil die Füße nicht gehörig abgehärtet und genährt sind; dann ist aber auch der ganze Körper geschwächt. Deßhalb soll, wie jeder Mensch, so auch der Soldat Gelegenheit haben, sich abzuhärten, und zur Abhärtung bleibt das Erste und Nothwendigste das Barfußgehen. Wie ist es möglich, daß Einer, der niemals barfuß gegangen ist, nur eine Nacht im Freien aushalten kann, ohne Schaden zu leiden? Wenn ich ein Wort für die Soldaten bei ihren Vorgesetzten einlegen dürfte, so müßte mir jeder Soldat womöglich täglich oder doch wenigstens jeden zweiten Tag Barfußpartien von wenigstens einer halben Stunde machen; dauern sie länger, so ist es um so besser. Damit müßte er dann noch eine zweite Abhärtung verbinden, nämlich zwei- bis dreimal in der Woche ein kaltes Halbbad in der Dauer von zwei bis drei Sekunden nehmen. Wie leicht ist dieß zu machen! Wie der Beamte am Morgen in seinem Hause barfußgehen kann, so kann auch der Soldat am Morgen und Abend barfuß seine Arbeiten verrichten, braucht also nicht barfuß einen Marsch zu machen; die Hauptsache ist, daß die Füße dem Luftzutritt ausgesetzt und ohne Bedeckung sind.

Man kann das Barfußgehen recht gut ein Zugpflaster nennen, das alle schlechten Stoffe in die Füße zieht und von da ausleitet.

Es ist mir kürzlich mitgetheilt worden, daß ein Professor seine Studenten nach der ersten Stunde barfuß gehen läßt und dann den Unterricht wieder fortsetzt. Vor diesem Professor ziehe ich den Hut ab; er wird unter seinen Studenten gewiß keine Nervösen haben.

Weil ich hier nicht jeden einzelnen Stand hernehmen kann, so möchte ich doch allen Vätern und Müttern zurufen: Lasset eure Kinder fleißig barfuß gehen! Nicht weniger aber möchte ich den Lehrern an's Herz legen: Sorget für die Gesundheit eurer Schüler und unterrichtet sie, daß sie das Barfußgehen nie versäumen! Den Gymnasien und Seminaren möchte ich zweimal zur Pflicht machen: Uebet doch das allererste Schutzmittel gegen die Nervosität! Schützet die Schüler vor Verweichlichung und lasset euch in erster Linie das Barfußgehen angelegen sein! Wer ist unglücklicher als ein nervöser Mensch, der zur Ausübung seines Berufes, den zu erreichen er weder Mühe noch Opfer gescheut, in Folge seiner Nervosität gänzlich unfähig ist! In den Waisenhäusern sind gewöhnlich nicht nur vater- und mutterlose Kinder, sondern auch höchst presthafte und gebrechliche Kinder. Hier sollte die erste Aufgabe sein, den Körper abzuhärten, denn nur dann entwickelt sich auch der Geist entsprechend; ist aber der Körper verweichlicht, dann ist auch für die Verkümmerung des Geistes Thür und Thor geöffnet. Man sollte deßhalb in den Waisenhäusern kein Kind finden, das Schuhe trägt.

Die Seminare haben gewöhnlich einen Steinboden in den Hausgängen. Da wird Mancher vielleicht denken, daß Steinplatten zum Barfußgehen nicht taugen. Ich rufe aber Jedem zu, daß das Steingehen dem gewöhnlichen Barfußgehen vorzuziehen sei.

Das Loos der Fabrikarbeiter wird gewöhnlich als ein trauriges geschildert, weil fast durchgängig nur schwächliche, nicht vollständig entwickelte Leute in die Fabriken gehen, wo sie mit Aufbietung ihrer wenigen Kräfte ihr Brod verdienen können. Diesen rufe ich zweimal zu: Seid ihr schon von Natur aus theilweise verkümmert, so sorget doch wenigstens, daß ihr nicht noch elender werdet, und sorget nicht nur für eine vernünftige Ernährung des Körpers, sondern auch für Abhärtung! Der Anfang zur Abhärtung bleibt aber immer das Barfußgehen. Wenn die Dienstherrschaften das Loos ihrer Arbeiter kennen und ihnen nicht bloß Arbeit geben wollen, damit sie ihr Brod verdienen, sondern auch für ihr leibliches und geistiges Wohl sorgen wollen, so sollen sie vor Allem darauf dringen, daß sie barfuß gehen und dadurch ihren Körper abhärten und stärken, so daß sie alle Anstrengungen leicht überwinden können und sich auch denselben mit Freuden unterziehen. Dann wird unter dem Arbeitervolk Zufriedenheit eintreten; denn die

Arbeiter können ihrer Aufgabe leicht nachkommen und deßhalb auch ihr Brod in Ehren verdienen. Umgekehrt heißt es aber gewöhnlich: Ich war nie fest, aber in der Fabrik habe ich meine Gesundheit vollständig verloren, Deßhalb wäre sehr zu wünschen, es möchte allgemein geschehen, was mir einst ein Fabrikherr versprochen hat: er werde für seine Arbeiter Sorge tragen, daß sie Gelegenheit haben, barfuß zu gehen, im Wasser zu gehen und Halbbäder zu nehmen. Diesen Fabrikherrn kann ich nur als einen Hausvater vorstellen, der für seine Untergebenen soweit sorgt, als ihm möglich ist.

Vom Barfußgehen ist auch der Adel nicht ausgenommen. Vor drei Jahren war eine Herzogin zur Kur hier und hat theils aus Neugierde, theils aber aus Nothwendigkeit ihrer Gebrechen wegen das Barfußgehen probirt; sie ging von früh Morgens bis spät Abends barfuß. Eines Tages sprach sie sich folgendermaßen vor mir aus: »O daß doch meine selige Mutter bei meiner Erziehung mir nicht das Barfußgehen entzogen hätte! Heute noch würde ich ihr dafür großen Dank wissen, wenn sie mir dieß gestattet hätte; ich hatte als Kind einen ungewöhnlichen Drang zum Barfußgehen und beneidete jedes Kind, das ich barfußgehen sah. Allein die Mutter hatte der Erzieherin auf's strengste befohlen, mich durchaus nicht barfuß gehen zu lassen, und ich bekam jedesmal eine strenge Zurechtweisung und Strafe, wenn ich bei meinem heimlichen Barfußgehen ertappt wurde. Wenn ich jetzt sehe, welche Wirkung das Barfußgehen auf den ganzen Körper ausübt, so drängt sich mir die Ueberzeugung auf, daß ich von vielen Krankheiten verschont geblieben wäre.« Auf die Frage: »Warum hat man Sie nicht barfuß gehen lassen?« gab sie zur Antwort: »Meine Mutter hielt es für entwürdigend, wenn ich als Herzogskind barfuß gehen würde.« Möchte dieser Ausspruch von allen Müttern in den höheren Ständen beherzigt werden, damit sie nicht auch von ihren Kindern früher oder später den Vorwurf hören müssen: Hätte doch meine Mutter besser für meine Abhärtung und Gesundheit gesorgt! Was liegt im Barfußgehen denn Entwürdigendes für ein Kind aus höheren Ständen? Ist das Kind mehr werth, wenn es schon im Kissen Schuhe und Strümpfe trägt und dabei verkümmert, oder ist nicht vielmehr das ein gerechter Stolz der Eltern, wenn sie gesunde, abgehärtete Kinder haben, und ist es nicht viel ehrenvoller für Vater und Mutter, wenn sie sagen können: Wir haben unsere Pflicht gethan, unsere Kinder sind gesund und kräftig!

Somit soll das B a r f u ß g e h e n a l l g e m e i n s e i n; kein Alter, kein Stand und kein Geschlecht ist ausgenommen, weil durch das Barfußgehen die Natur gekräftigt und dadurch auch vielen Uebeln vorgebeugt wird. Es soll aber, wie schon oben erwähnt, nicht bloß einige Minuten barfuß gegangen werden, sondern je l ä n g e r, d e s t o b e s s e r. Ist das Barfußgehen im Freien nicht möglich, so kann ja entweder im Zimmer barfuß gegangen, oder es können doch die Füße nur recht schwach bedeckt werden. Ich kenne einen Priester, der im Zimmer, wenn es auch noch so gut eingeheizt war, immer kalte Füße hatte; ob er nun ein oder zwei Paar Socken angezogen hatte, es war ganz gleich. Dieser fragte mich einst, ob es gar keine Mittel gebe, daß seine Füße wenigstens im Zimmer warm würden. Ich gab ihm zur Antwort, er solle seine Stiefel ausziehen und bloß ein Paar Socken anlegen, dann werde er warme Füße bekommen, es sei aber nothwendig, daß er anfangs täglich zwei bis drei Minuten lang im Wasser gehe, wodurch eine raschere Abhärtung und eine raschere Entwicklung der Wärme erzielt werde. Nach wenigen Tagen hatte er es schon so ziemlich eingeübt, im Zimmer bloß Socken anzuhaben; mit der Zeit kam er zu Sandalen, und jetzt hat er immer vollständig warme Füße.

Kneipp Heute

Sind Barfußgehen und Fußfreiheit auch heute noch wohlfeile Mittel für Gesundheit und Wohlbefinden?

Ohne Einschränkung ist der Ausführung Kneipp's zuzustimmen. Grundsätzlich gehört in das Beratungsgespräch jeden Arztes und Orthopäden die Empfehlung, den geplagten, oft in modisches Schuhwerk gepreßten Füßen, mehr Freiraum zu gewähren. Deformierungen der Zehen, Platt-Senk- und Spreizfüße beruhen nicht nur auf Veranlagung im Sinne schicksalhafter Vererbung. Den Zwängen der Schuhe ausgelieferte Füße geben oft erst nach Jahren eine aufschlußreiche Antwort. Es steht außer Frage, daß besonders die Blutgefäße vom Freiraum profitieren. Das gilt für das arteriell und venöse Blutgefäßsystem, aber auch für die Lymphgefäße. Krampfaderleiden, Schwellungen und Stauungen der Beine benötigen nicht so sehr Medikamente. Physikalische Maßnahmen sind gefragt, die zur Kräftigung des Gewebes und zur Entstauung beitragen. Barfußgehen — so oft wie möglich — gehört in das Arsenal des naturheilkundlichen Spektrums. Seit jeher weiß die Volksmedizin den warmen Fuß als Symbol für Gesundheit zu schätzen.

Nicht nur Frischluft um die Füße, auch die Berührung der Fußsohlen mit der Mutter Erde, schafft gesundheitliches Wohlbefinden. Immer wenn sich Zeit und Gelegenheit bieten, sollen die Füße Freiheit atmen, beim gemächlichen Gehen über die Rasenfläche im eigenen Garten, beim Spaziergang im Gras taufrischer Wiesen, beim Wandern entlang eines sandigen Meeresstrandes, sogar während der häuslichen Geschäftigkeit barfuß auf Teppich, Holz und Fliesen.

Selbst im Fernsehsessel kann man sich seiner Schuhe und Strümpfe entledigen. Wenn Fußboden oder Füße kühl oder kalt sind, erfüllen warme Wollstrümpfe die Aufgabe des Wärmeschutzes.

Dankbar nehmen die Füße Barfußgehen, Wechselfußbad, Kniequß, Wassertreten, Schnee- und Taugehen an. Auch Lymphdrainage und ganz besonders die Fußsohlenreflexmassage ergänzen das Behandlungsprogramm. Diese Maßnahmen beeinflussen über Nerven und Blutgefäße den Gesamtorganismus. Die natürliche Abhärtung über Füße und Beine wirkt sich auch vorteilhaft auf die Unterleibsorgane aus. Das trifft besonders für die rezidivierenden Harnweginfekte zu.

Aus fernen Jugendtagen erinnere ich mich eines echten Kneippianers Alt-Wörishofens, der barfuß in Sandalen dem Wintersport des Eiskegelns huldigte. Wenn sich diese heroische Maßnahme auch nicht zur Nachahmung empfiehlt, so lehrt sie doch, was Abhärtung alles vermag.

Sandalentragen.

Seit drei Jahren ist bei den Wasserkuren in Wörishofen, bei welchen das Barfußgehen für die Einen vorgeschrieben, Andern dagegen freigestellt wird, das Sandalentragen eingeführt worden. Ich kann nur bedauern, daß ich früher von den Sandalen nie etwas gewußt habe; wenn ich auch bei den Kapuzinern solche gesehen, so machte ich mir nichts daraus. Seitdem ich aber die unzähligen kennen gelernt habe, und seitdem ich zu der Ueberzeugung gekommen bin, daß die Verweichlichung so unendlich viel Unheil anrichtet, machte ich den Versuch, mit dem Barfußgehen auch die Sandalen zu verbinden. Kaum waren einige Sandalen unter den Kurgästen, so verbreitete sich das Sandalentragen so rasch, daß Jeder solche kaufte und stolz mit ihnen einherwanderte wie ein Kind, das ein neues Kleid hat und sich darin recht wohl und glücklich fühlt. Ein Hauptgrund, warum die Sandalen gut aufgenommen wurden, liegt wohl darin, daß die unabgehärtete Haut das Gehen auf dem bloßen Boden nicht ertragen konnte, und daß so Mancher einen Splitter eingetreten hat, was ihm natürlich nicht behagte. Dann wurden die Sandalen auch deßwegen so beliebt, weil mit ihnen so leicht zu gehen ist. Denn statt schwerer Stiefel hat man bloß eine Decke unter den Füßen. Als die Zahl der Sandalenträger größer wurde, bekamen die meisten derselben böse Füße. Der ganze Fuß schwoll an; bei dem Einen bildeten sich Blasen, bei dem Andern bekam die Haut Risse, wieder Anderen lief Wasser und Blut aus den Wunden, und Alle insgesammt klagten über starke Schmerzen in den Füßen. Wie lehrreich ist ein solcher Zustand! Gerade deßhalb, weil die Füße früher die gehörige Ausdünstung nicht haben konnten, sammelten sich alle ausgenützten Säfte zwischen Haut und Fleisch und richteten, wie ich gewiß nicht mit Unrecht sagen kann, eine große Zerstörung an. Durch das Barfußgehen aber wurden diese schlechten Stoffe ausgeleitet, und daher kamen dann diese bösen Füße. Wenn auf die Füße weder Licht noch Luft dringen kann, so wird die Ausdünstung beständig gehindert, und dieß muß nothwendig schlimme Folgen für die ganze Natur haben. Wenn nun beim Barfußgehen Licht und Luft an die Füße kommen, so entwickeln sich verschiedene Ausschläge, weil eben die schlechten Stoffe durch die Auflösung und Ausdünstung auf der Oberfläche der Haut zum Vorschein kommen. Durch das Schuhtragen wird auch die Blutzirkulation gestört. Mitunter haben diese Leute dann zwei bis vier Wochen lang angeschwollene Füße mit ununterbrochener Ausscheidung. Ich stelle nun die Frage: Wenn solche verdorbene Stoffe nicht ausgeleitet werden, sondern im Körper bleiben, müssen da nicht viele Gebrechen, wie an den Füßen, so auch am ganzen Körper zu fürchten sein? Ich behaupte sogar: Verschiedene Gebrechen können gar nicht ausbleiben, zumal wenn man die Füße nicht fleißig durch Bäder reinigt. Obwohl nun diese Ausscheidung bei den meisten Sandalenträgern allgemein eintrat und den Leuten recht viel Unbehaglichkeit verschaffte, so ließen sie sich den Muth durchaus nicht nehmen; es war im Gegentheil Manchem gar nicht recht, wenn er keinen Ausschlag bekam, weil die von einem solchen Ausschlag Befallenen nicht genug zu erzählen wußten, wie leicht dadurch ihre Füße geworden, und wie vortrefflich sie jetzt gehen könnten. Zur Heilung dieser Wunden wurden ausleitende Mittel gebraucht, nicht um die Wunden zuzuheilen, sondern um die faulen Stoffe aufzulösen und auszuleiten; ist dieß geschehen, dann heilen die Oeffnungen in kurzer Zeit von selbst zu.

Mit dem Sandalentragen kam es so weit, daß nicht bloß die einfacheren Leute nur mehr Sandalen trugen, sondern daß selbst Bischöfe, Kardinäle, Herzöge und alle aus den höheren und höchsten Ständen ohne Ausnahme in Sandalen einhergingen, und es werden Wenige oder gar Keine hier gewesen sein, die nicht Sandalen mit nach Hause genommen haben. Deßhalb ist auch in Wörishofen ein Sandalenverkauf, wie wohl in der ganzen Welt keiner existirt. Ich bin der Ueberzeugung, daß mehr als 60000 Sandalen im Jahre hier verkauft werden, und kann nur den Wunsch hegen, daß die Menschen wenigstens zur Sommerszeit statt der Lederschuhe Sandalen tragen möchten.

Kneipp Heute

Barfuß in Sandalen war lange Zeit das Markenzeichen naturverbundener Lebensweise. Der modische Trend, der zu Zeiten Kneipp's zu einer Massenproduktion an »Kneippsandalen« führte, hat nun einer nüchternen Beurteilung des kleidsamen Schuhwerks Platz gemacht. Die Sandale ist im Gegensatz zum Schuh eine Fußbekleidung ohne Einschnürung und Beengung, eine Fußbekleidung mit Zehenfreiheit. Allerdings fehlt im Gegensatz zum Barfußgehen der unmittelbare Bodenkontakt, ein wesentlicher Gesundheitsfaktor. Die Sandale ist der ideale Kompromiß, wenn das Barfußgehen nicht möglich, die Fußfreiheit dennoch erwünscht ist. Im täglichen Leben zuhause oder am Arbeitsplatz und für den kleinen Spaziergang eignet sich das leichte und bequeme Schuhwerk vorzüglich. Für lange Wanderungen allerdings sind Sandalen ungeeignet, weil sie dem festen Schritt der Füße nicht den notwendigen Halt gewähren. Der Spielraum zwischen dem formgerechten Sohlenteil und den Trägerriemen ist zu groß.

Kneipp berichtet von Blasen, Rissen und Wunden an den Füßen, unerwünschte Erscheinungen also, von denen Sandalenträger häufig heimgesucht wurden. Die befreiten Füße würden nun gewissermaßen als Ausscheidungsorgane für Schadstoffe und Gifte, die sich im Körper angesammelt haben, fungieren. Aus heutiger ärztlicher Sicht stellt sich die Diagnostik dieser Hauterscheinungen anders dar. In der ersten Begeisterung über das neuzeitliche Schuhwerk, wurden sicher Sandalen auch bei langen Wanderungen getragen. Auch heute noch kommt es beim Einlaufen neuer Sandalen manchmal durch das Reiben der Riemchen zu Blasenbildungen, die einer entsprechenden Behandlung bedürfen. Auch Allergien durch vorbehandeltes Leder mögen dabei zu Hautentzündungen und Fußekzemen geführt haben. Ob der Fußpilz erst eine Erscheinung des 20. Jahrhunderts ist, muß bezweifelt werden. Das Wundsein zwischen den Zehen, Juckreiz, kleine Blasen an den Fußsohlen und Zehennageldeformierungen sind häufig die Visitenkarten unliebsamer Hautpilze, die mit Vorliebe warme und feuchte Körperstellen aufsuchen.

Die Kneippsandalen hatten ursprünglich die Aufgabe der Fußbefreiung. Also war der strumpflose Gebrauch des leichten Schuhwerks der eigentliche Sinn dieser Gesundheitsreform. Die Zeiten haben sich gewandelt. Inzwischen werden auch Socken und Söckchen, feine und grobe Strümpfe in Sandalen zuhause und im Freien getragen. Das gilt besonders für kühle Tage und persönlicher Kälteempfindlichkeit. Der Kalt-Heroismus vergangener Zeiten hat sich, was Wasser und Luft anbetrifft, mit dem Warm-Kaltwechsel einer zeitgemäßen Hydrotherapie versöhnt.

Im Wasser gehen, im nassen Grase oder auf nassen Steinen gehen. Schneegehen.

Wie das Barfußgehen und Sandalentragen ausserordentlich wichtig ist, und wie man dem Körper dadurch nützlich sein und ihn vor Krankheiten und Gebrechen aller Arten schützen kann, indem die Füße und auch der ganze Körper abgehärtet und widerstandsfähig gemacht werden, so kann man durch Gehen im Wasser, im feuchten Grase, auf nassen Steinen und endlich auch im Schnee noch weitere bedeutende Abhärtungen erzielen. Das Wassergehen, das auch im kältesten Wasser geschehen kann, soll zwei, höchstens vier Minuten dauern. Es wirkt kräftigend nicht bloß auf die Füße, sondern auch auf den Unterleib und den ganzen Körper; besonders günstig wirkt es bei Harnbeschwerden, Blasenkatarrhen, Magenbeschwerden u.s.w. Das Gehen im nassen Grase gehört zur Noblesse. Es gibt kaum etwas Behaglicheres, als im frischen Thau barfuß zu gehen, und zwar je länger, desto besser. Auf nassen Steinen gehen wirkt ebenfalls abhärtend. Vor Allem aber wird dadurch das Blut abwärts geleitet. So ziemlich dasselbe bezweckt auch das Gehen im Schnee. Nur muß hier gesagt werden, daß man nur im frisch gefallenen Schnee oder in einem solchen Schnee gehen darf, der noch keine große Kälte durchgemacht hat. Wenn der Schnee schon 10 bis 20 Grad Kälte durchgemacht hat, ist er für die menschliche Natur zu kalt; die Natur vermag gegen diese Kälte nicht mit Erfolg aufzutreten; es würde also mehr schaden als nützen. Es gab auch in Wörishofen schon solche Wagehälse, die glaubten, für sie könne der gefrorene Schnee nicht zu kalt sein; sie haben ihre Füße durch ihren Muthwillen ordentlich erfroren.

Diese letzten Punkte weiter auszuführen halte ich nicht für nothwendig, weil ihre Wirkungen doch so ziemlich dieselben sind wie die des Barfußgehens, und weil ich über das Letztere gründlich genug mich verbreitet habe.

KNEIPP HEUTE

Die kleinen Kaltanwendungen an den Füßen wurden bereits im vorhergehenden Kapitel besprochen. Es ist noch hinzuzufügen, daß gefrorener Schnee im obersten Bereich verharscht, also zu hart für die empfindlichen Füße ist. Frisch gefallener Schnee ist weich und schmeichelt den Füßen. Wenn Kneipp vom Gehen auf nassen Steinen spricht, dann könnten nur regennasse Gehwege gemeint sein.

Dritter Teil
Wasseranwendungen

Die Waschungen

Eintheilung; Dauer; Nichtabtrocknen.

Einen Kranken gesund machen heißt alle Krankheitsstoffe in seinem Körper auflösen und ausleiten und seine Natur von allen schädlichen und ihr Verderben bringenden Stoffen befreien. Gerade das Wasser ist so recht geeignet, in verschiedener Weise auf den Körper einzuwirken, und die allereinfachste Anwendung des Wassers sind wohl die Waschungen. Diese Waschungen können aber wie die Güsse in verschiedene Arten eingetheilt werden; es kommt eben auf die Krankheit an, die entfernt werden soll. Wer einen bösen Finger hat, der wird zwar auf den ganzen Körper und die ganze Hand, ganz besonders aber auf den Finger einwirken müssen, um den Krankheitsstoff aufzulösen und auszuleiten. Weil nämlich der Krankheitsstoff im Finger aus dem kranken Körper kommt, so muß wohl in erster Linie auf den Finger, gleichzeitig aber auf den ganzen Leib eingewirkt werden.

Kneipp Heute

Schrunden am Nagelbett, kleine Einrisse, Verletzungen an Finger und Hand können zu entzündlichen Infektionen führen. Im Frühstadium helfen oft Umschläge mit Heilerde, Kamillenbäder und Ichthyolverband. Wenn jedoch unerträglicher Schmerz, Klopfen und Pochen im Finger eine Vereiterung anzeigt — Kneipp sprach vom »bösen Finger«, die Fachbezeichnung ist »Panaritium« — dann ist die Eröffnung des Eiterherdes, ein chirurgischer Routineeingriff, unerläßlich.

Die hauptsächlichsten Waschungen sind die Ganzwaschung, die Oberkörperwaschung und die Unterwaschung. Die Ganzwaschung besteht darin, daß der ganze Körper von oben bis unten in der Weise gewaschen wird, daß auch nicht ein Fleck am ganzen Körper trocken bleibt. Die Oberkörperwaschung wird vorgenommen, indem der obere Körper bis an die Hüfte gewaschen wird; auch hier muß der ganze obere Körper gewaschen werden mit Ausnahme der Haare, weil, wer starke Haare hat, langsam trocken wird und deßhalb recht leicht rheumatische Zustände bekommen kann. Die Unterwaschung geht von den Füßen bis oberhalb der Schenkel. Das Waschen selber kann mit einem großen Schwamm vorgenommen werden; ich halte aber auch ein größeres Handtuch für gerade so zweckmäßig. Die erste Bedingung ist, daß es so rasch als möglich geht. Die Ganzwaschung soll höchstens eine Minute dauern. Nichts ist gefährlicher, als der freien Luft ausgesetzt zu sein, besonders wenn das Lokal nicht gut erwärmt ist. Bei der Ganzwaschung kann man oben oder unten aufangen und so rasch entweder vom untern Körper nach oben oder von oben abwärts waschen. Es soll bei dieser Waschung keine Frottirung, also keine starke Reiberei stattfinden. Es handelt sich darum, daß der ganze Körper naß wird, und daß in die Poren in gelinder Form Wasser eingedrückt werde. Ein und dieselbe Stelle soll entweder mit dem Schwamm oder mit dem Tuch drei- bis viermal überfahren werden. Das Tuch soll ziemlich stark naß sein, doch nicht von Wasser triefen, damit es leicht in die Poren eingerieben werden kann. Ist der ganze Körper gewaschen, dann soll der Leib so schnell wie möglich wieder bekleidet werden. Geschieht die Waschung vom Bett aus, so soll man möglichst rasch wieder in's Bett zurück. Geht der Gewaschene nicht wieder in's Bett, dann soll er sich schnellstens anziehen und dann wenigstens einige Bewegung machen, bis er die volle Wärme wieder hat.

Das Nichtabtrocknen hat viel Anstoß erregt, und recht Viele wagten schon deßhalb keine Waschung vorzunehmen, weil sie glaubten, sie würden einen halben oder vielleicht gar den ganzen Tag nicht mehr trocken werden. Mir hat selbst ein Arzt erklärt, er habe früher dieses Verfahren für einen Unsinn gehalten und auf diese Weise keine Waschung vorgenommen, bis er einmal in Wörishofen eine solche vornehmen mußte; da habe er dann die Ueberzeugung gewonnen, es sei ein recht großer Unterschied zwischen dem Waschen ohne Abtrocknen und zwischen jenem Waschen, bei welchem die Haut stark abgerieben und abgetrocknet wird. Das Wasser, in die Poren aufgenommen, wird recht bald erwärmt, und weil die Hautwärme dann um so rascher eintritt, verdunstet auch das Wasser auf dem Leib sehr schnell; die warme Ausdünstung des Körpers wird von den Kleidern aufgenommen, und es entwickelt sich eine recht angenehme Wärme. Daß das Wasser und das Waschen ohne Abtrocknen nicht schadet, beweisen uns die Thiere des Waldes und unsere Hausthiere; über diese geht der Regen, keines wird abgetrocknet. Derjenige, welcher sie naß gemacht hat, trocknet sie wieder, und das ist der Schöpfer aller Dinge. Die Thiere aber bleiben ganz gesund dabei. Also die Abwaschung ohne Abtrocknen bewirkt eine raschere und stärkere Wärme und ruft auch keine Störung in den Poren hervor, welche Wirkungen beim Frottiren und Reiben gewiß nicht eintreten. Wenn auch das Abtrocknen manchmal gar nicht oder doch nicht viel schadet, nützen wird es gewiß in keinem Falle.

Wie man bei der Ganzwaschung verfährt, geradeso macht man es bei den Theilwaschungen. Wenn auch die Waschungen in drei Hauptabtheilungen eingetheilt werden, so gibt es dennoch verschiedene Unterabtheilungen, wie z. B. das Waschen der Hände, des Kopfes und der Füße. Nur bei einer einzigen Waschung, und dieß ist die Kopfwaschung, muß ganz besonders hervorgehoben werden, daß der ganze Kopf und die Haare nach dem Waschen fest abgerieben werden müssen; denn würde der Kopf in Folge der nassen Haare, welche ein rasches Trockenwerden nicht zulassen, zu lange naß bleiben, so würde ihm das sehr nachtheilig werden, und es würden sich schnell Kopfschmerzen, Kopfrheumatismus und andere krankhafte Zustände einstellen.

Die Verweichlichung hat heutzutage so große Fortschritte gemacht, daß sehr viele Leute, besonders aus den höheren Ständen, es kaum mehr wagen, die Hände und das Gesicht mit kaltem Wasser zu waschen, noch viel weniger aber den ganzen Körper. Hier sei ganz besonders betont, daß das kälteste Wasser auch das beste ist, es mag die Waschung heißen, wie sie wolle. Also nur das kälteste Wasser! An das kalte Wasser kann auch etwas Essig gemischt werden, wenn ein besonderer Reiz ausgeübt werden soll, oder damit die Wärme sich um so rascher entwickle, wozu ein scharfer Essig ziemlich viel beiträgt. Er hat aber auch eine vorzügliche Wirkung bei Ganzwaschungen.

Kneipp Heute

Die Kaltwaschungen zählen zu den einfachsten und leichtesten Wasseranwendungen im Kur- und Hausgebrauch. Innerhalb einer Kneippkur werden Ganz- und Teilwaschungen in früher Morgenstunde verabreicht, während zuhause die Kaltwaschungen zu irgendeiner Tageszeit die Funktion der Abhärtung und als Unterkörperwaschung am Abend die Aufgabe zur Schlafförderung erfüllen. Grundsätzlich wirken alle Kaltwaschungen stoffwechselanregend, durchblutungsfördernd, abhärtend und beruhigend. Wir unterscheiden zwischen Ganzwaschung sowie Ober- und Unterkörperwaschung, die üblicherweise als Teilwaschungen bezeichnet werden. Eine Kopfwaschung findet sich nicht mehr im Repertoire einer Kurverordnung, Die technische Durchführung der Waschungen erfolgt mittels eines Waschhandschuhes oder eines mehrfach zusammengelegten Handtuches. Der Badeschwamm hat aus praktischen und hygienischen Gründen ausgedient. Das Nichtabtrocknen nach einer Körperwaschung ist eine wertvolle Heilerfahrung Kneipp's. Die Feuchtigkeit am Körper verdunstet dank der Körperwärme. Zwischen Körperhaut und Kleidung bzw. Bettdecke entwickelt sich ein Wärmemantel, der nervenberuhigend und durchblutungsfördernd wirkt.

Wirkungen der Waschungen.

Die Waschungen, Ganz- oder Theilwaschungen, bewirken allererst eine Erhöhung der Naturwärme; es entsteht recht bald nach der Waschung auf der ganzen Hautfläche eine erhöhte Wärme, die auch tiefer in den Körper eindringt. Diese erhöhte Wärme zieht von innen nach aussen an und leitet von innen aus, wie die Sonne aus einem durchnäßten Tuch, das auf den Boden gelegt oder aufgehängt wird, recht bald die Nässe auszieht und die flüssigen Stoffe in die Luft nimmt. Auf dieselbe Weise leitet die durch Waschung erhöhte Wärme von innen aus, und das Wasser selbst, das in die Poren eindringt, vermischt sich mit den Säften und nimmt durch die Ausdünstung die schlechten Stoffe fort. Das Waschen ist also ein Erwärmungsmittel und dadurch auch zugleich ein Mittel zur Ausleitung, und wenn der Körper wiederholt und abermals gewaschen wird, so wird eine so fortgesetzte Auflösung und Ausleitung gewiß nicht ohne günstigen Erfolg für den Organismus bleiben. Wer z. B. die Influenza bekommt, hat eine ganz trockene Haut; alle Poren sind wie zugekittet, und man merkt ganz gut, daß bei dieser trockenen Hitze die Ausdünstung aufgehört hat. Wird nun ein solcher Kranker einmal, nach Verlauf einer Stunde zum zweiten mal und dann zum dritten mal gewaschen, so geräth er schon bei der ersten, sicherlich aber bei der zweiten Waschung in starken Schweiß; die trockene Hitze ist verschwunden, und der Schweiß fließt wie in kleinen Strömen. Wird mit den Waschungen acht bis zehn Stunden fortgefahren, dann ist so ziemlich die ganze Masse des Krankheitsstoffes ausgeleitet. Sichtbarer kann die Kraft des Wassers als Auflösungs- und Ausleitungsmittel kaum zu Tage treten. Bei jeder Waschung wird die große Hitze gedämmt und die Natur in der Ausleitung der kranken Stoffe unterstützt.
Das kalte Wasser wirkt aber auch stärkend. Hat der Arbeiter den ganzen Tag über seine Hände und Füße durch Arbeit ziemlich entkräftet, und steckt er sie dann zwei bis vier Minuten in kaltes Wasser, so ist die Kraftlosigkeit wie verschwunden, Hände und Füße sind neu gekräftigt. so übt das kalte Wasser eine Kräftigung aus, es belebt und erfrischt den ganzen Körper.
Also ist die Wirkung der Ganzwaschung auflösend, ausleitend und die Natur stärkend. Bringt aber das Wasser die angeführten Wirkungen hervor, so ist auch einleuchtend, daß durch wiederholte Anwendungen selbst Krankheiten geheilt und nach und nach auch tiefliegende Stoffe aufgelöst und ausgeleitet werden können. Weil aber die einfachen Waschungen bei vielen Krankheiten zu schwach wären, deßhalb muß durch stärkere und intensivere Wasseranwendungen wie auf den ganzen Körper, so auch auf die einzelnen Körpertheile eingewirkt werden.

Kneipp Heute

Die damalige Influenza ist epidemiologisch der Grippe unserer Zeit, die meist in den kalten Jahreszeiten weite Landstriche heimsucht, vergleichbar. Es handelt sich um Virusinfektionen, die entsprechend der Erregerart ihr Erscheinungsbild und ihre Verlaufsform von Jahr zu Jahr verändern; Grippeimpfungen und Medikamente haben zur erfolgreichen Verhütung und Behandlung wesentlich beigetragen. Seinerzeit gab es noch keine Grippeimpfung, und die Medikamente waren in ihrer Wirksamkeit beschränkt. Die körpereigenen Abwehrkräfte zu mobilisieren, war die einzige und richtige Methode. Kneipp beschreibt die Serienwaschung, die schweißtreibend und bei hohem Fieber temperatursenkend wirkt. Dabei ist der geschilderte Heilerfolg maßgeblich der Aktivierung der Immunkörper zuzuschreiben. Dankbar sollte sich die moderne Medizin dieser Möglichkeit vorbeugender Behandlung erinnern.

Wie oft und in welchen Fällen sind Waschungen angezeigt?

Wer täglich sein Gesicht ordentlich wäscht, der wird es so ziemlich rein haben; wer dieß jedoch nicht alle Tage thut, dem wird man auch die Unreinlichkeit mehr oder weniger am Gesicht ansehen können. Im Gesicht sieht man die Spuren des Unraths zu allererst, und man darf nicht vergessen, wie viel Staub, Schmutz, Unrath u.s.w. in das Gesicht kommt; deßhalb übt man diese Reinlichkeit gewöhnlich von selber. Was aber den übrigen Körper betrifft, so bildet gewöhnlich beim Volk das einzige, allerdings nothdürftige Reinigungsmittel die Kleidung, die Manches sachte abreibt. Dieß halte ich nicht für recht. Es wäre recht gut und für Tausende höchst nothwendig, daß sie wenigstens in der Woche drei bis viermal den ganzen Körper waschen würden. Es würde bei jeder Waschung eine Auflösung und Ausleitung und zugleich eine Kräftigung stattfinden; der Unrath würde nicht so leicht durch die Poren in den Körper eindringen können, und es würden auch nicht so viele Stoffe, die nach und nach krankhaft werden, in demselben verbleiben, sondern sie würden ausgeschieden, und dadurch könnte mancher Krankheit vorgebeugt werden. Besonders sind die Verweichlichten vielen Krankheiten unterworfen, weil sie nicht gehörig transpirieren, weßhalb die schädlichen Stoffe zu wenig aufgelöst und ausgeleitet werden, ja sogar im Gegentheil als Krankheitsstoffe im Innern verbleiben. Ein Unreinlicher zerstört selbst seine Gesundheit.

Heute

»Ein Unreinlicher zerstört selbst seine Gesundheit«, zitiert Kneipp. Er beklagt die mangelhafte Hygiene seiner Mitbürger und rügt den seltenen Gebrauch von Wasser, zwecks Reinigung von Gesicht und Körper. Um diesem Übel abzuhelfen, legt er seinen Zeitgenossen die gelegentliche Ganzwaschung ans Herz, auch um der Gesundheit willen. Gefährdet nun wirklich mangelhafte Körperpflege die Gesundheit? Die hohe Krankheitsanfälligkeit seiner Zeit war weniger dem »Unrat am und im Körper«, auch nicht den »verstopften Hautporen« zuzuschreiben als der potentiellen Gefahr, Krankheitskeime zu übertragen. Die Sterilität eines Operationssaals lehrt, daß Bakterien überall anzutreffen sind, wenn nicht akribische Vorsorgemaßnahmen getroffen werden. Die Gefahr der Keimverschleppung ist in einer ungepflegten Umgebung um vieles größer als in einer blank geputzten Stube.

Die Ganzwaschungen und auch die Theilwaschungen w i r k e n in einer Weise, daß viele Krankheiten durch sie allein geheilt werden können. Um die Sache klar zu machen, sollen einige Beispiele angeführt werden. Die jetzt so gefürchtete In f l u e n z a, die sich immer weiter verbreitet, der Menschheit so viel Schrecken einjagt und schon Tausende von Opfern gefordert hat, kann durch Waschen allein sehr leicht geheilt werden. Wenn man sich acht bis zwölf Stunden hindurch, alle Stunde vom Bette aus recht rasch wäscht, so tritt gewöhnlich nach der zweiten oder dritten Waschung großer Schweiß ein, und wenn man mit den Waschungen fortfährt, bis alles Fieber beseitigt ist, so wird der Kranke auch innerhalb dieser acht bis zwölf Stunden von der ganzen Krankheit befreit sein. Es ist keine andere Anwendung nothwendig. Ganz auf dieselbe Weise kann auch ein K a t a r r h geheilt werden.

Eine Hausfrau hatte die sogenannte fahrende Gicht, allerdings in nicht sehr hohem Grade. Ich gab ihr den Rath, sie solle sich jede Nacht vom Bette aus ganz waschen und dann wieder in's Bett legen. Sie hatte die Waschungen bald lieb gewonnen und nahm sie über ein halbes Jahr lang jede Nacht vor. Sie wurde nicht bloß von der Gicht befreit, sondern es besserte sich auch ihr Allgemeinbefinden zusehends; sie war nicht mehr so empfindlich gegen Kälte, fühlte sich kräftiger und konnte die Waschungen vom Bette aus nicht genug rühmen.

Eine andere Hausmutter, Martha mit Namen, 48 Jahre alt, hatte jeden Abend a n g e s c h w o l l e n e F ü ß e und einen etwas harten Athem, und es war ihr oft, wie sie sagte, recht unbehaglich. Weil sie aber Niemand hatte, der ihr den Liebensdienst mit den verschiedenen Wasseranwendungen erweisen konnte, rieth ich ihr, alle Tage eine Ganzwaschung vorzunehmen. Nach drei Monaten theilte sie mir mit, daß ihre Füße jetzt im besten Zustande seien; ihr Athem sei viel leichter, sie schlafe viel besser, habe besseren Appetit, und während sie früher von Gasen gar so sehr gequält worden sei, sei sie jetzt von denselben ganz befreit.

Eine Dienstmagd hatte mehrere Monate hindurch einen offenen Fuß, der ihr bei ihrem schweren Beruf große Schmerzen bereitete. Ich rieth ihr, sie solle sich alle Nacht vom Bette aus ganz waschen und die schmerzende Stelle am Fuße mit einem in Zinnkrautabsud getauchten Tuche zubinden. Nach ungefähr zehn Wochen war der Fuß dieser Dienstmagd geheilt, und dieselbe, wie sie selbst sagte, jetzt viel gesünder und kräftiger als früher.

Wer recht verweichlicht ist, nichts mehr vertragen kann und bei jedem Witterungswechsel Katarrh oder Rheumatismus bekommt, der soll in der Früh beim Aufstehen den ganzen Körper flüchtig waschen, und seine ganze Natur wird widerstandsfähiger werden.

Wie viele Tausende leiden an B l u t s t a u u n g e n! Das Blut fließt nicht geregelt in den Adern. Wer sich in der Woche drei- bis viermal mit kaltem Wasser wäscht, wird viel dazu beitragen, daß die Blutzirkulation in Ordnung bleibt oder, wenn sie bereits gestört sein sollte, wiederum in Ordnung kommt.

Eine Dienstmagd klagt, daß sie so viel S c h n u p f e n u n d K a t a r r h habe; kaum sei sie mit einem fertig, so sei schon wieder ein anderer da. Ich gab ihr den Rath, sie solle jeden Morgen den Oberkörper waschen und während des Tages einmal drei bis vier Minuten lang im Wasser gehen. Das Wassergehen härtet ab und kräftigt den ganzen Körper, während die Waschungen das gleiche Resultat am Oberkörper erzielen.

Christina theilte mir mit, daß sie öfters A u s s c h l ä g e an einzelnen Stellen des Körpers bekomme; sie habe schon verschiedene Medikamente dagegen eingenommen, jedoch vergebens. Ich gab ihr den Rath, sie solle in der Woche dreimal eine Ganzwaschung vornehmen, entweder wenn sie in der Nacht aufwache oder beim Aufstehen. Sie that es und theilte mir nach mehreren Wochen mit, daß sie jetzt gänzlich geheilt sei.

Heute

Die Furunkulose, eine Hauterkrankung mit zahlreichen Eiterpusteln an allen Körperteilen, kann als typische Schmutz- und Schmierinfektion bezeichnet werden. Dank des hohen Reinlichkeitsstandards in der heutigen Zeit wurde diese Staphylokokken-Erkrankung zur Rarität in der Krankenbehandlung.

Johanna hatte viel Kopfleiden; da kein Mittel etwas dagegen half, hielt sie es für unheilbar. Ich gab ihr den Rath, jeden Tag ein oder zweimal drei bis vier Minuten lang im Wasser zu gehen und in der Woche drei bis vier Ganzwaschungen vom Bette aus vorzunehmen. Es gingen nicht vier Wochen vorüber, da theilte sie mir mit, daß ihr Kopfweh nur noch zweimal und da nicht mehr so stark gekommen sei. Das ist mir sehr begreiflich. Das Wassergehen leitet das Blut von oben abwärts, und die Waschung härtet den Körper ab.

Wie oft kommt es vor, daß Kinder und Erwachsene – sie wissen nicht warum auf einmal ein größeres oder kleineres Fieber bekommen! Vielleicht haben sie sich erkältet oder durchnäßt oder etwas gegessen oder getrunken, was ihnen nicht zusagte; kurz, sie wissen selber nicht, woher es kommt. In einem solchen Falle wasche man sich sechs bis acht Stunden vom Bett aus, und die Hilfe wird nicht ausbleiben; vielleicht genügen sogar schon ein bis zwei Ganzwaschungen.

Ein Dienstknecht hatte sich beim Fuhrwerk recht erkältet und bekommt noch am Abend desselben Tages bedeutendes Fieber. Was soll er thun? Wenn er sich vier bis sechs Stunden hindurch alle Stunde wäscht, wird er bald von seinem Fieber befreit sein. So können in hundert Fällen die Ganzwaschungen ausreichen, man kann auch mit der Halbwaschung und mit Wassergehen recht viel erreichen. Die Waschungen des Oberkörpers allein taugt nicht für den oftmaligen Gebrauch. Will man diese Waschung öfters vornehmen, so muß auch auf den Unterleib, namentlich auf die Füße eingewirkt werden, und dazu taugt am besten das Wassergehen oder auch der Kniegruß.

Eine Bemerkung muß ich zu der Ganzwaschung noch machen und eine Ganzwaschung taugt nicht. Man gewöhnt dadurch den Körper zu sehr daran, und dann haben die Waschungen nicht mehr die vorzügliche Wirkung, weil sie der Natur zum Bedürfnis geworden sind. So haben mir schon Viele mitgeteilt, daß sie das ganze Jahr täglich eine Waschung vornehmen. Ich habe es ihnen mißrathen und ihnen bedeutet, sie würden besser thun, wenn sie in der Woche zwei Ganzwaschungen und ein oder zwei Halbbäder nehmen würden; der Erfolg würde ein größerer sein, als wenn sie sich täglich ganz waschen. Zwei bis dreimal in der Woche eine Ganzwaschung geht gut an, besonders wenn man auch im Wasser geht.

Wird diese Ganzwaschung bei einer Krankheit angewendet, so soll sie fortgesetzt werden, bis der Kranke vollständig gesund ist; dann aber soll sie nur mehr jeden dritten oder vierten Tag stattfinden.

Kneipp Heute

Kneipp spricht noch ein seltsames, für Arzt und Patient unerfreuliches Thema an, die Gewöhnung. Dieser Gewöhnungseffekt bezieht sich vorwiegend auf Medikamente, insbesonders auf Schmerz-Beruhigungs- und Schlafmittel. Eine Dauereinnahme dieser Substanzen schwächt den gewünschten Erfolg kontinuierlich ab. Ob nun die Ganzwaschung, wie Kneipp meint, als natürliche Gesundheitsmaßnahme ebenfalls einem Gewöhnungsmechanismus unterliegt, darf zumindest bezweifelt werden. Rein gefühlsmäßig empfiehlt sich die präventive Kalttherapie in anregendem Wechsel durchzuführen – Ganzwaschung, Wassertreten, kaltes Armbad oder Fußbad, kalter Guß usw., pro Tag eine bis drei dieser Anwendungen.

Die Fallbeschreibungen zeigen an, daß schon einfache und leicht durchzuführende Anwendungen auf spezifische Krankheitsherde einwirken und die dem Körper innewohnenden Heilkräfte aktivieren.

Die Bäder

Allgemeines

Wenn man eine gut eingerichtete Apotheke beschaut und betrachtet, so muß man notwendig denken: Es gibt doch recht viele Mittel, welche geeignet und bestimmt sind, den Kranken Hilfe oder doch wenigstens Linderung zu bringen. Wenn dagegen ich behaupte: Wasser und Kräuter sind auch eine Apotheke, um die menschlichen Gebrechen und Krankheiten zu heilen, so könnte Manchem recht leicht der Gedanke kommen: Diese Apotheke mit ihren zwei Mitteln: Kräuter und Wasser ist doch zu unbedeutend gegen die große Anzahl der Krankheiten und Leiden. Doch sachte! Wie man aus einem großen Ballen Tuch mehrere Kleider machen kann, bis der ganze Ballen aufgebraucht ist, so kann man auch mit dem Wasser eine recht große Anzahl verschiedener Anwendungen machen, vielleicht nicht weniger, als man in den Apotheken Häfen mit Medikamenten füllt. Wie es eine große Anzahl von Gießungen gibt, und wie man durch geeignetes Zusammenstellen einzelner Gießungen eine allgemeine und besondere Wirkung erzielen kann, gerade so, kann durch die verschiedenen Bäder in der mannigfaltigen Weise auf den Körper eingewirkt werden, und jede Anwendung ist wieder ähnlich einem Apothekerhafen, auf welchem geschrieben steht, was er enthält. Wie von Kopf bis zum Fuß verschiedene Körperteile sind, die ihren eigenen Namen tragen, so sind auch die Gießungen, angefangen vom Kopfguß bis zum Fußguß, den einzelnen Körperteilen angemessen und nach diesen benannt. Ganz so verhält es sich mit den Bädern, die bei anderer Anwendung auch eine andere Wirkung hervorbringen, und deren eine große Anzahl, verschieden in ihrer Anwendung und verschieden in der Wirkung, angeführt werden kann. Was Anwendung und Wirkung betrifft, so wird das Nöthige darüber in den einzelnen Kapiteln gesagt werden.

Kneipp Heute

Die Anzahl der Wasseranwendungen mit der Vielzahl der Medikamente in ihrer Wirksamkeit gegenüber Krankheiten zu vergleichen, mag noch Ende des 19. Jahrhunderts verständlich gewesen sein. Inzwischen hat uns die Pharmazie eine Unzahl von Spezialitäten beschert, die einen Vergleich mit physikalischen Maßnahmen gar nicht mehr zulassen. Die Medikamente – es werden leider viel zu viel verordnet und eingenommen – haben ihre zielgerechte Wirksamkeit und die Kneippanwendungen ebenfalls. Kneipp würde heute sicher anders urteilen und in seiner derben Art sagen: »Das sind zwei Paar Stiefel«. Dennoch, im Vergleich verbirgt sich ein Körnchen Wahrheit. Nicht jede Beschwerde unterwirft sich der Wirksamkeit eines Medikamentes.

Arzt und Patient loben den Herrn, daß, dann und wann, die Naturheilkunde und Homöopathie auch noch Behandlungsmöglichkeiten parat haben. Häufig ist der parallele Einsatz beider Methoden die dankbarste Therapie.

Das Augenbad

Die Augen sind wohl die wichtigsten und nothwendigsten Körperteile und stecken ziemlich tief im Kopfe. Für sie ist ein eigenes Bad, das A u g e n b a d, bestimmt. Das Augenbad ist recht leicht und einfach zu nehmen. In ein Lavoir oder ein anderes niederes Gefäß bringt man frisches Wasser. Die Stirne mit den Augen kommt so weit in das Wasser, daß daselbe bis zu den Augen reicht und diese somit im Wasser sind. De Augen werden geöffnet und bleiben auch im Wasser offen. Es geht zwar mühsam, die Augen im Wasser offen zu halten; doch kann es Jeder fertig bringen, weil das Wasser ja keinen Schmerz verursacht. Die Augen bleiben so vier bis fünf Sekunden im Wasser; dann hält man den Kopf in die Höhe und zwinkert mit den Augen, damit sie gleichsam durch die Augendeckel abgewaschen werden. Nach einer Minute kann man das Auge wieder ins Wasser bringen und ebenso verfahren wie das erste mal; selbst ein drittes mal so verfahren wird nur eine gute Wirkung zur Folge haben.

Das Auge wird durch diese Bäder gestärkt und gereinigt. Sind Krankheitsstoffe im Auge, so werden sie gewöhnlich aufgelöst und ausgeleitet. So ein Augenbad kann öfter genommen werden, und wenn man es auch täglich nimmt, so schadet es gerade so wenig, als wenn man täglich das Gesicht kräftig wäscht.

Ganz besonders günstig wirkt das Augenbad bei A u g e n - E n t z ü n d u n g e n, bei welchen man es sechs bis zwölfmal täglich nehmen kann. Es kommt freilich auch vor, daß durch das Augenbad eine Augenentzündung entsteht, und man könnte glauben, das Bad habe diese Entzündung bewirkt. Doch verhält sich die Sache anders. Das Augenbad wirkt auflösend und ausleitend; wenn nun im Kopf kranker Stoff ist, so wird er durch das Augenbad ausgelöst und ausgeleitet, und die Augenhöhlen sind gleichsam der Ausgang für diese kranken Stoffe, die aber so scharf sind, daß sie die Augen entzünden. Wenn dies der Fall ist, dann muß auf den ganzen Körper eingewirkt werden, damit eine starke Ausscheidung des Krankheitsstoffes stattfinde. Wenn man auch hier das Augenbad fortnimmt, so hat es keine schlimmen Folgen für das Auge selber.

Man kann auch Augenbäder machen, an welche K r ä u t e r gemischt werden; z. B. ein dünner Absud von Z i n n k r a u t oder W e r m u t h, F e n c h e l, A u g e n t r o s t oder der inneren grünen Rinde des H o l l u n d e r b a u m e s kann recht gut zu einem Augenbad verwendet werden. Man verfährt in der selben Weise wie beim einfachen Augenbad. Diese letzteren Bäder verdienen zur Reinigung des Auges und zur Schärfung der Sehkraft den Vorzug. Wer aber nicht leicht Gelegenheit hat, solche Bäder zu bekommen, wird nach und nach mit seinem Wasseraugenbad auch zurecht kommen. Recht leicht kann auch ein Wechsel der Augenbäder stattfinden; man kann den einen Tag ein einfaches Wasserbad und den anderen Tag ein Bad aus Kräuterabsud nehmen.

Sehr häufig wird auch A l a u n als Augenwasser verwendet, indem man etwa eine Messerspitze voll davon in eine halbe Tasse Wasser wirft; das gibt für die Augen ein vortreffliches Mineralbad und wird auf dieselbe Weise genommen wie ein gewöhnliches Augenbad. Man gebrauche es aber immer im Wechsel mit anderen Bädern, damit das Alaunbad nicht zu oft kommt.

Diese Augenbäder sind so schuldlos, daß sie ohne Anstand bei Augengebrechen aller Art gebraucht werden können. Sind die Augen durch Überanstrengung geschwächt, so wird die Schwäche gehoben; sind sie in Folge der Krankheit schwach und heruntergekommen, so werden sie gestärkt, und die Augenbäder werden an den Augen dasselbe thun, was die Wasseranwendungen am ganzen Körper bewirken.

Kneipp Heute

Augenbäder, wie sie Kneipp beschrieb, werden im Kurgebrauch nicht durchgeführt. Das Auge ist das wichtigste Kommunikationsorgan mit der Außenwelt des Menschen. Sehstörungen und Augenkrankheiten waren und sind so zahlreich, daß sich im Laufe der Zeit die Augenheilkunde als ärztliches Spezialfach etablierte. Viele Entzündungen der Augenbindehaut sind die Folge einer bakteriellen Infektion, die schulmäßig mit entsprechenden Augentropfen behandelt werden müssen. Im Übrigen sollte jede Augenerkrankung und Sehstörung fachärztlicher Versorgung zugeführt werden.
Gegen ein Gesichtsbad mit kurzem Öffnen der Augenlider ist im vorbeugenden Sinn bei gesunden Augen nichts einzuwenden.
Allerdings sollte das entsprechende Gefäß, das vorher mit warmem Wasser gereinigt wurde, nur für diesen Zweck verwendet werden. Das Waschbecken ist nicht das geeignete Behältnis.

Das Armbad.

(Siehe »Meine Wasserkur«, 50. Auflage Seite 65.)

Gibt es Fußbäder, durch welche man Vieles erreichen kann, warum soll es nicht auch Armbäder geben, die auch die Arme und die Hände und zugleich auf den ganzen Körper einwirken, wie die Fußbäder auf die Füße?
Die Armbäder können ebenfalls in warme und kalte eingetheilt werden. Auch hier können Zusatzbäder von Pflanzen gebraucht werden.
Die kalten Armbäder sind wohl die vorherrschenden; sie bewirken Kräftigung, entwickeln mehr Naturwärme und leiten die Hitze aus, kurz, sie haben dieselben Wirkungen an den Armen, wie die Fußbäder an den Füßen?

Kneipp Heute

Das kalte Armbad, in einer Zeitdauer von 20 bis 30 Sek., ist eine einfache, bequeme und dennoch dankbare Kneippanwendung. Es wirkt erfrischend, kreislaufanregend und am Abend sogar beruhigend. Es kann mühelos zuhause und überall dort, wo in erreichbarer Nähe Wasser fließt, durchgeführt werden. Selbst wenn ein Auffangbecken fehlt, können die Arme, zuerst rechts, dann links, in das fließende Wasser gehalten werden. Das kalte Armbad wird dann gewissermaßen zu einem abgewandelten Armguß.

Ein Priester wurde von einem Insekt in die Hand gestochen. Die betreffende Stelle fing zu schmerzen und zu brennen an; der Arm schwoll an, und der Kranke befürchtete, es könnte eine Blutvergiftung eintreten. In diesem Falle ist eine warmes Armbad mit Heublumen ganz besonders wirksam, um die giftigen Stoffe auszuleiten. Der Priester nahm also ein solches Armbad mit angeschwellten Heublumen, nachdem er vorher noch heißes Wasser zugegossen hatte, damit es eine recht hohe Temperatur bekomme; die Dauer dieses Bades war eine halbe Stunde. Kurz darauf gebrauchte er dasselbe Bad noch einmal eine Stunde lang. Der Schmerz ließ bald nach, und man sah, wie der angehäufte Giftstoff sich vertheilte und nur mehr eine rothe Stelle übrig blieb.

Wenn Jemand vom Schlage getroffen wird, so daß sein Arm gelähmt wird und nicht mehr die gehörige Wärme hat, weil ihm das hinreichende Blut fehlt, so kann der Arm eine halbe Stunde, ja selbst eine Stunde lang in's warme Bad eingetaucht werden; es wird dieß sicherlich nur den besten Erfolg haben. Nur muß strenge darauf gesehen werden, daß man, wenn man solche warme Armbäder nimmt, wenigstens nach jedem zweiten oder dritten Bade ein kaltes Bad gebraucht, um die Natur abzuhärten. Wenn eine verknöcherte Gicht in den Händen oder Armen steckt, so läßt sich dieses warme Handbad recht gut anwenden. Es kann sogar jeden Tag ein- bis zweimal genommen werden, dann muß aber inzwischen ein kaltes Bad in der Dauer von zwei bis vier Minuten gebraucht werden. Bösartige Geschwüre, wie z.B. der sogenannte Wurm am Finger, können ebenfalls durch Heublumenarmbäder in Verbindung mit kalten Bädern und Wickelungen gut geheilt werden. Ist die Hand längere Zeit hindurch in Folge von Rheumatismus geschwollen, und ist die ganze Geschwulst ziemlich verhärtet, so werden allerdings die Güsse die kräftigste Wirkung hervorbringen; aber mitunter wird so ein Heublumenbad die Heilung des ganzen Armes beschleunigen. Wie bei Kinderlähmungen die Heublumenfußbäder gut wirken, so wirken sie auch gut bei geschwollenen Armen. Somit können die Armbäder eine großartige Wirkung hervorbringen. Ich muß aber noch einmal bemerken, daß immer zwischen zwei warmen Armbädern ein kaltes angewendet werden soll, wenn es auch nicht unmittelbar auf ein warmes folgt.

KNEIPP HEUTE

Kneipp berichtet anschaulich über die Wirkung eines warmen Heublumen-Armbades bei verschiedenen Krankheitszuständen. Bemerkenswert ist die zeitliche Dauer, eine halbe bis eine Stunde, und die Zeiteinteilung des Kaltwechsels. Seinerzeit standen bei den geschilderten Krankheiten, »Allergie nach Insektenstich und Schlaganfall im Akutstadium mit Lähmungserscheinungen eines Armes«, keine geeigneten Medikamente zur Verfügung. Er entschied sich zu einer intensiven Wärmebehandlung mittels Armbad. Der Behandlungserfolg gab ihm schließlich recht.

Für das Wechselarmbad werden zwei Armbadewannen benötigt. Die Temperatur des Warmteiles liegt zwischen 35° – 38° C. Die Dauer beträgt zehn Minuten. Der Wechsel ins Kalte erfolgte nach fünf Minuten und am Schluß, jeweils fünfzehn bis dreißig Sekunden. Im Hausgebrauch wird unter Verzicht auf die zweite Wanne für den Kaltanteil der Schlauch oder die Brause zum Guß oder auch das normale Waschbecken, wie beim kalten Armbad, verwendet. Das Wechselarmbad ist eine vortreffliche Anwendung bei Kreislaufstörungen, Herzschmerzen und Herzbeklemmungen. Aber auch bei Gelenkbeschwerden, besonders im Schulterbereich, leistet es gute Dienste.

Verdickungen und Deformierungen der Fingergelenke entsprechen ab der vierziger Jahre einer Herberden'schen Arthrose, die innerhalb einer Kur, aber auch zuhause, am erfolgreichsten mit Lehmpflaster und Heublumen- oder Wacholder-Wechselarmbädern behandelt werden kann.

Unter bösartigen Geschwüren an Hand und Finger, dem sogenannten »Wurm«, sind entzündliche Eiterungen zu verstehen, über die bereits berichtet wurde.

Kinderlähmung ist dank der Schluckimpfung in einer ärztlichen Allgemeinpraxis kein Thema mehr.

DIE FUSSBÄDER.

(Siehe »Meine Wasserkur« 50. Auflage Seite 39.)

Ich habe schon als Knabe gesehen, wie Landleute Fußbäder nahmen, und zwar warme und kalte. Von den Aerzten wurden die Fußbäder bei verschiedenen Krankheiten sehr häufig empfohlen.

Ob es auch Aerzte gab, welche die kalten Fußbäder verboten haben, weiß ich nicht. Es gab sehr viele Landleute, die sich im Sommer, wenn sie ihr Tagwerk vollbracht hatten, auf eine Bank vor dem Hause setzten, dort ausruhten und nebenzu ein kaltes Fußbad in der Dauer von einigen Minuten nahmen. Diese Landleute sagten gewöhnlich, so ein Fußbad ziehe alle Müdigkeit aus, und man sei nach einem solchen Bade beinahe ebenso frisch und munter, als wenn man am Morgen aus dem Bette komme. Weiters haben sie erzählt, durch ein Fußbad werde alle große Hitze genommen, es werde einem ganz wohl und behaglich und so leicht zu Muthe, daß man mit Freuden wiederum ein solches Bad nehme. Die Mannspersonen nahmen ihre Fußbäder in einfacher Weise, wenn sie Gelegenheit hatten, in irgend einem Bache oder Graben stehen zu können. Ich diente bei einem Bauern, dessen Knecht sehr oft am Abend, während er die Pferde fütterte, beide Füße einige Minuten lang in's Wasser streckte und nebenbei wusch, worauf er gewöhnlich ausrief: »So ein Fußbad thut Einem ungemein gut.«

Die Kindernaturen haben einen besonderen Drang, in's Wasser zu stehen und darin zu gehen, wenn sie nicht Bäder nehmen können.

Wie zur Sommerszeit die kalten Fußbäder genommen oder im Wasser gegangen wurde, so wurde zur Winterszeit ein warmes Fußbad genommen, besonders von den älteren und schwächlicheren Leuten, deren Füße mitunter recht kalt waren, und welche dadurch eine erhöhte Naturwärme bekamen. Zu diesem warmen Fußbade nahmen sie ein paar Hände voll Holzasche und eine Hand voll Salz. Weil man aber kein Thermometer hatte, so prüfte man die Wärme des Wassers mit der Hand. Und wenn es hieß: »Es ist angenehm warm,« so hatte das Wasser die Probe bestanden. Heißes Wasser fürchtete man; das kalte Wasser scheute man ebenfalls, sicherlich deßhalb, weil man die Wirkung desselben gar nicht kannte.

Was die Dauer des warmen Fußbades betrifft, so nahm man sie gewöhnlich eine kleine Viertelstunde lang, länger niemals. Die Aerzte, die ich kannte, und die solche Fußbäder empfahlen, bestimmten gewöhnlich 14 Minuten. Ich habe das warme Bad auch häufig empfohlen, und ich bleibe bei 14 Minuten, weil ich die Ueberzeugung gewonnen habe, daß das wohl die beste Zeit sein möchte. Als ich aber mehr mit kalten als mit warmen Bädern Versuche machte, habe ich gefunden, daß sich die Zeitdauer eines solchen Bades nach der Körperkonstitution und dem Zustande des betreffenden Individuums richten soll und also keine bestimmte Regel aufgestellt werden kann, daß aber für gewöhnlich eine Dauer von zwei bis vier Minuten lang genug ist. Nur wer das Bad selber nimmt, kann hierüber urtheilen. Wenn nämlich die Füße in's kalte Wasser kommen, so dringt die Kälte schneidend in dieselben ein. Nach wenigen Minuten läßt die schneidende Kälte etwas nach, und dann werden die Füße so warm, daß das Fußbad Einem nicht mehr kalt, sondern recht behaglich vorkommt. Es dauert aber nicht lange, so beginnt die Kälte an den Füßen auf's Neue und steigert sich wieder so stark wie anfangs. Auch diese Kälte läßt wieder nach, und es tritt neuerdings eine angenehme Wärme ein, aber nicht mehr so stark wie nach der ersten Kälte. So tritt eine Reaktion nach der andern ein. Nun entsteht die Frage: Wann soll man das kalte Fußbad beschließen? Die Antwort lautet: Sobald die Kälte an den Füßen nachläßt und die Füße Einem warm vorkommen, als ob das Wasser nicht besonders kalt wäre, soll man das Fußbad beschließen, also bei der ersten Reaktion, wo nach der Kälte die Wärme eingetreten ist.

Kneipp Heute

Um einer Begriffsverwirrung vorzubeugen, sind hinsichtlich des Sprachgebrauches für den Kniegruß und das Fußbad, Erläuterungen notwendig. Ein Kniegruß schließt mit seinem Wassermantel Knie und Unterschenkel ein. Ein Fußbad ist ein Unterschenkelbad, das bis zum Knie reicht. Der Kniegruß wird in Stehhaltung verabreicht, während das Fußbad in Sitzhaltung genommen wird. In die Anwendungsgruppe des kalten Fußbades gehören natürlich auch das Wassertreten, das sich besonders an den Kneippkurorten großer Beliebtheit erfreut, das Tau- und das Schneegehen.

Alle Anwendungen an den Beinen haben eine ableitende und beruhigende Wirkung. Das »Kalt« des Wassers stabilisiert den Blutkreislauf, regt Atmung und Herztätigkeit an. Der fußmüde Wanderer setzt nach dem Wassertreten seinen Spaziergang beschwingten Fußes fort.

Das kalte Fußbad ist eine typische Anwendung für den Hausgebrauch. Dafür eignet sich die Fußbadewanne, sogar zum Wassertreten an Ort und Stelle. Auch die häusliche Badewanne kann als Ersatz-Wassertretplatz dienen. So steht z. B. die bis zum Ablauf gefüllte Wanne als nächtliche Schlafhilfe zur Verfügung. Zehn bis 20 Sek. hin- und hergehen in der angenehmen Kühle des kalten Wasser genügen. Danach sollten die Unterschenkel nicht abgetrocknet werden. Die Verdunstungswärme im Bett fördert den Schlaf. Oft genügt allein schon der Gedanke an die »gefüllte Wanne«, um für die gewünschte Schlafruhe zu sorgen. Das Wassertreten in der Badewanne kann dann am »Morgen danach« nachgeholt werden. Eine frohe Morgenfrische ist dann gesichert.

Das Wechselfußbad wurde in den Wandlungen der Kneipptherapie zu der häufigsten und beliebtesten Heil- und Vorsorgemaßnahme für die Gesundheit, sowohl am Kurort als auch zuhause. Bei jeder beginnenden Erkältung und Infektion in Hals und Kopf leistet diese kleine Anwendung Vorzügliches. Als Erstmaßnahme funktioniert das Wechselfußbad wie die Feuerwehr bei einem entfachten Brandherd. Vielfach kann eine beginnende Erkältung kupiert, im Keime erstickt werden. Wenn jedoch der Abwehrkampf des Organismus gegen die Krankheitserreger bereits im vollen Gange ist, werden wenigstens die Symptome des Krankheitsverlaufes gemildert. Bei hohem

Fieber ist dem ableitenden Wadenwickel der Vorzug zu geben. Wechselfußbäder entspannen und kräftigen übermüdete Fußgelenke, leisten bei Gicht und Arthrosis der Großzehe gute Dienste, fördern die Durchblutung bei chronisch kalten Füßen und lindern die Schmerzen beim Verschleiß der Fußgelenke. Bei starken Krampfadern und Venenleiden ist das Kräuterwechselfußbad durch einen Wechselkniegruß oder durch ein Kräuterwechselarmbad zu ersetzen.

Die Zeiteinheit eines warmen Fußbades wurde inzwischen auf 10 Minuten, die des Wechselfußbades auf 2 mal 5 Minuten und jeweils 20 Sek. kalt, festgelegt. Die Zeitdauer des Wassertretens und des kalten Fußbades ist variabel. Dabei ist die Wassertemperatur von entscheidender Bedeutung, je niedriger die Temperatur, desto kürzer die Verweildauer.

Die Wirkungen des kalten Fußbades sind folgende: Es wirkt Anfangs kalt auf die Füße, die nach und nach, wie bereits gesagt, wärmer werden. Die Ursache des Warmwerdens liegt in der Leitung des Blutes von oben in die Füße. Schon dieser einzige Vortheil hat großen Werth. Es wird also das Blut von Kopf, Brust und Unterleib in die Füße geleitet. Deßhalb ist Kopfleidenden, welchen zu viel Blut in den Kopf gestiegen, dieses Fußbad besonders anzuempfehlen. Es wirkt ferner auf die Regelung des Blutlaufes. Wenn nämlich die Füße zu kalt sind und der Kopf zu warm ist, so ist das ein Beweis, daß das Blut nicht gleichmäßig im Körper vertheilt ist. Nimmt man also öfters ein kaltes Fußbad, so leitet man jedesmal das Blut abwärts; die Füße werden nach und nach warm und bleiben dann auch warm, was dem ganzen Körper zugute kommt, besonders dem Kopfe, der Brust und dem Unterleibe, in welche Körpertheile sich das Blut zu sehr gedrängt hat. Das kalte Fußbad wirkt, wie auf die Brust, so auch auf den Unterleib. Bei Nierenleiden, Blasenleiden und anderen Gebrechen, die gar oftmals im Unterleibe entstehen, ist es nicht bloß dadurch besonders wirksam, daß es das Blut nach unten leitet, sondern auch dadurch, daß es stärkend auf den Unterleib und auf die Füße einwirkt. Eine weitere Wirkung übt es bei Harnverhaltung. Wenn kalte Fußbäder in der rechten Weise genommen werden, d.h. wenn sie nicht zu lange dauern, und wenn darauf Bewegung folgt, so daß die Füße recht warm werden, so wirken sie günstig wie kaum ein anderes Mittel. Wenn aber die Kranken die gehörige Bewegung zum Warmwerden der Füße nicht machen können, dann wäre es besser, wenn sie bei Harnverhaltung warme Fußbäder nehmen würden. Ganz besonders wirksam ist das Fußbad für die Sprachorgane. Denjenigen, welche eine schwache Stimme haben, oder welchen die Stimme von Zeit zu Zeit versagt, kann das kalte Fußbad nicht genug empfohlen werden. Dieses Bad wirkt also auf Kopf und Hals, es leitet das Blut von Brust und Unterleib noch mehr abwärts und wirkt kräftigend und abhärtend auf den ganzen Körper. Es kann auch sehr gut empfohlen werden bei Stuhlverhärtung und bei Blutstauungen im Gebiete des Unterleibes, ganz besonders beim weiblichen Geschlecht.

Das warme Fußbad hat so ziemlich dieselbe Wirkung wie das kalte. Es wird hauptsächlich bei älteren und schwächeren Leuten angewendet, welche sich zum kalten Fußbade nicht entschließen können, und welche zur allgemeinen Erwärmung zu wenig Blut haben. Besonders alte Leute fühlen sich auf so ein Fußbad, welches gewöhnlich am Abende in der Dauer von 14 Minuten genommen wird, sehr behaglich und schlafen dann auch sehr gut. Zu den warmen Fußbädern werden statt Asche und Salz auch Heublumen, Haferstroh und andere ähnliche Mittel verwendet. Von großer Wichtigkeit sind besonders die Heublumenfußbäder. Sie werden ebenso wie das warme Fußbad in der Dauer von 14 Minuten gebraucht, entwickeln große Wärme, leiten ebenfalls das Blut abwärts und wirken besonders kräftigend auf die Füße ein. Alle diese Zusatzbäder werden nur warm genommen. Haferstroh- und Heublumen-Fußbäder werden besonders häufig angewendet bei Gichtleiden, bei starken Verkältungen, bei krankhaften Zuständen an den Füßen, z.B. bei Fußschweißen, ferner bei Harnverhaltungen, Blutstauungen und Knochenkrankheiten, wenn die Knochen theils durch Verletzung, theils durch Arbeit und Anstrengung morsch geworden sind, auch bei Geschwüren an den Knochen und Muskeln.

Kneipp Heute

Bei »Nierensteinleiden, Harnverhaltung und Blasenbeschwerden« ist schon aus psychischen Gründen das warme Fußbad dem kalten Fußbad vorzuziehen. Patienten mit Störungen im Harnwegbereich lehnen instinktiv Kaltanwendungen ab. Bis ärztliche Hilfe erfolgt, können warmes Fußbad, Heusack oder warme Auflage auf Blase oder Nierengegend die überbrückende Aufgabe zur Beschwerdenlinderung übernehmen.

Gicht und Arthrose der Großzehengrund- und Fußgelenke sind klassische Indikationen für das kalte Fußbad, Wassertreten und das Wechselfußbad mit Heublumen oder Wacholder.

Bemerkenswert ist die Kneipp'sche Empfehlung eines warmen Fußbades für schlecht schlafende, ältere Leute. Er wußte durchaus die Warmqualitäten des Wassers bei bestimmten Gesundheitsstörungen zu schätzen. Nicht nur das warme Fußbad wirkt bei wärmebedürftigen Personen beruhigend, auch der warme Vollguß abends und zur Nachtzeit hat eine schlaffördernde Wirkung.

In der ausführlichen Beschreibung der Fußbäder offenbaren sich auch die Wandlungen, denen einzelne Anwendungen im Laufe eines Jahrhunderts unterworfen waren. Die Kombination von »Warm« zu »Kalt«, also das Wechselfußbad, das sich bei vielen Krankheitszuständen und Befindlichkeitsstörungen bewährte und großer Beliebtheit erfreut, wurde seinerzeit anscheinend selten praktiziert und deswegen auch im Originaltext nicht erwähnt.

Das Sitzbad.

Schon vor mehr als 30 Jahren habe ich von verschiedenen Sitzbädern gehört, von warmen und kalten, und habe mich auch erkundigt, wie lange so ein Sitzbad dauert. Es wurde mir mitgetheilt, daß es eine Viertel- bis eine halbe Stunde, mitunter auch eine ganze Stunde dauere. Die warmen Bäder hatten, wie ich erfuhr, 26° bis 33° R. und wurden selbst noch wärmer angewendet. Auch die warmen Bäder sollten eine halbe Stunde bis eine ganze Stunde lang dauern. Weil ich aber gegen alles zu Schroffe bin, so kamen mir auch diese Anwendungen für die menschliche Natur viel zu hart vor, und ich dachte oft: Wie wird die menschliche Natur mit ihrer Wärme so lange in die Kälte sitzen können, ohne sich der Gefahr auszusetzen, daß ihr zu viel Wärme entzogen wird? Und dann ist statt gewonnen nur verspielt. Gerade so ist es mit der Hitze. Jedem ist eine große Hitze lästig, sei es Sommerhitze oder zu große Wärme des Wassers. Wenn nun der Mensch sich in ein solches Bad von 30° oder noch mehr setzt, so ist doch auch diese Hitze sicher nicht ohne nachtheilige Einwirkung auf die Naturwärme, die zu sehr gesteigert wird. Es sind mir auch recht viele üble Folgen mitgetheilt worden. Die zu wamen Bäder machten den Körper schlaff, und die zu kalten brachten gewöhnlich Frost hervor, so daß die Natur lange zu thun hatte, bis sie die normale Wärme wieder bekam, wie auch der erhitzte Körper schwer wieder seine übermäßige Wärme entfernen kann. Wie bei dem Einen das Blut verkältet wird, so wird es bei dem Andern durch zu große Hitze zu viel erhitzt, und deßhalb kann eher Schaden gestiftet, als Nutzen geschaffen werden. Darum versuchte ich auch hierin die goldene Mittelstraße zu finden, und ich habe im Kleinen angefangen, zu prüfen; ich probirte kalte und warme Sitzbäder, aber die letzteren mit geringerer Wärme und kurzer Dauer.

So bin ich nach und nach zur klarsten Ueberzeugung gekommen, daß man nicht viele Sitzbäder nehmen dürfe, weder kalte noch warme. Nimmt man zu viele warme Sitzbäder, so wird zu viel Blut in den Unterleib geleitet, und dadurch entstehen nicht bloß Beschwerden, sondern auch viele Uebelstände, die später hart zu beseitigen sind. Bei den kalten Sitzbädern verliert die Natur zu viel Wärme, und dann geht es dem ganzen Körper nicht am besten; oder die Natur wird Meister, und dann entwickelt das kalte Sitzbad immer mehr Wärme, und die Folge davon ist wiederum, daß zu viel Blut in den Unterleib geleitet wird. Häufig geschieht es dann, daß Hämorrhoiden sich bilden oder die bereits vorhandenen noch vermehrt werden. Aber nicht bloß Hämorrhoiden können sich bilden, sondern es können auch Stauungen entstehen und zwar sowohl im Blute als auch in den Säften. Kurz, es können alle möglichen Störungen im Unterleibe zu Tage treten. Alle Versuche haben mich belehrt, daß es besser sei, wenig Sitzbäder zu nehmen und diese immer mit andern Anwendungen zu verbinden, um dadurch eine Gesammtwirkung auf den ganzen Körper zu erreichen. Richtig angewendet haben die Sitzbäder, sowohl warme als kalte, recht gute Erfolge. Hier ein Beispiel.

KNEIPP HEUTE

Das Sitzbad, das Kneipp mit Vorbehalt beurteilte, nimmt als Standard-Anwendung innerhalb der Kneippkur am Badeort eine wichtige Therapie-Position ein. Das warme und Wechselsitzbad mit Kräuterzusatz sind aus einer erfolgreichen Kneippkur gar nicht mehr wegzudenken. Dabei kann beim Wechselsitzbad der Kaltanteil auch als Knie-, Schenkel- oder Unterguß verabreicht werden. Das warme Sitzbad mit Kaltanteil ist für Mann und Frau eine wichtige, hochwirksame Anwendung, da es auf die innersekretorischen Organe im Bauchraum gezielt einwirkt. Verspannungen, Krampf- und Blähzustände des Magen-Darmkanals sowie Beschwerden im Harnwegsbereich sind bevorzugte Indikationen für das warme Sitzbad, dem in vorsichtiger Dosierung eine kalte Unterkörperwaschung hinzugefügt werden kann. Die Zeitdauer eines warmen Sitzbades beträgt 10 bis 15 Min. Das Wechselsitzbad wird zwei mal 5 Min. warm und jeweils 20 Sek. kalt verordnet. Das klassische Wechselsitzbad ist wegen des Gebrauchs von zwei Sitzbadewannen nur kurortüblich. Im Hausgebrauch ist die Handhabung eines Sitzbades zu umständlich, als daß es begeisterte Liebhaber gefunden hätte. Es besteht allerdings die Möglichkeit, die normale Badewanne in eine Sitzbadewanne umzufunktionieren. Statt längs setzt man sich quer in die Wanne; die Beine hängen dann über die Längsseite der Badewanne oder finden bequemerweise einen Ruheplatz auf einem Stuhl oder Schemel vor der Wanne. Das kalte Sitzbad ist wegen der Störanfälligkeit der Leiborgane und des Rückens oftmals ein gewagtes Unternehmen. Nieren und Blase, die Lendenwirbelsäule und nicht zuletzt die Genitalorgane sind vielfach empfindliche, kältereagible Körperteile, die selbst ein kurzes Eintauchen in das kalte Element übelnehmen. Statt des kalten Sitzbades ist das kalte »fröhliche Halbbad« zu bevorzugen, das innerhalb einer Kur, aber auch zuhause bei Beachtung der Gegenanzeigen, eine ausgezeichnete Kneippanwendung ist. Der Kaltreiz verteilt sich dann über eine größere Körperfläche und wird mit reaktiver Erwärmung besser akzeptiert.

Ein Bauer hatte sich durchnäßt und eine Verkältung zugezogen. Er konnte nicht mehr Wasser machen, und ein krankhafter Zustand peinigte ihn auf's erbärmlichste. Ich rieth ihm, ein warmes Sitzbad von 28° R. in der Dauer von vier bis fünf Minuten zu nehmen. Dieses erwärmte den Unterleib, so daß die Kälte verschwand, der krampfhafte Zustand sich auflöste und das Wasser schon im Sitzbade abging. Dieses Sitzbad hätte er zwei- bis viermal wiederholen können, wenn es nothwendig gewesen wäre.

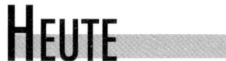

Eine Harnverhaltung ist eine häufige urologische Komplikation bei altersbedingter Prostatavergrößerung mit Verschluß der Harnröhre. Das Mittel der Wahl ist natürlich die Entleerung via Katheter. Zur Erleichterung kann bis zum Eintreffen des Arztes ein warmes Sitzbad genommen werden.

Wenn also eine Erkältung im Unterleibe eintritt, ist das Sitzbad am Platze. Weil aber eine Erkältung nicht bloß auf den Unterleib, sondern auf den ganzen Körper nachtheilig wirkt, so muß auch auf den ganzen Körper eingewirkt werden, um Kälte oder Hitze zu verdrängen, was am leichtesten durch eine Ganzwaschung vom Bette aus geschieht.
Wie nun die Kälte durch ein warmes Sitzbad verdrängt werden kann, so kann auch eine im Unterleibe vorherrschende Hitze durch ein kaltes Sitzbad gedämmt und gehoben werden. Hier wiederum ein Beispiel.
Augustin hatte an Hämorrhoiden viel zu leiden. Wenn er sich durch Arbeiten und zu rasches Gehen zu sehr erhitzt hatte, so waren die Hämorrhoiden ihm eine beinahe unerträgliche Last; besonders stiegen sie ihm in den Kopf, und er kam dadurch oft in die peinlichste Lage. Er nahm kalte Sitzbäder, wodurch sein Unterleib tüchtig abgekühlt wurde, was ihm große Erleichterung brachte.
Nun entsteht die Frage: Wie oft können solche Sitzbäder genommen werden?
Ein Herr erzählte mir, er habe oft Beschwerden im Unterleibe gehabt, besonders wegen Stuhlverhärtung, und da hätten ihm die Sitzbäder sehr gute Dienste geleistet; er habe sie deßhalb recht fleißig genommen. Jetzt habe er aber große Beschwerden bekommen, und es sei täglich Blut von ihm abgegangen. Dieser hat also durch zu viele Sitzbäder das Blut zu sehr nach unten geleitet; es staute sich dort, wodurch dann die Blutgefäße des Mastdarms sich erweiterten und Hämorrhoiden eintraten. Ich bin für die Sitzbäder, aber nur für wenige und auch diese nur von kurzer Dauer. Ist die Hitze im Unterleibe vorherrschend, so gebe ich ein kaltes Sitzbad, und zwar in der Woche ein-

bis zweimal, in seltenen Fällen dreimal, aber öfters nie. Sollten mehr nothwendig werden, dann nimmt man besser statt des Sitzbades ein Halbbad. Bei akuten Krankheiten jedoch, bei Fiebern, wo die Hitze oder Kälte recht groß ist, können Sitzbäder genommen werden, aber immer in Verbindung mit anderen Anwendungen; sonst wird zuviel Blut in den Unterleib dringen, und die Sitzbäder werden statt Nutzen Schaden bringen. Die warmen Sitzbäder gebrauchte ich stets mit Beimischungen von Zinnkraut-, Haferstroh- oder Fichtenreiser-Absud oder auch Salz, weil ich der Ueberzeugung bin, daß solche Stoffe besonders günstig wirken. Die Sitzbäder sind also mit recht gutem Erfolge anzuwenden, doch nicht zu oft. Sie werden im Allgemeinen kalt genommen; in Fällen jedoch, wo Wärme fehlt und große Erkältung vorhanden ist, werden sie auch warm angewendet. Sie sollen aber stets nur von kurzer Dauer sein, und man soll die Natur nie vollständig an solche Bäder gewöhnen.

HEUTE

Hämorrhoiden sind ähnlich der Krampfadern an den Beinen Venenerweiterungen im Endteil des Mastdarmes, die über den Schließmuskel hinausreichen können. Man spricht dann von inneren und äußeren Hämorrhoiden. Die Ursache dafür ist meist eine erbliche Disposition. In der balneologischen Behandlung sind Wechselsitzbäder durchaus hilfreich, wenn gut verträgliche Badetemperaturen gewählt werden. Der Warmanteil ist auf 33°–35°C., der Kaltanteil auf 20°C. zu temperieren.

Das Halbbad.

Was ist allgemeiner unter den Menschen als eine kleinere oder größere Furcht vor dem Wasser? Der größere Theil der Menschheit glaubt, das Wasser sei kein Heilmittel, sondern es richte vielmehr die Natur zu Grunde. Es werden auch die Kranken nur allzu oft gewarnt vor Wasseranwendungen, und wenn man von einem Vollbad redet, so schaudert der Kranke sofort zurück. Besser nun geht es, wenn man dem Kranken statt eines Vollbades ein Halbbad verordnet, besonders wenn die Dauer des Halbbades recht kurz ist. Das ewige Jammern und Klagen solcher Furchtsamen sowie auch meine Wißbegierde haben mich dahin gebracht, Halbbäder zu gebrauchen, bei welchen der Obertheil des Körpers entweder ganz frei blieb vom Wasser oder während des Bades bloß naß gemacht wurde. Und ich kam in der That nicht bloß mit den Kranken besser zurecht, sondern erzielte auch die besten Erfolge.

Das Halbbad reicht bis an die Brust. Man geht ruhig in's Wasser, entweder stehend oder knieend oder sitzend, wie es eben nothwendig ist, um bis an die Brust in's Wasser zu kommen.

Das Halbbad gebrauchte ich früher, wie es auch in »Meine Wasserkur« steht, etwas länger (1½ bis 3 Minuten); jetzt aber gebrauche ich es nur mehr 2 bis 6 Sekunden. Der Hauptgrund der verkürzten Dauer ist der, weil die Kranken, welche das Halbbad gebrauchen, täglich wenigstens zwei Anwendungen bekommen und täglich nebenbei im Wasser oder barfuß gehen. Wenn nun das Halbbad mit zu langer Dauer genommen wird, so braucht die Natur zu lange, bis die volle Naturwärme wieder eintritt, wodurch der Patient gehindert würde, weitere Anwendungen zu nehmen. Es werden ja auch Barfußgehen und Wassergehen angewendet, sowohl um die überflüssige Wärme zu entfernen, als auch um sich abzuhärten.

Kneipp Heute

Immer wieder bekräftigt Kneipp die Erfahrung, daß kurze Kaltreize der Gesundheit bekömmlicher sind als langanhaltende Kälteeinwirkung. Kurze Kaltreize fördern die reaktive Durchblutung, während langanhaltende Kaltreize lähmend wirken. Das gilt gleichermaßen für die Einwirkung des Wassers und der Luft auf die Körperoberfläche. So korrigierte er im Laufe der Zeit die Dauer seiner Kaltbäder von eineinhalb Minuten auf wenige Sekunden. Den kalten Teilbädern, Fuß-, Arm- und Halbbad gab er gegenüber dem wärmeentziehenden Vollbad den Vorzug. Die Zeitdauer eines kalten Halbbades beträgt jetzt regulär 15 bis 20 Sek., bei einer Wassertemperatur von ca. 18° C. Für das Abtrocknen des Körpers und die bekömmliche Nacherwärmung sorgen Bewegung oder die Bettwärme.

Die Wirkung des kalten Halbbades ist eine ganz vorzügliche. Es wirkt allgemein stärkend auf den Leib, entwickelt überall Wärme, hat auf die Blutzirkulation einen großen Einfluß, beruhigt die Natur wie kaum eine andere Anwendung und trägt wohl am meisten zu einer raschen und allgemeinen Erholung bei, nachdem eine Krankheit vom Körper Abschied genommen. Der Kranke äussert sich gewöhnlich, daß ihm das Halbbad am wohlsten thue. Es wird zur Ausheilung auch mit dem Oberguß verbunden, bis der Kranke sich vollständig gesund fühlt.

Während nach manchen Wasserbüchern die Bäder Minuten lang, oft auch eine halbe Stunde und selbst noch länger genommen wurden, kam ich durch lange Versuche zu der Ueberzeugung, daß das kürzeste Bad das allerbeste ist. Es ist auch viel besser, zwei kurze Bäder zu nehmen als eines von langer Dauer. Die Naturwärme bleibt beim kurzen Bad geschont, die Einwirkung ist groß und energisch; der Kranke geht viel lieber in dieses Bad, und die Wärme entwickelt sich nach dem kurzen Bade viel rascher, während nach einem Bade von längerer Dauer der Patient oft erst nach ein bis zwei Stunden die volle Wärme wieder bekommt. Das Halbbad unterscheidet sich wesentlich vom Vollbade, welches den ganzen Körper in Mitleidenschaft zieht, und bei welchem erst nach längerer Zeit die volle Naturwärme wieder eintritt. Die Dauer des Halbbades soll also, wie bereits erwähnt, zwei bis höchstens sechs Sekunden sein.

Wie man vor dem Bade ganz warm sein muß, so muß nachher eine entsprechende Bewegung gemacht werden, damit die volle Naturwärme eintritt. Nach dem Halbbade ist die Wärme rasch wieder da, weßhalb die Leute gewöhnlich meinen, jetzt sei Alles vorbei, und sie wären jeder weiteren Sorge ledig. Doch dem ist nicht so; das Warmwerden nach dem Bade ist die erste Reaktion, auf welche noch mehrere folgen. Der Kranke, welcher das Bad genommen, soll recht wohl wissen, daß, wenn Kälte eintreten will, er noch weitere Bewegung machen muß.

Das Halbbad kann auch in der Weise genommen werden, daß während der Dauer desselben nebenbei der Oberkörper rasch gewaschen wird; dadurch wird es einem Vollbade ganz ähnlich. Denn wie im Unterleib die Wärme sich rasch entwickelt, ebenso entwickelt sie sich dadurch sehr rasch im ganzen Körper. Kranke, welche überhaupt nicht oder nicht gehörig Bewegung machen können, um warm zu werden, müssen in's Bett gehen und zwar womöglich in's warme Bett. Ueberhaupt wäre es am besten, wenn man dieses Bad vom Bette aus nehmen und dann sofort wieder in's warme Bett gehen würde.

Das Halbbad ist aber nicht bloß für Kranke, sondern auch für die Gesunden von großer Bedeutung und kann deßhalb auch gesunden Leuten nicht genug empfohlen werden, damit sie ihre Gesundheit erhalten.

Welch furchtbaren Fortschritt hat nicht heuzutage die Verweichlichung gemacht, angefangen vom kleinen Kinde bis hinauf zum Greise!

Das Halbbad allein würde gegen dieses fürchterliche Uebel schützen.

Wie also dieses Bad die ganze Natur kräftigt, so schützt es dieselbe auch vor Verweichlichung. Noch mehr aber schützt das Halbbad vor vielen Krankheiten, wenn der Unterleib schlaff, träge und unthätig werden will, oder wenn er zu sehr verweichlicht ist. Wie Viele leiden nicht an Blasenkatarrh! Gerade diese Krankheit aber muß wirklich als ein großes Uebel bezeichnet werden, an dem man Jahre lang leiden kann, ohne Hilfe zu finden. Wie ein gewöhnlicher Katarrh, wenn er vernachlässigt wird, andere Krankheiten, z.B. Schwindsucht u. dgl., hervorbringen kann, gerade so kann auch durch den Blasenkatarrh im Unterleibe eine Schädigung des einen oder anderen Körpertheiles eintreten. Und wie häufig kommen solche Blasenkatarrhe vor, die thatsächlich mit einer schweren Krankheit verglichen werden können, da sie sehr beschwerlich sind und oftmals nur mit großer Mühe geheilt werden können! Jch bin der festen Ueberzeugung, daß solche Krankheiten nicht so oft vorkommen würden, wenn man sich gehörig abhärten würde. Wie mit dem Blasenkatarrh, so ist es auch mit vielen anderen Krankheiten.

Man soll aber ja nicht glauben, daß das Halbbad, weil es so vortrefflich ist, recht oft genommen werden müsse. Hier gilt eben auch der Grundsatz: Was zu viel ist, schadet.

Ein Herr, dem das Halbbad gut gethan, nahm dasselbe längere Zeit hindurch jeden Tag. Und weil er glaubte, er könne dieses Bad nicht oft genug nehmen, nahm er es sogar manchen Tag zweimal. Allein anstatt an Kraft und Ausdauer zuzunehmen, merkt er bald, daß seine Körperwärme von Woche zu Woche langsam abnehme, daß er auch nicht mehr seine volle Kraft und vor Allem seinen guten Humor besaß, den er früher fast im Ueberfluß besessen. Seine Körperkonstitution war den unaufhörlichen Angriffen des kalten Wassers nicht mehr recht gewachsen. Ich gab ihm nun den Rath, drei Wochen hindurch gar keine Anwendungen mehr zu nehmen und erst dann wieder in der Woche zwei Halbbäder von kürzester Dauer. Nun trat bald die volle Wärme wieder ein, und der gute Humor und die frühere Kraft kehrten ebenfalls wieder zurück.

Nach meiner Ueberzeugung wird der Gesunde vollständig ausreichen, wenn er in der Woche zwei bis drei Halbbäder nimmt und wöchentlich zwei- bis dreimal den Oberkörper wäscht. Er kann aber auch die Waschung des Oberkörpers gleichzeitig mit dem Halbbade vornehmen; dann braucht er weiter gar nichts mehr zu thun. Für Schwächlinge jedoch rathe ich nicht mehr als zwei bis drei Halbbäder in der Woche.

KNEIPP HEUTE

Prävention geht vor Krankenbehandlung! Auch in diesem Kapitel beschwört Kneipp die vorsorgliche Abhärtung, um Krankheiten zu verhindern. Er übt sich aber auch in weiser Beschränkung. »Drei Halbbäder pro Woche« sind genug, besonders wenn weitere Anwendungen das Abhärtungskonzept ergänzen.

Das kalte Vollbad.

Unter allen Bädern hat die meiste Wirkung das Vollbad. Beim Vollbad kommt der ganze Körper mit Ausnahme des Kopfes in's Wasser. Man geht langsam in's Wasser, so daß man vier bis sechs Sekunden brauchen kann, bis man vollständig im Wasser ist. Die Dauer dieses Bades ist gewöhnlich ein bis zwei, auch vier bis fünf Sekunden. Es bedurfte vieler Jahre, bis ich den Nutzen dieser einfachen Bäder einsah. Jch konnte lange nicht glauben, daß ein so kurzes Bad eine so große Wirkung hervorbringen könne, zumal wenn ich hörte, wie man in Wasserheilanstalten oft viele Minuten lang in das Wasser liegen mußte. Durch beständiges Probiren kam ich aber zu der Ueberzeugung, daß Derjenige, welcher nur sehr kurz badet, das beste Bad bekommt und dieses Bad am leichtesten nehmen kann. Wie man das Vollbad nur dann nehmen soll, wenn man die vollständige Naturwärme hat, so soll man sich auch so schnell wie möglich nach dem Bade wieder anziehen, wie man vorher war.

Einen allgemeinen Anstoß hat es erregt, daß ich verlange, man solle den Körper weder abreiben noch abtrocknen, sondern ganz naß so schnell wie möglich ein Hemd anziehen. Der Hauptgrund dieser Anordnung ist der, weil man so am schnellsten warm wird und eine größere Wärme bekommt, als wenn man sich abtrocknet. Was übrigens das Trockenwerden betrifft, so ist Jeder, bis er angezogen ist, vollständig trocken. Man fühlt sich gar nicht naß, weil die Wassertropfen und die Nässe auf dem Körper schnell in einen warmen Dunst übergehen, wodurch in Bälde eine behagliche Wärme eintritt. Wie man vor dem Bad warm sein muß, so muß der Körper auch nach dem Bade entweder durch Gehen oder durch Arbeiten sobald als möglich wieder die gehörige Naturwärme bekommen, und wenn nach einiger Zeit sich etwa Kälte bemerkbar machen sollte, so ist dieß ein Beweis, daß noch nicht die volle Naturwärme vorhanden ist und somit noch weiter Bewegung gemacht werden muß.

Zu diesem Vollbad nimmt man frisches Wasser, sei es nun Bach- oder Brunnenwasser, das ist ganz gleich. Je frischer das Wasser ist, um so mehr kann es empfohlen werden. Bei Leuten, welche am Morgen oder Mittag ein Vollbad genommen haben, kommt es häufig vor, daß sie gegen Abend etwas steife und schwerfällige Füße bekommen. Gewöhnlich sagt man dann: Heute sind meine Füße bleischwer; vielleicht hat mir das Bad nicht gut gethan? Oder ein Anderer sagt wohl auch: Ich habe Reissen oder Brennen in den Füßen bekommen. Solche Zustände kommen gewöhnlich, wenn man nach dem Bade wohl wieder warm geworden, jedoch zu wenig Bewegung gemacht hat, weßhalb die Wärme zu früh nachließ, was zur Folge hatte, daß die Füße nicht gehörig transspirirten. Dieser Müdigkeit und Schwere ist leicht abzuhelfen, wenn man ein paar Minuten im Wasser geht oder auf nassen Steinen oder auf dem nassen Boden. Wer dieses nicht thun kann, der kann auch, wenn er sich in's Bett legt, ein einfaches Tuch, das in Wasser getaucht und gut ausgewunden sein muß, um den Fuß binden, und die Steifheit und Müdigkeit wird über Nacht innerhalb zweier Stunden gut ausgeleitet sein.

Kneipp Heute

Die urtümliche und natürlichste Art eines kalten Vollbades ist das Schwimmen, eine Bewegungsart im Wasser, der Kneipp unkundig war. Ob er deswegen dem Schwimmen keine gesundheitliche Qualität zubilligte, kann nur vermutet werden. Da inzwischen Schwimmen in zahlreichen Frei- und Hallenbädern zum allgemeinen Vergnügen und Volkssport wurde, ist ein gesundheitlicher Wertvergleich zwischen kaltem

Vollbad und Schwimmen angebracht. Das kalte Vollbad ist gleich dem »fröhlichen Halbbad« eine Kurzanwendung, etwas kräftiger als das Halbbad, weil Brustraum mit Herz und Lungen in der Wasserhülle miteingeschlossen sind. Die Zeitdauer liegt zwischen 15–18 Sek. bei einer Wassertemperatur von 15°–18° C Schwimmen dagegen ist eine sportbetonte Langzeit-Tätigkeit, die in Frei- und Hallenbädern in einer angenehmen Wassertemperatur durchgeführt wird. Beim Schwimmen im Freien bestimmen Jahreszeit und Witterung die Temperatur des Badewassers, wobei natürlich die südlichen Meeresküsten durch die Sonneneinstrahlung einen Vorteil genießen. Daß das Schwimmen im wohltemperierten Wasser eine gesundheitsfördernde Maßnahme ist, bedarf keiner Beweisführung. Wassertemperaturen von 18° C und darunter können nur robuste Schwimmer vertragen, wenngleich der gesundheitliche Gewinn wegen Unterkühlung in Frage gestellt ist. Schwächung des Immunsystems und vermehrte Infektionsanfälligkeit sind die Gefahren, die gerade durch das kurze Kaltbad abgewehrt werden sollen.

DAS WARME VOLLBAD. KRÄUTERBÄDER. WECHSELBÄDER.

Weil ich so oft von warmen Bädern gehört, und weil besonders in Badeanstalten immer dafür gesorgt ist, daß man fast jeden Augenblick kalt oder warm baden kann, so machte ich auch Versuche mit warmen Bädern. Wenn man das eine oder andere warme Bad nimmt, ungefähr in der Woche eines, so gefallen sie gar nicht übel. Nimmt man aber die warmen Bäder öfters, so müssen sie nothwendiger Weise schwächen. Noch fühlbarer aber ist die Verweichlichung, welche sehr häufig bei warmen Bädern eintritt, und welche nur ein Beweis der vorhandenen Schwäche ist. Ich habe selber solche Bäder zuerst öfters und dann seltener genommen, bin aber damit nicht vorwärts gekommen; mir blieb meine Schwäche. Wenn ich auch nicht verzärtelt war, so wurde ich doch den Katarrhen und ähnlichen Zuständen zugänglich. Im Ganzen genommen befriedigten mich die warmen Bäder gar nicht. Nun machte ich den Versuch mit Kräuterbädern und habe schwächere und kräftigere Leute warme Bäder von 26 bis 28° R. Wärme nehmen lassen; den Kranken bekamen diese Bäder sehr gut, und sie nahmen sie auch recht gerne. Wenn aber diese Kräuterbäder öfter genommen wurden, so trat nicht selten die Verweichlichung ein, und statt einer Zunahme der Kraft machte sich mehr eine Abnahme derselben bemerkbar. Wie man Gichtleidende vor nichts mehr warnte als vor kaltem Wasser, so hatte ich Anfangs auch Scheu vor demselben und glaubte nicht, daß man in Betreff des Wassers so sehr irren könne, daß man nicht einmal wisse, ob das kalte Wasser zum Baden tauge oder nicht. Ich huldigte auch der allgemeinen Meinung, daß es für Gichtleidende nicht tauge, und habe somit bei Gicht und rheumatischen Leiden warme Bäder nehmen lassen. Sie befriedigten mich aber durchaus nicht. Nur in einem Punkte, was nämlich die Auflösung betrifft, gefielen sie mir; aber weil sie warm waren und verweichlichten, so sah ich dieß als einen großen Nachtheil derselben an. Ich machte nun den Versuch, die warmen Bäder mit kalten zu verbinden, und ließ die Patienten zuerst zehn Minuten in's warme, dann eine halbe Minute in's kalte, dann wieder in's warme Bad steigen, und so ließ ich sie zwei bis drei Wechsel vornehmen. Durch diese Bäder habe ich bei Korpulenten, Gichtleidenden und Rheumatikern bessere Erfolge erzielt und habe sie deßhalb öfters angewendet. Den Nachtheil des warmen Bades, welches gerne Schwäche und Verweichlichung brachte, hob das kalte Bad, wenn auch nicht jedesmal ganz, so doch wenigstens theilweise auf, und ich hatte Jahre hindurch in vielen Fällen recht gute Erfolge erzielt. Warme Bäder allein habe ich gar nie mehr angewendet, weil sie mich nicht befriedigten, und wenn sie mir auch anfangs gut zu wirken schienen, so blieben dennoch die nachtheiligen Folgen nicht aus, wie ich schon oben erwähnt habe.

HEUTE

Dieser Leseabschnitt ist auch deswegen interessant und aufschlußreich, weil Kneipp Einblick in seinen persönlichen Gesundheitszustand gewährt. Er bekennt »mir blieb meine Schwäche ..., so wurde ich doch Katarrhen und ähnlichen Zuständen zugänglich.« Er war also nicht nur der kerngesunde Übervater. Auch er wurde zuweilen von banalen Alltagsbeschwerden heimgesucht, deren Bekenntnis seine sympathische Offenheit bekundete.

Seit fünf Jahren habe ich mit dem kalten Wasser viele Erfahrungen gemacht und bin zu der Ueberzeugung gekommen, daß in den meisten Fällen das kalte Wasser immer die Hauptsache thun muß. Sollten wirklich einmal zur Hebung der heruntergekommenen Naturwärme warme Anwendungen nothwendig sein, so geschehen diese besser durch Auflagen als durch die umständlichen warmen Bäder. Von den vielen Tausenden von Patienten, welche in diesem Jahre wieder hier waren, wurde auch nicht einem einzigen ein warmes Bad von mir verordnet. Wer die volle Kenntniß von der Anwendung und Wirkung des Wassers besitzt, der wird mit dem kalten Wasser nie in Verlegenheit kommen, helfen zu können. Kann man aber einmal mit dem kalten Wasser nichts mehr ausrichten, dann ist mit dem warmen erst recht nicht mehr viel oder gar nichts mehr anzufangen. Als eine kleine Beihilfe im Wechsel mit kalten Bädern kann man die warmen recht gut gebrauchen, aber niemals können Krankheiten mit warmen Bädern geheilt werden. Diese meine Ansicht habe ich durch die letzten Jahre so vielfach bestätigt gefunden, das sich in mir die Ueberzeugung festgesetzt hat, daß das kalte Wasser immer das beste ist.
Einmal kam zu mir ein Pfarrer und erzählte mir, daß ihm sein Arzt verordnet habe, er solle sechs Wochen lang alle Tage ein warmes Bad von 30–33° R. nehmen und zwar jedes in der Dauer von 20–25 Minuten. Darauf sei er in eine solche Schwäche gefallen, daß er nur noch mit Mühe heimreisen konnte und sein letztes Stündlein nahe glaubte. Durch eine dreiwöchentliche sorgfältige Pflege habe er sich endlich soweit erholt, daß er nach Wörishofen reisen konnte. Das kalte Wasser wirkte an diesem Herrn so vorzüglich, daß er durch Anwendung der verschiedenen Güsse und zuletzt durch einige Halbbäder in fünf Wochen vollständig hergestellt war.
Warme Bäder werden häufig bei Gelenkrheumatismus angewendet; ich getraute mir aber keinen Einzigen mit warmen Bädern zu kuriren. Mit dem kalten Wasser geht es recht leicht, und selbst Gichtleiden werden durch Gießungen und kalte Bäder sicherer geheilt als mit warmen Bädern. Allerdings kann man einwenden, Gicht löse sich durch warme Bäder leichter auf, und dann sei viel gewonnen; ebenso könne Rheumatismus durch warme Bäder am ehesten vertrieben werden. Hierauf antworte ich: Wenn es auch wahr ist, daß Gicht durch warme Bäder aufgelöst und ausgeleitet wird, so wird doch die Natur durch dieselben so welk und wenig widerstandsfähig, daß das alte Uebel bald wiederkehrt. Und wenn rheumatische Zustände durch warme Bäder geheilt werden, so braucht es nur ein kleines Versehen, eine kleine Erkältung, und das Uebel ist schlimmer als vorher. Dagegen kann vom kalten Wasser mit vollem Recht behauptet werden, daß es die Gicht

auflöst und ausleitet, zugleich aber die Natur kräftigt und stärkt, so daß die Gicht nicht mehr so leicht eindringen kann. Gerade so verhält es sich mit dem Rheumatismus, den das kalte Wasser ebenso gut heilt, wie mir Hunderte von Beispielen zur Genüge bewiesen haben.

KNEIPP HEUTE

Kneipp's Meinung über die Warmbäder war ambivalent. Teils lobte er sie wegen ihrer auflösenden Wirkung, teils tadelte er sie wegen Verweichlichung und Schwächung. Die nach seinen Worten »mühsame und umständliche Zubereitung des Warmbades« mag ebenfalls zu seiner ablehnenden Haltung beigetragen haben. Als chronische Krankheiten tauchen in seinen Fallschilderungen immer wieder Gelenkrheuma und Gicht auf. Das vielfache Leiden des altersbedingten Gelenkverschleißes, die Arthrose, findet in seinen Niederschriften keine Erwähnung. Wahrscheinlich verbergen sich unter den beiden vielzitierten Krankheiten, wenigstens teilweise, die degenerativen Gelenkerkrankungen in ihren ruhenden und entzündlichen Stadien.

Auch der Kneipparzt von heute steht einer gehäuften Verordnung von warmen Wannenbädern ablehnend gegenüber. Das Normalmaß innerhalb einer Kur, aber auch zuhause, entspricht bei stabilen Kreislaufverhältnissen ein bis zwei Kräuterwannenbädern oder ein Sitzbad und ein Kräutervollbad pro Woche. Der Wechsel zum Kalt ist, von seltenen Ausnahmefällen abgesehen, obligatorisch. Ein warmes Halb-, Dreiviertel- oder Vollbad verlangt einen abschließenden Kaltguß, der bei empfindlichen Naturen auch temperiert gegeben werden kann.

Was die Kräuter an den Bädern bewirken, kann ich nur loben; ich habe vor Allem Heublumen, Haberstroh und Fichtenreiser gebraucht. Die Haberstrohbäder wirken bei Gries- und Steinleiden, und ich kann wirklich Jedem, der an diesem Uebel leidet, nur dringend rathen, monatlich ein oder zwei solche Bäder zu nehmen, zuerst warm 10 Minuten lang, dann kalt 5 bis 6 Sekunden, dann wieder warm. So soll zwei- bis dreimal gewechselt werden, das wirkt sehr günstig bei Steinleiden. Fichtenreiser wirken ebenfalls gut und dürfen innerhalb vier Wochen zwei solcher Bäder genommen werden; doch muß ich hier bemerken, daß dann in der Woche auch ein kaltes Bad genommen werden soll, um aller Verweichlichung und Schwächung vorzubeugen. Die Heublumen bewirken Auflösung und sind besonders gut für korpulente Leute, sollen aber gerade so gebraucht werden, wie oben beschrieben. Vor zwanzig Jahren, als ich noch um so viele Jahre jünger war, habe ich auch gerne in der Woche einmal ein solches Bad genommen; allein jetzt bin ich zu der Ueberzeugung gekommen, daß das kalte Wasser viel wirksamer ist, und deßhalb ist mir dasselbe auch lieber. Daher kommt es auch, daß ich im ganzen Jahre auch nicht einem Einzigen solche Bäder vorgeschrieben habe; ich bin vielmehr mit dem kalten Wasser immer am besten zurecht gekommen.

KNEIPP HEUTE

Wenn schon Kneipp den warmen Wannenbädern keine Sympathie entgegenbringen konnte, so sprach er ihnen doch unter Hinzufügung eines gehörigen Kaltanteiles eine spezifische Wirkung bei bestimmten Krankheiten zu. Ein Wechselvollbad mit Kräuterzusatz, 10 Min. warm, 30 Sek. kalt, im dreimaligen Wechsel war damals und ist heute eine vorzügliche Maßnahme bei allen Erkrankungen des rheumatischen Formenkreises, einschließlich der Verbrauchserscheinungen an Gelenken und Wirbelsäule. Diese kräftige Anwendung eignet sich vorwiegend für robuste und übergewichtige Personen.

Die Pflege und Akzeptanz einer bestimmten Wasseranwendung ist im Wechsel der Zeiten nicht nur von ihrer Wirksamkeit, sondern auch von ihrer praktischen Handhabung abhängig. Wechselvollbäder verlangen zwei Wannen in unmittelbarer Nachbarschaft. Zuhause ist die Einzelbadewanne die Regel, im Kurbetrieb das Wannenpaar nicht obligat. Zudem ist der Zeitaufwand für ein Wechselvollbad erheblich. So blieb diese hochqualitative Anwendung nur dem Kurgebrauch vorbehalten, und wird auch dort nur stiefmütterlich verordnet. Diese wertvolle Kur- und Heilmaßnahme sollte im zweimaligen Warm-Kaltwechsel ihren gebührenden Platz im Kurplan Kneipp'scher Anwendungen erhalten.

Die Güsse.

Allgemeines.

Wenn ich mir eine große Anzahl verschiedener Bäume im Geiste vorstelle oder im Bilde betrachte, so nimmt jeder Baum seinen eigenen Platz ein, und man kann sagen: So viele Bäume, so viele Baumplätze. Der eine Baum steht auf der Höhe, der andere im Thal, ein anderer auf einem Berge, wieder ein anderer hat einen andern Platz. Darin aber stimmen alle Bäume überein, daß sie ihre Wurzeln in der Erde haben, und deßhalb alle aus der Erde emporragen.

Weit zahlreicher und mannigfaltiger als alle diese Bäume an den verschiedenen Orten sind die Krankheiten und Gebrechen des menschlichen Körpers, welche alle ihren Sitz in einem bestimmten Körpertheile haben; doch sind sie wieder hierin eins, daß alle Krankheiten im Körper stecken wie die Wurzeln des Baumes im Boden. Will man einen Baum aus der Erde ausgraben, so muß man zuerst alle Wurzeln entfernen; erst dann wird der Baum aus dem Boden genommen werden können. Ganz ähnlich verhält es sich mit den Krankheiten in der menschlichen Natur. Wenn auch jede Krankheit ihre eigene Entwicklungsstelle im Körper hat, so erfaßt sie doch den ganzen Körper und wirkt auch auf den ganzen Körper verheerend ein. Würde deßhalb Jemand nur an der kranken Stelle herum kuriren, so würde die Wurzel des Krankheitsbaumes in der Natur bleiben, und der Kranke würde nicht gesund werden. Wenn also Jemand krank ist, hat er nicht bloß e i n e n kranken Körpertheil, sondern sein g a n z e r Körper ist krank.

Heute

Kneipp schmückte seine Betrachtungen und Reden vorliebend mit Gleichnissen zur Natur aus, die einem bibelfesten Theologen alle Ehre machten. So verglich er die zahlreichen Krankheiten, die die Menschheit heimsuchten mit Bäumen, die allerorts in den Himmel ragen und mit ihrem Wurzelstock fest im Erdreich verankert, verästelt und verzweigt sind. »Daß alle Krankheiten im Körper stecken wie die Wurzeln des Baumes im Boden«, das war seine feste Überzeugung.

Diese Betrachtungsweise wurde inzwischen zu einem Relikt vergangener Jahrhunderte, da die Blut- und Säftelehre das medizinische Denken beherrschte. »Krankheiten fließen mit dem Blut und den Säften in alle Körperteile und offenbaren sich in vielfältigen Symptomen«. Der Begriff »Rheuma«, im Altgriechisch = fließen, strömen, ist dafür ein beredtes Beispiel. Ziehende Schmerzen geistern geheimnisvoll in den verschiedenen Körperteilen herum und führen sichtbar zu Entzündungen und Schwellungen an den verschiedensten Gelenken und Körperteilen.

Gewiß, viele Erkrankungen sind ganzkörperlich zu beurteilen, auch wenn sie sich dem Augenschein nach als Lokalerkrankungen darstellen, z. B. die Gürtelrose, die fieberhafte Mandelentzündung, der Gelenkrheumatismus oder das metastasierende Melanom. Dennoch kann die ausschließliche Lokalität vieler Erkrankungen nicht in Abrede gestellt werden. Ein Leistenbruch, die Arthrose eines oder mehrerer Gelenke, die Prostatavergrößerung mit Harnverhaltung, der Harnweginfekt u.a. sind lokale Erkrankungen, die abgesehen von den jeweiligen Behinderungen, den Gesamtorganismus in Ruhe lassen. Ich erinnere mich einer Patientin, die jahrelang einen riesengroßen gutartigen Tumor beschwerdefrei im Bauchraum trug, der in der Praxis des Kurarztes bei der Erstuntersuchung entdeckt wurde. Sie überstand die notwendige Operation ohne gesundheitliche Spätfolgen.

Ich traf einmal einen kranken Herrn und fragte ihn, was ihm fehle. Er gab mir zur Antwort: »Ich bin ganz gesund; nur zwei Zehen am Fuße thun mir so weh, daß ich nicht aus dem Bette und nicht arbeiten kann.« Wären bei diesem Herrn bloß die Zehen krank gewesen, so sollte man glauben, er hätte gleichwohl mit seinem Körper Alles thun können, was er sonst gethan hat.

Ich bin der Ueberzeugung, daß es gar keine Krankheit gibt, welche nicht nach und nach den ganzen Körper erfaßt. Und wenn auch die Krankheit an einer einzigen kleinen Stelle beginnt, so verbreitet sie sich allmählig weiter, bis der ganze Körper nach und nach von ihr ergriffen wird. Ich betrachte im Allgemeinen die kranke Stelle nur als den Kopf der Krankheit, der jedem Beobachter sofort in die Augen fällt, wie der Baum, der aus der Erde heraus wächst. Und ich bin der vollsten Ueberzeugung, daß der Körper jeden Krankheitsstoff abstoßen und jede Krankheit entfernen würde, wenn es in seiner Macht läge. Nach meiner Meinung ist jene Heilmethode die beste, welche den ganzen Körper unterstützt, so daß alles Schädliche aufgelöst und ausgeleitet und jede Entwickelung einer Krankheit verhindert werden kann. Dann wird auch die kranke Stelle in Bälde geheilt sein.

Agatha bekam den Wurm am Finger; Anfangs that ihr nur der Finger weh, dann die Hand und später der ganze Arm. Jetzt trat auch noch Appetitlosigkeit ein und Frost am ganzen Körper, und zuletzt konnte sie weder essen noch schlafen. Die Schmerzen im Arme wurden immer stärker, sie fühlte sich am ganzen Körper krank und legte sich endlich in's Bett. Wie klar sieht man an diesem Beispiele, daß der ganze Körper krank ist und nicht bloß der Finger! Am Finger hat sich die Krankheit nur einen Ausweg gesucht. Würde man nun bloß den Finger kuriren wollen, so würde der Körper viele Wochen hindurch in seinem kranken Zustande verbleiben, bis sich vielleicht nach und nach der Krankheitsstoff von selbst ausscheidet; der Finger aber könnte mittlerweile zu Grunde gehen.

Ich traf einst einen mir gut bekannten Gärtner in Augsburg. Der war voll Jammer und klagte mir, man wolle ihm zwei Finger an der rechten Hand abschneiden, und in zwei Tagen schon solle die Operation vorgenommen werden. Während dieser Gärtner bis in die sechziger Jahre hinein wohlbeleibt, kerngesund und kräftig war, sah er jetzt recht verkümmert und krank aus; er hatte an Körpergewicht verloren, sein ganzes Aussehen war recht leidend, und durch die Krankheit und vielen Schmerzen hatte er allen guten Humor verloren. Die Hand sah freilich schauderhaft aus; man konnte kaum noch unterscheiden, ob das Ganze eine einzige bösartige Geschwulst sei, oder ob überhaupt noch Finger vorhanden waren. Weil der gute Mann gar so jammerte und das Abschneiden der Finger gar so sehr fürchtete, gab ich ihm den Rath, er solle noch einen letzten Versuch mit Wasseranwendungen auf den ganzen Körper und zugleich auf die Hand machen. Dazu war er natürlich auch bereit. Die Einwirkungen des Wassers auf den ganzen Körper und die Finger nahmen ihm die großen Schmerzen in denselben, und die ganze Hand wurde weniger schmerzhaft. Jede Anwendung brachte ihm bedeutende Besserung, so daß er die vortreffliche Wirkung der Wasseranwendungen auf den Körper und auf die Hand in kurzer Zeit recht gut fühlte. Er erklärte, daß er sich die Finger nicht abnehmen lasse, fuhr aber gleichzeitig mit den Wasseranwendungen fort und wurde wieder so weit hergestellt, daß man an den Fingern nur mehr kleine Narben sah; die Hand selbst wurde so brauchbar wie früher. Die Anwendungen auf den ganzen Körper unterstützten denselben in seinen Bestrebungen, die Krauhheitsstoffe auszustoßen und zu entfernen; ebenso wurde auch entsprechend auf den Arm auflösend, ausleitend und heilend eingewirkt. So wurde fortgefahren, bis der ganze Körper gesund war. Das heiße ich heilen.
Wie an diesem Beispiele gezeigt wurde, so muß bei allen Krankheiten verfahren werden. Auf den ganzen Körper muß man einwirken, dann wird auch die kranke Stelle geheilt werden.

HEUTE

Lehrreich ist das zitierte Beispiel des »kranken Herrn«, der über Schmerzen in den Zehen klagte. Aus heutiger Sicht könnte es sich um eine Allgemeinerkrankung, eine Gicht, eine Stoffwechselstörung mit vermehrter Harnsäure im Blut, aber auch um eine begrenzte Arthrose der Zehengrundgelenke gehandelt haben. Das Fallbeispiel von »Agathe« muß allerdings in seiner Diagnose korrigiert werden. Der genannte »Wurm am Finger« war aller Wahrscheinlichkeit nach eine verschleppte Eiterung, eine Panaritium, mit bösen Folgen. Ein rechtzeitiger operativer Eingriff, die Eröffnung der Eiterbeule, hätte Schlimmeres verhindert. Nicht das Schlechte im Körper suchte sich einen Ausweg am Finger, sondern eine verschmutzte Wunde führte zu einer Infektion, die über die Lymphgefäße am betroffenen Arm den ganzen Körper beeinflußte.

Auch bei dem »bekannten Gärtner« in Augsburg, dem eine Amputation der Finger drohte, scheint es sich – der erwähnten Narben wegen – um eine Eiterung oder Infektion gehandelt zu haben. Die erstaunliche Heilung durch Kaltwasser beweist dessen Heilkraft durch Mobilisierung der Abwehrkräfte.

Diese Gründe haben mich veranlaßt, regelmäßig auf den gesammten Organismus einzuwirken, gleichzeitig aber, um mit dem ganzen Körper doch auch wieder schonend verfahren zu können, von Zeit zu Zeit nur einen bestimmten Körpertheil in Behandlung zu nehmen und dann wieder einen andern. Weil ich aber die einfachen Waschungen mit Wasser viel zu leicht gefunden habe für schwerere Krankheiten, so bin ich zuletzt auf die Güsse gekommen und habe gefunden, daß mit diesen vorzüglich auf die einzelnen Körpertheile eingewirkt werden kann. Wie jedoch jeder einzelne Guß auf einen bestimmten Körpertheil eine bestimmte Wirkung ausübt, so kann hier wiederum durch Anwendung verschiedener Güsse auf den ganzen Körper eingewirkt werden. Man macht es wie ein Diener mit den Kleidungsstücken seines Herrn; zuerst klopft er den Rock aus, dann die Beinkleider, dann die Weste, und so werden nach und nach alle Kleider gereinigt.

Ich habe die Gießungen eingetheilt, wie folgt: Oberguß, weil er den oberen Körpertheil berührt; Kopfguß, weil er am Kopfe angewendet wird, und so auch Knie-, Schenkel-, Rücken-, Arm- und Vollguß; kurz, wie der Körper aus verschiedenen Theilen besteht, so kann auch mittelst der Güsse auf jeden Körpertheil besonders eingewirkt werden. Wenn die verschiedenen Gießungen alle zusammengestellt und in ihrer Gesammtwirkung aufgefaßt werden, so wird man sagen müssen, daß alle mit einander gemeinschaftlich auf den ganzen Körper wirken und noch dazu jeder einzelne Guß speziell auf einen bestimmten Körpertheil.

Wenn du also, lieber Leser, deinen kranken Körper kuriren willst, so wirst du verschiedene Anwendungen machen müssen, von welchen die einen auf den Oberkörper, die andern auf den Unterkörper, wieder andere auf einen andern Theil oder auf den ganzen Körper einwirken. Da wirst du beobachten können, wie alle insgesammt auf den ganzen Körper einwirken und wieder verschiedene Stellen besonders berühren, und wie der Körper bald stärker bald schwächer hergenommen wird. Deßhalb muß auch die größte Genauigkeit bei den Anwendungen beobachtet werden, was nicht so leicht ist, wie man oft glaubt; nur dann kann auch ein sicherer Erfolg in Aussicht gestellt werden. Wenn aber die Anwendungen nur theilweise oder oberflächlich gemacht werden, dann kann unmöglich ein günstiges Resultat erzielt werden.

Kneipp Heute

Wenn Lokalisation und Ausbreitung von Krankheiten im menschlichen Körper zur Diskussion stehen, so drängt sich unwillkürlich die Frage auf, wie sich Teilgüsse oder Teilbäder auswirken. Lokale Anwendungen beeinflussen zunächst den betreffenden Körperteil, wirken aber auch auf den Gesamtorganismus im Sinne des Ganzheitsprinzips.

Der Kopfguss.

(Siehe »Meine Wasserkur« 50. Auflage Seite 89.)

Kann der ganze obere Körper begossen werden, warum soll nicht auch der Kopf begossen werden können? Hiebei muß jedoch bedacht werden, daß gerade im Kopf die allerzartesten und edelsten Theile des Körpers sind, wie das Gehirn, das Gehör, die Augen, die Sprachorgane; man kann recht gut sagen: das Gehirn ist das Rathhaus des Menschen. Wenn die Geisteskräfte vollständig entwickelt und in gehöriger Ordnung sind, und wenn sie sich einer ungeschwächten Kraft erfreuen, dann steht's mit dem ganzen Menschen so ziemlich gut; wenigstens lassen sich dann alle andern Uebel leichter ertragen oder auch gar entfernen. Mithin ist auch ein Kopfguß von großer Wichtigkeit.

Er wird gemacht, indem man von der rechten oder linken Seite oder hinter dem Ohr zu gießen beginnt, bis man auf die Mitte des Kopfes kommt. Auch hier soll wiederum das Wasser ganz gleichmäßig über den Kopf laufen. Ein Gießer voll Wasser reicht gewöhnlich aus; ist jedoch der Körper robust und kräftig, so können mitunter auch zwei Gießer voll Wasser genommen werden. Der Zweck des Kopfgusses ist, alle Theile des Kopfes zu kräftigen und zu stärken.

Wie eine ermüdete Hand, wenn sie mit frischem Wasser gewaschen wird, wiederum neu gekräftigt ist, so nimmt auch ein Kopfguß die Schwäche hinweg und kräftigt den ganzen Kopf.

Jetzt könntest du, lieber Leser, die Frage stellen; Warum nimmt man denn mit dem Oberguß nicht zugleich auch den Kopfguß? Es würde ja dadurch viel Arbeit erspart. Hierauf lautet die Antwort: Der Kopfguß darf nicht oft genommen werden, und es ist viel besser, ihn für sich allein zu nehmen. Wenn jedesmal mit dem Oberguß zugleich ein Kopfguß vorgenommen würde, so würde man einerseits zu viel Blut in den Kopf leiten, anderseits könnte aber auch die oftmalige Durchnässung der Kopfhaare verschiedene Krankheiten hervorrufen, wie Kopfweh, Kopfrheumatismus, Krämpfe u.s.w. Nach vielen Versuchen habe ich es für das Beste gefunden, den Kopf nur selten mit Wasseranwendungen zu traktiren und, wenn man es thut, dabei recht vorsichtig zu Werke zu gehen. Allerdings gibt es Naturen, die so abgehärtet sind, daß sie recht leicht einen Kopfguß ertragen können, besonders wenn sie nicht viel Haare haben. Solche Naturen sind jedoch Ausnahmen; dieß trifft nur bei Menschen zu, bei welchen die Blutzirkulation in Ordnung, keine Blutstauung und keine Blutarmuth vorhanden ist, und welche ein recht thätiges Leben führen. Landleute habe ich viele kennen gelernt, die ihren Kopf so abhärteten, daß sie ihn fast täglich unter die Röhre hielten und einige Minuten lang das kalte Wasser darüber sprudeln ließen. Wer für eine solche Kur abgehärtet ist, dem thut sie sehr gut; wer aber auf einmal so anfangen wollte, dem könnte es schlecht bekommen. Es soll also bei den gewöhnlichen Gießungen der Kopf nicht begossen werden, ausser er sei schon hinlänglich abgehärtet; wer jedoch wirklich einen Kopfguß zu nehmen hat, der nehme ihn gesondert, und zwar mit großer Vorsicht.

KNEIPP HEUTE

»Das Gehirn ist das Rathaus der Menschen«, fürwahr eine treffliche Formulierung, die allerdings berechtigte Zweifel aufkommen läßt, wenn die allseitige Gewaltbereitschaft und Ratlosigkeit der Menschheit in Betracht gezogen wird. Daß selbst Kneipp schon den Kopfguß mit Vorbehalt verabreichte, beweisen folgenden Zeilen: »... nach vielen Versuchen habe ich für das Beste gefunden, den Kopf nur selten mit Wasseranwendungen zu traktiren«. So verschwand auch der Kopfguß aus der Verordnungsliste der Kneippkur. Dazu mag auch der Kopfschmuck unserer Damen – Dauerwelle und Kunstfrisur – beigetragen haben. Grundsätzlich ist gegen einen Kopfguß nichts einzuwenden, wenn anschließend das Haar sorgfältig getrocknet wird.

Der Gesichtsguss.

Der Gesichtsguß besteht einfach darin, daß man das ganze Gesicht übergießt, ähnlich, wie man den ganzen Kopf übergießt. Er wird gewöhnlich bei Geschwüren, Lupus und ähnlichen Schäden im Gesicht gebraucht. Die Haltung des Kopfes richtet man so, wie man am besten zurecht kommt, damit bloß das Gesicht und nicht der ganze Körper begossen wird.

Kneipp Heute

Im Gegensatz zum Kopfguß erfreut sich der Gesichtsguß im Kur- und Hausgebrauch großer Beliebtheit. Für die von Kneipp angegebenen Indikationen, Gesichtslupus und Geschwürbildung im Gesicht, ist er heute nicht mehr relevant. Der Gesichtsguß ist hauptsächlich ein abhärtender Guß, präventiv bei Neigung zu Erkältungskrankheiten und kurativ bei Schnupfen und Nebenhöhlenentzündungen. Seine Domäne ist aber auch der akute und chronische Kopfschmerz, Migräne und Kopfmüdigkeit, aber auch Konzentrationsschwäche, Vergeßlichkeit und Schwindel. In Verbindung mit dem Armguß wird der Gesichtsguß zum idealen Guß im Hausgebrauch. Im Wechsel als Warm-Kaltguß wirkt er erfrischend und vitalisierend. Die Sorge mancher Damen mit empfindlicher Gesichtshaut ist unbegründet. Im Gegenteil! Die Haut wird besser durchblutet, gestrafft und tonisiert. Dieser Guß hat sich das Prädikat als Schönheitsguß wirklich verdient. Allerdings ist darauf zu achten, daß die jeweilige Temperatur für die Gesichtshaut gut verträglich ist. Das Wasser soll nicht zu warm, aber auch nicht zu kalt sein. Am besten wird die Temperatur des fließenden Wassers zuerst mit dem Handrücken, dann an der Wange auf Verträglichkeit geprüft. Grundsätzlich sind während des Gesichtsgusses die Augen zu schließen, der Mund hingegen ist für die Atmung zu öffnen. Es gibt kein Augenleiden, das den temperierten Wechselgesichtsguß ausschließen würde. Ein Verschlucken von Wasser bei Beugung des Kopfes über die Badewanne ist nicht möglich. Von manchen Menschen wird der Gesichtsguß instinktiv abgelehnt. Es hängt meist mit früheren Angsterlebnissen zusammen. Wasser im Gesicht bedeutet für viele »Gefahr im Verzuge«! Meist sind es Nichtschwimmer, die Wasser im Gesicht scheuen.

Der Ohrenguss.

Bei Leuten, die nicht mehr gut hören, wird auch häufig mit verschiedenen Anwendungen der Ohrenguß gebraucht. Man neigt den Kopf wie beim Oberguß und gießt mit einer Gießkanne die eine Seite des Kopfes um das Ohr und dann die zweite auf dieselbe Weise. In das Ohr wird nicht gegossen; kommt aber Wasser hinein, so macht es auch nichts. Wenn der Schwerhörende nicht zuviel Haare hat, so verbindet man mit dem Ohrenguß auch den Kopfguß, der um so wirksamer ist. Es muß aber der ganze Kopf gut abgetrocknet werden, damit die Haare und der Kopf recht bald in einen trockenen Zustand kommen. Man kann also zwei Gartengießer voll Wasser für den Ohrenguß verwenden. Der Kopf soll nach dem Ohrenguß bedeckt werden, bis er vollständig trocken ist. In einem temperirten Zimmer ist dieß nicht nothwendig. Auch draußen im Freien geht es, wenn kein Wind geht und die Temperatur nicht zu kalt ist. Dieser Guß hat eine kräftige Wirkung, um Blutstauungen zu heben, und andere Anstauungen aufzulösen; er wirkt überhaupt stärkend auf den ganzen Kopf ein. Wenn man vorsichtig ist, so kann er auch öfters, selbst drei- bis fünfmal in der Woche mit recht gutem Erfolg gebraucht werden. Seine Wirkung erstreckt sich nicht bloß auf das Gehör, sondern auch auf alle Theile des Kopfes, besonders wenn Blutstauungen vorhanden sind.

KNEIPP HEUTE

Der Ohrenguß teilte mit dem Kopfguß des gleiche Schicksal. Er gehört nicht mehr in das Repertoire einer modernen Kneippkur. Dem Schwerhörigen kann besser durch kaum sichtbare Hörgeräte feinster Präzision geholfen werden. Eine abklärende Diagnostik ist notwendig.

Bei Blutstauungen im Kopf und Ohrgeräuschen sind ableitende Anwendungen, Wechselknie-, Wechselschenkelguß, Wechselfußbad und Wadenwickel die geeigneten Hilfsmaßnahmen.

DER BRUSTGUSS.

Der Brustguß wird gewöhnlich mit dem Oberguß verbunden. Der zu Begießende thut einen Arm in die Höhe und bleibt gebogen wie beim Oberguß stehen, so daß ganz leicht von der Seite auf die Brust gegossen werden kann. Viele, denen ich den Brustguß gerathen habe, legten sich auf den Rücken auf ein Brett und ließen sich so die Brust kräftig gießen. Der Brustguß wirkt stärkend, auflösend, leitet Schleim aus der Brust und macht diese recht leicht, erwirkt mehr als das Drei- und Vierfache der Waschung. Es muß aber beim Brustguß das Herz in der Ordnung sein, d. h. man darf keinen Herzfehler haben. Man kann einen bis drei Gießer voll Wasser gebrauchen.

DER ARMGUSS.

(Siehe »Meine Wasserkur« 50. Auflage Seite 88.)

Der Armguß besteht darin, daß der ganze Arm von den Fingern angefangen nach einander hinauf begossen wird; besonders wenn man bis zum Oberarm mit dem Guß gekommen, darf das Gießen eine Minute ausgehalten werden. Dieser Guß wird gewöhnlich gebraucht, wenn eine Lähmung vorhanden ist, sei es durch Schlaganfall oder auf eine andere Weise, aber auch wenn die Arme recht gebrechlich sind und bereits keine normale Wärme mehr haben, ganz besonders bei rheumatischen Zuständen. Bei krampfhaften Zuständen, wie Schreibkrampf und ähnlichen Krämpfen, wirkt er vorzüglich. Er kann auch öfters genommen werden, selbst durch einige Zeit hindurch alle Tage, in Ausnahmefällen sogar zweimal des Tages. Wie durch den Knieguß die Füße besonders gestärkt werden, so können auch die Arme gekräftigt werden, wenn sie von Zeit zu Zeit mit kaltem Wasser begossen werden.

Der Oberguss.

(Siehe »Meine Wasserkur« 50. Auflage Seite 85.)

Will man einen Oberguß in Anwendung bringen, so muß zuerst in Betracht gezogen werden, welche Körpertheile bei diesem Guß berührt werden. Diese sind: das Herz, die Lunge, die Luftröhre und die Sprachorgane. Dann muß man auch wissen, ob ein schwacher oder kräftiger Oberguß angewendet werden kann, oder ob Anfangs gar kein Oberguß vorgenommen werden darf. Wer z. B. ein schweres Lungenleiden hat, kann nicht mit dem Oberguß anfangen. Dafür aber kann er jeden Morgen und auch jeden Abend den Oberkörper mit kaltem Wasser waschen; um die Wirkung einer solchen Waschung zu erhöhen, kann auch etwas Essig an das Wasser gemischt werden. Wer also eine stark angegriffene Lunge hat, der beginne statt mit dem Oberguß mit der Oberkörperwaschung.

Wer einen Herzklappenfehler oder ein anderes Herzleiden hat, thut ebenfalls gut und behandelt seinen Körper schonender, wenn er zuerst statt des Obergusses eine Oberkörperwaschung vornimmt. Sonst gibt es wohl kaum Hindernisse, welche die Anwendung des Obergusses bedenklich erscheinen lassen könnten. Ein schwacher Oberguß ist nicht viel kräftiger als eine Ganzwaschung. Hat die Oberkörperwaschung durch einige Tage hindurch eine gute Wirkung hervorgebracht, dann beginnt man mit einem schwachen Obergusse, den man nach und nach verstärkt. Dieses Verfahren empfiehlt sich besonders bei Herzleiden.

Weil der Oberguß alle inneren Theile des Brustkörpers berührt, so ist es gewiß von großer Bedeutung, daß dieser Guß recht gegeben wird. Wie er sich vom Halse an bis über den halben Rücken erstreckt, so soll auch die ganze Fläche gleichmäßig begossen werden; wer es versteht, diese Fläche am gleichmäßigsten zu begießen, so daß das Wasser ganz regelrecht auf einmal wie eine Wassertafel über den ganzen Oberkörper läuft, der gießt am besten und deßhalb auch am wirksamsten. Der Oberguß kann mit der Kanne oder mit dem Schlauch gegeben werden; ob Schlauch oder Kanne, das ist ganz gleich. Ich ziehe jedoch den Gießer vor, weil man durch die Haltung des Gießers den Strom des Wassers verstärken oder schwächen kann. Zu einem schwachen Oberguß nimmt man einen gewöhnlichen Gartengießer, der ungefähr zwölf bis fünfzehn Liter Wasser faßt; zu einem stärkeren nimmt man zwei Kannen voll. Wenn der Patient schon mehrere Güsse genommen und bereits gute Fortschritte gemacht hat, nimmt man drei bis vier Kannen; für eine kräftige Natur, die schon ziemlich abgehärtet ist, kann man sechs und, wenn man muthwillig ist, auch sieben und acht Gießer nehmen. Erträgt der Kranke die Gießung leicht, so ist der stärkere Guss immer vortheilhafter. Ist der Oberkörper gebrechlich, so beginnt man am rechten oder linken Arm und kommt nach und nach auf die andere Seite bis zur untern Rippengegend. Gewöhnlich ist auf dem untern Rücken rechts oder links ein Punkt, von dem aus das Wasser am leichtesten über den ganzen Rücken wie eine Platte fließt. Ehe der Guß vorgenomumen wird, muß der Oberkörper die volle Wärme haben. Nach dem Gusse wird das Hemd so rasch als möglich über den begossenen Körper gezogen, ohne daß dieser im geringsten abgetrocknet wird. Sobald der Körper bedeckt ist, können die Vorderhand, der Hals und die Haare, wenn sie im Nacken naß geworden sind, rasch abgetrocknet werden; dann muß man sich aber schnell ankleiden und nachher Bewegung machen, bis der ganze Körper die volle Naturwärme hat.

KNEIPP HEUTE

Alle Güsse haben im Laufe der Zeit in ihrer Durchführung eine Wandlung erfahren. Zunächst muß daran erinnert werden, daß Kneipp den Warm-Kaltguß, den sogenannten Wechselguß, nicht kannte. Alle Güsse, die Kneipp verordnete und beschrieb, waren Kaltwassergüsse mit der Gießkanne oder dem Schlauch. Die Gießkanne hat inzwischen ausgedient; sie hat nur noch Symbolcharakter. Die Erfindung der Mischbatterie hat die Gießtechnik der Körpergüsse zugunsten der Wechselgüsse verändert. Die häufigste Anwendung im Kur- und Hausgebrauch ist der Warm-Kaltguß. Auch der Warm- oder Heißguß fand wegen der zahlreichen Rückenbeschwerden eine hohe Akzeptanz. Der Kaltguß blieb vorwiegend der Behandlung von Krampfaderbeinen vorbehalten, wennschon der klassische Kaltguß an jedem Körperteil verabreicht werden kann. Der konservative Kneippianer wird sich mit Genuß und Freude dem erfrischenden Kalt eines Vollgusses hingeben. Die einzelnen Güsse am Oberkörper werden wie folgt eingeteilt: Armguß, Brustguß, Armguß verlängert (mit Nacken), Arm-Brustguß verlängert und Oberguß. Jeder der genannten Güsse kann mit einem Gesichtsguß verbunden werden. Zur Selbstausführung eignet sich nur der Armguß, am besten in Verbindung mit einem Gesichtsguß. Alle Güsse am Oberkörper werden wegen des abfließenden Wassers in Beugehaltung durchgeführt. Ein Gießgestell oder ein Schemel in der Badewanne dient der bequemen Abstützung mit den Armen und dem Schutz des bekleideten Unterkörpers.

Die Heilanzeigen für alle Oberkörpergüsse wurden wesentlich erweitert. Sie helfen nicht nur wie Kneipp schreibt, bei Rheuma, Lähmung und Schreibkrampf, sie vertiefen auch die Atmung, regen den Blutkreislauf an, heben Stimmung und Wohlbefinden; Herzklopfen, Herzunruhe und Beklemmungsgefühle, erfahren durch Kneippanwendungen am Oberkörper Linderung. Bemerkenswert und aufschlußreich ist Kneipp's Empfehlung: »Dieser Guß (Armguß) wird gewöhnlich gebraucht, auch wenn die Arme keine Wärme haben ...« Auch die späteren Erfahrungen bestätigen, daß ein kalter Armguß und natürlich auch ein Wechselarmguß selbst bei kalten Händen zu besserer Durchblutung und Erwärmung beitragen.

DER SCHENKELGUSS.

(Siehe »Meine Wasserkur« 50. Auflage Seite 82.)

Wie der Oberguß hauptsächlich auf die obererm Theile des Körpers wirkt und deßhalb von großer Wirkung ist, ebenso wirkt der Schenkelguß auf die unteren Theile des Körpers. Er ist eine Fortsetzung des Kniegusses, und seine Wirkung richtet sich ganz besonders auf die Nieren, auf die Leber und die Blase, kurz, auf alle Theile des Unterleibes. Hauptsächlich aber regelt der Schenkelguß den Blutlauf der Goldader und hat somit eine große Einwirkung auf die Hämorrhoiden.

Der Schenkelguß wird gegeben, wie folgt: Man nimmt einen Gießer voll Wasser, fängt unten am Fuße an der Rückseite zu gießen an und fährt ganz langsam von unten nach oben bis zu den Knieen, dann über die Schenkel aufwärts bis halb zum Rücken. Man muß unten beginnen bei einem Anfänger und bei solchen, welche häufig kalte Füße haben, damit das Blut rasch abgeleitet wird;

denn wo man zuerst hingießt, dahin wird auch das Blut zuerst dringen. Dann muß noch ganz besonders betont werden, daß nur ganz langsam von unten nach oben gegossen werden darf. Gießt man zuerst den einen Schenkel, so soll gleich darauf der andere begossen werden; so kann man in zwei bis vier Wechseln die Schenkel wiederholt begießen. Auch hier gilt wieder, was beim Oberguß gilt: Wer das Wasser am gleichmäßigsten auf den Schenkel gießt, so daß es über den ganzen Schenkel wie eine Wasserplatte hinunterläuft, der gießt am besten. Wer aber das Wasser nur so planlos auf die Schenkel gießt und sich damit zufrieden gibt, bei dem werden weder die Schenkel gleichmäßig begossen, noch wird eine angenehme Wärme in den Füßen eintreten können. Sind bereits vier bis fünf Güsse vorgenommen worden, dann kann auch oben angefangen werden, weil durch diese Güsse der Blutlauf zum Theil schon in Ordnung gekommen ist. Am allerstärksten soll das Wasser von dem obern Theile der Schenkel über die Füße hinunterfließen.

Zu einem Schenkelguß nimmt man einen bis sechs bis acht und wohl auch zehn Gießer voll Wasser, den Gießer zu zwölf bis fünfzehn Liter gerechnet. Bei einem Schwächlinge nimmt man anfangs nur einen Gießer voll; nach zwei bis drei Güssen, wenn er diese gut erträgt, können dann zwei bis drei Gießer voll genommen werden. Ist aber der ganze Körper in einem guten Zustand, und kann man kräftig auf den Unterleib einwirken, dann können drei bis vier Gießer voll genommen werden. Will man jedoch besonders kräftigend und ausscheidend auf den ganzen Körper einwirken, so sind fünf bis sechs Gießer ein Wohlbehagen. Will man den Körper entfetten oder, wie ich oft zu sagen pflege, die Hypothek löschen, so habe ich auch schon acht bis zehn Gießer voll genommen, und jedesmal war es mehr ein Wohlbehagen als eine Qual.

Während schon der Kniguß nicht bloß den untern Theil der Füße in einen besseren Zustand bringt, sondern auch zum Theil auf den Unterleib einwirkt, so kann um so mehr mit dem Schenkelguß auf alle Theile des Unterleibs vorzüglich eingewirkt werden. Von keiner Stelle aus kann man auf die Nieren besser einwirken, als von den Schenkeln aus. Die Wirkung des Schenkelgusses ist nicht bloß kräftigend, sondern auch auflösend und ausleitend. Das merkt man am besten am Urin, der recht bald trüb wird, wenn die Nieren nicht im besten Zustand sind. Dann wirkt der Schenkelguß aber auch stark auf die Blase bei Harnbeschwerden und auf die Leber, kurz, auf alle Unterleibsdrüsen, überallhin auflösend, ausleitend und stärkend. Weil er aber auf alle Theile des Unterleibs einwirkt, welche sämmtlich mit den Organen des Oberkörpers in Verbindung stehen, so erstreckt sich seine Wirkung auf den Oberkörper und dessen Theile.

Kneipp Heute

Auch die Güsse am Unterkörper haben sich in den vielen Jahren nach Kneipp in ihrer Anwendungsweise und damit auch in ihrer Nomenklatur verändert. Kneipp beschränkte sich in der Verordnung und Beschreibung seiner Unterkörpergüsse auf den Knie- und Schenkelguß, wobei allerdings die Ausführung seines Schenkelgusses unserem heutigen Unterguß ähnlich ist. Das einfache Konzept seiner Anwendungen mußte im Laufe der Zeit den veränderten Bedürfnissen der Heilsuchenden gerecht werden. Die Bandbreite der Gußvarianten vergrößerte sich, die Gießtemperaturen konnten mit der neuen Technik nach Belieben moduliert werden. Heute unterscheiden wir in der Kneipp'schen Hydrotherapie zwischen Knie-, Schenkel-, Unter-, Schenkelleib- und Schenkelkreuzguß. Diese Gußvarianten in beliebiger Temperatur tragen der Sensibilität und dem vielfachen Beschwerdebild in höheren Maße Rechnung; so wird z. B. bei Rückenschmerzen der Wechselschenkelkreuzguß oder der heiße Rückenguß die Beschwerden lindern; bei Übergewicht und Krampfaderbeinen verdient der kalte Schenkelleibguß den Vorzug; bei starker Kälteempfindlichkeit oder Kreislaufschwäche kann der Kaltguß in einen temperierten Wechselschenkelguß verwandelt werden: die Temperaturen des Gusses betragen dann 34° und 18° C.

Anna hatte so viel Kopfweh, daß sie das Bett hüten mußte; sie hatte den Kopf verbunden. Halswickel, welche sie gebrauchte, blieben ohne Erfolg; im Gegenteil, das Kopfweh steigerte sich nur um so mehr. Um sie von ihrem Kopfleiden zu befreien, ließ ich ihr einen kräftigen Schenkelguß geben. In wenigen Minuten war sie von dem Kopfweh frei und konnte bald einige Stunden schlafen, was seit längerer Zeit nicht mehr gewesen war. Weil hier das Kopfleiden vom Unterleibe verursacht war und die Ursache durch den Schenkelguß entfernt wurde, so ließen auch die Schmerzen nach. Denn, »wenn die Dolores weg sind, so hören die Schmerzen von selber auf«!
Jakob hatte so starke K r a m p f a d e r n an den Füßen, wie sie kaum bei irgend Jemand größer zu finden sein dürften. Schenkelgüsse, Rückengüsse, und Halbbäder haben sie vollständig geheilt, und sicher hat unter diesen Mitteln der Schenkelguß am meisten gewirkt.

HEUTE

Die ableitende Wirkung der Unterkörpergüsse wird am Fallbeispiel der »Anna« erkennbar. Der Halswickel blieb ohne Erfolg, während der kalte Schenkelguß die Symptome ihrer Erkrankung auflösten. Die wundersame Heilung »Jakobs« muß mit einiger Skepsis beurteilt werden. Wahrscheinlich handelte es sich um gestaute Krampfaderbeine, die sich dank der kalten Güsse und Bäder entstauten. Kalte Bäder und Güsse straffen das Gewebe, tonisieren den Blutkreislauf und verbessern die Funktion der Blutgefäße. Die erweiterten Beinvenen dagegen werden durch Kneippanwendungen nur vorübergehend verengt, auf keinen Fall beseitigt.

Diesen Schenkelguß kann man nicht recht leicht nehmen. Der Unterleib und die ganze Natur ertragen ihn am allerleichtesten. Somit kann er in der Woche zwei bis viermal genommen werden, je nachdem, der Körper schwächer oder stärker ist.

Der Knieguss.

Wie schon das Wort sagt, reicht dieser Guß von unten angefangen bis über die Knie und ist eine Verstärkung des Fußbades. Man beginnt unten auf der Breite (Britte) und fährt über den ganzen Fuß hinauf bis über die Knie. Zu einem solchen Guß kann bei schwächlichen Personen anfangs ein Gießer voll für beide Knie genommen werden; bei kräftigeren Personen kann man zwei, drei und selbst vier Gießer voll nehmen.
Dieser Knieguß kann öfter genommen werden, wenn er recht gemacht wird.
Als verstärktes Fußbad dient er hauptsächlich zur Ableitung des Blutes in die Füße, zur Vermehrung der Naturwärme, zur Abhärtung und Kräftigung des Körpers. Wer häufig kalte Füße hat, soll

den Kniegluß öfters nehmen, meinetwegen in der Woche zwei bis dreimal; wer seine Natur recht verweichlicht hat, kann durch den Kniegluß ebenfalls stärkend auf den ganzen Körper wirken. Ebenso wird ein öfterer Kniegluß auch Demjenigen nützen, welcher häufig H a r n b e s c h w e r d e n hat; auch wirkt er gut bei U n t e r l e i b s b e s c h w e r d e n und bei N i e r e n l e i d e n; schwere K o p f l e i d e n, besonders wenn Blutandrang in den Kopf die Ursache davon ist, können durch den Kniegluß wieder vollständig gehoben werden; selbst bei H a l s g e b r e c h e n bleibt er nicht ohne Wirkung, indem er die Verweichlichung hebt und das Blut nach unten leitet.

Auch bei diesem Gusse ist es nicht gleichgiltig, wie das Wasser über das Knie und die Füße gegossen wird. Das Wasser soll auch hier wieder ganz gleichmäßig über den Fuß hinunterlaufen, ungefähr so, wie wenn man mit beiden Händen den Unterschenkel umfaßt und abwärts streift.

Es könnte nun Manchem der Gedanke kommen: Warum soll denn das Wasser so gleichmäßig aufgegossen werden, und warum kann es nicht ohne Weiteres über den Körper geschüttet werden? Die Antwort auf diese Frage lautet: Während das Wasser über den Körper fließt, wird alle Wärme, die er sonst ausdünstet, zurückgehalten, und es entwickelt sich eine große Wärme unter dem Wasser, welche gegen die andringende Kälte des Wassers ankämpft. Deshalb wird auch die Wärme um so schneller den Sieg über die Kälte davontragen, oder mit anderen Worten: desto eher wird die Reaktion eintreten, je gleichmäßiger und ruhiger das Wasser aufgegossen wird, so daß die ganze Wärme beisammen bleiben kann. Wenn aber das Wasser nur so oberflächlich aufgegossen wird, dann kann sehr leicht, anstatt daß sich eine wohlthuende Wärme entwickelt, die Kälte die Oberhand gewinnen, so daß man lange Zeit hindurch nicht mehr ordentlich warm wird. Ich bleibe also dabei stehen:

Je gleichmäßiger und ruhiger das Wasser über den Körper läuft, desto schneller und nachhaltiger tritt die Wärme ein. Geradeso ist es auch bei dem Kniegluß.

KNEIPP HEUTE

Mit der Beschreibung des Kniegusses weist Kneipp auf die Fernwirkung des Gusses hin. Auch die Leiborgane werden in das Heilgeschehen miteinbezogen. Dabei ist die sorglose, vielleicht sogar heilsame Zuversicht, einen Kaltguß auch bei Blasen- und Nierenleiden zu verordnen, bemerkenswert. Heute wäre der temperierte Wechselkniegluß die adäquate Anwendung. Mit Recht betont Kneipp Gewissenhaftigkeit und Kunstfertigkeit, die in der Handhabung aller Güsse notwendig sind. Das gilt natürlich in erster Linie für das Badepersonal im Kurgebrauch. Zuhause genügt eine vereinfachte Technik, wobei die Gießdauer wenigstens 2 bis 4 Minuten betragen soll.

DER RÜCKENGUSS.

(Siehe »Meine Wasserkur« 50. Auflage Seite 83.)

Ich sah einst, wie eine Katze ganz ruhig auf einen Baum hinauf sprang; sie that sich dabei so leicht, wie es schien, als ob sie auf einem gewöhnlichen Wege ginge, und ich glaube, daß sie es aus purem Muthwillen gethan hat. Als sie auf dem ersten Ast angekommen war, setzte sie sich ruhig hin um von der Höhe in das Weite zu schauen.

Dieses Katzenbild erinnert mich so recht an den R ü c k e n g u ß. Das Wort Rückenguß sagt uns schon, daß der Rücken begossen werden soll. Und wie soll er begossen werden? Gerade so, wie

Die Katze den Baum hinaufklettert; unten fängt sie an, setzt rechts und links die Krallen ein und klettert so langsam aufwärts. Gerade so soll der Rückenguß, indem man unten anfängt, nach aufwärts gegeben werden, bis man mit dem Wasserstrahl oberhalb der Schultern ankommt. Wenn das Wasser bei allen Güssen ruhig und ausgedehnt wie eine Platte über die zu begießende Stelle fließen soll, so ist dieses Verfahren am allerwichtigsten beim Rückenguß. Man hört viele Leute klagen, daß sie den Rückenguß nicht ertragen können; er macht ihnen Schmerzen, nämlich Kopfweh, und verursacht ihnen große Unruhe; sicher hat es hier am Gießen gefehlt. Deshalb bin ich wegen der gleichmäßigen Begießung, wie bei allen Güssen, so ganz besonders beim Rückenguß für den Gießer eingenommen. Denn mit freier Hand kann man den Gießer am besten leiten, so daß eine gleichmäßige Wasserplatte über den Rücken läuft. Es ist also jene Gießung die beste, bei welcher die breiteste Wasserfläche über den Rücken läuft.

Um den Rückenguß, recht zu geben, verfahre man, wie folgt:

Man fängt unten an, kommt bis zur Mitte des Rückens und fährt von da aufwärts bis ober die Schultern. Wenn der Gießer nahe auf den Rücken kommt, gibt es eine Wassertafel die sich über den halben Rücken ausdehnt. Wie man von der Mitte des Rückens aufwärts gießt, so kann die rechte oder linke Seite begossen werden, aber so, daß das Wasser gleichmäßig über die ganze Fläche läuft; ob die rechte oder linke Seite zuerst begossen wird, ist ganz gleich. Man kann aber auch von unten die rechte oder linke Seite, also den halben Rücken begießen, und wenn beide Seiten begossen sind, kann man über die Mitte des Rückens auswärts oder von oben herab gießen, was ganz gleich ist. Je ruhiger und mit je weniger Unterbrechung das Wasser über die Mitte des Rückens und beide Seiten läuft, um so besser ist der Rückenguß gegeben. Ein Fehler ist es, wenn man den Rückenguß zu einem Spritzgusse macht, und wenn der Wasserstrahl einen Viertel- oder einen halben Meter weit auf denn Rücken strömt, oder wenn man das Wasser nur oberflächlich auf den Rücken hinschlottert, als ob es sich bloß darum handelte, daß eine gewisse Wassermenge auf den Rücken gegossen werde.

Es klagte mir einst ein Kurgast, daß er denn Rückengnß gar nicht ertragen könne, er werde so nervös und aufgeregt und bekomme solche Kopfschmerzen, daß er öfters Nachts nicht schlafen könne. Er bat mich, ich möchte ihm selbst einmal einen Rückenguß geben; ich that es, und am andern Morgen konnte der Patient nicht genug erzählen, wie wohlthuend dieser Guß auf ihn eingewirkt habe.

Es sei also noch einmal wiederholt, daß es hauptsächlich darauf ankommt, daß das Wasser in der ruhigsten und gleichmäßigsten Weise über den Rücken gegossen werde. Wenn man es nicht so macht, kann man auch keinen guten Erfolg erwarten.

Zu einem Rückenguß nimmt man bei Schwächlingen, Nervösen und recht gebrechlichen Leuten anfangs nur einen Gießer voll. Ist der Kranke durch zwei bis drei Güsse an das Wasser gewöhnt, dann nimmt man zwei Gießer voll, den Gießer zu zwölf bis fünfzehn Liter; allmählig kann man zu drei bis vier Gießer voll übergehen, und wenn sich der Zustand des Kranken gebessert hat und seine Natur kräftiger geworden ist, so kann man recht leicht selbst sechs bis acht Gießer voll nehmen.

Ich habe einmal einem Bischof längere Zeit hindurch den Rückenguß gegeben. Zuletzt gab ich ihm zehn bis zwölf Gießer voll; freilich gestatte ich dies Anderen niemals. Schließlich hat er mich ausgelacht und gemeint, eher würde mich das Gießen ermüden, als daß er diesen Begießungen nicht mehr Stand halte.

Hat der Kranke schon mehrere Rückengüsse bekommen, so kann man auch oben anfangen, und der Patient wird keinen Unterschied bemerken; die Ursache liegt darin, weil durch die Gießungen das Blut schon in geregelten Umlauf gekommen ist.

Kaum wird auf irgend eine Weise die Naturwärme sich besser heben und vermehren als durch diesen Rückenguß. Während das Wasser über die Rückenfläche läuft, sammelt sich im Innern die Naturwärme und tritt allmählig an die Oberfläche, so daß der Kranke die wohlthätige Wirkung des Rückengusses sehr bald fühlt. Kaum ist der Guß beendet, so zeigt sich die Reaktion in Gestalt einer zarten Röthe, die sich über den ganzen Rücken gleichmäßig verbreitet; fühlt man aber die Haut an, so merkt man recht gut, daß die Wärme viel gewonnen und bedeutend zugenommen hat. Es ist ungefähr so wie beim Wassergehen. Geht man im Wasser, so verspürt man Anfangs eine schneidende Kälte; nach ein bis zwei Minuten aber merkt man schon, wie die Kälte nachläßt und die Wärme die Oberhand gewinnt. Wie man dann aber aus dem Wasser gehen muß, so muß auch der Rücken, sobald die Reaktion eingetreten ist, so schnell als möglich angekleidet werden, ohne daß er vorher abgetrocknet wird.

Die Wirkungen des Rückengusses sind ganz vorzüglich. Kaum gibt es eine Gießung, die so allgemein stärkend wirkt wie der Rückenguß; er wirkt auch sehr günstig ein auf die **Regelung des Blutlaufes**, wenn dieser gestört ist; Blut- und Säftestauungen werden aufgelöst und vertheilt. Seine Wirkung erstreckt sich auch auf die **Erkrankung der inneren Körpertheile** auf die Ausleitung der Gase, auf die **Nieren** und **Leber**, auf die **Brust** und deren innere Theile; mit einem Wort, der Rückenguß wirkt auf den ganzen Körper erwärmend, stärkend, auflösend und ausscheidend.

Wenn der Rückenguß gar so vortrefflich ist, könnte jetzt Mancher sagen, dann wird man ihn wohl auch recht oft nehmen dürfen. Einem Solchen gebe ich zur Antwort: Alles Gute gedeiht langsam, und Alles, was zu häufig angewendet und gebraucht wird, bringt zuletzt Nachtheile. Auf einmal alle Blutstauungen auflösen wollen, wäre ein Unsinn und auch die Naturkräfte vermehren sich nur nach und nach. Es kann aber Fälle geben, wo man den Rückenguß auch öfters anwenden kann.

Ein gesunder, kräftiger, viel zu gut genährter Bräumeister, der seine Hypotheke anbringen wollte, bekam wenigstens jeden zweiten Tag einen Rückenguß, einige Tage sogar jeden Tag einen solchen und war dabei vollständig zufrieden. In den meisten Fällen jedoch kann angenommen werden, daß man diesen Guß in Verbindung mit anderen Anwendungen in der Woche ein-, höchstens zweimal nehmen soll, und auch dann nur von kurzer Dauer.

KNEIPP HEUTE

Wenn sich Kneipp bei der Beschreibung des Rückengusses der Kletterkünste einer Katze erinnert, dann mag er von der Geschmeidigkeit ihres Körpers und der Beweglichkeit ihres Rückens inspiriert worden sein. Die menschliche Wirbelsäule ist dagegen einer stabilen Säule vergleichbar, die nur eine begrenzte Beweglichkeit zuläßt. Die Wirbelsäule beherbergt das Rückenmark des Zentralnervensystems, das über Nervenwurzeln und Nervenstränge den ganzen Körper mit den reizleitenden Nerven versorgt. Demgemäß ist der Rücken ein hochsensibler Reizempfänger, der sich dem Physiotherapeuten zu Heilzwecken geradezu anbietet. Dennoch muß Behutsamkeit und Vorsicht walten, wenn vom Rücken aus therapiert wird. So berichtet Kneipp anschaulich von einem Kurgast, der nach einem kalten Rückenguß nervös wurde und nicht schlafen konnte: dann kommt ein Bischof zu Wort, der an kalten Rückengüssen gar nicht genug bekommen konnte. Diese beiden Beispiele geben spiegelbildlich die Reizempfindlichkeit menschlicher Naturen wieder. Der kalte Rückenguß wurde in der modernen Kneipptherapie zur Rarität. Als Favorit unter den Güssen hat sich der Heißrückenguß mit anschließendem Kaltregen in der Kurverordnung erwiesen. Auch der Wechselrückenguß ist eine hochwirksame Anwendung, die je nach Empfindlichkeit eine Abstufung im Kaltanteil verlangt. Es ist Aufgabe des Bademeisters oder der Bademeisterin den erträglichen, aber dennoch wirksamen Kaltanteil herauszufinden. Zuhause ist dieser Guß im Selbstgebrauch umständlich und schwierig durchzuführen. Der Vollguß ist dann in seiner Handhabung einfacher.

Der Vollguss.

Wenn man die Güsse der Reihe nach betrachtet, so werden die Meisten glauben, der Vollguß werde recht hart zu nehmen oder gar für den Körper nicht auszustehen sein, obwohl gerade das Gegentheil der Fall ist. Mein Hauptgrundsatz ist, die Natur recht schonend zu behandeln, weßhalb ich auch bei allen Anwendungen für die kürzeste Zeitdauer bin. Die vielen kleinen Güsse sind ja der Beweis, daß man nicht mit dem Vollguß anzufangen braucht, sondern durch dieselben die Natur erst vorbereiten und abhärten soll, damit sie den Vollguß ertragen kann. Was der Mantel über die übrigen Kleidungsstücke ist, das ist der Vollguß über alle die verschiedenen kleineren Anwendungen. Bis Einer den Vollguß bekommt, hat er längst den Kniguß, den Schenkelguß, den Oberguß, den Rückenguß und das Halbbad durchgemacht. Somit ist dieser Guß bloß eine Steigerung der Gießungen, und mit wenigen Ausnahmen wünschen und verlangen die Kranken regelmäßig diesen Vollguß wiederholt, wenn sie ihn einmal bekommen haben. Es ist auch ganz klar; wenn alle Körpertheile bereits abgehärtet sind, dann überfluthet der Vollguß zum größten Wohlbehagen der Kranken noch den ganzen Körper. Es gehen ihm also verschiedene Vorbereitungen voraus, und er wird nicht gegeben, so lange man nicht die Ueberzeugung hat, alle Körpertheile werden sich dabei wohl befinden. Wie bei allen Gießungen, so muß auch beim Vollguß der Körper vollständig warm sein; ohne volle Körperwärme darf kein Guß applizirt werden. Am allerbesten und wirksamsten ist er, wenn man im S c h w e i ß e ist.
Man beginnt den Vollguß, indem man auf der Rückseite, bei den Füßen anfangend, an den Schenkeln hinauf über den ganzen Rücken bis zu den Schultern gießt, so daß über die Schultern vorn wie rückwärts das Wasser möglichst gleichmäßig über den ganzen Körper läuft. Man kann auch allererst die ganze Rückseite vollständig begießen, ober der Schulter angefangen, den ganzen Rücken hinunter, und ist man mit der Rückseite fertig, so beginnt man mit der Vorderseite. Es ist ganz gleich, ob man einen Gießer oder einen Schlauch hat; die Hauptsache ist, daß die Begießung recht gleichmäßig stattfindet. Man kann auch von der Rückseite bis auf die Schulter gießen, so daß auf der Vorderseite wie auf der Rückseite das Wasser gleichmäßig herunterfließt. Je gleichmäßiger das Wasser auf beiden Seiten über den Körper läuft, um so gelungener wird der Vollguß sein.
Sollte Einer eine große Hypothek haben, so ist nothwendig, daß auch diese ordentlich begossen wird, ebenso, wenn Einer einen etwas hohen Rücken hat. Man kann jedoch durch die Körperhaltung recht gut sorgen, daß das Wasser in der gleichmäßigsten Weise über den ganzen Körper fließt, besonders wenn man sich etwas vorwärts beugt; dann fließt das Wasser prächtig über den

Rücken und über den vorderen Körpertheil. Je ruhiger und gleichmäßiger das Wasser über den Körper fließt, um so gelungener ist der Vollguß; man darf ja nicht glauben, daß man, wenn man den Körper von allen Seiten auf die verschiedenste Art und Weise anspritzt, sei es mit Gießer oder Schlauch, dieses Verfahren als Vollguß betrachten könne. Ich wiederhole: Je gleichmäßiger, je ruhiger und ausgebreiteter das Wasser über den Körper läuft, um so besser ist die Wirkung. Weil gewöhnlich schon mehrere Gießungen vorausgegangen sind, so kann man zum Vollguß zwei bis acht, ja selbst zehn Gießkannen voll Wasser gebrauchen. Gibt man einem Schwächling ein bis zwei Gießer voll Wasser, so hat der in der Abhärtung schon weit Vorangeschrittene sein größtes Wohlbehagen, wenn er mit acht bis zehn Gießer voll übergossen wird. Es kommt sogar nicht selten vor, daß Manche mit einem Dutzend Gießer nicht zufrieden sein wollen.

Recht robuste Naturen, die besonders ihre Hypothek verlieren wollten, habe ich auch schon nicht bloß mit dem Gießer, sondern sogar mit einem sogenannten Wasserschöpfer übergossen, so daß das Wasser wie Wellen auf ihren Körper fiel und über denselben lief. Da mögen über Manchen wohl zwanzig und noch mehr solche Wasserwellen gekommen sein, die zwar nicht nothwendig gewesen wären, aber gewünscht und, weil es ohne Bedenken geschehen konnte, auch verabfolgt wurden. Doch dieß ist eine Ausnahme und paßt auch nur für ganz gesunde und kräftige Körper, die entweder zu schlaff sind oder zu viel Hypothek haben.

Ich habe den Vollguß auch recht oft noch auf eine andere Weise gegeben. Der Patient kniet sich in eine Badewanne und neigt sich etwas vorwärts. Dann kommt zuerst ein zarter Vollguß, und hierauf kommen mit dem Schöpfer mehrere wolkenbruchartige Ueberschwemmungen über den ganzen Körper. Das gibt gewöhnlich ein freudiges Halloh; freilich ist dabei stets etwas Muthwille mit im Spiele; der Patient aber kann es soweit bringen, daß er gerade diese Manier am liebsten hat. So ein Guß liefert den deutlichsten Beweis, wie sehr man mit Wasser den Körper abhärten und kräftigen kann. Wenn einmal der Vollguß angewendet werden kann, dann hat der Kranke die beste Aussicht auf ein neues Aufleben. Ist aber dieser Guß schon bei Gesunden oder bereits Geheilten stets mit Vorsicht anzuwenden, so muß um so vorsichtiger bei Kranken zu Werke gegangen werden.

KNEIPP HEUTE

Kneipp beklagte schon zu seiner Zeit die Verweichlichung und verwies auf die karge Lebensart früherer Geschlechter, die gottergeben dem Unbill der Jahreszeiten, des Wetters und des schweren Lebens trotzten. Es lag ihm am Herzen, die Menschen nicht nur im christlichen Glauben zu festigen, sondern auch deren körperliche Gesundheit zu kräftigen. Abhärten gegenüber Krankheiten war seine Devise, nach dem lateinischen Wahlspruch, »Mens sana in corpore sano« – ein gesunder Geist in einem gesunden Körper.

Das war vor mehr als hundert Jahren – und heute!? Die Morbidität, die Art und Vielzahl aller Krankheiten hat sich seit dieser Zeit wesentlich verändert. Damals waren es in der Mehrzahl Infektionskrankheiten, die oft in Epidemien und Seuchen die Menschheit heimsuchten. Heute ist es die Vielfalt der nervös-vegetativen Störungen und Mißempfindungen, die die Lebensqualität erheblich schmälern. Zudem hat die wesentlich höhere Lebenserwartung die Schar der chronisch Leidenden deutlich vermehrt. Gelenkverschleiß und Wirbelsäulenschaden, Herzerkrankung, Diabetes und Gicht, Tumor und Krebs müssen oft als Last der frühen Geburt ertragen und getragen werden. Der Strukturwandel im Krankheitsgeschehen veränderte auch das Therapiekonzept. Medikamente des vergangenen Jahrhunderts verschwanden von der Bildfläche, von einigen Spezialitäten abgesehen. Auch die Naturheilkunde entwickelte neue Methoden. Selbst die Hydrotherapie konnte sich innovativen Ideen und Neuerungen nicht verschließen.

Kneipp, robust und naturverbunden, bevorzugte für seine Anwendungen frisches Leitungswasser, so kalt wie möglich. Das kalte Halbbad und den kalten Vollguß schätzte er über alles, während er die großen Warmbäder mit Kräuterzusatz nur in Ausnahmefällen verordnete. Sicher hätte er den Warm- oder Wechselguß in seinen Behandlungsplan miteinbezogen, wenn ihm die Technik schon zu seiner Zeit die Warmwasserspende aus der Leitung beschert hätte. In der modernen Kneipptherapie ist der Warm-Kaltguß die tragende Säule, um die sich Waschungen, Bäder und Wickel zu einer Einheit formieren. Unter allen Güssen nimmt der Wechselvollguß eine Sonderstellung ein. Im Kurgebrauch ist er in der letzten Kurwoche krönender Abschluß. Er gehört sozusagen zu den hohen Weihen einer erfolgreichen Kneippkur. Das angenehme Warm des Wechselvollgusses blieb aber nicht nur dem »Kurgast« vorbehalten. Dank des höheren Wohnkomforts ist heutzutage ein Wechselvollguß in Form einer Wechseldusche in jedem Haushalt möglich. Die warme Brause wird zu einem Kneippguß, wenn sich der mutige Gießer zu einem Kaltabschluß – und sei es nur ein kalter Schenkelguß – durchringen kann. Der Vollguß Kneipp'scher Prägung kann in folgenden Varianten durchgeführt werden:

- Als Original-Vollguß, kalt
- Als kalte Abgießung nach warmem Bad oder Schwimmen
- Als Warm-Kaltguß = Wechselvollguß
- Als warmer Vollguß mit Kaltanteil, einem Knie-Schenkel- oder Unterguß; auch Kaltwaschung ist möglich.

Ein Lungenleidender aus Würzburg kam nach Wörishofen und erzählte, daß er von allen dortigen Aerzten aufgegeben sei. Wenn er auch hier keine Aussicht auf Heilung habe, meinte er, so solle man es ihm mittheilen; dann werde er sich in sein Schicksal fügen und weiter nichts mehr versuchen. Der Kranke sah gar nicht so übel aus, er hatte wenigstens noch Muskeln. Er bekam vier Wochen hindurch alle Tage zwei kleinere und dann etwas größere Gießungen; dann wurde ihm der Rückenguß sachte gegeben und als kurze Fortsetzung endlich auch der Vollguß, also über den Rücken hinauf bis auf die Schultern, so daß auch auf der Vorderseite das Wasser herunterlief. Dieser Guß that dem Kranken ungemein wohl, wenn er auch anfangs den Körper etwas schüttelte; er war noch nicht ganz angekleidet, als er sprach: Dieser Guß hat mir noch am besten gethan. Er bekam noch längere Zeit hindurch jeden zweiten oder dritten Tag den Vollguß und versicherte, daß ihn dieser am meisten gestärkt und ihm auch am meisten Wärme gebracht habe.

Heute

Ob der Lungenleidende aus Würzburg, von den Ärzten bereits aufgegeben, an einer »Lungenschwindsucht« litt, kann aus der Niederschrift Kneipp's nicht als beweiskräftige Diagnose anerkannt werden. Das Prinzip »Hoffnung« mag zur Besserung seines

Gesundheitszustandes beigetragen haben. Streß und Depressionen schwächen das Immunsystem des menschlichen Organismus, während ein positives Gedankengut die Immunabwehr stimuliert. Die vitale Überzeugungskraft des hochgeschätzten, heilkundigen Gemeindepfarrers hat mit aller Wahrscheinlichkeit den kalten Vollgüssen noch einen zusätzlichen Heilschub gegeben.

Der Vollguß ist somit kein Tyrann; er mag als solcher dem Verweichlichten gelten, aber für Denjenigen, welcher planmäßig durch die Gießungen gekräftigt und kurirt worden ist, bildet er füglich den Schluß der Heilung.
Weil ich Alles an mir selbst probirt habe und mir von Niemanden eine Anwendung geben ließ, so habe ich mir auch selber den Vollguß gegeben. Ich nahm eine Gießkanne voll Wasser, hob solche mit beiden Händen in die Höhe und goß mir durch das Rohr oder auch durch die offene Seite der Gießkanne auf die Brust, so daß das Wasser ganz regelrecht über die Vorderseite des Körpers herabfloß. Dann neigte ich den Kopf und goß mir so einen Gießer voll auf den Nacken und über den ganzen Rücken, dann auf die eine, hierauf auch auf die andere Schulter; somit gebrauchte ich im Ganzen vier Gießer, und manchmal habe ich auch noch einen dreingegeben.

HEUTE

»... und mir von Niemanden eine Anwendung geben ließ«. In der geschilderten Selbstausführung des Vollgusse verriet Kneipp eine gewisse Prüderie und Eigenwilligkeit. Merkwürdig ist dabei der fehlende Gießschlauch im Pfarrhaus; das Gewicht einer wassergefüllten Gießkanne ist nicht unerheblich, zumal das schwere Gefäß für den geschilderten Vollguß in Kopfhöhe gebracht werden mußte.

Bei Kindern wird der Vollguß gar häufig angewendet. Hier wird einfach den Rücken aufwärts die ganze Rückseite begossen; bei der Schulter hält man an, damit das Wasser über den ganzen Körper läuft. Nebenbei wird dann auch die Vorderseite besonders begossen. Man nimmt hiezu anfangs gewöhnlich einen Gießer voll Wasser für den ganzen Körper; später kann man auch zwei Gießer voll nehmen, auf jede Seite nämlich einen. Die Kinder haben diesen Guß ganz besonders gerne. Es geht ihnen wie den Erwachsenen, die ihn zuletzt auch am liebsten haben, was ein Beweis ist, daß die Gesundheit und die Kräftigung bereits große Fortschritte gemacht hat.

Der Vollguß wird in Verbindung mit anderen Güssen gewöhnlich in der Woche ein- oder zweimal gegeben; wenn es sich jedoch um die Erholung oder um eine allgemeine Stärkung handelt, kann er auch zwei- oder dreimal in der Woche gegeben werden. Kinder dürfen ihn selbst drei- bis viermal in der Woche bekommen. Nervöse Leute jedoch dürfen ihn nicht zu oft nehmen, für solche ist ein ein- bis zweimaliger Oberguß in der Woche genügend.

Nicht mit Unrecht trägt dieser Guß den Namen Vollguß, denn seine Wirkung ist eine allgemeine und vollständige. Er dient ganz besonders zur Vermehrung der Naturwärme, wirkt überaus stärkend auf die ganze Natur, befördert die Regelung des Blutlaufes und macht, wenn er öfters genommen wird, die Natur ausdauernd und widerstandsfähig gegen alle möglichen Stürme. Was die Zeit betrifft, wann er genommen werden soll, so ist es so ziemlich gleich. Er kann in der Früh genommen werden oder auch vor dem Mittagstisch; wer ihn nach dem Mittagessen nehmen will, thut besser, wenn er zwei Stunden wartet. Abends im Winter soll man ihn lieber vor als nach vier Uhr nehmen, im Sommer geht es auch noch um 6 Uhr.

Wie bereits gesagt, ist der Vollguß unter allen Güssen sowohl bezüglich der Anwendung als auch bezüglich der Wirkung dasselbe, was der Mantel unter den Kleidern für den Leib ist.

Beim Vollguß wird gewöhnlich der Kopf nicht begossen, weil, wenn die dicken Haare ganz durchnäßt sind, sie nicht so bald trocken werden und dann recht leicht Kopfschmerzen oder rheumatische Zustände eintreten können. Wenn die Temperatur nicht zu kalt ist, die Haare auch nicht zu dick und nicht zu lang sind, so daß der Kopf, wenn er mit einem Tuche kräftig abgerieben wird, bald wieder trocken ist, dann wird ein solcher Guß auch dem Kopf nicht schaden. Andernfalls verschont man ihn besser damit.

Der Blitzguss.

Wenn Jemand unsere Pfarrkirche sieht, wird er kaum glauben, daß sie in einem so armseligen Zustande gewesen, wie ich sie übernommen habe. Die Mauern waren bis zum Gewölbe hinauf ganz naß und fleckig; es war, als ob sie theilweise im Wasser gestanden wären und allen Morast und Schmutz aufgenommen hätten. Besonders schlecht war die hintere Mauer von unten bis oben; sie war nicht bloß ganz durchnäßt, sondern auch durch den Mauerfraß so zugerichtet, daß, wenn Jemand mit dem Rücken an die Mauer kam, er den zerfressenen Mörtel davontrug. Um die Fäulniß aus dieser Mauer zu bringen und die Nässe der übrigen Mauern zu entfernen, ließ ich sechs Maurer kommen und beauftragte sie, alles Morsche an der Mauer soweit abzunehmen, bis dieselbe Staub gab, und sollte es auch bis auf den Stein gehen. So fingen die Maurer mit ihren Hämmern zu picken an, und der morsche Sand fiel wie Regen auf den Boden. Als die Arbeit fertig war, stellte sich heraus, daß die Mauer innen ganz fest und trocken war, daß aber über dieser Mauer drei Anwürfe gemacht worden waren, von denen keiner ausgetrocknet war. Die Kirche wurde gar nicht oder nur höchst selten gelüftet; während des Gottesdienstes war sie stets sehr stark besucht, und so war sie immer voll Dunst, und die Feuchtigkeit setzte sich in die Mauern. Nachdem Alles abgepickt war, wurde dünner, guter Mörtel aus dem besten Material aufgetragen, und seit dieser Zeit ist kein feuchter Fleck mehr zu finden. Natürlich durfte die Lüftung auch nicht fehlen, damit der Dunst aus ber Kirche entweichen und gute Luft eindringen konnte.

HEUTE

Die behäbige barocke Dorfkirche Wörishofens, durch Feuchtigkeit und Mauerfraß in einem armseligen Zustand, wie Kneipp selbst berichtet, wurde unter seiner Regie saniert und fünfzig Jahre danach unter Dekan Edmund Schwarzmayr renoviert und erweitert. In unmittelbarer Nachbarschaft zur altehrwürdigen Klosterkirche der Dominikanerinnen entstand nun die neue stattliche Pfarrkirche, mit einem Deckengemälde im erneuerten Teil, das Vater Kneipp heilspendend im Kreis von hilfesuchenden Kranken und Armen darstellt. Daß er dereinst in Gesellschaft von Heiligen und Märtyrern sein Gotteshaus zieren würde, wäre dem selbstlosen und bescheidenen Pfarrherrn nie und nimmer in den Sinn gekommen.

Dieses Bild paßt recht gut für einen Menschen, der mir vorkommt wie ein Metzger, welcher fünfzig bis sechzig Pfund Fleisch beständig mit sich herumtragen muß, ohne es Verkaufen zu können, und sich deßhalb so recht mühsam dahinschleppt. Und doch könnte einem Solchen diese Last sehr leicht abgenommen werden.

So kam zu mir ein Herr, der drei Zentner und in die fünfzig Pfund wog und auch gerne dieser Last ledig werden wollte. Der gute Herr wurde zuerst durch die allgemeinen Anwendungen (Schenkelguß, Rückenguß, Halbbad, Vollguß) an das Wasser gewöhnt, dann aber kam der Blitzguß. Dieser wirkte gerade so auf den Mann ein wie der Spitzhammer der Maurer auf die morsche Mauer meiner Kirche.

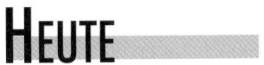

HEUTE

In seiner bildhaften Sprache vergleicht Kneipp die schwammigen Fettpolster eines mehr als 150 kg wiegenden Herrn mit dem morschen Mauerwerk seiner Kirche, das schließlich dem Spitzhammer zum Opfer fiel. Für Kneipp war der Blitzguß gleichsam der heilsame Spitzhammer, der unerwünschte Fettmassen aufzulösen hatte.

Wenn der Blitzguß recht gegeben wird, so fängt man unten bei den Füßen auf der Rückseite an, steigt langsam aufwärts dem Rücken zu, und schließlich wird der ganze Rücken möglichst gleichmäßig begossen. Wie die ganze Rückseite, so wird auch die Vorderseite bearbeitet, und gewöhnlich bildet sich schon während dieser Arbeit rasch eine zunehmende Wärme. Der Kranke fühlt sich so auffallend erleichtert, daß er sagt: Ich bin wie neugeboren.

Du willst nun wissen, lieber Leser, wie so ein Blitzguß beschaffen ist, und was er wirkt. Ich war einmal bei einer Feuersbrunst, bei welcher man sich zum Löschen des Brandes einer guten Feuerspritze bediente. Um das Feuer im Innern zu ersticken, suchte man durch die Feuerspritze die Mauer zum Falle zu bringen, was auch gelang.
So ähnlich wird ein Wasserstrahl wie der Blitz durch ein Rohr auf den Körper gerichtet; unten wird angefangen und auch oben jeder Körpertheil abgeblitzt. Dieser Blitzstrom greift fest an und ist keineswegs schmerzhaft; aber Jeder merkt, daß er zerstörend auf Das, was nicht fest ist in seinem Körper, einwirkt. Es geht ungefähr, wie wenn man mit einem Meerrohr einen Rock ausklopft; der Staub muß weichen, dem Rock geschieht nichts.

Die Entfernung zwischen dem Rohr und dem zu Begießenden kann drei bis fünf Meter betragen, je nachdem der Strahl stark oder schwach ist. Die Anwendung kann drei bis acht Minuten dauern. Zuerst schlägt der scharfe Blitzstrahl kräftig ein; dann wird auch abwechselnd mit dem Finger auf die Oeffnung gedrückt, so daß sich der Strahl zertheilt und ein Blitzregen auf die Haut niederfällt, wie wenn der Regen bei einem Gewitter an's Fenster schlägt. Die Oeffnung des Rohres darf höchstens so groß sein, daß ein dünner Bleistift in dasselbe gesteckt werden könnte. Der

Strahl soll auch nicht zu stark sein; die Natur soll nämlich so schonend als möglich behandelt werden.

Die Wirkungen des Blitzgusses sind folgende. Der Kranke bekommt viel mehr Naturwärme, sein Aussehen bessert sich sehr rasch, und der Athem wird leichter. Auch nimmt der Appetit mehr zu. Die Ausscheidungen sind gewöhnlich Schleimauswurf; auffallend aber ist ein ganz ungewöhnlicher Abgang von Urin, oft mit solch starkem Satze, daß solche Leute erschrecken und fragen, ob es denn nicht gefährlich sei, wenn so viel Unrath durch den Urin abgehe.

Dem Zustande des jeweiligen Individuums entsprechend wird der Blitzguß entweder jeden Tag oder jeden zweiten Tag und, wenn die ganze Natur in gesundem Zustande ist, zeitweilig an einem Tage auch zweimal applizirt.

Die Allopathie hat das Massiren eingeführt. Ich bin grundsätzlich dagegen, weil so viele zu mir gekommen sind, die nicht bloß von den Schmerzen erzählten, die sie dabei ausgestanden, sondern auch davon, wie schlecht es ihnen bekommen. Das Drücken, Reiben, Zerquetschen kann sehr leicht Gefäße zum Bersten bringen, das Blut aus den feinen Aederchen austreiben und so leicht große Zerstörungen anrichten. So kam zu mir ein Kranker, der mehr als fünfzig Geschwüre bekommen hatte, weil Säfte und Blut sich durch das Massiren entzündeten und so Geschwüre bildeten, welche unter vielen Schmerzen eiterten, Statt der Massage kann ich mit gutem Gewissen den Blitzguß empfehlen, welcher diese nicht bloß ersetzt, sondern an Wirkung noch bei Weitem übertrifft. Der Blitzguß hämmert und klopft am ganzen Körper, und was nicht fest ist, wird aufgelöst und ausgeleitet.

KNEIPP HEUTE

Den seinerzeit praktizierten Massagen – man höre und staune – von der Allopathie, also der Schulmedizin, nicht der Naturheilkunde eingeführt, wies er keine nennenswerte Heilwirkung zu. Im Gegenteil, sie wären eine Plage für das jeweilige Opfer und würden das Entstehen von Geschwüren begünstigen. Inzwischen hat die manuelle Massagebehandlung einen gesicherten Platz in der Kurmedizin, bei Kneipp-, Trink- und Thermalkuren. Körpermassagen sind beim Kurpublikum hochgeschätzt und werden als unverzichtbarer Bestandteil einer Badekur geradezu gefordert. Auch in der allgemeinen Kassenpraxis sind die Behandlungswünsche nach Massagen so zahlreich, daß die Kostenträger das Budget dafür beschränken. Aus kurärztlicher Sicht haben Massagen, wenn sie gezielt eingesetzt werden, besonders bei muskulären Verspannungen und Verkrampfungen eine spezifische Heilwirkung. Das gilt besonders für die Bindegewebsmassagen.

Daß nun wanstige Naturen schwammig sind, ist Jedem klar, und ebenso, daß sich das Schwammige leicht auflöst. Das kalte Wasser zieht alles Aufgelöste zusammen, und es entweicht entweder durch die Transpiration oder durch den Urin. Gerade Diejenigen, welche zur Corpulenz geneigt sind, haben auch nicht die kräftigsten Organe. Es bildet sich zu viel Blut, und es geht, wie wenn viel und starker Rauch durch den Kamin geht; schnell setzt sich viel Ruß an, und so geht es auch bei diesen Naturen. Einen Beweis hiefür geben sie uns, indem sie gewöhnlich einen schweren Athem und einen mühsamen Gang haben und schnell müde werden. Es setzt sich in ihrem Innern, wie ich von der Kirchenmauer gesagt, ein doppelter oder dreifacher Anwurf an, der entfernt werden muß.

So hat ein Beamter aus Oesterreich nach einer längeren Kur 73 Pfund an Gewicht verloren; als er ankam, konnte er kaum athmen, war in ganz gedrückter Stimmung und schleppte sich mühsam mit dieser Last umher. Der Blitzguß entledigte ihn derselben, und sein Aussehen wurde frisch, gesund und wahrhaft jugendlich. Er bekam ganz leichten Athem, konnte ohne Mühe gehen und nahm seinen Beruf, den er bereits aufgegeben Willens gewesen war, jetzt mit Freuden wieder auf. Dieser gute Herr hat schon öfters den Versuch gemacht, dieser Last los zu werden, was ihm aber nicht gelang. Man schrieb ihm Diät vor, die ihn hart genug ankam; allein obwohl er wenig Nahrung zu sich nahm, so nahm sein Körpergewicht dennoch nicht ab, und er blieb immer gleich dick. Ganz sonderbar sah der Mann in seiner Kleidung aus. Als er mir einmal seine weiten Beinkleider zeigte, meinte ich scherzhaft, er könnte wohl bei der heutigen Wohnungsnot einen Schneider in seinen Beinkleidern logieren lassen. Ich habe diesem Herrn den strengsten Auftrag gegeben, er solle in seiner Lebensweise, wenn sie sonst vernünftig sei, durchaus nichts ändern. Er war übrigens weder ein Vielfraß noch ein Trinkbruder, sondern lebte im Gegentheil ganz einfach. Diese Korpulenz entstand bei ihm dadurch, daß sich zu viel Blut und aus diesem eine wanstige Masse bildete; auch sein Beruf – er stand im Kanzlleidienst – leistete einer solchen Anstauung großen Vorschub. Weil aber ein rascher Wechsel der Nahrung auch seine schlimmen Folgen haben kann, so habe ich auch gegen das Entziehen der gewohnten Kost ganz gewichtige Bedenken. Hält auch der Eine oder Andere eine derartige Kur gut aus, so kann sie doch für Manche die schlimmsten Folgen haben, und deßhalb gab ich dem Herrn, wie bereits gesagt, den Rath, in der gewohnten vernünftigen Lebensweise nichts zu ändern.

Kneipp Heute

Das Problem der »Adipositas«, um einen Fachausdruck zu gebrauchen, blieb und bleibt nach wie vor ungelöst. Die wohlmeinende Annahme einer angeborenen oder krankhaften drüsenbedingten Fettsucht ist eine selbstgebastelte Schimäre. Schwerpunkt der Behandlung muß eine langwierige Entwöhnungstherapie in Einzel- und Gruppengesprächen sein, mit dem Ziel, die Eßgewohnheiten auf das individuelle Normalmaß zu reduzieren. Für Kneipp war es der Blitzguß, der dem Eßlustigen gewissermaßen einhämmerte, daß er sich um der Gesundheit willen seiner »Hypothek« entledigen müsse. Psychologisch genial war seine Empfehlung, die Eßgewohnheiten unverändert zu belassen. Damit fungierte Kneipp nicht als strenger Gebieter, sondern wurde zum gütigen Freund und Beichtvater, der um keinen Preis enttäuscht werden durfte. Die angegebenen 36,5 kg, die der österreichische Beamte In Wörishofen ließ, waren nicht so sehr der stolze Lohn zahlreicher Blitzgüsse, als vielmehr das Ergebnis einer freiwilligen Nahrungskarenz in ergebener Selbstbeschränkung.
Was nun die Wirkung des Blitzgusses anbetrifft, so summieren sich der kalte Temperatur- und der mechanische Druckreiz. Die reaktive Durchblutung ist demnach viel kräftiger als bei einem einfachen kalten Vollguß. Die Stoffwechselvorgänge, insbesondere die Wasserausscheidung über Haut und Nieren werden aktiviert. Auch der Blitzguß war, ähnlich dem Vollguß, dem Wandel der Zeiten unterworfen. Aus dem

blitzenden Kaltguß, dem der Ruf einer gelinden Folter vorauseilte, und nur bei stämmigen Mannspersonen Anerkennung fand, wurde zu einem erträglichen Warm-Kalt-Blitzguß, ebenfalls in verschiedenen Variationen. Wir unterscheiden heute zwischen dem Schenkel-, Unter-, dem Rücken- und dem Vollblitz, fast immer als Wechselblitzguß verabreicht. Die Heilanzeigen für den Blitzguß sind nicht vorwiegend Übergewicht, wie man aus den Zeilen Kneipp's entnehmen könnte, sondern muskuläre Verspannungen des Rückens, Verschleißerscheinungen verschiedener Gelenke und der hohe Blutdruck bei stabilen Kreislaufverhältnissen. Erwähnt werden muß allerdings, daß Venenerweiterungen an den Beinen, Krampfadern und Blutungsneigung die Verordnung eines Blitzgusses verbieten. Außerdem ist zu beachten, daß bei Frauen generell, infolge der Druckempfindlichkeit ihres Gewebes, in der Verordnung von Blitzgüssen äußerste Vorsicht geboten ist.

Zeitgeschichtlich erwähnenswert ist die damalige Wohnungsnot, an der offenbar ein ganzes Jahrhundert nichts ändern konnte.

Wie es in der Welt nichts Gutes gibt, das nicht mehr oder weniger angegriffen wird, so hat man auch die Wirkung des Blitzgusses falsch beurtheilt und denselben bei Herzleidenden für gefährlich erklärt. Ja selbst meine Aerzte nahmen Anstand, den Blitzguß gut zu heißen, weil sie fürchteten, daß er bei dieser Krankheit gefährlich sein könnte. Ich behauptete stets das Gegentheil, wenn anders der Blitzguß in der rechten Weise angewendet werde. Doch wenn der Mensch einmal etwas nicht glaubt, heiße er Thomas oder Doktor, so will er es auch nicht annehmen. Nun wurden mehrfache Versuche gemacht. Die Zahl der Pulsschläge wurde festgestellt vor dem Blitz, wenn der Kranke halbgeblitzt war, und ebenso bei Schluß des Gusses, und man höre und staune: das Resultat dieser Tortur, wie der Blitzguß manchmal auch genannt wird, fiel zu meinen Gunsten aus, und zwar in einer die ungläubigen Aerzte gänzlich überzeugenden Weise.

HEUTE

Kneipp machte aus seinem Herzen keine Mördergrube und sprach manch derbes Wort. Dem böswilligen Schwätzer »einen Blitzguß auf's Maul« soll einer seiner Standardsprüche gewesen sein. Wenn er die »Doctores« mit dem »ungläubigen Thomas« vergleicht, so war das sicher ein beabsichtigter Seitenhieb auf die Ärzte, die ihm ja teilweise das Leben schwer machten.

So hatte ein junger Priester, dem man keinen Tischtitel gegeben hatte, weil er ein Herzleiden habe (insufficientia valvulae mitralis), am ersten Tag 108 Pulsschläge vor dem Blitz, nach demselben jedoch nur mehr achtzig. Die Aerzte meinten, man werde sich wohl getäuscht haben, und wollten der Sache noch immer keinen rechten Glauben schenken, und der kranke Herzleidende wurde am folgenden Tage wieder geblitzt. Vor der Anwendung machte sein Puls 120 Schläge in der Minute und nach derselben noch 88. Der Kranke selbst fühlte sich ganz außergewöhnlich wohl rund ruhig und erklärte: »Mir fehlt gar nichts; so wohl und behaglich ist es mir schon viele Jahre nicht mehr gewesen.«

Kneipp Heute

Erstaunt wird der Leser des Originaltextes zur Kenntnis nehmen, daß Kneipp dem Blitzguß auch bei Herzleidenden eine heilsame Wirkung beimaß. Ein kalter Blitzguß wirkt ergotrop im Sinne einer vagotonen Kreislaufreaktion. Es ist durchaus denkbar, daß bei einer nervösen Dyscardie vagotone Reize die Pulsfrequenz reduzieren. Hier eröffnet sich für die forschende Naturheilkunde ein weites und dankbares Betätigungsfeld.

- Wie wirkt ein kalter Vollguß von 2 Min. und 16° C. auf Blutdruck und Puls.
- Wie wirkt ein kalter Blitzguß (Vollblitz) von 2 Min. und 16° C. auf Blutdruck und Puls.

Bei zwei Probanden, die organisch gesund sein müssen, sind Blutdruck und Puls unmittelbar vor und nach der Applikation, dann alle 5 Min., eine halbe Stunde lang zu messen; außerdem sind bei beiden Versuchspersonen genannte Gußvarianten an verschiedenen Tagen durchzuführen. Wünschenswert sind Personen mit niedrigem, normalem und erhöhtem Blutdruck.

Die von Kneipp angegebene »Mitralklappeninsuffizienz« ist ein Fall für die moderne Herzchirurgie. Gegen die Verordnung leichter Kuranwendungen als voroperative Maßnahme, um den Allgemeinzustand des Patienten zu festigen, ist nichts einzuwenden.

Wickel, Ausschläger, Auflagen.

Allgemeines.

Wenn auch in der Wasserkur die Gießungen wegen ihrer Einfachheit, Wirksamkeit und sehr kurzen Dauer die höchste Bedeutung haben, so sind doch auch die Wickel beinahe von derselben Wichtigkeit zur Heilung der Krankheiten. Wer das Wasser in seiner Wirkung kennt und die Anwendungen recht zu geben versteht, der kann durch Wickel und Auflagen dasselbe erreichen wie durch Gießungen; freilich geht es etwas umständlicher und langsamer her.
Die Wickel werden eingetheilt in: Kopfwickel, Halswickel, kurzer Wickel, Unterwickel und Fußwickel. Zuletzt kommt noch der ganze oder Vollwickel, auch spanischer Mantel genannt.
Wie jeder Wickel seinen eigenen Namen trägt, so hat er auch seine eigene Wirkung, und wie die Wickel ganz verschieden von einander sind, so sind auch ihre Wirkungen verschieden. Doch darin stimmen alle überein, daß sie auflösen, die kranken Stoffe selber aufnehmen, ausleiten und so die Natur verbessern. Wie die Wickel kranke Stoffe auflösen und auffangen, so nehmen sie auch die Hitze in sich auf und entfernen das Uebermaß derselben oder geben auch umgekehrt der Natur eine künstliche Wärme, wie es eben ihr Zustand erfordert. Sie leiten die Fieberhitze ab und geben den Frostigen auch Wärme.
Große Sorgfalt muß man darauf verwenden, daß die Wickel, wie auch die Auflagen, recht gemacht werden; denn sonst bewirken sie das Gegentheil von dem, was man durch sie bezwecken will.

Kneipp Heute

Die Körperwickel bilden mit den Güssen und Bädern eine Therapieeinheit. Im Kurgebrauch gehören Waschungen und Wickel zu den Frühanwendungen im Zimmer bzw. Bett – man spricht auch von Bettanwendungen – während Bäder und Güsse später, in einem Zeitabstand von mindestens zwei Stunden, im Baderaum verabreicht werden.

Der Kopfwickel.

(Siehe »Meine Wasserkur« 50. Auflage Seite 93.)

Der Kopfwickel umfaßt den ganzen Kopf, nur das Gesicht ist ausgenommen. Ein in's Wasser getauchtes Tuch (von Leinen), wird so über den Kopf gelegt, daß der ganze Kopf gut eingehüllt ist, so daß zwischen Tuch und Haut kein luftleerer Raum vorhanden ist. Die Haare sind freilich lästig dabei und müssen entweder abgeschnitten oder gleichmäßig auf dem Kopfe naß gemacht werden, worauf dann das Tuch um den Kopf gewunden wird. Es ist aber unbedingt nothwendig. daß die Haare selbst naß gemacht werden; denn sonst würde die Nässe der Decke oberhalb der Haare nicht durchdringen und keine Einwirkung haben können. Das Tuch wird gewöhnlich in k a l t e s Wasser getaucht, wenn nichts Besonderes bemerkt ist.
Sobald nun eine warme Ausdünstung aus dem Kopfe geht, wird sie von dem feuchten Tuche aufgenomnmen, und es entwickelt sich eine angenehme Kopfwärme, die eine um so größere Ausdünstung bewirkt, je größer die Hitze wird, und je mehr das Tuch aufsaugt.
So ein Kopfwickel dauert gewöhnlich eine Stunde. Wenn er zu lange liegen bleibt, so entwickelt er eine außerordentliche Hitze, die dann viel Blut in den Kopf ziehen würde. Dann würde aber das Leiden, statt vermindert, nur noch vermehrt werden. Sollte sich jedoch die Hitze ganz rasch entwickeln und Blutandrang in den Kopf Schmerzen bringen, so könnte sehr bald durch eine Gegenanwendung alles wieder gut gemacht werden; diese Gegenanwendung wäre ein Fußwickel von unten bis an die Waden.

Der Kopfwickel kommt am wenigsten vor, weil es überhaupt mein Grundsatz ist, auf den Kopf so wenig als möglich einzuwirken, stark schon gar nicht, weil gerade die Organe des Kopfes zu den feinsten gehören und deßhalb auch recht leicht größere Nachteile entstehen können. Man kann überhaupt viel sicherer und leichter vom ganzen Körper aus auf den Kopf einwirken. Wenn Einer zuviel Blut im Kopfe hat, so wird er durch den Kopfwickel das Blut gar nie zurückdrängen können; er muß von unten her das Blut ableiten. So dürfen also die Kopfwickel nicht oft genommen werden, in der Woche h ö c h s t e n s e i n - bis z w e i m a l und nur in ganz seltenen Fällen auch dreimal.

Über das um den Kopf gewundene Tuch muß immer ein trockenes, genau anliegendes gewunden werden, und zwar besser zwei- oder dreifach als nur einfach.
Der Kopfwickel ist am wirksamsten, wenn durch rheumatische Zustände oder durch zu vieles Andrängen des Blutes der Kopf eingenommen ist und die Ableitung aus dem Kopfe auf andere Weise nicht vor sich gehen will, z. B. bei Blut- und Säftestauungen. Bei Gehirnleiden darf er nur selten genommen werden; denn sobald ein Wickel zu stark ausleitet, tritt gewöhnlich eine größere

Schwäche ein. Wird der Wickel entfernt, so darf nie ein Abguß stattfinden, wie es die Leute so gerne machen. Man bewirkt ja durch den Wickel Ausdünstung, und diese würde durch den Abguß rasch unterdrückt; man verweile vielmehr in einer gelinden Temperatur oder im Bette, damit noch eine starke Ausdünstung stattfinden kann. Dann trockne man den Kopf gut ab! Nach vier bis fünf Stunden kann derselbe wohl auch gewaschen werden, jedoch nicht die Haare.

Kneipp Heute

Der Kopfwickel hat sich schon zu Zeiten Kneipp's von den wirksamen und geschätzten Anwendungen verabschiedet. Inzwischen ist er zu Recht in Vergessenheit geraten. Haare, Augen, Mund und Nase sind dem Kopfwickel im Wege. Was blieb, ist eine kalte Auflage auf die Stirne, besonders hilfreich bei Kopfschmerzen, Benommenheit, Schwindel und Migräne.

Ein zusammengelegtes Leinentuch in Größe einer Stoffserviette wird mit Wasser, so kalt wie möglich; getränkt, ausgewunden und bis zum Haaransatz auf die Stirne gelegt. Ein paar Tropfen Fichtennadel-Franzbranntwein oder Klosterfrau-Melissengeist auf das feuchte Tuch verstärken die Wirkung.

Der Halswickel.

(Siehe »Meine Wasserkur« 50. Auflage Seite 94.)

Dieser Wickel führt deshalb den Namen Halswickel, weil er sich bloß auf den ganzen Hals erstreckt. Er beginnt daher unterhalb des Ohres, unter dem Kinn und reicht hinunter bis zum Halsring. Wird so ein Wickel angewendet, so braucht man ein dickes, weiches Tuch, das sich recht genau an den Hals anschließt. Das Tuch kann vier- bis sechsfach sein; natürlich muß darüber ebenfalls ein vier- bis sechsfaches trockenes Tuch gewunden werden.

Die Wirkung des Halswickels ist: **Auflösen** und **Ausziehen**, seien es nun Stoffe aus dem Hals, oder sei es ein Ausleiten der Hitze. Er darf aber nie lange aufgelegt sein, ohne frisch erneuert zu werden, weil sich sonst im Hals rasch Wärme entwickelt; wenn aber die Wärme zu groß wird, so bringt er mehr Nachtheile als Vortheile. Seine Wirkung geht auf den Kopf und auch auf den Leib; er leitet vom Kopfe abwärts und schneidet die Zufuhr ab; was in den Kopf hinaufsteigen will, wird daher vom Halswickel erfaßt. Wird also der Halswickel heiß, so leitet er das Blut vom Kopfe und ebenso vom Körper in den Hals, und wie das Blut, so auch die Säfte.

Es hat z. B. Jemand einen **dicken Hals** gehabt und wollte denselben durch Halswickel wegbringen. Damit der Wickel recht gut wirke, hat er ihn recht lange am Halse gelassen. Doch nahm sein Hals Tag für Tag zu, und er konnte nicht begreifen, daß der Wickel seinen dicken Hals nicht heile. Als endlich der Hals auf's Höchste angeschwollen war, erzählte er mir seinen Jammer. Ich antwortete ihm kurz: »Wenn Sie vom Kopf und vom Körper in den Hals leiten, dann muß ja Ihr Hals dick werden. Wenn Sie aber Ihren Hals dünner machen wollen, so legen Sie ein recht kaltes Tuch um denselben! Das wirkt zusammenziehend; sobald aber die Wärme kommt, hebt sie das Zusammengezogene wieder auf. Was also die erste Hälfte gut gemacht hat, das vereitelt die zweite Hälfte wieder, brauchen Sie Kälte, um die Hitze zu dämmen, dann müssen Sie alle Viertelstunde wechseln, und so eine ganze bis anderthalb Stunden lang. Auf diese Weise allein werden Sie auf den Hals einwirken können.«

Hat Jemand zu starken A n d r a n g d e s B l u t e s in den Kopf, so wird er durch den Halswickel nichts erreichen. Dazu gehört ein Wickel, der das Blut nach unten leitet, und zwar entweder ein Fußwickel oder ein Schenkelwickel oder ein naßes Tuch, auf den Unterleib. Kurz, man muß von unten aus das Blut von oben herableiten. Der Halswickel kann wohl vom Kopfe ableiten, aber nur dadurch, daß er aufnimmt, und daß das Aufgenommene sobald als möglich wieder entfernt wird, was nur durch rasche Erneuerung des Wickels geschieht.

Bei einer H a l s e n t z ü n d u n g könnte, wer einigermaßen Gewandtheit hat, den Halswickel recht gut anwenden. Wer aber dessen Wirkung nicht ganz gut kennt, der macht es schlimmer. Ist eine Entzündung im Hals, so ist auch Blutandrang in den Hals. Wie schnell ist nun aber der Halswickel erhitzt, und dann zieht er das Blut noch mehr an, und das Uebel steigert sich. Wenn also die Hitze oder die Entzündung im Halse durch Wickel gehoben werden soll, so dürfen die Wickel höchstens zehn Minuten dauern und müssen mit dem kältesten Wasser genommen werden. Viel klüger handelt man, wenn man ein sechsfaches Tuch auf den Unterleib legt, welches rasch eine erhöhte Wärme entwickelt, wodurch das Blut in den Unterleib geleitet wird und die Entzündung im Halse nachläßt. Man kann auch die Füße bis an die Kniee einwickeln (Fußwickel), wodurch ebenfalls das Blut von oben nach unten geleitet wird.

KNEIPP HEUTE

Auflösen, ausscheiden und ableiten waren die Heilprinzipien Kneipp's. Stoffwechselgifte und Schadstoffe, die sich bei Hals- und Mandelentzündung im Gewebe ansammeln, sollten entfernt, die entzündliche Hitze ausgeleitet werden. Das Denk- und Behandlungsmodell einer neuzeitlichen Medizin geht natürlich immer vom aktuellen Wissensstand aus. Die Mehrzahl aller entzündlichen Affektionen in Mund, Rachen und Hals sind bakterielle Infektionen. Der behandelnde Arzt hat jeweils zu entscheiden, ob die Behandlung mit Antibiotika notwendig und sinnvoll ist. Mit Recht wird der Allgemeinmedizin der Vorwurf gemacht, daß sie zu oft und zu früh zur chemischen Keule greift, schon bei banalen Infekten, wenn der Organismus gerade dabei ist, seine Immunabwehr zu mobilisieren. Der menschliche Körper muß sich kontinuierlich mit allen möglichen Mikroorganismen seiner Umwelt auseinandersetzen. Das Immunsystem muß gefordert werden, damit das biologische Gleichgewicht zur Umwelt erhalten bleibt. Anschaulich schildert Kneipp die notwendige Technik des Halswickels — möglichst kalt und oft wechseln — damit Abwehr aktiviert, Entzündung und Schmerz hingegen gemildert werden.

Es kann auch Fälle geben, in welchen der Halswickel nicht kalt, sondern heiß angewendet wird. Dieß ist z. B. der Fall bei der H a l s b r ä u n e, wo man durch Wickel, so heiß, als sie der Patient ertragen kann, auf das angestaute Blut einwirkt, um durch die erhöhte Wärme dasselbe aus einander zu treiben und durch einen raschen Stoffwechsel eine weitere Gefahr fern zu halten. Man verfährt hier wie bei einer B l u t v e r g i f t u n g, bei welcher die entzündete Stelle mit heißen Wickeln behandelt wird, wodurch ein Umsichgreifen der Entzündung verhindert wird und die schon verdorbenen Stoffe ausgeleitet werden.

Bei der Diphtherie dagegen, bei welcher eine rasche Wucherung eintritt, wird durch schnell auf einander folgende kalte Wickel das Hinströmen des Blutes verhindert. Wie die warmen Wickel alle zwanzig Minuten wiederholt in warmes Wasser eingetaucht werden müssen, so müssen auch die kalten Wickel nach zehn bis zwanzig Minuten erneuert werden. Der Halswickel wird hauptsächlich gebraucht, um Anstauungen oder Verhärtung und Drüsen am Halse oder am Kopfe aufzulösen und auszuleiten.

HEUTE

Diphterie, wegen der gelblich, braunen Beläge in Rachen und Hals auch Halsbräune genannt, ist eine schwere lebensbedrohende Infektionskrankheit, die einst vornehmlich im Kindesalter zahlreiche Opfer forderte. Dank vorbeugender Maßnahmen wie aktiver Schutzimpfung und therapeutischer Möglichkeiten mit Heilserum und Antibiotika hat diese meldepflichtige Erkrankung ihren Schrecken verloren.

Man könnte vielleicht glauben, daß Kröpfe durch den Halswickel am leichtesten beseitigt würden. Ich muß aber entgegnen, daß dieß nur dann möglich ist, wenn die Wickel nur ganz kurz sind und drei- oder viermal nach einander eingetaucht werden, nachdem sie zehn Minuten um den Hals gewunden waren. Wird nämlich der Wickel warm, so nimmt der Kropf eher zu statt ab, weil das Blut nur noch mehr hinzuströmt und so eine Verdickung des Halses bewirkt.

KNEIPP HEUTE

Auch der Kropf, die sichtbare Vergrößerung der Schilddrüse, ist im Zeitalter gezielter medikamentöser Therapie und behutsamer Operationstechnik keine Indikation für lokale Wickel oder Auflagen. Wenn jedoch innere Unruhe und Angstzustände den Herzschlag beschleunigen, ist der kalte Halswickel, der nach Erwärmung gewechselt werden soll, eine hervorragende naturheilkundliche Maßnahme.

Ein noch nicht lange dauernder Katarrh der oberen Luftwege kann durch den Halswickel in einer Stunde beseitigt werden, wenn nach je acht bis zehn Minuten das Tuch wieder frisch eingetaucht wird. Ganz besonders muß beim Halswickel bemerkt werden, daß der Kranke im Bette sich vollständig ruhig verhält; denn bei jeder Bewegung dringt Luft ein. Die Wickel werden aber nur dann gut wirken, wenn sie gut auf der Haut anliegen.

Der kurze Wickel.

(Siehe »Meine Wasserkur« 50. Auflage Seite 100.)

Der kurze Wickel beginnt unter den Armen und reicht beinahe bis an die Knie. Unter allen Wickeln ist er wohl der wichtigste. Wer diesen Wickel recht anzuwenden versteht und auch so oft gebraucht, als er nothwendig ist, der erreicht wirklich Unglaubliches; wenn er aber nicht recht angewendet wird, dann geht es auch hier wie mit allen Verkehrtheiten; er wird keinen Nutzen bringen, sondern eher Schaden anstiften. Da meint Mancher, wenn man ihm vom kurzen Wickel erzählt, die Sache sei ganz leicht, und er könne sich diesen Wickel recht gut machen. Bei einem Solchen kann ich aber sicher annehmen, daß er ihn ganz gewiß verkehrt macht. Wie er der wichtigste ist, so muß er auch am sorgfältigsten behandelt werden.

Der kurze Wickel wird folgendermaßen gemacht. Allererst kommt in das Bett eine Wolldecke, auf welche man das zum Wickel bestimmte feuchte Tuch legt. Dieses Tuch soll wenigstens vier- bis sechsfach und von grober Leinwand sein. Es muß in's Wasser getaucht und ziemlich gut ausgewunden werden, damit das Wasser nicht abtrieft; es darf aber auch nicht so trocken sein, daß der Körper nicht leicht ganz feucht werden kann. Nun legt sich der Kranke auf das Tuch, welches gut unter die Arme und hinunter bis zu den Knieen reichen muß; dasselbe wird jetzt zuerst von der einen Seite über den Leib gelegt, und zwar auf's Genaueste anliegend, und dann von der andern Seite, ebenso wieder fest anliegend, so daß sich beide Enden über einander schließen. Auch auf die Schenkel soll es so genau angelegt werden, daß nirgends Luft zwischen Wickel und Haut kommen kann. Schließen die beiden Tuchenden gut über einander, dann kommt die Wolldecke, die ebenfalls auf's Genaueste anliegend übereinander gelegt wird, so daß der ganze Körper doppelt eingewickelt ist. (Daß diese Wolldecke unten und oben über das nasse Tuch hinausreichen muß, damit weder das Bett durchnäßt wird, noch die Luft eindringen kann, ist ja klar. Wer keine Wolldecke hat, der kann auch ein leinenes Tuch nehmen und über den nassen Wickel winden.) Je genauer und je gleichmäßiger der Wickel angelegt wird, um so sicherer ist der beste Erfolg zu erwarten. Ueber diese beiden Wickelungen, Tuch und Wolldecke (Kotze), haben schon manche auch ein Band gewunden; ich kann dieß nicht verbieten, sondern muß es im Gegentheil empfehlen, damit Alles recht gut anschließt. Ist der Kranke so gewickelt, so wird er mit einer Decke oder mit einem Oberbett (Plumeaux, Tuchent, Federbett) gut zugedeckt.

Kommt das Tuch **kalt** auf den Unterleib, so bringt es zu erst Frost, welcher aber bald vorüber geht. Dann entsteht in Bälde eine behagliche Wärme. Sobald nun das nasse Tuch warm wird und dann auch das um das nasse gewickelte trockene Tuch, findet durch diese Wärme eine Ausleitung aus dem Körper statt. Wenn der Wickel richtig angelegt ist, so wird die Wolldecke wärmer und feuchter als das eigentliche Wickeltuch. In dieses dringt zuerst der Dunst. Wie der Dampf in die Luft steigt, so zieht aus dem Körper durch das feuchte in das trockene Tuch die Ausdünstung. Den klarsten Beweis hievon bekam ich, wenn ich statt eines Wolltuches ein leinenes, trockenes Tuch nahm, das gerade so feucht wurde wie das eingetauchte Tuch; somit wurde die Flüssigkeit aus dem Körper angezogen.

Was ein **kurzer Wickel bewirkt**, sieht man am besten, wenn das umwundene Tuch in einem Wasser ausgewaschen wird. Ist das Tuch **vor** dem Wickel so rein, daß es beim Waschen kein trübes Wasser macht, so wird hingegen daselbe Tuch, wenn es **nach** dem Wickel im Wasser gewaschen wird, dieses ganz trübe machen. Es kommt sogar öfters vor, daß so ein Wickeltuch eine ganz gelbe Farbe bekommt, ähnlich der der Gelbsüchtigen, die sehr hart herauszubringen ist und nur, wenn man das Tuch in's Gras legt, oder im Winter durch den Frost beseitigt werden kann.

Der kurze Wickel wird vor Allem gebraucht, um **Anstauungen** jeder Art aufzuweichen, aufzulösen und auszuleiten. Bei geschwollener **Leber**, geschwollener **Milz**, Anstauungen überhaupt im **Unterleib**, in den **Nieren**, oder wenn **Wassersucht** sich ansetzen will, auch bei zuviel G a s e n , kurz, wenn im Unterleib irgendwo Anstauuungen oder Wucherungen sich bilden, ist dieser Wickel angezeigt.

Für schwache Leute, Magere, welche im Ganzen wenig Corpulenz haben, taugt der Kurzwickel nicht, und wenn er öfters angewendet würde, so würde die Kraft rasch nachlassen, weil der Natur zuviel entzogen würde.

Bei zu großer C o r p u l e n z taugt der Kurzwickel ganz gut; auch wenn H e r z f e h l e r vorhanden sind oder Beeinträchtigung des Herzens vom Unterleibe aus stattfindet, oder wenn ein Corpulenter an A s t h m a leidet, kann der Kurzwickel recht gut gebraucht werden.

Früher gebrauchte ich diesen Kurzwickel viel öfter; jetzt gebe ich ihn nicht mehr als ein- bis zweimal wöchentlich, ausser in ganz besonderen Fällen, wo viele und rasche Ausleitungen nothwendig sind.

Wenn die Krankheit nicht ganz klar ist, weil der Körper kein Thürchen hat, durch das man hineinsehen könnte, so gibt die Anwendung von einem bis zwei Kurzwickeln manchmal Aufschluß darüber, wo es im Körper fehlt.

HEUTE

Was Kneipp so sehr vermißte, das Türchen am Körper zwecks Einblick, ist heute bereits Routine. Röntgen, Ultraschall, Computer-Tomographie u. a. Untersuchungsmethoden, machen eine bildhafte Darstellung des Körperinneren möglich.

Das Tuch kann in verschiedenes Wasser getaucht werden: in w a r m e s und k a l t e s ; in H e u b l u m e n -, in H a b e r s t r o h - oder F i c h t e n r e i s e r - A b s u d , ja sogar in S a l z w a s s e r .

Der w a r m e Wickel wird angewendet, wenn die Natur vorherrschend kalt ist, oder wenn der Kranke einen solchen Schrecken vor dem kalten Wasser hat, daß er sich nicht entschließen kann, den kalten Wickel zu nehmen. Es werden in diesem Falle der erste und zweite Wickel warm und dann die späteren Wickel kalt genommen. Ist hinlängliche Naturwärme vorhanden, d. h. fröstelt den Kranken nicht, so soll der kalte Wickel an die Stelle des warmen treten.

Wenn es also heißt, man soll einen warmen Wickel statt eines kalten nehmen, so ist darunter nur zu verstehen, daß der warme Wickel erlaubt ist, bis der ängstliche Kranke sich an das kalte Wasser gewöhnt hat. Ferner soll der Wickel bei ganz Schwachen nur zweifach genommen werden, bei Starken vierfach, bei ganz kräftigen Naturen jedoch selbst sechsfach.

Kaum ist der Wickel angelegt, so entwickelt sich eine recht angenehme, behagliche Wärme. Nach ungefähr einer halben Stunde oder auch schon früher steigert sich die Wärme, und man kann annehmen, daß die Ausdünstungen und Ausscheidungen stärker werden. Würde aber der Wickel zu lange liegen bleiben, so würde zuletzt Schweiß kommen, was ich aber nicht für gut halte. Deßhalb soll der Wickel nie zu lange dauern; er würde sonst der Natur zuviel entziehen und sie schwächen. Die Folgen davon wären, daß mit anderen Anwendungen nicht so bald eingewirkt werden könnte. Es bleibt bei mir immer der Grundsatz fest, möglichst gelinde auf die Natur einzuwirken. Wird der Wickel beseitigt, so darf weder eine Abwaschung noch ein Halbbad vorgenommen werden, sondern es muß die Ausdünstung noch längere Zeit hindurch fortdauern, indem durch Bewegung oder durch gleichmäßige Temperatur im Bette Erholung und Ruhe kommt. Daher soll Jeder nach dem Wickel eine halbe bis eine ganze Stunde im Bette bleiben, worauf meistens ein ruhiger Schlaf eintritt. Ist aber Derenige, welcher einen Wickel genommen, gesund und kräftig, so paßt für ihn ganz gut ein Spaziergang, der aber nicht zu lange dauern soll, damit die Kräfte soviel als möglich geschont bleiben.

Wie bereits gesagt wurde, kann beim kurzen Wickel das Tuch nicht bloß in kaltes Wasser, sondern auch in Absud von Heublumen, Haberstroh, Fichtenreisern oder auch in eine Mischung von halb Wasser und halb Essig getaucht werden.

Das H e u b l u m e n - W a s s e r wird dadurch gewonnen, daß die Heublumen entweder mit siedendem Wasser aufgegossen oder einige Minuten gesotten werden. Eine solche Brühe sieht ungefähr aus wie ein schwarzer Kaffee. In diesen Absud wird das Tuch eingetaucht und so behandelt, wie oben beim kalten Wickel gesagt wurde. Durch diesen Wickel kann eine starke Einwirkung auf Auflösung und Ausscheidung erzielt werden. Je wärmer dieser Wickel umgewickelt wird, je eingreifender in die Natur er wirkt, um so mehr werden im Innern trockene Stoffe aufgelöst und ausgeleitet oder bei Fieberkrankheiten das Fieber um so früher gebrochen. Denn wenn Kälte und Wärme in der Natur im Zweikampfe sind, so unterstützt ein starker warmer Wickel die Naturwärme und verdrängt die Kälte.

Auch der H e u b l u m e n - und H a b e r s t r o h - Wickel darf nicht länger als höchstens eine bis eineinhalb Stunden liegen bleiben; denn wenn der warme Wickel zu lange dauert, entzieht er der Natur zu viel, und der Kranke würde bald fühlen, daß er bedeutend schwächer wird. Meistens aber würde der warme Wickel nach Verlauf einer Stunde kälter werden, und dann würde Kälte und Wärme wieder einen neuen Zweikampf beginnen, und die Natur würde dabei mehr belästigt.

Der H a b e r s t r o h - W i c k e l wird vorherrschend bei G i c h t l e i d e n gebraucht; denn ich habe nichts gefunden, was bei Gichtleiden besser auflöst als Haberstroh. Zweimal wirksamer ist es noch, wenn so ein Haberstrohabsud als Thee getrunken wird.

Die F i c h t e n r e i s e r haben den besonderen Vorzug, daß sie die Haut, wenn sie zu verweichlicht ist, robuster und kräftiger machen, und daß der Fichtenreiserabsud auch durch die Poren eindringt und so die Natur kräftigt. Die Fichtenreiser werden eine halbe Stunde ziemlich stark gesotten; ein Wickel aus solchem Absud bewirkt ein eigenes W o h l b e h a g e n im ganzen Körper und s t ä r k t d i e H a u t. D i e s e W i r k u n g läßt sich durchaus nicht abläugnen; denn drei Tage nach dem Wickel riecht man noch das Harz, was Jedem sehr angenehm ist. Nach meinem Dafürhalten kann die Natur, sowie sie ausschwitzt, auch durch die Poren, wenn sie Hunger hat, etwas aufnehmen. So wird also die Haut von den Fichtenreisern gute Stoffe aufnehmen, und diese werden die Natur stärken.

W a s s e r und E s s i g werden gebraucht, um bei Schwächlingen und Solchen, die fast kein Blut mehr haben, eine raschere Wärme zu erzielen. Zu oft darf dieser Wickel aber nicht genommen werden, weil die Kranken nach mehreren Wickeln ausserordentlich schwach werden. Ich finde den Grund nicht so fast in zu starker Ausleitung, als vielmehr darin, als der Essig die Poren zusammenzieht und die Ausdünstung verhindert, wodurch gleichsam eine Spannung im Innern entsteht. Solche Kranke fühlen sich dann ausserordentlich müde und meinen, es sei schon alle Kraft verloren gegangen; doch dauert es höchstens einen Tag, dann ist wieder der frühere behagliche Zustand vorhanden.

Kneipp Heute

Der Kurzwickel ist nicht, wie der Unkundige glauben mag, ein kleiner, kurzer Wickel wie z. B. der Halswickel, sondern ein mächtiger Wickel, der den Körper von den Achselhöhlen bis zur Mitte der Oberschenkel einhüllt. Kneipp war ein Liebhaber umfangreicher Körperwickel. Ganz-, Kurz- und Unterwickel erzielten seinerzeit die umstimmende Heilwirkung bei vielen Erkrankungen, denen die zeitgenössische Schulmedizin hilflos gegenüber stand. Die eben genannten großen Wickel werden heutzutage nur noch im Kurgebrauch — und auch da nur selten — in Gemeinschaft mit anderen Anwendungen verordnet. In der Ära nach Kneipp wurden zahlreiche Wasseranwendungen in ihrer Strenge gemildert. Von der Wandlung des Kaltgusses zum Wechselguß wurde bereits berichtet. So wurde auch der übergroße Kurzwickel in zwei kleinere Wickel geteilt, den Brust- und Lendenwickel, beide als Körperwickel beliebt und bekömmlich. Der Lendenwickel ist im Gegensatz zum Kurzwickel auch ohne fremde Hilfe zuhause durchführbar. Er erfüllt die gleiche Aufgabe wie der Kurzwickel, ist aber weniger anstrengend und deswegen besser verträglich. Er wirkt auf die Leiborgane, den Magen-Darmkanal, auf Leber- und Bauchspeicheldrüse, auf Nieren und Blase. Auch die Muskulatur im Lendenwirbelsäulenbereich wird gekräftigt. Der kalte Salz-Lendenwickel (2 gehäufte Eßlöffel Salz auf 1 l Wasser) hat durch Anregung der Darmtätigkeit und Mobilisierung des Stoffwechsels als sogenannter Schlankheitswickel eine gewisse Berühmtheit erlangt. Besonders angezeigt ist er bei chronischem Blähbauch und dem sogenannten Roemheldschen Symptomkomplex, wenn Luft im Magen und Darm zu Verdrängungsbeschwerden führen.

Ob nun der Lendenwickel »kalt« oder »warm« angelegt werden soll, kann selbst den erfahrenen Therapeuten in Verlegenheit bringen. Das Beschwerdebild und die subjektive Kälteempfindlichkeit sind wichtige Entscheidungshilfen. Für Kneipp war der Warmwickel eine Brücke zum Kaltwickel, dem er die größere Heilwirkung zumaß. Das instinktive Verlangen des Patienten nach »warm« oder »kalt« wird die Auswahl erleichtern. Der Fröstelnde mit krampfartigen Leibschmerzen wird eher nach »warm« rufen, während der kraftvolle Pykniker mit hohem Blutdruck nach »kalt« verlangt. Die empirische Lebensweisheit, »Probieren geht über Studieren«, gilt ganz besonders für die Wickeltherapie. Im Zweifelsfalle wird man sich zuerst für »warm« entschließen, wennschon die Praxis lehrt, daß jeder Kaltwickel bei normalem Blutkreislauf in kurzer Zeit erwärmt und schließlich als Warmwickel wirkt. Beim Ausbleiben einer reaktiven Erwärmung hat der Wickel sein Ziel verfehlt.

Heublumen- und Haferstrohabkochungen waren zu Kneipp's Zeiten die bevorzugten Wickelzusätze. Durch Aufkochen von jeweils drei bis vier Handvoll des jeweiligen Zusatzes auf drei bis vier Liter Wasser erhalten wir den entsprechenden Kräuterabsud. Inzwischen stehen für die Warmwickeltherapie verschiedene Badeöle zur Verfügung: in Frage kommen Heublumen, Thymian, Wacholder, Rosmarin, Zinnkraut u. a.

Kneipp bezeichnet den Kurzwickel als seinen wichtigsten Wickel. Die beiden Körperwickel, der Brust- und Lendenwickel, die gewissermaßen die Erbschaft des mächtigen Kurzwickels angetreten haben, zählen innerhalb einer Badekur, aber auch im Hausgebrauch zu den häufigsten und erfolgreichsten Kneippanwendungen. In der praktischen Durchführung verwandte Kneipp nur zwei Tücher, das doppelt oder vierfach gelegte leinene Naßtuch und das abdeckende Wolltuch. Inzwischen hat sich folgende

Technik bewährt: An den Körper kommt das leinene Naßtuch, darüber das baumwollene Zwischentuch und dann das abdeckende oder abschließende Wolltuch.

Der Unterwickel.

(Siehe »Meine Wassertur« 50. Auflage Seite 98.)

Der Unterwickel beginnt in der Höhe der Brustwarzen und reicht ganz hinunter, so daß sowohl die Beine wie der Leib eingewickelt werden. Es wird gewöhnlich ein zweifaches Tuch in kaltes Wasser oder auch in Heublumen- oder Haferstroh-Wasser getaucht und auf folgende Weise aufgelegt. Auf ein festes Matratzenbett wird zuerst eine Wolldecke und auf diese das feuchte Tuch ausgebreitet, auf welches sich nun der Kranke legt. Dann wird zuerst von der der einen und hierauf von der andern Seite das Tuch über den Körper geschlagen, und selbst die Beine werden einzeln eingewunden. Es muß aber wie bei allen Wickeln das Tuch auf's genaueste auf der Haut aufliegen. Sind der Körper und die Beine mit dem nassen Tuch gut eingewickelt, dann wird die Wolldecke auf's sorgfältigste umwickelt und hierauf der eingewickelte Theil auch noch mit einer Decke oder einem Oberbett zugedeckt. Wenn das kalte Tuch anfangs auch etwas frostig zu sein scheint, so entwickelt sich doch rasch eine recht angenehme Wärme, welche der eingewickelte Körpertheil bereits in drei bis zehn Minuten verspürt. Sobald die Feuchtigkeit auf die Haut kommt, die Hautporen und die Haut selbst aufweicht, und sobald sich Wärme entwickelt, leitet das erwärmte Tuch aus und entzieht der Natur eine Menge Krankheitsstoffe, die durch Schweiß oder Transspiration schon längst hätten entfernt sein sollen.

Kneipp Heute

Auch der Unterwickel führt nur noch ein Schattendasein im Kurwesen. Er wirkt in seinem Umfang auf zwei Organgebiete des Körpers, den Leib und die Beine. Gas- und Flüssigkeitsansammlungen im Leib werden zur Verteilung aus Ausscheidung gedrängt, Gewebsstauungen der Beine beseitigt. Im Hausgebrauch teilte sich der umfangreiche Unterwickel in die einfacher handzuhabenden Lenden- und Beinwickel. Während der Lendenwickel als Kalt- und Warmwickel seine vorzügliche Wirksamkeit unter Beweis stellt, entwickelt der Beinwickel seine Heilwirkung vorwiegend als Kaltwickel. Nur in ganz seltenen Fällen werden warme Heublumen- oder Haferstrohwickel als Schmerz- und Krampflöser an Waden oder Oberschenkel angelegt; Krampfadern und Venenerweiterungen mit Neigung zu Komplikationen mahnen zur Vorsicht gegenüber applikaver Wärme.

In diesem Wickel bleibt man eine ganze bis anderthalb Stunden, in seltenen Fällen wohl auch zwei Stunden lang, was vor jeder Anwendung in der Regel gesagt wird. Wird der Wickel entfernt, so thut der Kranke gut, wenn er womöglich noch eine halbe bis eine ganze Stunde im Bette bleibt, damit noch eine längere Ausdünstung stattfinde, welche natürlich auch in aller Ruhe vor sich geht. Gewöhnlich tritt dann ein ruhiger Schlaf ein, den man nicht vermehren soll. Man kann auch nach Entfernung des Wickels einen Spaziergang machen; denn gerade durch die Bewegung bleibt die gehörige Wärme erhalten, und es wird auch dadurch die Transspiration noch mehr befördert.

Schon oft wurde ich gefragt, ob man nach diesem Wickel und überhaupt nach allen Wickeln kein Halbbad oder eine Ganzwaschung vornehmen dürfe oder solle; ich mußte immer die Antwort geben: »Wenn es nothwendig wäre, ein Halbbad oder eine Ganzwaschung vorzunehmen, würde es schon auf dem Rezepte stehen.« Es soll also nach einem Wickel nie ein Halbbad oder eine Ganzwaschung vorgenommen werden.

KNEIPP HEUTE

Kneipp lehnte Waschung und Bad nach einem Wickel, selbst wenn es zur Schweißbildung kam, rundweg ab. Heutzutage ist die verordnende Ärzteschaft toleranter. Eine Warm- oder Kaltwaschung zur Schweißbeseitigung nach einem Wickel kann dessen heilsame Wirkung keineswegs schmälern, wenn die notwendige Bettruhe eingehalten wird.

Der Unterwickel wirkt **auflösend** und **ausleitend** auf **Körper** und **Beine**. Sind Stauungen oder Geschwülste im Unterleibe oder an den Beinen vorhanden, so werden sie aufgelöst. Und wenn durch Verkältung Störungen im Unterleibe eingetreten sind, und wenn bald Hitze und bald Kälte vorhanden ist, so ist dieser Wickel im Stande, alle Unordnungen zu heben. Sind die Beine geschwollen, und liegt die Ursache hievon im Unterleib, weil von da aus kranke Stoffe in die Beine gedrungen sind, so ist gerade dieser Wickel der allerbeste Helfer. Bei hitzigen Fiebern, bei welchen zu viel Blut nach dem Kopfe und der Brust strömt, leitet dieser Wickel das Blut abwärts in den Unterleib und in die Füße. **Gichtleiden**, **Podagra** und andere Fußgeschwülste, die doch immer mit dem Unterleibe in Verbindung stehen, können dadurch leicht gehoben werden. Leider muß ich gestehen, daß dieser ausgezeichnete Wickel, der so viele Leiden der menschlichen Natur zu heben im Stande ist, sehr oft nicht richtig angewendet wird. Und dann muß immer das liebe Wasser oder Derjenige, welcher dazu gerathen, die Schuld tragen.

HEUTE

Für das Anschwellen der Beine kann der Unterleib, dem Kneipp nur allzuhäufig eine unheilvolle Rolle zuwies, kaum zur Verantwortung gezogen werden. Bei älteren Patienten muß zuerst an eine Herzleistungsschwäche gedacht werden. Die häufigsten Ursachen sind Störungen im Blutkreislauf- und Lymphgefäßsystem, wenn der Abfluß des venösen Blutes oder der Lymphe aus den Beinen behindert ist. Der hydrostatische Druck der Blutflüssigkeit führt dann zu Oedemen — so heißen im medizinischen Sprachgebrauch Wasseransammlungen in den Beinen, wenn die nachlassende Herzkraft den Transport des Blutes nicht mehr bewältigt oder die Blutgefäße ihre Haltekraft eingebüßt haben.

Auch Kneipp war kritischen Äußerungen gegenüber nicht unempfindlich, wenn er z. B. kategorisch vermerkt, daß für einen ausbleibenden Heilerfolg nicht »das liebe Wasser« oder »dessen Verordner« die Schuld trage, sondern nur die unsachgemäße Handhabung eines Wickels.

Die Anlegung des Unterwickels könnte Manchem etwas beschwerlich vorkommen, besonders wenn er Niemanden hat, der ihm dazu behilflich ist. In diesem Falle gibt es auch für diesen Wickel einen vollständigen Ersatz. Man nehme ein Unterbeinkleid aus grobem leinenem Tuch, tauche dieses in das kalte Wasser, ziehe es an und wickle die Beine recht gut ein, so daß das Unterbeinkleid möglichst genau auf der Haut anliegt! So wird sich die Wärme ebenfalls rasch entwickeln, und das nasse Unterbeinkleid wird dieselbe Wirkung hervorbringen wie **der** oben beschriebene Unterwickel.

Der Fusswickel.

(Siehe »Meine Wasserkur« 50. Auflage Seite 97.)

Wenn auch jeder Körpertheil an und für sich sehr wichtig ist und keiner fehlen darf, ohne daß dadurch der ganze Körper in Mitleidenschaft gezogen wird, so sind es doch ganz besonders die Füße, welche eine große und wichtige Aufgabe zn lösen haben. Und wenn diese die gehörige Sorge und Pflege nicht bekommen, dann kann der Mensch sich doppelten Schaden zuziehen. Es ist deßhalb auch von großem Vortheile, wenn man die Füße mit besonderen Wickeln pflegt, um Anschwellungen und Anstauungen von Blut oder andere Gebrechen von ihnen abzuwenden oder, wenn sie bereits vorhanden sind, wieder zu entfernen. Deßhalb werden die Fußwickel nach den einzelnen Gebrechen und nach den einzelnen Theilen des Fußes auch verschieden eingetheilt.
1) Der unterste Wickel, welcher den Fuß bis über den Knöchel umfaßt, heißt F u ß w i c k e l. 2) Der W a d e n w i c k e l beginnt oberhalb der Knöchel und reicht hinauf bis zum Knie. 3) Der U n t e r s c h e n k e l w i c k e l reicht von unten an bis über die Knie. Es sind hier auch die Füße mit eingerechnet. 4) Der B e i n w i c k e l umhüllt das ganze Bein bis hinauf zum Becken.
Der e i g e n t l i c h e F u ß w i c k e l wird in der Weise gemacht, daß der untere Fuß bis über die Knöchel mit einem leinenen Tuche einfach oder besser zweifach umwunden wird, und zwar so sorgfältig als nur immer möglich, so daß das Tuch allseitig gut aufliegt, aber nicht zu fest, damit die Blutzirkulation nicht gestört wird. Über das nasse Tuch muß natürlich ein trockenes oder noch besser eine Wolldecke gewunden werden.
Dieser Wickel l ö s t a u f u n d l e i t e t a l l e u n g e s u n d e n S t o f f e a u s, die sich anlagern, besonders wenn es an der Fußpflege stark gefehlt hat. Wie stark leiden oft die Knochen, besonders heutzutage, wo bei einem großen Theile der Menschheit durch zu enge Schuhe die Füße oft sehr stark verkümmern müssen! Die hohen Absätze (Stöckelschuhe) geben auf die Knochen bei jedem Fußtritt einen eigenen Stoß und es ist nicht denkbar, daß die Knochen das für lange Zeit aushalten, ohne Schaden zu nehmen. Die engen Schuhe und hohen Absätze bewirken auch einen gewaltigen Druck, eine Zusammenpressung der Haut, der Muskeln und der Sehnen, so daß das Blut nicht mehr gehörig zirkuliren kann. Deßhalb zersetzen sich die Anstauungen, das Blut wird verderbt, nach und nach bereitet es Schmerzen und schwächt den ganzen Fuß.

Kneipp Heute Auch heute noch gilt, was Kneipp vor mehr als hundert Jahren beklagte, die fürsorgliche Behandlung und achtsame Pflege der in Leder gefesselten Füße komme vielfach zu kurz. Seit eh und je ist der weibliche Fuß ein Statussymbol für Eleganz. Der von Natur aus kunstvoll gewölbte Fuß wird jedoch vergewaltigt, wenn er in enges Schuhwerk gepreßt und im Fersenbereich unnatürlich erhöht wird. In keinem Lebensalter sollten Schuhe zu eng oder zu weit sein. Beim Kauf von Schuhen ist Behutsamkeit notwendig, weder der persönlichen Eile noch der Zungenfertigkeit des Verkaufspersonals nachzugeben, wenn der gefällige Schuh beim Gehen unbequem ist oder an irgendeiner Stelle drückt. Die Zehen müssen Spielraum haben. Ein zu hoher Absatz preßt den Vorfuß in das meist zu enge Fußbett. Schmerzhafte Deformierungen sind dann die unausbleibliche Folge. Sportler sind ohne Einschränkung auf fußfreundliches Schuhwerk angewiesen. Deswegen vereinigt der passende Sportschuh alle Vorzüge, die eine gesundheitsgerechte Fußbekleidung, auch unter Belastung, haben muß.

Die Dauer des Fußwickels ist gewöhnlich ein bis zwei Stunden; es soll aber nach der ersten Stunde eine Erneuerung des Wickels vorgenommen werden; dann ist die Wirkung um so besser. Dieser Wickel kann kalt genommen werden. wenn die Füße nicht besonders kalt sind und nicht eine ganz besondere Auflösung nothwendig ist. Wird aber der Wickel behufs Auflösung verlegener und kranker Stoffe angewendet, so wird er gewöhnlich mit einem Absud von H e u b l u m e n oder Z i n n k r a u t bereitet, so daß die Auflösung und Ausleitung stärker vor sich geht. Der Heublumenabsud wird gewöhnlich warm genommen, weil dadurch eine stärkere Auflösung stattfindet. Statt dieses Fußwickels können auch leinene Socken genommen werden, die man in's Wasser oder in Heublumenabsud taucht und dann anzieht. Immer aber müssen dann trockene Socken über die nassen angezogen werden, oder diese müssen wenigstens mit einem trockenen Tuche oder mit einem Wollstoff umwunden werden.

Wer also Schmerzen in den F ü ß e n um die K n ö c h e l hat, dem werden diese Wickel gut bekommen. Sind die Füße g e s c h w o l l e n, so wird die Geschwulst vergehen, wenn sie nicht vom ganzen Körper aus verursacht ist. Ist der Fuß geschwollen durch Stoßen, starkes Gehen oder durch was immer für eine Einwirkung auf den Fuß, so wird der Fußwickel eine große Wirkung haben. Kommt aber die Fußgeschwulst aus dem Körper, und man würde mit heißen Fußwickeln kommen, so würde, sobald durch den Wickel eine erhöhte Wärme einträte, die Geschwulst noch stärker werden.
So ein Fußwickel kann in der Woche zwei- bis dreimal genommen werden. Aber es sei nochmals bemerkt, daß die Fußgeschwülste sehr häufig aus dem Körper kommen, und dann müßte anders eingewirkt werden.
Der W a d e n w i c k e l beginnt oberhalb der Knöchel und reicht hinauf bis zum Knie. Er kann mit Wasser oder mit Heublumenabsud oder auch mit andern Kräuterabsuden gemacht werden. Ein eingetauchtes Tuch wird so genau wie möglich gut anliegend umgewunden, aber ja nicht zu fest. Darüber wird ein trockenes Tuch (von Leinwand oder Wollstoff) wenigstens zwei- oder dreifach gewunden. Dieser Wickel bleibt gewöhnlich eine bis zwei Stunden, oft auch die ganze Nacht hindurch, je nachdem es der Zustand des Kranken erfordert.
Wenn ich eine Reise von mehreren Stunden machen mußte und meine Füße zu warm geworden waren, so nahm ich ein Handtuch, tauchte es in's Wasser, umwand damit die Waden, und in kurzer Zeit war die Hitze genommen und alle Müdigkeit entfernt. Und so wiederholte ich während des Tages das Eintauchen zwei- bis dreimal. Es reicht sogar ein einziges Handtuch aus, wenn es ziem-

lich lang ist, weil dann nur die eine Hälfte eingetaucht wird, während die trockene Hälfte über die feuchte gewunden wird. Ebenso reicht ein einfacher Wickel oder auch ein Strumpf als Umhüllung über den feuchten Wickel recht gut aus.

Wenn man diesen Wickel den ganzen Tag am Fuße läßt, schadet es auch nicht; denn in kurzer Zeit ist das Tuch trocken, und es kann sich deßhalb keine weitere Hitze entwickeln.

Dieser Wickel paßt auch recht gut für blutarme Leute, bei welchen die unteren Füße in der Regel blutleer sind. Wird durch den Wickel Wärme in die Füße gebracht und erhalten, so dringt das Blut leichter in dieselben, und sie werden dadurch besser genährt. Dieser Wickel ist auch bei großer Kälte feucht anzuwenden, weil dadurch die Fußwärme leichter gesteigert und erhalten wird. Will man eine Ausleitung aus den Füßen vornehmen, so wird der Wickel am Abend angelegt und am Morgen wieder entfernt. Das Tuch kann aber auch während der Nacht ein- bis zweimal wiederholt eingetaucht werden, wodurch die Ausleitung nur vermehrt wird.

Der Unterschenkel-Wickel heißt deßhalb so, weil der ganze Fuß bis an das Knie eingewunden wird. Er kann auch erneuert werden und wird ebenso bereitet wie die oben genannten.

Der Beinwickel hat seinen Namen davon, weil das ganze Bein bis hinauf zum Becken eingehüllt wird. Auch bei diesem Wickel kann man das Tuch sowohl in Wasser als auch in Heublumen- oder andere Kräuterabsude eintauchen. Seine Wirkung ist ebenfalls ausleitend. Er kann bei Geschwülsten und bösen Geschwüren mit gutem Erfolg angewendet werden. Auch bei Krämpfen oder Ischias bewährt er sich vorzüglich. Er kann auch nach einer bis zwei Stunden erneuert werden, wie es eben der Zustand des Kranken erfordert.

KNEIPP HEUTE

Bei keinem Körperwickel ist die Frage nach seiner Temperatur so beachtenswert wie beim Wickel am Fuß, Wade oder Bein. Das hat seine besonderen Gründe! Zu Zeiten Kneipp's wurden die vielfältigen Fuß- und Beinbeschwerden unter der Sammeldiagnose »Schwellung, Stauung, Entzündung, Geschwür« geführt und behandelt. Die seinerzeitige Humorallehre vertrat die Auffassung, daß sich Gifte, Schlacken und Krankheitsstoffe im Körper einen Ausweg suchen, an den Unterschenkeln nach außen drängen und dort Entzündungen und Geschwüre hervorrufen. Heute wissen wir, daß die Makro- und Mikrozirkulation des Blut- und Lymphgefäßsystems die Hauptursachen der verschiedenen Beinleiden sind. Dabei ist den oberflächlichen und tiefen Beinvenen besondere Aufmerksamkeit zu schenken. Lokal applizierte, warme Beinanwendungen gerieten in Verdacht, den Blutstrom zu hemmen und das Entstehen von Venenentzündungen und Thrombosen zu begünstigen. Daß deswegen die praktizierenden Kneippärzte mit aller Vorsicht agierten, das »Kalt« an den Beinen bevorzugten, ist nur allzu verständlich.

Folgende Grundregeln mögen für das Anlegen von Fuß-, Waden- oder Beinwickel hilfreich sein: Bei guter Durchblutung, erkennbar am subjektiven Gefühl der Wärme und der objektiven Prüfung mit der Hand, ist der Kaltwickel immer richtig. Wenn sich allerdings zwanzig Minuten nach Anlegen des Wickels unangenehme Kühle in den Beinen ausbreitet, dann muß der Wickel entfernt werden. Bei einer Arthrose der Knie- oder Fußgelenke können Kalt- oder Warmwickel verabreicht werden. Bei akuten, entzündlichen Schmerzzuständen ist der Lehm-Kaltwickel zu bevorzugen, während im chronischen Stadium ohne Entzündungszeichen der warme Kräuterwickel oder Heusack angezeigt ist. Sichtbare Krampfadern an der Wickelstelle und frühere Venenentzündungen sind jedoch eine Gegenanzeige für die Warmanwendung. Beim Gelenkrheumatismus hat sich zur Behandlung deformierender Gelenkentzündungen der Lehmpflasterwickel vortrefflich bewährt. Bei Rheuma, Ischias und ziehenden Schmerzzuständen ist die Durchblutung hinweisender Indikator. Bei guter Wärmeentwicklung ist der Kaltwickel zu bevorzugen. Er wirkt als Zwei-Phasen-Wickel. Zuerst wird durch den Kaltreiz die reaktive Erwärmung herausgefordert, um dann als Warmwickel dank der Kontinuität vermehrter Durchblutung seine Heilwirkung zu entfalten. Schwellungen der Unterschenkel und Knöchel, auch oberflächliche Venenentzündungen reagieren am besten auf Kaltwickel mit »Retterspitz äußerlich« als Zusatz. Die Dauer eines Wickels beschränkt sich auf ca. eine Stunde; nach Abnahme der Wickeltücher sollte noch eine halbe Stunde Bettruhe eingehalten werden. Der Wadenwickel als Schlafhilfe kann beim Zubettgehen kalt angelegt werden; die Tücher erwärmen, trocknen und können des nachts, wenn sie unbequem werden, abgestreift werden.

Kneipp weist auch auf das Improvisieren eines Wadenwickels hin. Wenn die drei klassischen Tücher nicht zur Hand sind, wird ein langes Handtuch genommen, die eine Hälfte in kaltes Wasser getaucht und über beide Waden gewickelt. Der Trockenteil des Tuches kommt dann automatisch über den Naßteil. Für den Fußwadenwickel genügen auch zwei Paar Kniestrümpfe; über die baumwollenen Naßstrümpfe werden die wollenen Trockenstrümpfe gezogen. Die sogenannten »nassen Strümpfe« sind auch im Fachhandel als Doppelstrümpfe erhältlich.

Der Ganz-Wickel.

Wie man einzelne Körpertheile einwickeln kann, so kann auch der ganze Körper mit einem großen Tuche eingewickelt werden, welches entweder in gewöhnliches Wasser oder in Kräuterabsude getaucht wird. Der ganze Körper wird derart eingewickelt, daß überall das Tuch möglichst genau auf der Haut aufliegt. Die Dauer dieses Wickels ist gewöhnlich eine bis anderthalb Stunden. Ist diese Zeit vorüber, so soll er entfernt werden; wie bei keinem Wickel, so soll man es auch hier nicht zum Schweiß kommen lassen. Statt des Ganzwickels empfehle ich der leichteren Anwendung und des guten Erfolges wegen den sogenannten s p a n i s c h e n M a n t e l.

Der spanische Mantel.

(Siehe »Meine Wasserkur« 50. Auflage Seite 102.)

Der spanische Mantel gleicht einem Hemde, welches auf der Vorderseite ganz offen ist; er kann auch recht gut mit einem Schlafrock verglichen werden, nur daß der spanische Mantel bis auf die Fußspitzen hinunter reicht. Er wird wie ein Schlafrock angelegt und auf der Vorderseite fest über einander geschlagen, so daß er genau auf dem ganzen Körper anliegt. Allererst muß auch hier über das Bett eine Wolldecke ausgebreitet werden; dann legt sich der Kranke in seinem spanischen

Mantel auf die Wolldecke, die rechts und links über einander streng angezogen wird, so daß der Kranke gut eingewickelt in der Wolldecke liegt. Je genauer der spanische Mantel auf den Leib kommt, und je sorgfältiger der Bemantelte in die Wolldecke eingewickelt wird, um so größer ist auch die Wirkung. Gewöhnlich reichen eine bis anderthalb Stunden aus. Der spanische Mantel wirkt wie ein Vesicator auf den ganzen Körper; die Poren werden geöffnet, es tritt bald Wärme ein, und so leitet er viele kranke Stoffe aus dem Körper. Er darf aber nicht zu oft genommen werden, ausser bei einer ganz besondern Krankheit.

Ich kenne einen Priester, der den ganzen Winter hindurch jede Woche einen spanischen Mantel anlegt und sich dabei ganz gesund und wohl befindet.

Es genügt vollständig, wenn er alle acht oder vierzehn Tage angewendet wird, und ich empfehle ihn auch nicht öfters. Wenn aber recht korpulente Leute schnell mager werden wollen, so kann er für kurze Zeit auch jeden zweiten oder dritten Tag genommen werden; ebenso kann er auch in der Woche zwei- bis viermal genommen werden, wenn der ganze Körper angeschwollen ist. Weil der spanische Mantel stark ausleitet, so soll sich Jeder, der eine geschwächte Natur hat oder sehr mager ist, bei der Anwendung desselben sorgfältig in Acht nehmen; denn ein Solcher würde sich zu viel Kräfte und Säfte entziehen und dadurch Schaden leiden. Es heißt eben auch hier wie bei jedem andern Wickel: Man soll vorsichtig sein und ihn auch nicht zu oft nehmen. Es gibt Viele, welche glauben, bei jedem Wickel und so auch beim spanischen Mantel müsse man in Schweiß kommen; das ist aber durchaus nicht richtig. Im Gegentheil soll bloß eine erhöhte Naturwärme die im innern befindlichen kranken Stoffe auflösen, und das Tuch oder der Mantel soll diese aufnehmen. Wird der spanische Mantel entfernt, so kann der Kranke recht gut noch eine halbe bis eine ganze Stunde im Bette bleiben, weil immer noch eine erhöhte Ausdünstung stattfindet. Nach dem spanischen Mantel Waschungen oder ein Bad zu nehmen ist durchaus nicht erlaubt.

Es kann also eine gesunde und kräftige Natur ungefähr alle acht bis vierzehn Tage einen spanischen Mantel nehmen und dabei ganz gut bei Gesundheit und Kraft verbleiben. Es können aber auch die zu korpulenten Naturen ihn auf dieselbe Weise gebrauchen, und zwar ungefähr in der Woche zwei- bis dreimal, aber immer nur zwei bis vier Wochen hindurch; es müssen jedoch stets andere Anwendungen damit verbunden werden, wie z. B. Halbbäder und Vollgüsse. Gewöhnlich tritt Schlaf ein; schläft der Kranke länger als die für den Mantel vorgeschriebene Zeit (eine bis anderthalb Stunden), so soll man ihn nicht wecken.

Ein ziemlich korpulenter Laie hat, um entfettet zu werden, einen ganzen Monat hindurch jeden zweiten Tag einen spanischen Mantel angelegt und täglich noch eine starke Anwendung wie Vollguß, Halbbad oder Rückenguß genommen. Und er erreichte damit, was er erreichen wollte.

Wie der Vollwickel (Ganzwickel) oder spanische Mantel auf den ganzen Körper einwirkt, so können durch ihn auch alle möglichen Krankheiten, die ja doch in irgend einem Theile des Körpers ihren Sitz haben, entfernt werden; er kann aber auch, wenn er von Zeit zu Zeit angewendet wird, vor vielen Krankheiten sehr gut schützen.

Das nasse Hemd.

(Siehe »Meine Wasserkur« 50. Auflage Seite 102.)

Der spanische Mantel bleibt immer etwas umständlich, besonders wenn man Niemanden hat, der ihn gut anlegen könnte. So habe ich viele Versuche gemacht, statt desselben ein nasses Hemd anzuziehen. Dieß geschieht in folgender Weise: Es wird ein Hemd etwas länger als gewöhnlich in kaltes Wasser oder in eine Mischung von Wasser und Essig oder in Kräuterabsude (Heublumen-, Haberstroh- oder Fichtenreiser-Absud) getaucht. Der Kranke zieht dann dieses Hemd an, läßt sich recht gut einwickeln und bleibt eine bis anderthalb, in seltenen Fällen zwei Stunden liegen. Meistens kommt, wenn nicht schon das erste mal, so doch gewiß das zweite oder dritte mal Schlaf. Die Einwickelung in die Wolldecke muß recht sorgfältig vorgenommen werden, damit durch das Wickeln das Hemd recht genau auf den Leib zu liegen kommt; sonst würde die ganze Wirkung vereitelt. Das Hemd kann auch auf der Vorderseite ganz hinunter offen sein wie der spanische Mantel; Manche nennen es deshalb auch den kleinen spanischen Mantel.

Die Wirkung ist natürlich wie beim spanischen Mantel im Großen, so hier im Kleinen auflösend und ausleitend. Wird das Hemd entfernt, so darf weder eine Abtrocknung noch eine Gießung oder ein Bad stattfinden, weil gerade der Auflösung wegen das nasse Hemd angewendet wird.

Ganz besonders anwendbar ist das nasse Hemd bei den Kindern. Es ist ihr spanischer Mantel. Es kann bei hitzigen Fiebern wie bei allen gewöhnlichen Krankheiten gebraucht werden. Es darf aber nicht zu oft genommnen werden, weil es sonst zu viel ausleiten würde. Für gewöhnlich nimmt man es in der Woche ein- bis zweimal; nur bei hitzigen, akuten Krankheiten, bei welchen die Hitze sehr groß ist, kann es öfters angewendet werden. Soll in einem Körper recht viel aufgelöst werden, so darf weder der sogenannte spanische Mantel noch das Hemd zu oft genommen werden, weil sonst der Kranke zu sehr abgemattet würde, z. B. bei harten Anstauungen, welche nur langsam in Verbindung mit anderen Wasseranwendungen gehoben werden können. Das nasse Hemd ist eine vorzügliche Anwendung bei leichteren Krankheiten zur Auflösung und Ausleitung kranker Stoffe.

Kneipp Heute

Von den drei Groß-Wickeln, dem Ganzwickel, dem spanischen Mantel und dem nassen Hemd hat sich der Ganzwickel in der Kurverordnung behauptet. Bei Übergewicht und Fastenkuren besitzt er die Fähigkeit, Stoffwechsel und Hautausscheidung zu fördern. Sich allerdings der Hoffnung hinzugeben, daß der Wickel allein die Pfunde wegschmilzt, bleibt eine Selbsttäuschung. Zur klassischen Schroth-Kur gehört der kalte Ganzwickel als unverzichtbare Begleitbehandlung. Auch innerhalb einer Kneippkur hat er wichtige Aufgaben zu erfüllen. Bei robusten, kreislaufstabilen Personen hat der Ganzwickel einen hohen Stellenwert. Seine Aufgabe ist vorzugsweise die Umstimmung im Sinne einer Ganzheitsbehandlung. Im häuslichen Gebrauch können aus Gründen bequemer Handhabung die von Kneipp beschriebenen Varianten des Wickels Verwendung finden. Ein langes Nachthemd oder ein überlanges Herrenhemd leisten in der Wickelbehandlung von Erkältungskrankheiten vorzügliche Dienste. Der naturverbundene Arzt kann nur bedauern, daß in der Behandlung der vielfach banalen Infektionskrankheiten diese einfachen, natürlichen Methoden in Vergessenheit geraten, und das Vertrauen hingegen der mühelosen Tabletten- und Antibiotikaeinnahme gilt. Dabei werden die Nebenwirkungen der Medikamente und die Resistenzminderung durch Antibiotika in Kauf genommen. Der menschliche Organismus, allerorts und ständig dem Angriff von Mikroben ausgesetzt, benötigt ein abwehrbereites und abwehrwilliges Immunsystem.

Die von Kneipp beschriebene einfache Methode »Naßtuch bzw. Naßhemd«, darüber die Wolldecke, genügen im häuslichen Gebrauch. Der Warmwickel im Kräuterabsud hat vornehmlich bei infektiösen Kinderkrankheiten seine Berechtigung. Seine Anwendung ist eine Frage des Einfühlungsvermögens und der Verträglichkeit. Bei Hitzegefühl und hohem Fieber ist der Kaltwickel zu bevorzugen, während im Schüttelfrost und bei fröstelnden Kindern oder Personen der Warmwickel vorzuziehen ist.

Die Auflage auf den Unterleib.

(Siehe »Meine Wasserkur« 50. Auflage Seite 34.)

Soll auf den Unterleib in besonderer Weise eingewirkt werden, wenn Verhärtungen oder starke Anstauungen vorhanden sind oder zu große Unthätigkeit herrscht, dann ist der kurze Wickel zu streng. Deßhalb gebrauche ich in einem solchen Falle eine Auflage auf den Unterleib. Denn wenn Einer in der Woche mehr als zwei Wickel nimmt, so entzieht er der Natur zu viel Säfte. Der Kranke wird nicht leicht gedeihen. Deßhalb gebrauche ich also für schwache ein zweifaches, für kräftige ein vierfaches und für robuste, sehr kräftige Leute ein sechs- bis achtfaches Tuch.

Diese Auflage beginnt oben bei der Magengrube und reicht hinunter bis zur Hälfte der Oberschenkel. Das zwei-, vier- oder sechsfache Tuch wird in's Wasser getaucht und dann auf den Unterleib gelegt, wo es eine bis anderthalb Stunden liegen gelassen und dann entfernt wird. Will man dieses Tuch anderthalb Stunden liegen lassen, so wird die Wirkung eine um so größere sein, wenn man es nach drei Viertelstunden noch einmal in's Wasser taucht und frisch auflegt. Das frische Wasser wirkt wieder auflösend ein, und das gereinigte Tuch nimmt auf's neue die ausgeleiteten Krankheitsstoffe auf.

Kneipp Heute

Auflagen, kalt, mit oder ohne Zusatz sowie warme Kräuterauflagen sind im Kur- und Hausgebrauch wertvolle Behandlungshilfen. Bei vielen Unpäßlichkeiten und Schmerzzuständen sind die handlichen Kalt- und Warmauflagen bewährte Hausmittel. Die warme Heublumen-Auflage z. B. beim Leibschmerz und Blähbauch, bei rheumatischen Beschwerden auf die schmerzende Stelle und die Thymian-Auflage im Brustbereich bei Bronchitis und Erkältung sollten in jedem Haushalt als Erstmittel einsatzbereit sein. Nicht der Chemie gebührt der erste Platz in der Behandlung banaler Infektionen und Beschwerden, sondern allein den naturheilkundlichen Maßnahmen. Es bedarf keiner Kunstfertigkeit ein zwei- oder dreifach gefaltetes Handtuch ins kalte Wasser oder einen heißen Kräuterabsud zu tauchen und auf die schmerzende Stelle zu legen; als Trockentuch darüber ist ein großes Handtuch oder Wolltuch geeignet. Die Applikation ist sogar im Selbstgebrauch möglich. Der Umfang der Auflage richtet sich nach der Schmerzstelle; sie muß als Leibauflage nicht über beide Oberschenkel reichen, obschon ein deutliches Überlappen des Beschwerdebereiches notwendig ist. Die jeweilige Temperatur der Auflage, kalt oder warm, bestimmt das Beschwerdebild und der Patient; kalt bei innerer Hitze, Wärmestau, Fieber und Herzbeschwerden sowie auf Verlangen des Kranken; warm bei Schmerzen und Verkrampfungen im Leib und Fröstelgefühl.

Sehr häufig wird diese Auflage in H e u b l u m e n -, H a b e r s t r o h oder auch in F i c h t e n r e i s e r - A b s u d eingetaucht, dann jedoch immer nur warm aufgelegt, weil bei schwächlichen Naturen die Naturwärme unterstützt werden soll, und weil der Absud selbst Stoffe enthält, welche durch die Haut aufgenommen werden können nach dem Grundsatze: Wo eine Ausströmung stattfindet, ist auch eine Aufnahme möglich. Den deutlichsten Beweis hiefür sehen wir, wenn das Tuch wiederholt in den Absud getaucht und frisch aufgelegt wird. Ein b l e i c h s ü c h t i g e s M ä d c h e n z. B., das nie rechten Appetit hat, was sicherlich daher kommt, weil der Körper nie gehörig erwärmt ist, bringt gerade durch diese Auflage und durch das wiederholte Eintauchen und Frischauflegen den Magen am ehesten wieder zur Raison. Vor Allem aber ist diese Auflage geeignet, große A n s t a u - u n g e n , G e s c h w ü l s t e und D r ü s e n im Innern aufzulösen, wobei der kurze Wickel zu wenig auf die leidenden Stellen wirken und, wenn er zu oft angewendet würde, dem Körper nachteilig werden könnte. Wie diese Auflage, wiederholt warm aufgelegt, die Wärme erhöht, so wird durch das wiederholte Eintauchen in kaltes Wasser die zu große Hitze im Innern gedämmt.
Die Auflage mit W a s s e r und E s s i g bewirkt, wenn länger aufgelegt, ebenfalls eine erhöhte Wärme; wiederholt eingetaucht und frisch aufgelegt dämmt sie die Hitze weit mehr als gewöhnliches kaltes Wasser. Der Essig schützt auch mehr vor Empfindlichkeit, so daß man sich nicht so leicht erkältet.

HEUTE

Was Kneipp unter »Anstauungen, Geschwulste und Drüsen im Inneren« verstanden hat, war in einer Zeit mangelhafter Diagnostik sicher eine Sammeldiagnose für vieles. Leber und Bauchspeicheldrüse sind Verdauungsdrüsen, die durch Wickel und Auflagen in ihrer Funktion angeregt werden können. Eine Verkleinerung oder Rückbildung von Tumoren oder Geschwulsten, soweit es sich nicht um entzündliche Anschwellungen handelt, kann durch Wasseranwendungen nicht erreicht werden.

Wie kann ein Magen gut verdauen, wenn er keine Wärme hat?
Ein Mädchen hatte die B l e i c h s u c h t lange Zeit hindurch im höchsten Grade und konnte zu keinem Appetit kommen; Alles, was sie genoß, machte ihr Beschwerden. Ich ließ ihr täglich anderthalb Stunden lang ein in warmes Heublumenwasser getauchtes Tuch auf den Unterleib legen, welches immer nach drei Viertelstunden wiederholt eingetaucht und frisch ausgelegt wurde. Täglich wurde also ihr Unterleib auf die günstigste Weise erwärmt. Die Wärme verbreitete sich im ganzen Körper, und so bekam sie bald Appetit; sie fing zu transpirieren an, und in kurzer Zeit gedieh das

Mädchen vorzüglich. Zu dieser täglichen Auflage gebrauchte sie noch jeden dritten Tag eine Ganzwaschung. In Folge dieser Anwendung war sie nach Verlauf von vierzehn Tagen munter und kräftig, bekam täglich besseren Appetit und Lust zu guter, nahrhafter Kost, wodurch natürlich auch starke Blutbildung eintrat. Jetzt bekam sie zu dieser Auflage, die nur mehr jeden zweiten Tag vorgenommen wurde, statt der Waschung in der Woche drei Halbbäder oder zwei Oberwaschungen. Diese Anwendungen stärkten die Natur, vermehrten die Wärme, und das Mädchen gedieh ganz ausserordentlich. Innerlich bekam dasselbe bloß einen Löffel voll Wasser für den Stuhlgang und zeitweilig in kleinen Portionen Thee von Wermuth.

Heute

Bemerkenswert ist die Erwähnung der beiden bleichsüchtigen Mädchen. Es mag sein, daß »Blutarmut« seinerzeit mangels diagnostischer therapeutischer Möglichkeiten eine weit verbreitete gesundheitliche Störung war. Dennoch muß darauf hingewiesen werden, daß der Augenschein eines blassen Gesichtes noch keine handfeste Diagnose erlaubt. Oft täuscht eine Minderdurchblutung der Gesichtshaut oder deren Beschaffenheit eine Blutarmut vor. Nur durch die labormäßige Feststellung der Blutwerte kann die Diagnose »Anämie« festgeschrieben werden.

Es ist kaum glaublich, was diese Auflagen bei schwächlichen Naturen wirken können; gerade so verhält es sich bei kräftigen Leuten mit dem kurzen Wickel. Ich muß aber ganz besonders betonen, daß diese Auflagen sowie auch der kurze Wickel nicht zu oft und nicht zu lange Zeit hindurch genommen werden dürfen. Die Auflagen und der kurze Wickel müssen immer mit anderen Anwendungen verbunden werden; denn sonst wäre die Einwirkung auf den ganzen Körper zu einseitig.

Der Unteraufschläger.

(Siehe »Meine Wasserkur« 50. Auflage Seite 33.)

Man kann ihn auch Unterauflage nennen. Man nimmt einen groben, rauhen Stoff, legt ihn mehrfach zusammen, taucht ihn in kaltes Wasser, windet ihn fest aus und legt sich mit dem Rücken auf dieses zusammengelegte Tuch. Das Tuch soll auf eine feste Matratze aufgelegt werden; noch besser ist es, wenn über die Matratze eine Wolldecke und erst auf diese das zusammengelegte Tuch gelegt wird; man legt sich nun darauf und schlägt die Wolldecke über den Körper zusammen. Dieser Unteraufschläger wird fast immer kalt genommen, weil er zur Stärkung dienen soll. Er nimmt auch die Hitze und wirkt kräftigend auf den ganzen Rücken. Weil er hauptsächlich stärken oder die Hitze wegräumen woll, so beträgt seine Zeitdauer gewöhnlich nur eine halbe Stunde oder höchstens drei Viertelstunden, je nachdem eben der Kranke stärker oder schwächer ist. Ist besonders viel Hitze vorhanden, so wird der Unteraufschläger nach einer Stunde wieder frisch eingetaucht. Er kann auch in manchen Fällen warm genommen werden, wenn große Kälte in die Natur eingedrungen ist und Krämpfe oder Fieberzustände hervorgerufen hat, überhaupt bei Zuständen, bei welchen der Natur rasch Wärme zukommen muß, wie z. B. bei Cholera und ähnlichen Leiden.

Der Unteraufschläger kann in einzelnen Fällen zwei- bis viermal in der Woche genommen werden, je nachdem der Zustand des betreffenden Patienten es erfordert. Gewöhnlich wird er kalt gebraucht und wirkt auflösend und stärkend, z.B. beim Hexenschuß. Ist Hitze vorhanden, so ist der kalte Unteraufschläger ganz vorzüglich. Ist aber Kälte vorhanden, so ist es besser, denselben warm zu nehmen.

Kneipp Heute

Der Unteraufschläger ist eine Auflage, die vom Nacken über den Rücken bis zum Gesäß reicht und kalt oder warm angelegt werden kann. Innerhalb einer Kneippkur sind Unter- und Oberaufschläger die feuchtkalten Vorläufer zum kalten Brust- oder Lendenwickel. Im praktischen Hausgebrauch ist zur Applikation eine Zweitperson notwendig. Im Gegensatz zum Kalt-Liebhaber Kneipp, wird der Hydrotherapeut von »Heute« den akuten Hexenschuß nicht kalt, sondern vorwiegend warm behandeln. Heublumen-Unteraufschläger, Heusack, Wacholder-Auflage, warmer Rückenguß und warmes Rosmarin-Bad sind die bevorzugten Warmanwendungen. Bei der chronischen Lumbalgie kann mit aller Behutsamkeit ein kalter Unteraufschläger riskiert werden. Die Empfehlung des kalten Unteraufschlägers bei »Cholera« ist sinngemäß auf fieberhafte Erkrankungen zu übertragen. Gemeint ist die »Cholera nostras«, eine einheimische, virusbedingte, hochfieberhafte Durchfallserkrankung. Zur Fiebersenkung ist allerdings dem ableitenden Fuß-Wadenwickel den Vorzug zu geben, denn der Rücken mit Wirbelsäule und Nervenaustrittstellen ist gegenüber »Kalt« hochsensibel. Bei Kaltanwendungen des Rückens ist immer Vorsicht geboten, um einen schmerzhaften Muskelspann zu vermeiden.

Der Ober-Aufschläger.

Ein größeres, grobes Linnenstück (Strohsackleinwand eignet sich sehr gut dazu) wird drei-, sechs-, bis zehnfach der Länge nach zusammengelegt, so breit und so lang, daß es vom Halse an die Brust und den ganzen Unterleib bedeckt. Rechts und links am Körper soll es nicht wie abgeschnitten aufhören, sondern zu beiden Seiten durch ein kleines Stück herunterhängen. Das so zubereitete Tuch wird in kaltes Wasser eingetaucht (zur Winterzeit darf warmes Wasser gebraucht werden), tüchtig, d. i. vollständig ausgewunden und dann in obenbeschriebener Weise dem zu Bette liegenden Patienten aufgelegt. Darüber kommt eine Wolldecke oder ein zwei- bis dreifach zusammengelegtes Linnen, welches den Zweck hat, die nasse Auflage luftdicht abzuschließen, jeden Zutritt der Luft gründlich zu verhindern, darüber erst das Federbett. Um den Hals lege ich in der Regel noch ein ziemlich großes Tuch- oder Wollstück, um der von oben eindringenden Luft den Zugang zu wehren. Man sei mit dem Zudecken vorsichtig; denn leicht könnten sonst Erkältungen eintreten.
Der Aufschläger bleibt drei Viertelstunden bis eine Stunde liegen; muß nach Vorschrift die Anwendung, welche in diesem Falle durch Kälte wirken soll, fortgesetzt werden, so muß auch der indessen warm gewordene Aufschläger erneuert werden, d. i. von Neuem naß gemacht werden.

Sobald die vorgeschriebene Zeit verstrichen, entfernt man die nassen Tücher, kleidet sich an und macht Bewegung, oder man bleibt noch eine kleine Zeit im Bette liegen.

Die Anwendung des Oberaufschlägers wirkt speziell auf die Austreibung versessener Gase in Magen und Unterleib.

KNEIPP HEUTE

Der Oberaufschläger, in gleicher Längenausdehnung wie der Unteraufschläger, im Kur- und Hausgebrauch eine beliebte und wirksame Anwendung, beeinflußt im Gegensatz zum Unteraufschläger die viszeralen Organe im Brust- und Bauchraum. Er wird meist kalt angelegt, kann aber auch bei entsprechenen Beschwerden als warmer Thymian- oder Heublumen-Aufschläger Verwendung finden.

Der Shawl (spr. Schahl).

(Siehe »Meine Wasserkur« 50. Auflage Seite 96.)

Man kann ihn deßhalb so bezeichnen, weil Derjenige, welcher einen Shawl trägt, ihn auf dieselbe Weise umlegt, wie dieser Wickel umgelegt werden soll. Er dehnt sich aus über die Schultern und reicht hinunter bis über die Brust. Die allererste Bedingung ist wieder, daß das in kaltes Wasser getauchte Tuch recht genau auf der Hautoberfläche anliege, und daß darüber eine Wolldecke gleichsam als Ober-Shawl gelegt werde. Wie man das Tuch in gewöhnliches Wasser tauchen kann, gerade so kann man es in Heublumen-, Zinnkraut- oder Haberstroh-Wasser tauchen. Der Shawl, in reines, gewöhnliches Wasser getaucht, wird in der Regel kalt genommen; wird er jedoch in Heublumen-, Zinnkraut- oder Haberstroh-Wasser getaucht, so nimmt man ihn warm, weil solche Beimischungen verwendet werden, um Krankheitsstoffe aufzulösen, während kaltes Wasser da verwendet wird, wo mehr Hitze ausgeleitet werden soll.

Der kalte Shawl darf nie länger als höchstens zwölf bis fünfzehn Minuten aufgelegt und kann so zwei- bis dreimal erneuert werden; andernfalls würde sich zuviel Hitze entwickeln und der Zustand des Patienten sich eher verschlimmern als bessern. Dagegen dürfen die Kräuterabsud-Auflagen wohl anderthalb Stunden liegen bleiben, sollen jedoch nach Verlauf einer halben Stunde, mindestens nach drei Viertelstunden frisch eingetaucht werden.

Der warme Shawl bleibt höchstens eine halbe bis drei Viertelstunden warm; dann wird er kalt, und es tritt rasch Frost ein, welcher schädlich ist. Er muß somit nach einer halben Stunde wieder frisch eingetaucht werden, damit die erhöhte Wärme eine Auflösung bewirkt.

KNEIPP HEUTE

Der Shawl gehört, wie seine englische Schreibweise bereits ankündigt, zu den Exoten aller Kneippanwendungen. Er findet kaum noch praktische Anwendung und wird vielmehr durch die entsprechenden Teilwickel, den Brust-, Arm- oder Halswickel ersetzt. Das Beengtsein durch den Shawl, der mumiengleich Arme und Oberkörper fest einschnürt, wird von vielen Patienten als beklemmend und angsteinflößend empfunden. Jede Anwendung verliert ihren gesundheitlichen Wert, wenn sie psychische oder physische Mißempfindungen hervorruft.

Der Hand- und Armwickel.

(Siehe »Meine Wasserkur« 50. Auflage Seite 80.)

Die beigegebene bildliche Veranschaulichung dieser beiden Wickel ist so klar, daß eine weitere Beschreibung als überflüssig erscheint.

Kneipp Heute

Der Armwickel kann nur mittels einer Hilfsperson angelegt werden. Er kommt vornehmlich bei Herzsensationen zur Anwendung, wenn Unruhe in der Herzgegend, Herzklopfen, Herzstolpern und Spannungsgefühle die Lebensqualität schmälern. Lokal wirkt er bei Gelenkbeschwerden, bei Rheumaschmerzen und Durchblutungsstörungen.

Die wichtigste Heilanzeige für den Handwickel ist die Arthrose der Finger- und Daumengrundgelenke mit derben, knotigen oft druckschmerzhaften Verdickungen der betroffenen Kleingelenke. Lehmpflaster an beiden Händen, die auch im häuslichen Bereich ohne großen Aufwand durchzuführen sind, lautet die ärztliche Verordnungsweise. Auch Schwellungen, Einschlafen der Arme und Durchblutungsstörungen an Händen und Unterarmen eignen sich für die Wickelbehandlung, entweder kalt mit Zusatz von Retterspitz oder warm im Zusatz von Thymianöl.

Dämpfe.

Allgemeines.

Es gibt verschiedene Gattungen von Bädern, und jedes Bad hat seine eigene Bedeutung. Gerade so ist es auch bei den Gießungen. Und ganz in derselben Weise können auch Dampfbäder genommen werden. Die Dampfbäder sind wohl uralt und wurden mehr oder weniger, wie es gerade Mode war, gebraucht. Ich gab mir viele Mühe, auch die Dampfbäder zu prüfen, und habe sie fleißig gebraucht, um zu erfahren, welche Wirkung sie hervorbringen, und wie sie auf die einfachste Weise angewendet werden können, damit Jeder mit leichter Mühe von ihnen Gebrauch machen kann. Weil ich nicht bloß den ganzen Körper mit Dampf behandelte, sondern einzelne Körpertheile und kranke Stellen stärker zu behandeln und weniger angegriffene Theile zu schonen pflegte, bin ich zu verschiedenen Dämpfen gekommen und kann folgende verschiedene Arten derselben anführen: Kopfdampf, Nasen- und Ohrendampf, Armdampf, Fußdampf, Leibstuhldampf und Volldampf.

Daß der Dampf auflösend wirkt, wird Niemand in Abrede stellen; deßhalb kann das Dampfbad zur Auflösung kranker Stoffe sehr gut verwendet werden. Ich bin aber auch hierin zu der Ueberzeugung gekommen: nur nicht zu viel, so daß ich nur in seltenen Fällen die Dämpfe gebrauche, nämlich nur dann, wenn starke Verhärtungen vorhanden sind. Ich gebrauche zum Auflösen und Ausleiten meistentheils viel lieber Güsse oder Auflagen. Besonders warne ich vor zu vielen Dämpfen. Gar Manche haben, weil sie in dem Buche »Meine Wasserkur« auch von den Dämpfen gelesen, geglaubt, sie müßten sich nun auch an die Dämpfe machen, und haben zwei oder drei in einer kurzen Zeit genommen und sich dadurch in eine Lage gebracht, daß sie sich nicht mehr zu helfen wußten. Es sind ganz seltene Fälle, wenn ich in der Woche einmal, höchstens zweimal ein Dampfbad verordne, und auch dieses nur eine oder zwei Wochen hindurch. Ich warne also nochmal auf's strengste vor zu vielen Dampfbädern. Sie bewirken eine gewaltige Ausdehnung der Gefäße; die Wärme macht schlaff, und je größer sie ist desto schlaffer macht sie, Das Blut geräth in große Aufwallung und es kann leicht ein ungeregelter Blutlauf entstehen. Die große Hitze macht aber nicht bloß schlaff und welk, sondern auch empfindlicher, und nichts ist gewisser, als daß man besonders zur Winterszeit auf das Dampfbad einen Katarrh bekommt, der sich über den ganzen Körper verbreitet, und den man nicht mehr so leicht los wird. Es ging mir selbst so, und deßhalb warne ich vor zu vielen Dämpfen.

Kneipp Heute

»Die Dampfbäder sind uralt« schrieb Kneipp und dachte dabei an das »Irisch-Römische-Dampfbad«, das bereits in der Antike in das Repertoire der Gesundheitspflege gehörte. Auch bei der Durchführung eines Dampfbades sollte stets die Grundregel Kneipp'scher Hydrotherapie gelten, nach »warm« immer »kalt«. Der Meister selbst mußte büßen, wie er bekennt, als er sich nach einem Dampfbad einen »Katarrh« zuzog. Vielleicht hatte er doch in der Eile auf die abschließende Kaltwaschung oder den krönenden Kaltguß verzichtet.

Das Original-Dampfbad blieb in seiner räumlich großzügigen Ausstattung den historisch bekannten Badeorten vorbehalten. Dagegen eroberte die »Finnische Sauna«, eine Heißluftbehandlung mit Dampfstößen, die Sympathie der gesundheitsbewußten Bevölkerung. In ihrer Wirkung ist die Sauna dem Dampfbad ähnlich und mit der Kneippbehandlung verwandt, denn ein Kaltguß oder ein kaltes Tauchbad beschließen das schweißtreibende Raumbad. Es entspricht der natürlichen Weiterentwicklung der Original-Kneipptherapie, daß die Sauna als Warm-Kaltanwendung in das Kneippkonzept integriert wurde.

Kneipp versuchte das traditionelle Ganzkörper-Dampfbad in Einzeldämpfe aufzuteilen, jeweils für einen bestimmten Körperteil. Das Vorhaben mußte scheitern, weil die Vorbereitungen für die Handhabung, besonders für den häuslichen Gebrauch, zu zeitraubend und zu umständlich waren. Nur der Kopfdampf hat sich innerhalb einer Kneippkur, aber auch in der Selbstausführung zuhause, durchgesetzt.

Der Kopfdampf.

(Siehe »Meine Wasserkur« 50. Auflage Seite 72.)

Weil im Kopf die zartesten Theile sind, deßhalb bedarf er nicht nur der größten Schonung, sondern auch der vorsichtigsten Pflege; denn je wunderbarer die einzelnen Organe desselben wie die Räder einer Uhr in einander greifen, um so leichter können sich in ihm auch Krankheitsstoffe bilden. Werden diese nun nicht ausgeleitet, so wird die Gesundheit immer mehr abnehmen und an ihre Stelle Kränklichkeit oder Krankheit treten.

Es waren in diesem Jahre (1893) mehrere tausend Menschen (bis 1. November etwa 12,000) hier; gleichwohl wurden nur etliche Kopfdämpfe gebraucht und nur bei ganz sonderbaren Krankheiten und in ausnahmsweisen Fällen, z.B. bei Lupuskrankheiten, wenn der ganze Kopf aufgedunsen, voll Unrath und durch Jahre hindurch schon von der Krankheit geplagt war. In solchen Fällen hat der Dampf auflösend und ausleitend gewirkt, wo das Blut und die Säfte bereits gründlich verdorben waren. Denn wie der Dampf die schlechten Stoffe auflöste, den Kopf davon befreite und besseres Blut in den Kopf brachte, so hat er auch das starre Narbengewebe schmiegsamer und weicher gemacht und so dem Kranken selbst bedeutende Erleichterung verschafft. Aber auch von solchen Leidenden wurde der Kopfdampf nur zwei Wochen hindurch und auch da nur zwei-, höchstens dreimal genommen.

HEUTE

Das Kapitel über den Kopfdampf, der als einziger Teildampf die Zeit überlebte, erlaubt einen interessanten Rückblick in die Epoche eines aufblühenden Kurortes. Kneipp gibt für 1893 die Anzahl der Heilsuchenden in Wörishofen mit 12 000 Menschen an, eine stattliche Zahl für ein kleines Bauerndorf, das sich gerade anschickte ein Kur- und Badeort zu werden. Ein Vergleich mit 1993, hundert Jahre später, bestätigt die Entwicklung zum anerkannten Heilbad mit ca. 80 000 Besuchern. Kneipp ließ diesen Hinweis sicher mit einem gewissen Stolz in den Text seines Buches einfließen. Er war ja der einzige Werbeträger für Wörishofen, dank seiner Persönlichkeit und seiner Lehre für naturgemäße Lebensweise.

Manche haben schon bei einem Katarrh einen Kopfdampf genommen in der Meinung, durch gehörigen Schweiß denselben los zu werden. Allein bei allen Diesen bekam dadurch der Katarrh erst recht die Oberhand, als ob er sagen wollte: Jetzt bleibe ich gerade recht lange. Um also einen Katarrh zu kuriren, darf man ja keinen Kopfdampf nehmen.

Bei A u g e n l e i d e n kann ein Kopfdampf mit Vorsicht genommen werden, wenn während des Dampfes über die Augen ein Streifen Leinwand gebunden wird, damit der Dampf nicht in die Augen eindringen kann.

Auch bei G e h ö r l e i d e n, wenn Alles verstopft ist und sich viele Anstauungen und Verhärtungen im Kopfe gebildet haben, läßt sich der Kopfdampf mit Erfolg anwenden.

Bei G i c h t l e i d e n und ähnlichen Verhärtungen kann auch stellenweise ein Kopfdampf empfohlen werden.

HEUTE

Gicht ist eine Stoffwechselerkrankung, der Kopfdampf für ihre Behandlung ohne Belang. Augen- und Ohrenleiden gehören in die Hand des Facharztes, bevor physikalische Maßnahmen angewandt werden.

Was das Wort Kopfdampf sagt, ist klar: Der ganze Kopf soll in Schweiß kommen und der Dampf überallhin dringen. Der Kopfdampf wird gewöhnlich sitzend genommen, indem man sich auf einen Stuhl setzt und vor sich noch einen zweiten Stuhl hat, auf welchen ein mit siedendem Wasser gefülltes Gefäß gestellt wird. Man hält den Kopf über das dampfende Wasser, nicht zu weit weg, aber auch nicht zu nahe hin, so daß der Dampf nicht brennt und doch ziemlich warm an den ganzen Kopf kommt. Damit aber der Dampf nicht rasch davon eilt wie der Rauch aus dem Kamine, wird eine Decke, entweder eine Wolldecke oder eine leinene Decke, über das Dampfgefäß ausgebreitet. Unter dieser Decke sammelt sich dann der Dampf und dringt auf alle Kopftheile ein. Nach vier bis fünf Minuten fängt gewöhnlich der Kopf zu schwitzen an, und der Schweiß rinnt über den ganzen Kopf. Die Dauer des Dampfes beträgt 18 bis 24 Minuten; eine längere Dauer ist wohl nicht rathsam, weil man sich dadurch verschiedene Leiden zuziehen könnte.

Reinen Wasserdampf gebrauchte ich fast nie mehr, nachdem ich mich überzeugt hatte, daß, wenn man Kräuter daran mischt, der Geruch viel besser und auch die Einwirkung eine viel größere ist. Zu diesem Kopfdampf kann man vor Allem gemahlenen Fenchel nehmen, welcher für die Augen vorzüglich ist. Der Fenchel ist aber auch für den Magen gut; denn der Fenchel-Dampf löst, wenn er eingeathmet wird, auch nach innen, was aufzulösen ist. Ausser Fenchel kann man auch Schafgarben, Brennesseln, Kamillen und andere gute Kräuter gebrauchen. Man nimmt von diesen Kräutern eine Hand voll oder vom gemahlenen Fenchel einen Löffel voll.

Ist die für den Dampf bestimmte Zeit vorbei, so wird die Decke gehoben und gleich darauf ein Oberguß gegeben, wobei auch der Kopf mit begossen wird. Ein bis zwei Gießer voll reichen vollständig aus. Würde kein Oberguß genommen werden, so würde der Kranke länger als einen Tag einen ganz schweren Kopf haben, und er könnte einem hartnäckigen Katarrh kaum entrinnen. Die eingetretene Schlaffheit würde bald gestatten, daß der noch im Kopf gebliebene Rest sich vermehren und der alte Zustand wieder eintreten könnte.

Kneipp Heute

Ein weiterer Vergleich verdeutlicht die Wandlung der Hydrotherapie im Laufe eines Jahrhunderts. Hauttuberkulose, Ohren- und Augenleiden in unserer Zeit mit Dämpfen zu behandeln, würde den verordnenden Ärzten den Vorwurf des Dilletantismus einbringen. Diese Erkrankungen gehören in die Hand der entsprechenden Fachärzte. Dagegen wurden die nunmehr wichtigsten Indikationen, die akute und chronische Bronchitis sowie die Erkältungskrankheiten des Nasen-Rachenraumes gar nicht erwähnt. Daß Kneipp der Wirkung und Bedeutung des Kopfdampfes reserviert gegenüberstand, hatte seine besonderen Gründe. In der Behandlung eines Fließschnupfens hatte er keine guten Erfahrungen gesammelt. Auch heute gilt der Behandlungsgrundsatz, im Akutstadium eines Schnupfens keinen Kopfdampf, um keine zusätzliche Schwellung der Schleimhäute mit Sekretstau herbeizuführen. Im abklingenden Stadium hingegen ist der Kopfdampf von unschätzbarem Wert, der Kalt- und Rauminhalation weit überlegen.
Er heilt auf dreifache Weise:
- Der Kräuterdampf, am besten mit Salbei, wirkt auf Nase und Nebenhöhlen
- Der Kräuterdampf dringt in Mund, Rachen, Bronchien und Lungenbläschen

- Das Dampfbad erwärmt den Oberkörper bis zur Transpiration; diese Prozedur führt zu einer selektiven Überwärmung der Atemorgane mit Heilwirkung.

Die Anwendung des Kopfdampfes soll in Serie an mindestens 5 Tagen erfolgen; der Zeitaufwand beträgt ca. 25 Min., 10 Minuten für die Zubereitung, 10 Minuten für die Durchführung und 5 Minuten für Ab- und Aufräumen der Gefäße; die Technik der Anwendung ist aus vorliegender Kneippliteratur zu entnehmen.

Nach der intensiven Wärmebehandlung muß der obligate Kaltabschluß erfolgen:
- Als Kaltwaschung von Gesicht, Oberkörper und Arme oder
- als Wechselarm-Gesichtsguß oder
- als Arm-Gesichtsguß kalt bis temperiert.

Der Nasen- und Ohren-Dampf.

Wie auf den ganzen Kopf, so kann durch den Dampf auch auf einzelne Theile desselben, z. B. auf die Nase oder auf die Ohren, eingewirkt werden. Wenn sich in den Ohren krampfhafter Schmerz hauptsächlich durch Verkältung hervorgerufen, einstellt, bringt man in ein kleines Geschirr Kamillen, gießt heißes Wasser darauf und hält es so nahe als möglich an die Ohren; solcher Kamillendampf löst stark aus und lindert die Schmerzen.

Der Armdampf.

Nicht bloß auf den Kopf und einzelne Theile desselben kann durch Dampf eingewirkt werden, sondern auch Armdämpfe kann man mit bestem Erfolg gebrauchen. Hat man einen rechten Begriff von den bisher aufgezählten Dämpfen, so wird Jedem klar sein, wie ein Armdampf gemacht werden kann. Man nimmt wiederum ein Geschirr, über welches der Arm gelegt werden kann, gießt siedendes Wasser hinein und überdeckt den Arm wie das Geschirr, damit aller Dampf auf den Arm strömen muß. Bald wird eine große Hitze entstehen und auch der Schweiß nicht lange ausbleiben. Es werden alle Poren sich öffnen, recht viel ausschwitzen, und dadurch wird eine gute Transspiration zu Stande kommen, oder wenn sie bereits vorhanden war, auch erhalten bleiben.

Wenn man am Arm eine länger dauernde Ausscheidung hervorbringen will, so wird nach dem Dampf der Arm ganz flüchtig abgewaschen; in vielen Fällen aber können die Arme ebenso in's Wasser getaucht und begossen werden wie beim Kopf- und Fußdampf.

Theresia bekam arge Schmerzen am D a u m e n; sie hat wahrscheinlich, ohne daß sie es merkte, irgend etwas eingestoßen. Der Arm schwoll in kurzer Zeit gewaltig an, und immer größere Schmerzen stelltten sich ein; der Finger fing an, schwarzblau zu werden, und um die schmerzende Stelle entstand eine große Röthe. Mit Grund fürchtete sie Blutvergiftung, wie es ja häufig vorkommt; bald that ihr nicht bloß der Finger weh, sondern der ganze Arm und besonders unter der Achsel. Anfangs gebrauchte sie eine Salbe, welche jedoch ohne Wirkung war; nun machte sie Ueberschläge mit H e u b l u m e n so warm, als sie es ertragen konnte. Diese Heublumen-Ueberschläge thaten ihr sehr gut; als ich aber ihren Arm in Heublumen förmlich einwickelte und dann noch in Dampf brachte, war die Wirkung ungleich stärker. Die Schmerzen ließen nach, und durch den Dampf wurde so viel aus dem Arme ausgeschieden, daß in kurzer Zeit alle Gefahr vorüber war.

Bei G i c h t s c h m e r z e n, bei welchen der Gichtstoff ganz verhärtet ist, kann auch Dampf angewendet werden; aber man thut besser, wenn man die leidenden Theile mit etwas angeschwellten Heublumen umwindet und so über den Dampf hält. Dadurch wird eine stärkere Einwirkung und kräftigere Ausscheidung erzielt. Weil bei Gicht vorherrschend Hitze ist, deßhalb kann nach dem Dampf recht leicht kräftig abgegossen werden. Dagegen soll bei einer Vergiftung eine fortgesetzte stärkere Ausdünstung bleiben, bis aller gefährliche Stoff ausgeschwitzt ist.

Der Fussdampf.

(Siehe »Meine Wasserkur« 50. Auflage Seite 76.)

Wenn der Kopfdampf eine gute Bedeutung hat, warum soll ein solcher Dampf nicht auch günstig auf die Füße einwirken, um auch da aufzulösen und auszuleiten und die dazu nothwendige Wärme zu spenden?
Der Fußdampf wird gemacht, wie folgt. Ueber ein Gefäß, wie man es zu Fußbädern gebraucht, werden ein oder zwei Holzstäbe gelegt, auf welche die Füße gestellt werden. In das Gefäß wird siedendes Wasser geschüttet; dann wird, wie beim Kopfdampf über den Kopf, so hier über die Füße und das Geschirr eine Decke ausgebreitet, damit der Dampf gut zusammengehalten wird und auf die Füße und auch auf die Schenkel eindringt. Weil die Füße gewöhnlich kälter sind als der Kopf, so würde das heiße Wasser allein nicht viel Schweiß aus den Füßen bringen; die Hitze wäre zu schwach. Deßhalb werden ein oder zwei Ziegelsteine in der Größe einer oder zweier Fäuste in's Feuer gelegt und glühend gemacht; auch der Stahl von einem Bügeleisen ist dazu verwendbar. Wenn der heiße Stein in das Wasser kommt, braust dieses stark auf; die Hitze wird vermehrt und so auch der Dampf gesteigert. Man kann dieses auch beim Kopfdampf thun, wenn ein besonders starker Dampf nothwendig ist. Gewöhnlich soll man die Füße nicht bloß bis an die Kniee in den Dampf bringen, sondern auch die Schenkel, und deßhalb ist ein stärkerer Dampf nothwendig. Nach fünf bis sechs Minuten rinnt der Schweiß schon über die Füße, und wenn Füße und Schenkel ungefähr achtzehn bis zwanzig Minuten vom Dampf umgeben sind, so wird recht viel kranker und fauler Stoff aufgelöst und ausgeleitet.

Der Fußdampf wirkt aber nicht bloß auf die F ü ß e, sondern auch auf den U n t e r l e i b und den g a n z e n K ö r p e r. Deßhalb ist auch nothwendig, daß nach diesem Dampfe ein Knie- oder Schenkel- oder Rücken-Guß angewendet wird, um den Körper zu kräftigen und die übrige Hitze zu entfernen, damit nicht die Schlaffheit überhandnehme.
Ein Herr nahm einigemale solche Fußdämpfe und meinte, aller Schweiß komme bloß vom Dampf her, und aus dem Körper komme nichts heraus. Weil er nun gar nicht begreifen wollte, daß der über die Füße laufende Schweiß aus dem Körper komme, so gab ich ihm einen ziemlich starken Fußdampf, und er mußte 26 Minuten lang seine Füße über den Dampf halten. Nun fing er aber so

zu schwitzen an, daß ihm der Schweiß über das Gesicht rann und alle seine Kleider durchnäßte. Auf einmal sagte er: »Jetzt glaube ich, daß beim Fußdampf der Schweiß aus den Füßen kommt; denn in's Gesicht ist doch kein Dampf gekommen, und auch da rinnt jetzt der Schweiß herunter.« Ist die Wirkung des Fußdampfes auflösend und ausleitend, und geschieht die Auflösung und Ausleitung durch künstliche Wärme, so ist dadurch auch klar, wann solche Dämpfe gebraucht werden sollen. Sie sollen angewendet werden, wenn verhärtete Gicht in den Füßen steckt, wenn die Füße stark angeschwollen sind, die Haut spröde und trocken ist und die Poren geschlossen sind, bei Verkältungen und durch sie hervorgerufenen Blasenleiden; bei krankhaften Zuständen im Unterleib, welche von Verkältungen herrühren; bei Kopfschmerzen, wenn die Füße stets kalt sind; wenn die Sprache verloren ging in Folge von Verkältung, um wieder die gehörige Wärme zu bekommen, kurz, um Verhärtungen, Anstauungen und verlegene Stoffe aufzulösen und auszuleiten. Aber jedesmal muß nach dem Fußdampf ein Kniegruß oder Schenkelguß oder statt dessen ein Halbbad genommen werden.

Dieser Fußdampf soll aber wieder nicht zu oft genommen werden; in der Woche einmal ist gewöhnlich ausreichend, es müßte nur eine besondere Krankheit oder Anstauung vorhanden sein. Mehr als zweimal in der Woche werde ich jedoch wohl kaum einen Fußdampf angerathen haben.

Wenn die Geschwulst der Füße vom Leibe herrührt, wie bei Wassersucht oder Nierenleiden, so darf man den Fußdampf nicht anwenden. Es muß im Gegentheil auf den Körper eingewirkt und müssen die Krankheitsstoffe aus diesem ausgeleitet werden, aber nicht durch die Füße; dadurch würde nur das Wasser aus dem Körper in die Füße geleitet werden.

Der Leibstuhldampf.

(Siehe »Meine Wasserkur« 50. Auflage Seite 78.)

Wie es einen Kopfdampf oder Fußdampf gibt, so gibt es auch einen Leibstuhldampf und kann dieser seiner Einfachheit und günstigen Wirkung wegen in vielen Fällen auch recht gut empfohlen werden.

Er wird gemacht, wie folgt. Bekanntlich ist in jedem Leibstuhl ein größerer Topf; in diesen werden eine oder zwei Hände voll Kräuter gethan und darauf etwa bis vier Liter siedendes Wasser gegossen. Hierauf setzt sich der Kranke so schnell wie möglich auf den Leibstuhl, so daß der Dampf von unten auf den Leib kommt. Sollte die Oeffnung ziemlich groß sein und der Dampf dadurch unnütz entweichen können, so muß nothwendig ein Tuch umgelegt werden, damit der Dampf nicht entweichen kann. Wenn nun dieser Dampf auf den Leib geht, durchwärmt er den ganzen Unterleib; je länger er dauert, um so mehr Wärme bewirkt er, und der ganze Unterleib geräth in große Hitze. Nach fünf bis sechs Minuten fängt der ganze Körper zu transspiriren an, und es dauert gar nicht lange, so tritt großer Schweiß ein.

So ein Leibstuhldampf dauert in der Regel achtzehn bis vierundzwanzig Minuten; dann legt sich der Kranke gewöhnlich ins Bett, wo er noch längere Zeit hindurch in einem gelinden Schweiß bleibt. Der Patient soll sich jedoch nicht besonders stark zudecken.

Dieser Dampf wird meistens bei Harnverhaltungen nach Verkältungen und bei krampfhaften Zuständen gebraucht, um die eingedrungene Kälte zu entfernen und den dadurch entstandenen Krankheitsstoff aufzulösen. Weil Auflösung und Ausleitung durch eine erhöhte Wärme bezweckt werden soll und deßhalb der Dampf genommen wird, so läßt man ihn länger auf den Unterleib ein-wirken, ohne ihn durch eine kalte Gießung zu unterbrechen.

Es könnte jetzt Mancher fragen: Warum wird beim Kopf- und Fußdampf nach dem Dampf ein Guß genommen, beim Leibstuhldampf aber nicht? Die Ursache ist sehr einfach. Weil hier auf die Natur behufs Auflösung und Ausscheidung eingewirkt wird, deßhalb soll sie an der Auflösung und Ausleitung längere Zeit hindurch fortarbeiten können, ohne unterbrochen zu werden.

Augustin konnte nicht mehr Wasser machen; er hatte sich erkältet und in der Blase und im Unterleibe krampfhafte Zustände bekommen; durch den Leibstuhldampf ließen die Krämpfe in der Blase und im Leibe nach, und das Wassermachen ging bald von statten. Vom Dampf weg ging er in's Bett und blieb noch längere Zeit hindurch in gelindem Schweiß. Die Krämpfe kehrten nicht wieder, und nach und nach stellte sich wieder der normale Zustand ein. Hätte Augustin auf den Dampf einen Guß oder ein Halbbad oder eine andere kalte Anwendung genommen, so wäre die künstlich erhöhte Wärme bald in's Sinken gerathen, und der alte Zustand hätte leicht wiederum Platz greifen können.

Es muß jedoch bemerkt werden, daß im Bette durch starkes Zudecken kein starker Dampf mehr gepflegt werden darf; die Wärme soll nach und nach abnehmen und vergehen. Dadurch wird auch eine längere Wirkung erzielt.

Der Leibstuhldampf wirkt dadurch auflösend auf den Leib, daß die Naturwärme vermehrt wird, und daß diese erhöhte Naturwärme längere Zeit auflösend einwirkt. Deßhalb kann er auch nur bei schnell entstandenen Krankheiten und bei zu großer Unthätigkeit des Unterleibs angewendet werden, um eine stärkere Auflösung zu bewirken.

Weil aber dieser Dampf nur eine Nachhilfe ist, bis die Natur durch die übrigen Anwendungen so weit gekräftigt ist, um selbstständig auszuleiten und auszuscheiden, so darf er nicht zu oft genommen werden. Bei schnell entstandenen Krankheiten, wie bei Harnverhaltungen und Krämpfen, kann es nothwendig sein, ihn innerhalb zwei Tagen zwei- bis dreimal zu nehmen, öfter aber gar nie. Bei anderen Auflösungen im Unterleib darf man diesen Dampf in der Woche höchstens einmal, nur ganz selten zweimal und auch dieß nicht lange Zeit nehmen.

Wie der Leibstuhldampf auf Harnausscheidungen wirkt, so wirkt er auch ausleitend auf die Nieren. Sobald aber die Hauptmasse aufgelöst ist, wirken Gießungen unstreitig kräftiger und günstiger auf die ganze Natur, denn auch der Leibdampf würde bald erschlaffend einwirken. Seine Wirkung auf Blase und Nieren wird also übertroffen durch die ungemein günstige Einwirkung der Gießungen, welche eine allgemeine Kräftigung herbeiführen, so daß die Natur selbst die kranken Stoffe aufzulösen und auszuleiten im Stande ist.

Der Volldampf.

Wenn e i n z e l n e Körpertheile in Dampf gebracht werden können und durch Ausschwitzung an diesen kranken Theilen ein guter Erfolg erzielt werden kann, so muß doch nothwendig auch ein Schweiß, der sich über den g a n z e n Körper erstreckt, seine gute Wirkung haben, besonders wenn der Dampf mäßig gebraucht wird und der Zustand des Patienten so beschaffen ist, daß durch einen künstlichen Dampf viel Krankheitsstoff aufgelöst und ausgeleitet wird. Schon in den fünfziger Jahren kannte ich einen Arzt, der einen sogenannten Schwitzkasten hatte, und es gibt deren heute noch. Dieser Arzt hat Vielen gerathen, in so einem Kasten 20–25 Minuten lang zu schwitzen und gleich darauf den ganzen Körper abzuwaschen oder ein Vollbad zu nehmen. Ich habe selbst einen solchen Kasten machen lassen, und aus Wißbegierde, welches wohl die Wirkung dieser Schwitzbäder sein möchte, habe ich selber ungefähr zehn solche Bäder genommen. Man kann wirklich nobel schwitzen; wer eine ziemlich große Hypotheke mit sich herum trägt, und bei wem die Knochen mehr als gepolstert sind, dem wird ein solcher Dampf recht viel ausleiten, und er wird auch froh sein, daß er es anbringen kann.

Der Schwitzkasten ist wie ein gewöhnlicher Kasten; er ist so groß, daß ein Patient in demselben gut sitzen kann, und mit einer Thüre versehen, die man öffnen kann, um in den Kasten zu kommen, die aber sofort wieder geschlossen werden muß, damit der Dampf nicht entweichen kann. Die obere Decke des Kastens ist aus zwei Brettern gemacht, die gut zusammenschließen; in der Mitte aber ist eine Oeffnung, zu der man den Kopf hinaussteckt, so daß er oberhalb über den Deckel kommt. Der Kranke steht also in dem Kasten wie Einer, der in einem Mantel steckt, ganz vom Mantel umgeben ist und nur den Kopf oben hinaushält. Unten hat der Kasten einen Rost, unter den ein Geschirr mit siedendem Wasser gestellt wird; durch diesen Rost steigt der Dampf in die Höhe und dehnt sich im Kasten aus. Auf der Rückseite hat der Rost unten wieder einen Schieber oder ein Thürchen, das geöffnet und geschlossen werden kann. Durch diese Oeffnung wird ein Geschirr hineingeschoben, aus welchem sich der Dampf entwickelt. In dieses Geschirr kommen ein paar Hände voll Heublumen und strudelndes Wasser. Der Kranke geht rasch in den Kasten, und die Thüre wird gut zugeschlossen. Sobald das Geschirr mit dem siedenden Wasser hinein gestellt wird, entwickelt sich rasch viel Dampf. Dieser würde aber nicht ausreichen, um einen starken Schweiß hervorzubringen; deßhalb werden wie beim Fußdampf zwei bis drei halbe Ziegel- oder Backsteine glühend gemacht, und nach je fünf bis zehn Minuten wird so ein Stein hineingelegt. Das Wasser braust nun stark auf, der Kasten füllt sich mit Dampf, und der Schweiß beginnt bald über den Körper zu rinnen. Nach ungefähr 20 bis 25 Minuten wird der Kasten geöffnet; der von Schweiß Triefende nimmt ein kurzes kaltes Vollbad in der Dauer von zwei bis vier Sekunden, oder, wenn er schwächlich ist, eine kalte Ganzwaschung, wäscht sich kräftig ab, kleidet sich an und macht Bewegung. Wenn er nicht gehen kann, muß er natürlich in's Bett; doch halte ich die Bewegung immer für vortheilhafter. Wenn der Kopf auch ausserhalb des Kastens ist, so schwitzt er gewöhnlich doch auch, daß die Tropfen über das Gesicht rinnen, und muß deßhalb ebenfalls kräftig abgewaschen werden, damit sich nicht, wenn man an die Luft kommt, zuletzt ein lästiger Katarrh ansetzt.

Dieser allgemeine Dampf kann angewendet werden bei c h r o n i s c h e n G i c h t l e i d e n und bei F l e c h t e n, wenn der Flechtenkranke nicht zu mager ist. Er erweist sich auch wirksam zur E n t f e t t u n g; bei großen B l u t s t a u u n g e n bewährt er sich ebenfalls vorzüglich.

Sollte sich jedoch Einer verleiten lassen wollen, den Volldampf, weil der in dem Schwitzkasten hervorgerufene starke Schweiß so gründlich ausleitet, recht oft zu gebrauchen, so muß ich vor einem solchen Beginnen ganz ernstlich warnen, weil eine zu oftmalige Anwendung desselben eine zu große Ausdehnung der Hautgefäße bewirken würde. Zudem würde, wie überhaupt Wärme schlaff macht, ein zu häufiger Volldampf nur noch schlaffer machen. Nach allen Erfahrungen, welche ich durch oftmaliges Anwenden gewonnen habe, ließ ich in der Woche gewöhnlich nur einmal, höchstens zweimal einen solchen Dampf nehmen, die andern Tage aber kalte Anwendungen machen.

Dieses Kastenschwitzbad ist in der einfachsten Weise das bekannte russische Bad, bei welchem geschwitzt und hernach in's Wasser getaucht wird.

Mancher Korpulente wird glauben, daß dieser Volldampf für seinen Körper am besten sei, um recht viel wegzuschwitzen. Ich muß aber bemerken, daß starke und korpulente Körper ohnedieß schon schlaff sind, und daß durch solche Schwitzbäder die Schlaffheit mehr zu- als abnehmen würde; ich bin auch zu der Ueberzeugung gekommen, daß bei solchen Leuten Vollgüsse, Rückengüsse und Blitzgüsse viel günstiger wirken, um ihr Gewicht zu vermindern und ihren Körper kräftiger und widerstandsfähiger zu machen. Im Wechsel mit kalten Anwendungen aber kann ein Volldampf recht gut empfohlen werden.

Wie vortheilhaft kann man also sowohl auf den ganzen Körper als auch auf einzelne Theile einwirken! Wie schonend kann man vorgehen, wenn nur einzelne Theile in Schweiß gebracht werden, wo es der ganze Körper nicht nothwendig hat!

Kneipp Heute

Kneipp war von der Vorstellung beherrscht, das Konzept der Teilanwendungen für Güsse und Bäder auch auf Körperdämpfe zu übertragen. Er beschrieb den Arm-, den Fuß-, den Augen- und Ohren-, den Leibstuhl- und Volldampf. Betrachten wir nur den Leibstuhl-Dampf in seiner Handhabung! Benötigt werden ein riesengroßer Topf mit kochendem Wasser, ein sogenannter Leibstuhl, 2 bis 3 umhüllende Decken und womöglich noch ein erhitzter Ziegelstein für die erkaltende Kräuterflüssigkeit — zu umständlich, um vom Badepersonal innerhalb einer Kneippkur oder im häuslichen Bereich angenommen, geschweige denn praktiziert zu werden. Mit dem Volldampf in einem Kastenschwitzbad erahnte er bereits die Heimsauna, die alle Bedingungen erfüllt, um eine heilsame Schwitzprozedur in Gang zu setzen.

Vierter Theil.
KRANKHEITEN.

Die Krankheiten.

Asthma.

Es gibt viele Krankheiten, die man dem Menschen vom Gesicht ablesen kann, wie z. B. die Schwindsucht, die Wassersucht und ähnliche Krankheiten. So ist auch Asthma eines von den Leiden, welche man dem Menschen oft an seinem Gesichte ansehen kann. Leute, welche mit dieser Krankheit behaftet sind, haben eine krankhafte Farbe, keine Frische und keinen Frohsinn; ihre Stimmung ist eine gedrückte, und sie sind ganz muthlos. Kraftlosigkeit spricht aus ihren Zügen, ihr Athem ist kurz und beschwerlich, ihr Gang der eines Ermüdeten; kurz, man merkt am ganzen Menschen, daß er krank ist. So lange ein an Asthma Leidender noch von Anfällen frei ist, könnte man allerdings glauben, es fehle ihm nicht gerade viel. Hat aber ein solcher Mensch einen Anfall bekommen, so sieht er so schauderhaft aus, daß man glauben möchte, der Tod müsse alsbald eintreten.
Ich wurde zu einem jungen Mann geholt, der keine Lage zu finden wußte, in der er sich halten konnte. Der ganze Kopf war blau und schwärzlich; der Kranke machte alle möglichen Wendungen, nur um Athem holen zu können. Dieser Anfall dauerte zwölf Stunden lang.
Was ist nun die Ursache dieser Krankheit? Nach meiner Ueberzeugung haben solche Leute nicht die gehörige Transpiration; was ausgedünstet werden soll, bleibt größtentheils zurück, besonders im Kopf und in der Brust. Daher kommt das aufgedunsene Gesicht und der schwere Athem. Eine zweite Ursache kann unreines Blut sein, wenn nämlich das Blut mit vielen schlechten Stoffen vermischt ist, wenn es in Folge schlechter Verdauung keine gute Nahrung bekommt, wenn die Ausscheidungen des Blutes nicht abgeleitet werden, sondern sich immer vermehren und zuletzt Anstauungen entstehen wie bei Wassersüchtigen. Nach und nach findet in der Lunge nicht mehr die gehörige Ausscheidung des Schleimes statt; die kleinen Kanäle werden verstopft, die Lunge wird voll von verdichteten Säften und Schleim, und daher kommt auch hie und da der Auswurf. In der Regel ist jedoch gar kein Auswurf vorhanden, so daß Alles innen stecken bleibt, und dann ist der Zustand noch schlimmer. Weil diese Schleimmasse versulzt, werden viele Kanäle verstopft, so daß der Schleim keinen Ausgang mehr findet und somit zuletzt die ganze Brust anfüllt. Tritt schließlich noch eine Erkältung dazu, so treten Krämpfe ein, und das Asthma ist fertig. Denn Asthma ist nichts Anderes als ein krampfhafter Zustand, der sich in Folge von Erkältung in der Brust bildet und Alles zusammenschnürt.
Asthma kann auch leicht entstehen nach Krankheiten, z. B. nach Kinderkrankheiten; häufig kommt es auch vor im hohen Alter, wo die Thätigkeit der Natur nachläßt und die überflüssigen Stoffe nicht mehr gehörig ausgeleitet werden, wodurch Anstauungen entstehen und eine gewisse Unthätigkeit des Organismus eintritt. Bei einem gesunden, kräftigen Menschen ist diese Krankheit nicht leicht gefährlich; hat aber der Kranke noch ein anderes Leiden auf sich und ist die Ueberfüllung zu groß, so kann leicht eine Lungenlähmung eintreten, weil sich die Lunge in Folge des Schleimes nicht bewegen kann. Dauert die Krankheit lange, so kann mit der Lunge auch das Herz unterliegen.
Faßt man nun so ein Krankheitsbild in der beschriebenen Weise auf, so wird man, wenn man die Wirkung des Wassers kennt, mit großer Sicherheit und mit Ruhe die Wasserkur beginnen. Weil

diese Krankheit von dem unreinen, wässerigen und schleimigen Blute kommt, und weil überhaupt die ganze Natur, besonders aber die Lunge verschleimt ist, so kann äusserlich und innerlich ganz gut eingewirkt werden.

Stellt sich ein Krampfanfall ein, so muß man denselben schleunigst stillen suchen. Ist der Krampf durch Erkältung entstanden, so muß die Naturwärme rasch durch eine künstliche Wärme erhöht werden; wenn aber derselbe so stark ist, daß der Kranke sich nicht ruhig halten kann, so muß direkt auf den vom Krampf befallenen Körpertheil eingewirkt werden. Es kann aber auch auf die nebenan liegenden Theile eingewirkt werden, von welchen sich die Wärme auch mittheilen wird. Kann der Kranke liegen, so legt man ihm ein sechsfaches Tuch, welches vorher in heißes Wasser und Essig getaucht wird, auf die Brust, und zwar so warm, als es der Patient ertragen kann; es wird dann nicht mehr lange dauern, so wird der Krampf nachlassen. Reicht eine Auflage nicht aus oder wird das Tuch bald kühl, so kann man es nach fünfzehn bis zwanzig Minuten nochmal eintauchen. Hat der Krampf nachgelassen, so wird das Tuch beseitigt, weil sonst die große Hitze das Blut noch mehr in die Brust leiten und dadurch der Krankheit nur Vorschub geleistet würde. Kann der Kranke nicht liegen, so wird auch in diesem Falle ein Tuch in heißes Wasser und Essig getaucht und dann statt auf die Brust auf den Unterleib gelegt. Es kann auch ein Säcklein oder ein Tuch mit angeschwellten Heublumen warm aufgelegt werden. Sobald sich im Unterleib künstliche Wärme entwickelt, dringt diese auch in die Brust; das Blut wird mehr abwärts geleitet, der Zustand des Kranken wird erträglicher, und der Krampf läßt nach. Ist auch der erste Anfall vorüber, so darf man doch mit Sicherheit annehmen, daß er wiederkehrt. Deßhalb müssen die Auflagen auf den Unterleib erneuert werden, sobald man merkt, daß die Naturwärme nachlassen will und in Folge dessen der Anfall wiederkehren möchte. Ist der Kranke vom Anfall ganz befreit, so wird der Oberkörper mit Wasser und Essig gewaschen und der Patient ordentlich zugedeckt, was zur Folge haben wird, daß sich im ganzen Köuper eine größere Wärme entwickelt. Es muß aber nicht bloß der Oberkörper gewaschen werden, sondern auch die Füße; denn sobald sich im Oberkörper viel Wärme entwickelt, geht das Blut von den Füßen zurück.

Wenn der Kranke ausser Bett sein kann und sich behaglich fühlt, so wird kräftigend, auflösend und ausleitend auf den Körper eingewirkt. Täglich einmal im Wasser gehen leitet das Blut nach unten; ein Oberguß und ein Rückenguß wirken ebenfalls lösend und stärkend. Bald wird auf diese Anwendungen auch eine geregelte Transpiration im ganzen Körper eintreten, und man hat das Nothwendige und Mögliche zur Hebung des Uebels gethan. Je länger man aber mit der Kräftigung, Auflösung und Ausleitung fortfährt, um so mehr wird die Krankheit nach und nach weichen. Ist der Kranke stark und korpulent, so kann ihm auch sehr empfohlen werden, ein- bis zweimal den spanischen Mantel anzuziehen, welcher auf den ganzen Körper auflösend und ausleitend einwirkt und im Stande ist, die Anstauungen im Innern zu zertheilen, so daß die Organe wieder Platz bekommen und sich freier bewegen können.

Wie aber die Krankheit ihren Sitz im Innern hat, so kann auch nach innen recht gut eingewirkt werden, und zwar wieder erstens durch Erwärmung, zweitens durch Auflösung und drittens durch Ausleitung. Zur Erwärmung und besonders auch zur Stillung des Krampfes eignet sich am besten Thee von Anserine, Kamillen und Minze; Milch mit Fenchel gesotten und so warm, als man es ertragen kann, getrunken ist ebenfalls ein vorzügliches Mittel bei einem Krampfanfall. Zur Verbesserung der Magensäfte und zur Beförderung der Verdauung empfiehlt es sich sehr, alle Stunden einen Löffel voll Thee von Wermuth, Wachholderbeeren, Zinnkraut und Angelikawurzeln zu nehmen. Wie der Wermuth den Magen kräftigt und stärkt, so leitet Angelika die schlechten Stoffe aus, während Zinnkraut reinigend wirkt und die Wachholderbeeren mit der Verschleimung aufräumen. Mit diesen Anwendungen und mit diesen Mitteln wird fortgemacht, bis der Kranke von seinem Uebel befreit ist, was in der Regel in drei bis vier Wochen der Fall sein dürfte. Zwei Gießungen oder ein Halbbad und ein oder zwei Rückengüsse reichen für den Tag aus. Ist der Kranke korpulent, so kann er zur Nachtzeit vom Bette aus auch eine Ganzwaschung vornehmen. Will man diesem Uebel vorbeugen, so ist das einfachste Mittel, in der Woche zwei bis drei Halbbäder zu nehmen und dreimal Morgens vor dem Aufstehen den Oberkörper zu waschen.

Es kam ein Herr aus Ungarn und erzählte, daß er seit vielen Jahren an Asthma leide; dieses Uebel habe sich so gesteigert, daß er Monate lang auch nicht eine einzige Nacht gehabt, in der er mehr als halbe Todesangst ausgestanden habe aus Furcht, er müsse ersticken. Es war gerade Herbstanfang und die Temperatur noch ziemlich mild. Weil es bereits Nachmittags 4 Uhr war, ließ ich ihm ungesäumt den Rücken trocken abreiben und gleich darauf einen Oberguß geben, welchem unmittelbar ein Kniguß folgte, worauf er Bewegung im Freien machen mußte. Am folgenden Morgen kam er voll Freude und erzählte, er habe bereits die ganze Nacht hindurch geschlafen wie durch Jahre hindurch nicht mehr. Am selbigen Tage bekam er wieder einen Oberguß und einen Rückenguß und ging auch noch zwei Minuten lang im Wasser; die zweite Nacht verlief wieder gut. So machte der Kranke drei Wochen fort. Täglich bekam er zwei Gießungen, den einen Tag Oberguß mit Schenkelguß und den andern Oberguß und Halbbad, dann wieder Knie- und Rückenguß, Blitzguß und Schenkelguß. So bekam er immer im Wechsel diejenigen Anwendungen, welche seiner Naturkraft entsprechend waren. Nach innen gebrauchte er Wermuth, Zinnkraut und Wachholderbeeren, mit einander gesotten. Das leitete recht viel Unrath durch den Urin aus; der gute Mann bekam dadurch auch viel besseren Appetit, und es verjüngte sich sein ganzes Aussehen. Während der Kur kamen zwar noch hie und da Anfälle, aber sie waren nur ganz schwach und dauerten auch nicht mehr lange. Der Herr war ein Beamter; sein Urlaub dauerte vier Wochen, und nach Ablauf dieser Zeit war er vollständig geheilt.

Du wirst jetzt, lieber Leser, vielleicht die Frage stellen: Wie war es möglich, daß die Heilung so rasch vor sich ging? Die Antwort auf diese Frage lautet: Asthma ist ein Krampf, der wie alle derartigen Leiden plötzlich entsteht; wie er aber plötzlich kommen kann, so kann er auch ebenso schnell wieder aufhören. Es wird wohl kein Mittel geben, welches den Krampf schneller und sicherer legt als eine rasch entwickelte und erhöhte Wärme. Ich ließ den Oberkörper des Kranken mit einem rauhen Tuch trocken abreiben; wenn diese Abreibung auch nur kurze Zeit dauerte, so entwickelte sich dadurch doch rasch eine künstliche Wärme. Gleich darauf bekam der Patient einen Oberguß, und dadurch wurde die Wärme noch mehr erhöht, Durch die künstlich gebildete doppelte Wärme wurde die Kälte, welche den Krampf verursachte, beseitigt. Durch das Reiben wurden auch die Poren geöffnet, das Wasser bewirkte eine kräftige Ausscheidung, und so wurde durch Ausleitung im Innern Luft gemacht.

Ein asthmatischer Krampf kann also nur beseitigt werden, indem man die Naturwärme durch künstliche Wärme unterstützt. Er tritt auch meistens nur dann ein, wenn in Folge von Anstauungen und Verschleimung die Natur nicht mehr gehörig transpiriert und nicht mehr die gehörige Wärme hat. Es geht da gerade so, wie wenn Jemand bei großer Kälte ein recht dünnes Kleid anhat; es wird ihn sehr bald frösteln. Deßhalb haben auch die an Asthma Leidenden auf nichts mehr zu achten, als daß sie sich nicht erkälten und namentlich nicht in Zugluft kommen, was für sie am allergefährlichsten wäre. Wenn man nun längere Zeit auf Vermehrung der Wärme und auf Abhärtung einwirkt, so beugt man dem Asthma am besten vor.

Die an Asthma Leidenden sind gewöhnlich verweichlichte Leute und fürchten nichts mehr als nasse und kalte Anwendungen. Und doch ist nur das kalte Wasser im Stande, eine entsprechende Wärme zu verschaffen. Ganz besonders muß bei solchen auf Kräftigung und Abhärtung des Unterleibs eingewirkt werden; dieß geschieht durch Kniegruß, Schenkelguß, Halbbad und dann auch durch Oberguß, aber erst nach und nach, wenn die Anfälle nicht mehr vorhanden sind. Wie durch diese Anwendungen die Natur gekräftigt wird und die faulen und verlegenen Stoffe ausgeleitet werden, so kommt auch der ganze Organismus in einen Zustand, daß er solche Stoffe nicht mehr aufkommen läßt, besonders wenn noch für eine gute Verdauung und entsprechende Kost gesorgt wird.

Einmal kam ein Professor und erzählte ebenfalls von seinen asthmatischen Anfällen, welche er schon viele Jahre hindurch habe, und in Folge welcher er für seinen Beruf ganz unfähig geworden sei. Ich verordnete ihm verschiedene Anwendungen, wurde aber noch am selben Abend in seine Wohnung gerufen, weil er einen heftigen Anfall bekommen hatte, welcher stärker als alle vorher gehenden war. Ich ließ ungesäumt ein sechsfaches Tuch in heißes Wasser und Essig tauchen und dem Kranken auf die Brust legen und zwar so warm, als er es nur eben ertragen konnte. Und merkwürdig: in ungefähr zwanzig Minuten war der Anfall vorüber, und der Kranke fühlte sich ganz behaglich. Um eine allgemeine Erwärmung zu erzielen, ließ ich ihn täglich zweimal vom Bett aus ganz waschen. Seine Anfälle waren nämlich so stark, daß er jedesmal mehrere Tage das Bett hüten mußte, und wenn er dann an die Luft kam, dauerte es meistens nicht lange, bis er einen erneuten Anfall bekam. Die Auflagen mit Wasser und Essig wurden vier- bis fünfmal erneuert; zuletzt half auch das nicht mehr, die Anfälle kehrten immer wieder zurück, wenn auch nicht mehr so stark. Was mag wohl die Ursache gewesen sein? Weil das heiße Essigtuch wiederholt auf die Brust gelegt wurde, drang das Blut stark der Brust zu, während die Extremitäten immer kälter wurden, und weil alles Blut der Brust zuströmte, trat in derselben eine größere Verengung ein. Ich ließ nun das heiße Tuch auf den Unterleib legen, wodurch das Blut dorthin geleitet und die Brust freier wurde. Auch ließ ich abwechslungsweise die Füße bis über die Waden in ein in heißes Wasser und Essig getauchtes Tuch einwinden, wodurch das Blut wieder in die Füße geleitet und die Brust frei wurde. So mußte nach und nach das Blut in gleiche Circulation gebracht werden. War es nothwendig, so wurde heißes Wasser genommen; reichten aber zur Entwicklung der nothwendigen Wärme Ueberschläge mit kaltem Wasser aus, so wurde von den warmen gänzlich abgesehen. So vergingen drei Wochen, bis die ganze Natur dieses Patienten die nothwendige Wärme wieder hatte, die Blutzirkulation gleichmäßig war und sich auch eine gehörige Ausdünstung einstellte.

Dieser Herr hatte mir auch erzählt, das er früher heiße Bäder, so heiß er sie ertragen konnte, gebraucht habe, welche wohl eine vorübergehende Hilfe brachten, aber das Uebel nicht zu beseitigen vermochten. Die Anfälle seien immer stärker und öfter aufgetreten, wiederum ein Beweis, daß warmes Wasser nicht bloß die Natur schwächt, sondern ihr auch sogar Wärme entzieht, jede kühle Temperatur lästig und gefährlich macht und einer solchen Krankheit nur Vorschub leistet. Dagegen wird jetzt freilich Mancher sagen: Ich habe beim Anfall ja auch heißes Wasser gebraucht und der Natur Wärme entzogen. Darauf gebe ich zur Antwort: Das warme Wasser war nur ein nicht zu umgehender Nothbehelf und sollte auf die Anwendungen mit kaltem Wasser, mit welchem allein mit Erfolg eingewirkt werden kann, vorbereiten. Nach jeder warmen Anwendung kommt nach vier bis sechs Stunden eine kalte, welche die Naturwärme steigert und der Natur um so mehr aushilft, in je höherem Wärmegrad sie sich befindet. Es kann ein Oberguß, ein Schenkelguß oder auch ein Rückenguß gegeben werden, je nachdem der Kranke kräftiger oder schwächer ist; es können aber statt Gießungen auch Waschungen vorgenommen werden.

Asthma.

Heute

Das Asthma bronchiale ist eine chronische Erkrankung mit anfallsartigen Verkrampfungen des Bronchialsystems. Das quälende Leiden mit erheblicher Störung der Atemfunktion betrifft 4–5 % der Gesamtbevölkerung. Es ist immer wieder erstaunlich, mit welcher Präzision der begabte Pfarrer Krankheiten intuitiv erfaßte und deren Symptome akribisch beschrieb. Der aufmerksame Leser wird unwillkürlich die Frage stellen, ob nicht mit dieser Ausnahmepersönlichkeit der medizinischen Forschung ein bahnbrechendes Genie verlorenging, wenngleich seine Leistung auf naturheilkundlichem Gebiet ein Geschenk des Himmels, ein Segen für die Menschheit wurde.

Beim Studium eines Prospektes für Kneippkuren wird der Interessent im Indikations-Verzeichnis vergeblich nach »Asthma« forschen. Die Kurbehandlung blieb lediglich einigen Sole-Bädern in Deutschland vorbehalten. Ohnehin ist das problematische Leiden mit seinen Attacken bedrohlicher Atemnot in hohem Maße auf Pharmaka angewiesen, wodurch die naturheilkundlichen Möglichkeiten ins Hintertreffen gerieten. Vor hundert Jahren war eine kausale medikamentöse Asthmatherapie noch nicht möglich, so daß angesichts der ärztlichen Ratlosigkeit die von Kneipp beschriebenen Anwendungen die einzige Hilfe, wenn nicht sogar Rettung in letzter Not waren. Auch in unserer Zeit kann eine begleitende Hydrotherapie zur Basismedikation zusätzlich Erleichterung verschaffen. Es wird zwischen dem allergischen Asthma infolge Inhalationsreize, z. B. pflanzliche Pollen, und dem infektiösen Asthma, im Anschluß an eine infektiöse Bronchitis unterschieden. Gemeinsamkeiten beider Asthma-Verlaufsformen sind häufig. Zwischen dem chronischen Latenzstadium mit Atemenge, Husten, Auswurf und den »Status asthmaticus«, dem Anfall hochgradiger Atemnot, der ärztliche Soforthilfe erfordert, muß streng differenziert werden.

Status asthmaticus: Bis zum Eintreffen des Arztes empfehlen sich folgende Notmaßnahmen: Warme Auflage mit Thymian-Badeölzusatz auf Brust; bei guter Verträglichkeit und Wirkung nach einer halben Stunde eine weitere Auflage auf den Leib; wegen Allergie-Gefährdung ist Heublumenzusatz zu vermeiden; bei Nachlassen der Atemnot Fußwadenwickel, bei warmen Füßen kalt mit Retterspitz äußerlich, bei kalten Füßen warm mit Thymian.

Im Anfallstadium kein Kopfdampf!

Asthma im Latenzstadium

Tgl. Ganzwaschung in der Frühe, vormittags Wechsel-Arm-Gesichtsguß, nachmittags oder abends Wechselarmbad bzw. Wechselfußbad mit Thymian, im tgl. Wechsel; wöchentlich 2 mal ¾-Bad mit Lavendel und Unterguß kalt; Kopfdampf mit Salbei probeweise, besonders bei chronischer Verschleimung; Inhalationen nach Verordnung des Arztes.

Augenkrankheiten.

Gehört das Auge zu den alleredelsten Theilen des Körpers, so verdient es auch die allersorgfältigste Pflege. Die meisten Menschen aber sind gewöhnlich zufrieden, wenn sie sehen, und bekümmern sich weder um eine weitere Pflege noch um Schonung der Augen. Wie viele Menschen ihrem Körper zu viel aufladen und ihn dadurch zu Grunde richten, so verfahren viele mit ihren Augen schonungslos und richten dieselben früher oder später mehr oder weniger zu Grunde. Es ist aber nothwendig, daß auch die Augen gepflegt und nicht zu sehr angestrengt werden. Wie man das Auge schwächen kann, so kann man dasselbe auch stärken, und wie im Allgemeinen der ganze Körper abgehärtet und gekräftigt werden kann, so können auch einzelne Körpertheile gekräftigt werden, so auch die Augen. Gekräftigt werden die Augen durch Augenbäder, indem man dieselben täglich ein- oder auch zwei- bis dreimal zwei bis fünf Sekunden lang in das Wasser hält, wie das Bild zeigt, und, während die Augen im Wasser sind, damit zwinkert, dann den Kopf aus dem Wasser hebt, zwei bis vier Sekunden darauf wieder in's Wasser bringt und so zwei- bis viermal dieses Verfahren wiederholt, so daß das Ganze eine Minute dauert. Solche Bäder reinigen und kräftigen das Auge und sind nur zu empfehlen. Nicht nur wenn die Augen krank sind, sondern auch dann, wenn sie in bestem Zustande sich befinden, sollen von Zeit zu Zeit solche Augenbäder genommen werden.

Neben den Augenbädern können auch A u g e n - A u f l a g e n angewendet werden. Man nimmt ein Fleckchen Leinwand, vier- bis sechsfach zusammengelegt, taucht es in kaltes Wasser, bindet es auf die Augen, läßt es drei bis fünf Minuten dort und wiederholt so die Auflage. Diese einfache Auflage kräftigt das Auge ungemein. Statt der Wasserauflagen können auch K r ä u t e r a u f l a g e n gemacht werden, welche das Auge reinigen und stärken. Man kann einen Kaffeelöffel zerstoßenen Fenchel in ein Viertelliter Wasser sieden, abseihen, den Lappen eintauchen und ganz naß auflegen; es soll die Flüssigkeit auch in's Auge kommen. A u g e n t r o s t kann man auf dieselbe Weise gebrauchen. Wenn ein Lappen in Thee von W e r m u t h eingetaucht und aufgelegt wird, so hat dieß ebenfalls eine recht gute Wirkung für die Augen. Diese Kräuter reinigen und stärken das Auge. Ausser diesen Kräutern können auch noch andere verwendet werden, z.B. Aloë, Zinnkraut und Alaun, letzterer aber nur sehr verdünnt.

Eine weitere Sorge soll die sein, daß es möglichst h e l l im Zimmer ist. Es ist heutzutage ein großes Unglück, daß man sehr häufig in den Zimmern so dunkle Vorhänge hat und die volle Tageshelle nicht geduldet wird. Es ist Dieses besonders bei hohen Herrschaften der Fall, wo es heißt, die Helle verderbe die Möbel. Deßhalb werden dunkle Vorhänge angebracht, und so kann es vorkommen, was mir kürzlich begegnete, daß ich bei einem Besuche in ein Zimmer kam, wo ich am hellen Tage nur mit größter Mühe hätte einige Zeilen lesen können.

Wie gutes Licht, so ist auch r e i n e L u f t von größter Wichtigkeit. Das Auge soll wo möglich nur gute Luft haben; deßhalb sollen Häuser und Zimmer stets gut gelüftet sein. Das Barfußgehen und das Gehen auf nassen Steinen wirkt stärkend auf den ganzen Körper und somit auch besonders auf die Augen.

Es ist heutzutage Mode, verschiedenartige Brillen zu tragen. Wie man früher nur die grüne Farbe empfohlen hat, so werden jetzt die verschiedensten Farben empfohlen. Ich empfehle keine von diesen Farben, sondern nur Das, was vom Schöpfer bestimmt ist, nämlich die reine Luft. Wenn die Augen Licht und Luft nicht ertragen können, so sind sie krank und sollen allererst kurirt werden, und sie werden in Bälde durch die Augenbäder hinreichend abgehärtet sein. Der Augenschirm ist wohl ein Nothbehelf, welcher aber durch allgemeine Abhärtung des Körpers und Auges recht bald entbehrt werden kann. Ich wurde einst gefragt, ob ein Schleier über das Gesicht auch den Augen Schutz gewähre und deßhalb zu empfehlen sei, und gab zur Antwort: »Einen Flor über das Gesicht tragen nur Sonderlinge, die mit Dem nicht zufrieden sind, was der Schöpfer bestimmt hat; entweder wollen sie schöner aussehen, oder sie haben ein paar Hühneraugen (Schönheitsfehler) im Gesicht, welche man nicht sehen soll.«

Wie man bei Feuersbrünsten mit Wasser zu löschen sucht, so ist auch bei Augenentzündungen sicher das Wasser das beste Mittel, um solche Entzündungen zu heben. Haben Kinder, wie es häufig vorkommt, schon Augenentzündungen, ehe sie gehen können, so ist am besten, wenn ein solches Kind täglich ein bis zwei Sekunden in das Wasser getaucht wird; ebenso soll man ihm zwei bis drei Tage hindurch täglich ein nasses Hemd anlegen, dann in der Woche nur mehr einmal oder das Kind gleich mit dem Hemd in's Wasser tauchen und ein bis zwei Stunden lang einwickeln. Diese Entzündungen sind aber oft so stark und hartnäckig, daß die Augenlider stark anschwellen und das Kind kein Auge mehr öffnen kann. In solchen Fällen ist dann nothwendig, daß auch Auflagen auf die Augen gemacht werden. Fein abgerührter Topfenkäs, ziemlich weich auf die Augen gelegt und aufgebunden, wirkt vorzüglich, muß aber, so oft er trocken wird, wieder frisch aufgelegt werden. Auch Topfenwasser kann dazu verwendet werden. Ein weiteres Mittel ist das Zinnkrautwasser; die Auflagen müssen aber wenigstens alle 15 bis 20 Minuten erneuert werden. Es kann auch, wenn die Augenentzündung recht hartnäckig ist, der Kopf täglich einmal mit kaltem Wasser übergossen, also ein Kopfguß angewendet werden.

Die Augenentzündungen entstehen hauptsächlich durch starken Blutandrang zum Kopf. Wenn dazu noch eine äussere Veranlassung kommt, wie Erkältung, und die Entzündung nicht rasch gehoben wird, so tritt eine bedeutende Erweiterung der Blutadern ein, und der ganze Kopf ist mit zu viel Blut gefüllt. Hat so eine Augenentzündung längere Zeit gedauert, so strömt das Blut sehr leicht dem Kopfe zu, und jede Kleinigkeit ist im Stande, eine weitere Entzündung zu veranlassen, so daß Kinder oft in einem Jahre vier bis fünf Augenentzündungen bekommen können. Wenn dieß der Fall ist, dann sollen die Kinder durch längere Zeit hindurch gut abgehärtet werden, damit die Blutzirkulation geregelt und das Blut selbst verbessert wird. An Augenentzündungen leiden solche Kinder, welche öfter aus der Nase bluten, und dieses ist schon der Beweis, daß zuviel Blut in den Kopf dringt.

Wie Zinnkrautwasser zu Auflagen benützt werden kann, so kann auch frisches Wasser angewendet werden, ebenso auch Augentrostwasser, kurz Absud von solchen Kräutern, welche kühlen und zusammenziehen. Nach solchen Entzündungen bleiben gerne noch Reste der Krankheit im Kopf zurück. Entsteht nun eine kleine Entzündung, die kaum bemerkbar ist, so kommt es recht häufig vor, daß am Morgen den Kindern die Augen ganz zugeklebt sind, so daß man Mühe hat, dieselben zu öffnen. Es ist dieß ein Zeichen, daß Augen und Kopf von der Entzündung noch nicht befreit sind; denn diese Ausscheidungen rühren von der Entzündung her. Dann heißt es mit den Ausscheidungen und Abhärtungenu fortfahren, bis die ganze Natur von allem Krankheitsstoff befreit ist. Am allerwirksamsten ist täglich oder wenigstens jeden zweiten Tag ein Halbbad und in der Woche einmal das Kind eine Stunde lang in ein nasses Hemd einwickeln. Dieses Einwickeln darf aber nicht über eine Stunde dauern, sonst würde sich eine zu große Hitze einstellen und das Uebel sich wiederholen.

Es gibt eine große Anzahl Kinder, welche an verschiedenen Theilen des Körpers Geschwüre bekommen, am Finger, an den Füßen oder an den Ohren; besonders aber werden bei solchen Kindern, welche man strophulös heißt, die Augen befallen. Entzünden sich bei solchen unglücklichen Kindern die Augen, so müssen dieselben sehr viel leiden; die Heilung ist, wenn man nur auf die Augen einwirken will, sehr schwer. Nur dann ist bei solchen Augenentzündungen Hilfe sicher, wenn der ganze Zustand des Körpers ein anderer wird. Bei diesen Kindern leidet vor Allem die Blutzirkulation oder der Blutlauf; dann haben sie schwächliche Naturen, ungesundes, schwaches Blut, kurz, der ganze Körper ist an allen Theilen krank, und die armen Geschöpfe finden meistens keine ausreichende Hilfe, höchstens Linderung; sie verkrüppeln oft bis zu einem presthaften Zustande und müssen Unsägliches ausstehen, bis der Tod ihrem Elend ein Ende macht.

Wenn auch diese Krankheit zu einem andern Abschnitt gehört, so soll hier doch in Kürze gesagt werden, wie die Augenentzündungen bei solchen Kindern gehoben werden können. Diese Kinder brauchen vor Allem eine recht gute Kost, nichts Geistiges, nichts Gewürztes, dagegen Malz mit Milch gekocht, Kraftsuppe, Brodsuppe und vom einfachsten Mehl verschiedene Mehlspeisen. Fleisch, Fleischsuppe, Bier und Wein halte ich für schädlich. Die Kinder sollen entsprechend wie es die Natur gestattet, vielleicht ein- bis zweimal in der Woche ein in Heublumenwasser getauchtes Hemd bekommen, wodurch die Auflösung aller verhärteten Stoffe, welche sich in den verschiedensten Körpertheilen befinden, bewerkstelligt wird. Die Kinder sollen täglich oder, wenn sie zu schwach sind, jeden zweiten Tag in das Wasser getaucht werden, aber nur ein bis zwei Sekunden lang. Sie sollen ferner viel in der frischen Luft sein, entweder in einem gutgelüfteten Zimmer oder im Freien. Milch ertragen diese Kinder gar nicht, sie muß entweder mit Eichelkaffee oder mit Malz gekocht werden. Am wirksamsten ist, wenn solche Kinder starken schwarzen Malzkaffee ohne Milch, mit Honig vermischt, bekommen; sie nehmen ihn sehr gerne und gedeihen dabei ausserordentlich. Es dürfen aber nur alle zwei bis drei Stunden zwei bis vier Löffel voll gegeben werden; wenn auch die Kinder durch längere Zeit gar keine Kost bekommen als solchen Malzkaffee, so gedeihen sie doch, besonders wenn das Malz mit Honig gekocht und so genossen wird.

Augenentzündungen kommen auch häufig bei der heranwachsenden Jugend, sowie im höheren Alter vor. Sie können entstehen durch eine Verkältung, durch Zugluft oder Vernässung; es entwickelt sich dann eine Entzündung im Kopf, welche sich gerne auf die Augen schlägt. Bei solchen Entzündungen ist der Blutandrag zum Kopfe zu stark; die Adern werden immer mehr gefüllt, und schließlich greift die Entzündung den ganzen Körper an; die Augen aber müssen am meisten herhalten. Diese Entzündungen sind gewöhnlich sehr schmerzhaft, die Augen werden sehr geschwächt, und selbst die Organe leiden dabei, weil sie durch das gewöhnliche Einbinden mehr verweichlicht werden und so zuletzt bei jeder Kleinigkeit eine Entzündung sich wiederholt. Auch hier ist das Wasser nach meiner Ueberzeugung das richtigste Heilmittel, denn durch dasselbe wird das Blut vom Kopfe in den Körper zurückgeführt. Der Kopf soll aber vor allem der Luft frei ausgesetzt bleiben und nicht durch Einbinden verweichlicht werden. Es ist aber den Leuten, wenn eine Entzündung eintritt, gewöhnlich das Erste und Wichtigste, den Kopf, drei- bis vierfach einzubinden; hiedurch zieht man künstlich immer mehr Blut nach oben, und die Entzündung wird immer stärker und andauernder. Wer seinen Körper im Ganzen gut abgehärtet hat, wird nicht so leicht oder gar keine Augenentzündungen bekommen; wird aber die Natur verweichlicht, so entstehen solche Uebel durch die kleinste Veranlassung.

Ein Mädchen, 24 Jahre alt, hatte stark entzündete Augen. Ich hieß sie alle Stunden ein Augenbad nehmen, in der Woche einen Kurzwickel, ein Hemd in Wasser und Essig getaucht und zweimal ein

Halbbad; an den Kopf kam gar nichts ausser dem Augenbad. Rasch ließ die Entzündung nach, und der ganze Körper kam wieder in besten Zustand. Das Augenbad wurde so lange genommen, bis die Entzündung gehoben war.

Auch aus Honig kann Augenwasser gemacht werden; ein Kaffeelöffel voll Honig wird vier bis fünf Minuten in einem Viertelliter Wasser gesotten; dieses gibt ein gutes Augenwasser. Der Honig reinigt und stärkt, nimmt die Hitze und lindert die Schmerzen. Ich habe versucht, mit Honig Kräuter zu vermischen, und zwar meistens grüne. Man nennt diese Mischung von Honig mit Kräutern A u g e n s a l b e. Die Wirkung ist oft ganz auffallend; in vielen Fällen wirkte diese Salbe wie kein anderes Mittel, welches ich versuchte. Gewöhnlich wird jeden Tag von dieser Augensalbe so viel wie ein Gerstenkorn in das Auge gethan, und zwar auf das Auge oder in die Augenwinkel, noch besser aber unter das obere Augenlid, so daß die Salbe ganz unter die Augenlider gezogen wird.

Wie Augenentzündungen, so kommen auch häufig Wolken über die Augen besonders bei Kindern vor. Es geht hiemit ungefähr, wie wenn Wolken am Firmament entstehen; es steigen von der Erde Dünste in die Höhe, welche sich irgendwo ansammeln und dort dünne und dicke Wolken bilden. So entstehen oft auch kleine Geschwürchen auf der Hornhaut des Auges; die Geschwürchen nehmen einen Verlauf wie andere Geschwüre, und wie gewöhnlich bei einem Geschwür eine Narbe bleibt und es einen rothen Fleck gibt, so bilden sich auch aus diesen geheilten Geschwüren Narben. Diese können einen Theil der Hornhaut belegen; sie können aber auch die Hornhaut überziehen, so daß sie über die ganze Hornhaut wie ein Flor ausgedehnt sind. Dann geht es wie bei der Sonne und den Wolken. Ist die Wolke dünn, so sieht man durch sie hindurch die Sonne; ist die Wolke dick, so wird auch die Sonne unsichtbar. Es kann sich auch eine dünne Wolke über das Auge ausbreiten, und man sieht noch, aber nicht gut; es kann sich aber eine so dicke Wolke über das Auge ausbreiten, daß völlige Blindheit eintritt. Solche Wolken wegzubringen habe ich nie Anstand gehabt, ausser wenn sie vollständig verhärtet waren und die Kruste nicht mehr aufzulösen war. So kam vor kurzer Zeit ein Mädchen zu mir, welches nur mehr ganz wenig sehen konnte. In nicht zu langer Zeit waren die Wolken vollständig entfernt, und das Mädchen sah klar und deutlich wie früher. Die Heilung geht vor sich, wie ich alle Krankheiten heile, durch besondere Einwirkung auf den Körper und auf den kranken Theil. Denn wenn auch solche Wolken aus Geschwüren entstehen, so können doch auch durch Eindringen krankhafter Stoffe durch die Hornhaut solche Trübungen hervorgebracht werden. Deshalb habe ich auch die Ueberzeugung, daß durch Einwirkung auf den ganzen Körper die Heilung bewirkt werden kann. Ich glaube überhaupt, daß viele solcher Wolken, welche wir nicht sehen, in der Natur entstehen, wenn krankhafter Stoff hineinkommt, wie es z. B. bei der Gicht der Fall ist; wenn diese kommt, sieht sie Niemand, und doch beginnt die Krankheit schon durch die angelagerten Krankheitsstoffe. Den Beweis liefert mir auch die Kur; wenn ich nur auf die Augen einwirke, werde ich viel mehr Zeit brauchen, als wenn ich zugleich auf den ganzen Körper einwirke. Die Hauptkur besteht also darin, daß auf den ganzen Körper reinigend eingewirkt wird, und daß man Sorge trägt, daß die Blutzirkulation, an welcher so viel liegt, vollständig in Ordnung kommt; dann wird die Ausleitung aus dem Auge eine viel leichtere sein und rascher vor sich gehen.

Um diese Wolken auf den Augen aufzulösen, haben wir viele Mittel. Ein sehr dünnes A l a u n w a s s e r bringt recht gute Wirkung hervor, doch gebrauche ich dasselbe nicht lange und nehme auch andere auflösende Mittel. Täglich ein Tropfen H o n i g und zweimal täglich die Augen mit A l o ë w a s s e r auswaschen wirkt auflösend, ausleitend und heilend. Kräftiger als der Honig wirkt die A u g e n s a l b e. Wenn täglich einmal die Salbe in's Auge hineinkommt und zweimal täglich mit einem Augenwasser die Augen gewaschen werden, so geht die Auflösung ziemlich rasch vor sich. Dann kann auch zweimal im Tag die Augensalbe genommen und einmal mit einem Augenwaser gut ausgewaschen werden. Das F e n c h e l w a s s e r ist besonders gut; es stärkt das Auge, wodurch die Sehkraft erhöht wird. Um stärker auflösend einzuwirken, kann man auch A u f l a g e n auf die Augen machen. Ein recht weiches, ausgewaschenes Stückchen Leinwand wird in Aloëwasser getaucht und ein bis zwei Stunden lang aufgelegt; es kann nach jeder halben Stunde erneuert werden; auch über Nacht kann man diese Augenauflage machen. Ferner ist, besonders wenn die Augen sehr leicht entzündet werden, das W e r m u t h w a s s e r zu empfehlen; die Augen können täglich ein- bis zweimal mit diesem Wasser ausgewaschen oder überlegt werden. Wie Wermuth, so ist auch T o r m e n t i l l lösend und heilend und in derselben Weise Tormentillwasser zu verwenden. Eine besondere Wirkung bei Augengebrechen hat auch Wermuth- und Tormentillzucker hervorgebracht. Extrakt aus Tormentill oder Wermuth wird mit weißem Zucker vermischt, unter einander gerührt und der freien Luft ausgesetzt; der Spiritus verflüchtigt sich rasch, der Zucker trocknet und behält die Bestandtheile aus Wermuth und Tormentill, und so kann täglich ein- oder zweimal solcher Wermuth- oder Tormentillzucker in die Augen gebracht werden. Ist der Zucker nicht gar zu fein, so gibt er, wenn er in das Auge geblasen wird, eine zarte Reibung, die zur Auflösung der Wolken recht viel beiträgt. Der Zucker vergeht jedoch bald, und es fließt Zuckerwasser mit aufgelöstem Krankheitsstoff aus den Augen.

Der Staar.

Ein schwereres Augengebrechen als die angeführten ist der sogenannte Staar. Ich dachte schon oft darüber nach, warum man die verschiedenen Erblindungen mit dem Namen Staar bezeichnet; weil nun diese Erblindungen gewöhnlich durch eine Wolke im Auge verursacht werden, so kann ich mir nichts Anderes denken, als daß das Wort »Staar« E r s t a r r u n g bedeutet, d. h. Verhärtung der angesammelten Krankheitsstoffe im Innern des Auges, indem sie sich so fest anlegen, daß sie nicht mehr zu entfernen sind.

Es gibt drei Arten von Staar: den grauen Staar, den schwarzen Staar und den grünen Staar.

Der graue Staar.

Von der Wissenschaft wird der graue Staar im Allgemeinen als unheilbar geklärt, und man sagt, daß nur durch eine Operation Hilfe gebracht werden könne. Ich jedoch bin der Ueberzeugung, daß in vielen Fällen beim Beginn des grauen Staares noch geholfen werden kann. Es sind viele Kranke mit beginnendem Staar – bei manchen war er schon weiter vorgeschritten – zu mir gekommen, und vielen von ihnen wurde noch geholfen. Auch hier muß wieder auflösend und ausleitend eingewirkt werden sowohl auf die ganze Natur als auch besonders auf die Augen selbst. Es kommen namentlich die Wickel in noch stärkerer Form als sonst in Anwendung. Wer von diesem

Gebrechen befallen ist, soll in der Woche zwei bis drei Kopfgüsse, ein bis zwei Halswickel und täglich ein bis zwei Augenbäder nehmen, dabei auch etwas starkes Augenwasser oder auch Augensalbe in die Augen streichen. Daß hier mit der größten Vorsicht vorgegangen werden muß, läßt sich denken. Auge und Körper müssen sorgsam behandelt und doch muß kräftig eingewirkt werden.

Der schwarze Staar.

Der schwarze Staar besteht darin, daß der Sehnerv immer mehr und mehr abnimmt und zuletzt ganz abstirbt. Von dem schwarzen Staar sind bei mir schon ganz Blinde und Halbblinde geheilt worden. Ein Pole war seit drei Jahren stockblind, und in dreizehn Wochen war er vollständig geheilt, und so noch Mehrere, bei denen der Staar nicht zu veraltet war. Bei der Heilung dieser Augenkrankheit ist von großer Wichtigkeit, daß kräftig eingewirkt und vor Allem der Stoffwechsel, wie im Auge, so im ganzen Körper befördert wird; denn ich bin der Ueberzeugung, daß bei solchen Augenleiden auch der ganze Körper krank ist. Die stärksten Anwendungen, mit großer Vorsicht gebraucht, wirken auch hier wieder am besten; jeden Tag sollen zwei bis drei Augenbäder, in der Woche zwei bis drei Kopfgüsse, ein bis zwei Vollgüsse und zwei Halbbäder genommen werden. Diese Anwendungen wirken auf den ganzen Körper kräftigend, auflösend und reinigend ein. Besonders günstige Erfolge hatte ich bei dieser Krankheit, wenn Nikotinvergiftung als Ursache derselben bezeichnet wurde.

Der grüne Staar.

Der grüne Staar kommt gewöhnlich sehr rasch, nicht allmählich wie der schwarze und graue Staar. Er wird verursacht durch starken Andrang des Blutes in das innere Auge. Diese Blutanstauung bewirkt größere Ausdehnung im Auge; deßhalb haben Leute, welche vom grünen Staar befallen sind, gewöhnlich stark hervortretende Augen mit etwas grünlicher Färbung. Diese Blutanstauung kann durch zu starke Anstrengung des Auges, wodurch das Blut zu sehr dem Auge zugezogen wird, entstehen. Es entsteht eine kleine Entzündung, und durch diese Entzündung entstehen unreine Stoffe, die keinen Ausweg mehr finden, deßhalb eine größere Stauung bewirken und so einen ununterbrochenen Druck ausüben. Dieser Stauungsdruck kann sich steigern, so daß alle Sehkraft verloren geht. Bei diesem Staar habe ich die besten Erfolge erzielt. Will man so einen Staar heilen, so ist allererst nothwendig, daß jeder zu starke Blutandrang zum Kopf abgeleitet und im Kopf selbst durch raschen Stoffwechsel die Stauung nach und nach gehoben wird, so daß das Auge wieder zu seiner früheren Kraft gelangen kann. Bei dem grünen Staar hat jedoch jeder Verzug die größte Gefahr zur Folge. Bei der Behandlung wird weniger auf den Kopf als auf den ganzen Körper eingewirkt, weil starke Anwendungen auf den Kopf demselben auch mehr Blut zuführen würden; es genügt, wenn man häufig Augenbäder nimmt und für Reinigung und Stärkung der Augen durch die oben bezeichneten Mittel sorgt. Vor Allem muß man darauf gedacht sein, die Blutzirkulation in Ordnung zu bringen; solche Leute haben gewöhnlich kalte Füße und deßhalb zu viel Blut im oberen Stock.

Ein Theologe hatte den grünen Staar und konnte nichts mehr lesen. Er bekam täglich Wassergehen verordnet, wodurch eine Abhärtung und eine Ableitung des Blutes vom Kopfe erzielt wurde; ferner mußte er in der Woche drei Halbbäder nehmen, welche den ganzen Unterleib erwärmten und kräftigten; dann bekam er zwei Vollgüsse, wodurch die Blutzirkulation in Ordnung gebracht wurde. Dabei mußte er täglich zwei Augenbäder nehmen und die Augen mit Wermuththee im Wechsel mit Aloëwasser auswaschen. Die besten Anwendungen, das Blut vom Kopfe abzuleiten, sind Fußbäder und Schenkel- oder Kniegüsse; ferner können kräftige Leute auch Obergüsse, schwache Leute dagegen Oberkörperwaschungen nehmen.

Tritt der grüne Staar plötzlich auf, dann dringt das Blut, ähnlich wie beim Hexenschuß in den Rücken, sehr stark in die Augen; in solchen Fällen nimmt man am besten sofort einen kurzen Wickel oder, wenn der Kranke kräftig ist, einen spanischen Mantel. Man kann auch die Füße bis über die Waden in ein Tuch einwinden, welches in halb Wasser und halb Essig getaucht wurde, aber höchstens eine Stunde lang. Nach drei Tagen wird das Blut vom Kopf abgeleitet sein, und dann können im Wechsel Knie- und Schenkelgüsse und Halbbäder gebraucht werden. Aber auch hier darf nicht zu viel angewendet werden; zwei Anwendungen täglich reichen vollständig aus.

Alle Augenleiden, sowohl Wolken wie Staar, werden um so seltener eintreten, je mehr eine geregelte Lebensweise gepflegt und der ganze Organismus abgehärtet wird; deßhalb können wir auch oft bei den ältesten Leuten, welche ein normales Leben geführt haben, ein ganz frisches, gutes Auge finden.

Augenkrankheiten.

Heute

Unsere Augen gehören zu den körperlichen Kostbarkeiten, mit denen uns die Natur ausgestattet hat. Das komplizierte Organ besteht wie ein Wunderwerk aus vielen Einzelteilen, die harmonisch zusammengefügt, die Wahrnehmung der Außenwelt ermöglichen. Das Lid schließt und behütet das Auge. Die Bindehaut bekleidet das äußere Auge. Die kräftige Lederhaut ist die Umhüllung des Augapfels. Linse, Iris und Glaskörper sammeln Licht und Bild. Netzhaut und Sehnerv erarbeiten den Bildeindruck und senden ihn zum Gehirn. Die Aderhaut mit ihren Blutgefäßen ernährt das Ganze, während für die Bewegung der Augen sorgfältig verteilte Muskelzüge sorgen. All die genannten Funktionseinheiten können erkranken oder ihren Dienst versagen. Wenn also Augenschmerzen oder Sehstörungen die Lebensqualität schmälern, dann ist nur der Fachmann, der Augenarzt, zuständig. Er hat im Zeitalter medizinisch-technischen Fortschrittes die Möglichkeit, genau zu diagnostizieren und zu therapieren. Eine Selbstbehandlung mit Umschlägen, Auflagen und Teespülungen mag zu Zeiten Kneipp's mangels fachärztlicher Hilfe eine dringliche Notwendigkeit gewesen sein. Heute sollte damit keine Zeit versäumt werden, um das wunderbarste Kommunikationsmittel, das der Mensch besitzt, nicht zu gefährden. Die Behandlungsmöglichkeiten sind vielfältig. Medikamente, Bestrahlungen, Laser und operative Eingriffe sorgen für ein breitgefächertes Therapiekonzept. Darunter fällt natürlich auch das »Augengebrechen« – wie Kneipp schreibt, der Star.
Die Bezeichnung »Star« geht auf das mhd. »star« = starr zurück. Es kommt zu einer Erstarrung bzw. Trübung der Augenlinse. Die fachärztliche Diagnose lautet »Katarakt

= grauer Star.« Die optimale Therapie ist die Linsenimplantation, das Einsetzen einer künstlichen Linse. Der grüne Star, auch Glaukom genannt, ist eine Sammelbezeichnung für viele Augenerkrankungen, die mit einer Erhöhung des Augendruckes einhergehen. Das Augenleiden kann unbehandelt zur Erblindung führen. Die Behandlungsmöglichkeiten erstrecken sich auf Medikamente lokal und allgemein, sowie verschiedene operative Vorgehen. Der schwarze Star ist die historische Bezeichnung für Erblindung. Die Ursachen können unterschiedlich sein.

Die Vermutung, das Lesen in dunklen Räumen oder farbige Augengläser auf die Dauer die Sehkraft schmälern, ist nach fachärztlichen Erkenntnissen nicht der Fall.

Ein fortschreitender Verlust des Sehvermögens im Alter ist die sogenannte »Makuladegeneration«, ein Leiden, das zu Zeiten Kneipp's in seiner Ursache noch nicht bekannt war. Es handelt sich um eine altersbedingte Verödung der zentralen Netzhaut. Die medikamentöse Hilflosigkeit läßt den Ruf nach anderen Behandlungsmöglichkeiten verständlich erscheinen. Aus der Schatzkammer Kneipp'scher Therapie bieten sich einige Anwendungen an, die die Durchblutung von Kopf und Auge fördern. Tgl. zweimal Wechselgesichtsguß und einmal Wechselarmgesichtsguß, dazu im tgl. Wechsel Wechselfuß- oder Wechselarmbad mit Rosmarin.

AUSSCHLÄGE.

Es kommt sehr häufig vor, daß an einzelnen Theilen des Körpers sich ein stärkerer oder schwächerer Ausschlag zeigt, welcher rasch auftritt, meistens nur kurze Zeit sichtbar ist und schnell wieder verschwindet.

Wenn so ein Ausschlag sich zeigt, hat der damit Behaftete gewöhnlich ein kleineres oder größeres Fieber. Tritt dieser Ausschlag wieder zurück, dann ist es dem Kranken nicht recht behaglich; wenn er auch keine eigentliche Krankheit fühlt, so klagt er doch oft über Kopfleiden und Beschwerden im Unterleibe, manchmal auch über Appetitlosigkeit, dann wieder über Hitze oder Kälte an einzelnen Körpertheilen oder auch am ganzen Körper. In solchen Naturen steckt Krankheitsstoff im Blut und in den Säften. Die Natur ist jedoch nicht im Stande, die Krankheitsstoffe auszustoßen und auszuleiten, und wenn solche Personen keine Hilfe bekommen, so wird ihr Blut immer mehr verderben; die Säfte werden ebenfalls krankhafter, und es kann leicht eine schwere Krankheit entstehen wie Wassersucht, Nierenleiden, Lungen- und Herzleiden. Je weniger die Medizin hier vermag, um so wirksamer erweist sich das Wasser.

Nun entsteht die Frage: Was ist von diesem Zustande zu halten, und wie kann ein solches Uebel beseitigt werden?

Ich fasse die Sache folgendermaßen auf. Der ganze Organismus ist gebildet aus Blut; er wird durch das Blut erhalten, wie er auch nur durch das Blut genährt wird. Ist das Blut gut, so ist auch der Zustand einer Person ein guter; ist aber das Blut krank, d. h. mit Krankheitsstoffen vermischt, so leidet darunter auch der ganze Körper. Wenn nun ein Theil des Körpers mit Ausschlag behaftet wird, so fließt in diesem kranken Theil kein anderes, sondern dasselbe Blut wie in den übrigen

Körpertheilen, und die mit Ausschlag behaftete Stelle ist nur der Punkt, welchen sich die Natur als Ausgangsthor für die Krankheitsstoffe selbst gesucht hat.

Um hier eine Heilung zu erzielen, darf nicht bloß der Körpertheil, an welchem sich der Ausschlag zeigt, in Behandlung genommen werden, sondern man muß in erster Linie auf den ganzen Körper einwirken. Es muß also der Krankheitsstoff im ganzen Leibe aufgelöst und ausgeleitet werden. Dieses geschieht hauptsächlich auch dadurch, daß eine gute Nahrung besseres Blut bringt. Durch die Anwendungen mit Wasser tritt ein rascherer Stoffwechsel ein, und so verbessert sich der ganze Zustand, bis nach und nach alles Krankhafte abgestoßen, ausgeleitet und die ganze Natur gekräftigt wird.

Maria erzählt: »Manchmal ist mein Gesicht voll Ausschlag; verschwindet er, dann kommt er meistens an den Armen oder an den Füßen oder an anderen Theilen des Körpers zum Vorschein. Ich habe schon mehrere Aerzte gebraucht und auch von diesen Salben zum Einreiben oder scharfes Wasser zum Abwaschen bekommen. Manchmal verschwand der Ausschlag sehr schnell, zeigte sich aber bald wieder an einer andern Stelle. Ich gebrauchte Jahre hindurch die verschiedensten Mittel, der Ausschlag aber verbreitet sich immer weiter; meine Kraft nahm bedeutend ab, und auch mein ganzes Aussehen war nicht mehr gesund.«

Maria mußte zweimal in der Woche ein Hemd anziehen, welches in Heublumenwasser getaucht war, und sich so eine ganze bis eineinhalb Stunden in eine Wolldecke einwickeln. Ferner mußte sie in der Woche zwei Halbbäder nehmen in der Dauer von zwei Sekunden, und weil sie noch kräftig genug war, bekam sie in der Woche zwei Vollgüsse. Das Hemd löste die Krankheitsstoffe auf und leitete dieselben aus, und zwar am ganzen Körper. Die Halbbäder kräftigten die Natur, so daß sie die Krankheitsstoffe auszustoßen im Stande war. Die Vollgüsse brachten große Thätigkeit im gesammten Organismus hervor, bewirkten eine gleichmäßige Wärme und ebenso eine gleichmäßige, starke Transspiration.
Nach sechs Tagen zeigte sich der Ausschlag am ganzen Körper nur mehr in Form einer schwachen Röthe. Nach zwölf Tagen war auch der letzte Rest des Ausschlages am ganzen Körper verschwunden, und Maria bekam jetzt folgende Anwendungen: ein nasses Hemd, zwei Schenkelgüsse, zwei Halbbäder und einen Vollguß. Diese Anwendungen gebrauchte sie noch vierzehn Tage lang und war dann vollständig gesund; sie bekam den besten Appetit und ruhigen Schlaf; ihre Kräfte vermehrten sich von Tag zu Tag. Nach innen mußte sie täglich Morgens und Abends drei bis vier Löffel voll Thee von Eichenrinde, Salbei und Wermuth nehmen.

Ausschläge.

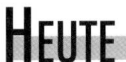

»Ausschlagbehaftete zeigen gewöhnlich kleine oder größere Fieberzeichen« trifft nur auf bestimmte Infektionskrankheiten zu, die vorwiegend im Kindesalter mit Hautausschlägen einhergehen. Röteln, Masern, Scharlach und Windpocken, übertragbare Infektionskrankheiten, sind an ihren typischen Hauterscheinungen erkennbar. Alle übrigen Exanthem- und Ekzemformen, so vielgestaltig sie auch sein mögen, beschränken sich nur auf die Haut, führen zu keiner Erkrankung anderer Organe und erzeugen kein Fieber.

Zur Zeit Kneipp's war die Hauttuberkulose, auch Lupus genannt, ein weit verbreitetes Leiden. Der Gesichtslupus führte zu abstoßenden Entstellungen, die Mitleid erregten und die Hilfsbereitschaft der Heilkundigen herausforderte. Unter diesem Eindruck mag Kneipp unbewußt allen Hautkrankheiten ein universell destruktives Potential zugesprochen haben.

Kneipp berichtet über die erfolgreiche Behandlung eines Hautausschlages bei »Maria«. Damals war die Ansicht vorherrschend, daß Gifte und krankmachende Stoffe in Blut und Säften kreisen, die an verschiedenen Körperstellen einen Ausweg suchen und dort entzündliche Hautveränderungen verursachen. Er konnte von den seltsamen Vorgängen, die heute als »Allergie« bezeichnet werden, nichts wissen, denn dieser Begriff ging erst 1906 in die Literatur ein. Um so erstaunlicher war die Auswahl der Anwendungen und der Erfolg. Er verordnete Heublumenhemd, nasses Hemd, kalte Bäder und Güsse. Der Ausschlag war innerhalb vier Wochen verschwunden.

Seine präzise Beschreibung erlaubt die nachträgliche Diagnose: »Atopisches, allergisches oder endogenes Ekzem, auch Neurodermitis« genannt. Die Neurodermitis beruht auf der ungewöhnlichen Bereitschaft mancher Menschen auf bestimmte Substanzen in besonderer Weise zu reagieren. Der menschliche Organismus mobilisiert Abwehrstoffe gegen Gräser-, Blüten- und Baumpollen, Pilze, Milben und erstaunlicherweise auch gegen gewisse Nahrungsmittel. Das Blut der Betroffenen ist nicht durch Gifte oder Schadstoffe überladen, es besitzt zu viel angriffslustige Antikörper, die sich gierig auf die vermeintlich feindlichen Eindringlinge stürzen und auf der Haut die Residuen ihres Abwehrkampfes hinterlassen. Die Erfahrung lehrt, daß jeder zehnte Erdenbürger von einer Allergiebereitschaft betroffen ist. Schon im Säuglingsalter melden sich die unheilvollen Vorboten. Als Milchschorf werden juckende, schuppende und nässende Stellen im Gesicht und auf der Kopfhaut bezeichnet. Bei älteren Kindern bekunden oftmals aufgescheuerte und zerkratzte Ellenbeugen und Kniekehlen die lästige Plage. Wie ein roter Faden zieht sich diese Dermatose durch die Dezennien eines Lebens. Die Hauterscheinungen verschwinden unversehens, um dann später wieder in stürmischen Attacken in Erscheinung zu treten. Mit Rötung, Schwellung und Schuppung sowie heftigem Juckreiz können ausgedehnte Hautfältchen oder nur bestimmte Körperstellen, wie Nacken, Arme und Beine befallen sein.

In der Therapie dieser chronischen Hauterkrankungen gibt es kein Patentrezept. Das Wasser wird zu diesem Zweck von den Fachärzten unterschiedlich beurteilt. Wenn auch viele Dermatologen einer gezielten Hydrotherapie kritisch gegenüberstehen, so hat sich doch in letzter Zeit ein Behandlungskonzept entwickelt, das der reizempfindlichen Haut Rechnung trägt.

Heißes Wasser als Guß, Dusche oder Bad ist einer entzündlich veränderten Haut nicht bekömmlich. Dagegen schafft das kalte Element in vernünftiger Dosierung Erleichterung und Wohlbefinden, wozu Kneippanwendungen in wirkungsvoller Weise beitragen. Tgl. kurze Kaltdusche, 5 bis 10 Sek. im tgl. Wechsel mit einer kalten Ganzwaschung mittels eines zusammengelegten Leinentuches; danach den Körper nicht mit einem Handtuch trocken reiben, die Feuchtigkeit nur abtupfen.

Wöchentlich zweimal temperiertes Vollbad 30° C. mit Kleie oder Stiefmütterchentee; Zubereitung: 50 g Tee werden in ca. 3 Liter Wasser kurz überkocht, 10 Min. ziehen lassen; den Absud ohne Teerückstand in das Badewasser geben; Badedauer 10 Min., anschließend kalter Abguß. Zusätzlich Trinken von Stiefmütterchentee, 6 Tassen tgl.; ein gehäufter Teelöffel auf eine Tasse, überkochen und 10 Min. ziehen lassen. Juckende und entzündliche Hautbezirke können mit einem kalten Naßwickel behandelt werden. Da der kühlende Effekt vorrangig ist, genügen Naßtuch und Abdecktuch.

Bei fieberhaften Infektionskrankheiten mit Hautausschlägen werden bis zum Eintreffen des Arztes ableitende Wadenwickel verabreicht.

Zur Behandlung der Hauttuberkulose stehen potente Medikamente zu Verfügung.

BETTNÄSSEN.

Viel öfter, als man glauben sollte, kommt das Bettnässen vor. Wenn Kinder in Angst und Sorge zu Bette gehen, es möchte ihr Uebel eintreten, so geschieht es meistens.

Ich kannte Eltern, welche ihre Kinder wegen dieses Fehlers grausam bestraften. Ich ging einmal des Abends an einem Hause vorbei, in welchem sechs Kinder waren, die noch zum Unglück eine Stiefmutter hatten. In diesem Hause schrieen vier bis fünf Kinder so erbärmlich, daß man mit den armen Geschöpfen geradezu Mitleid haben mußte. Man hörte die Peitsche trotz des lauten Geschreies auf die Kleinen niedersausen. Diese unglückliche Stiefmutter nahm die Strafe jedesmal vor dem Schlafengehen vor. Nun bedenke man die Angst, welche die armen Kinder den Tag über ausgestanden! Sollte eine solche Handlungsweise die Kinder nicht noch armseliger gemacht haben und die ohnehin schon krankhafte Natur derselben nicht noch krankhafter geworden sein?

Wenn in den Zeitungen so viele Mittel gegen dieses Uebel ausgeschrieben und angepriesen werden, so wird dadurch sicherlich der Beweis erbracht, daß dasselbe schwer zu heilen ist. Auch ich hatte alle möglichen Versuche mit Kräutern und verschiedenen anderen Hausmitteln gemacht, blieb jedoch gänzlich unbefriedigt.

Nur e i n Mittel habe ich zuletzt gefunden, welches geholfen hat und noch hilft; dieses Mittel ist: täglich zweimal vier bis fünf Minuten bis über die Waden im Wasser gehen. Sonst soll man nichts gebrauchen; aber eine recht einfache, kräftige Kost soll man genießen, und die Abendkost soll eine trockene sein.

Aus einem Institut, welchem ich dieses Rezept mittheilte, erhielt ich nach vier Wochen die Nachricht, daß man mit diesem einfachen Mittel vierundzwanzig Kinder geheilt habe.

Doch sind mir auch einzelne Fälle vorgekommen, in welchen das Wassergehen allein nicht geholfen hat. Hier war die Schwäche der Kinder die Ursache, so daß das bloße Wassergehen bei denselben nicht ausreichen konnte. In solchen Fällen verordnete ich, geregelte Anwendungen vorzunehmen, welche stärkend auf den ganzen Körper einwirkten, sowie auch eine recht einfache und dabei doch nahrhafte Kost zu nehmen. Nach drei bis vier Wochen erholten sich die Kinder auffallend, und das Uebel war dann auch gehoben. Die Anwendungen waren: Wöchentlich drei Halbbäder und zwei Vollgüsse; ausserdem mußten sie täglich barfuß oder im Wasser gehen.

Ferner habe ich diesen Kindern verordnet, daß sie unter der Zeit Brodmehl, wie man es zur Kraftsuppe gebraucht, essen sollten. Dieses Brodmehl saugt die übrigen Flüssigkeiten auf, bringt einen guten Appetit und nährt vorzüglich.

Wie bei Kindern, so kommt das Bettnässen auch häufig bei Erwachsenen vor, und zwar bei dem männlichen wie bei dem weiblichen Geschlechte. So weiß ich einen Ort, in welchem mehr als der dritte Theil der Erwachsenen mit diesem Leiden behaftet war.

Bei solchen Leuten ist ganz sicher eine allgemeine Naturschwäche die Ursache. Solche haben wenig und schwaches Blut und sind somit nicht hinreichend genährt. Mithin muß auch bei der Heilung eine allgemeine Kräftigung die Hauptsache sein.

Als Anwendungen soll so ein Kranker in der Woche zwei bis drei Halbbäder nehmen, zwei- bis dreimal einen Kniguß oder im Wasser gehen, ferner einen Oberguß oder drei Oberkörperwaschungen. Die Kost bestehe des Morgens in Kraftsuppe, des Mittags in einer einfachen kräftigen Speise und ebenso auch des Abends. Während des Tages soll man ein ordentliches Kraftbrod essen, um den Magen zu unterstützen und die Natur zu kräftigen. Auch ist sehr zu empfehlen, Morgens und Abends vier Löffel Thee von Eichenrinde, Wermuth und Zinnkraut zu nehmen.

Bemerkt sei noch, daß solche Leute im Allgemeinen recht wenig flüssige Speisen zu sich nehmen sollen; auch alle unnöthigen Getränke sind zu meiden. Bei zu großem Durst sollen sie alle Stunde einen Löffel Wasser nehmen. Die Abendkost muß so viel wie möglich trocken sein.

Eine Person, welche auch an diesem Uebel litt, wollte wissen, welches die allerbeste Kost sei, um dieses Leiden zu beseitigen. Ich gab ihr den Rath, täglich drei Portionen Kraftbrod zu essen und nicht mehr Flüssigkeit zu sich zu nehmen, als zum Stillen des Durstes nothwendig sei. Diese Person war mit Hilfe der Wasser-Anwendungen und mit Hilfe dieser Kost in vier Wochen geheilt und behauptete, daß sie sich nie wohler und besser befunden habe als jetzt.

BETTNÄSSEN.

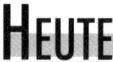

Beachtenswert ist die Sachkenntnis, mit der Kneipp ein Leiden beschreibt, das heute noch Eltern und Ärzte zur Verzweiflung bringen kann. Genaugenommen ist die »Enuresis« keine Krankheit, sondern eine kindliche Verhaltensstörung, eine Retardierung ins Säuglingsalter. Das heranwachsende Wesen flüchtet in eine verantwortungslose Geborgenheit, ohne das Müssen und ohne den Zwang wohlmeinender Erziehungsmaßnahmen. Das Bettnässen ist also kein körperliches Leiden, sondern der Hilferuf eines gequälten Geschöpfes, mit anderen Worten ein psychologisches Problem. Die beste Therapie ist die elterliche Zuwendung ohne Repressalien, ohne Forderungen. Natürliche Maßnahmen ergänzen das Behandlungsziel, wie Kneipp schon anschaulich darstellte. Barfußgehen, Wassertreten, kalte Halb- und Vollbäder waren die erfolgreichen Anwendungen, die auch heute noch ihre Gültigkeit besitzen. Manchen

Eltern mag dieses Heilkonzept zu rigoros und streng erscheinen. Von Natur aus liebt, besonders das Kleinkind, das kalte Wasser. Es besteht keine Erkältungsgefahr, wenn die Kleinen mit einer kurzen, wohltuenden kalten Anwendung vertraut gemacht werden. Sie marschieren lieber im kalten Wasser der Badewanne als sich weisen Belehrungen oder barschen Ermahnungen zu beugen. Restriktive Maßnahmen sind falsch; dazu gehört auch die Flüssigkeitsbeschränkung am Nachmittag. Liebevolle elterliche Zuwendung ist die beste Therapie.

Das Bettnässen Erwachsener entspricht einer sogenannten »Inkontinenz«, dem unwillkürlichen Harnabgang aus der Blase. Eine Schließmuskelschwäche der Harnblase kann bei Mann und Frau, meist in höherem Alter, zu dieser lästigen, auch für die Umgebung unangenehmen, Störung führen. Darüber mehr, s. »Wasserbeschwerden« S. 279.

Blasenkatarrh.

Es gibt Leute, welche recht oft Katarrh haben und fast regelmäßig von einem solchen mehr oder weniger gequält werden; hingegen gibt es auch wieder Andere, welche nur höchst selten einen Katarrh bekommen. Kaum fühlen Sie, daß ein solcher heranrückt, so ist er auch schon wieder verschwunden. Die Katarrhe können verschiedener Art sein und nicht bloß im Oberkörper, namentlich in den Athmungsorganen auftreten, sondern sie können auch Theile des Unterleibs befallen, und da ist es vor Allem der Blasenkatarrh, welcher Denjenigen, die damit behaftet sind, recht viel zu schaffen macht. Manche wissen allerdings zu ihrem Glück auch von einem Blasenkatarrh nichts.

Wenn wir nach der Ursache dieses Leidens fragen, so lautet die Antwort: Je mehr die Menschen sich verweichlichen, um so häufiger kommen die Katarrhe, und um so länger dauern sie, und gerade so geht es auch mit dem Blasenkatarrh. Manche Verweichlichte bekommen bei jeder Kleinigkeit einen Blasenkatarrh und wissen denselben oft Wochen, ja Monate lang nicht los zu werden.

Wenn ich an meine Jugendjahre zurückdenke, so muß ich sagen: Damals hörte man von solchen Krankheiten so viel wie nichts, und jetzt sind so viele Leute damit geplagt. Wie bei den übrigen Katarrhen, so ist auch hier die Verweichlichung die Ursache, und deßhalb muß auch zuerst diese durch die Abhärtung beseitigt werden.

Zur Verweichlichung trägt vor Allem die wollene Kleidung auf dem Leibe bei. Die Unterbeinkleider, sowohl beim männlichen wie auch beim weiblichen Geschlecht, befördern ganz besonders die Verweichlichung, indem sie der frischen Luft keinen Zugang zum Körper gestatten, so daß solche Leute, sobald ein frischer Luftzug an ihren Leib kommt, auch schon einen Katarrh haben.

Vor mehreren Jahren trug man fast allgemein den sogenannten wollenen Schlips, um sich gegen den Katarrh zu schützen, welcher aber nur um so häufiger auftrat, so daß man zu der Ueberzeugung kam, daß der Schlips beseitigt werden müsse, und daß man sich nur durch die Abhärtung gegen den Katarrh schützen könne.

Es ist auffallend, daß vor vierzig Jahren noch vom Frauenvolke Beinkleider nur wenig oder gar nicht getragen wurden, daß dagegen jetzt der größte Theil desselben, das Landvolk allein ausgenommen, fast allgemein Beinkleider und selbst wollene trägt. Allein bei all dieser vermeintlichen Sorgfalt werden diese Leute von allen möglichen Leiden sehr geplagt.

Man sagt gewöhnlich, der Sittlichkeit wegen müsse das Weibervolk Beinkleider tragen. Dem gegenüber behaupte ich, daß unsere Vorfahren in Bezug auf Sittlichkeit dem gegenwärtigen Menschengeschlecht nicht nachgestellt werden können, wenn man überhaupt ihren sittlichen Charakter kennt. Und es ist nicht minder wahr, daß die Verweichlichung die Unsittlichkeit unterstützt und ihr Vorschub leistet.

Ich getraue mir zu behaupten, daß Diejenigen, welche Beinkleider tragen, Jenen, welche ihren Körper abhärten und allseitig widerstandsfähig machen, im Punkte der Sittlichkeit nicht voranstehen, weil die Verweichlichung alle Naturen geistig und physisch empfänglicher macht und so das Schlimmste leicht Eingang findet.

Der Blasenkatarrh ist ein recht peinlicher Zustand. Die damit Behafteten fühlen bald starkes Drücken, heftiges Brennen und krampfhaftes Zusammenziehen in der Blasengegend; bald geht das Wasser wieder leichter ab, bald ist der Urin trübe und voll Unrath, bald wieder hell wie Wasser; kurz, alle möglichen Störungen mit vielen traurigen Folgen können eintreten.

Ist es vielleicht nicht peinlich, wenn die mit einem Blasenkatarrh Behafteten zum Wassermachen gedrängt werden und dann nichts oder nur wenig abgeht, oder wenn sie am Ende gar während der Nacht zehn- bis fünfzehnmal einen gewaltigen Drang bekommen und doch nur wenig oder gar nicht soviel abgeht, als nothwendig wäre? Daß ein solcher Katarrh, wenn er sich oft wiederholt oder recht lange dauert, die schlimmsten Folgen haben kann, ist wohl Jedem klar.

Ein Katarrh kann der Anfang zu einer Kehlkopfschwindsucht sein. Ebenso kann auch ein Blasenkatarrh, wenn derselbe nicht rechtzeitig geheilt wird, der Anfang zu einer tödtlichen Krankheit werden.

Wenn der Blasenkatarrh nicht rechtzeitig geheilt und deßhalb immer hartnäckiger (chronisch) wird, so treten verschiedene peinliche Zustände ein. Bald geht viel Schleim, dann wieder Blut, zuletzt Eiter und ähnliche Zeichen der Zersetzung ab. Dieß kann durch Jahre hindurch so fort gehen, so daß der Zustand schließlich unheilbar wird, weil dann eine Zerstörung der Blasenschleimhaut eintritt.

Soll es nun kein Mittel geben, einen solchen Blasenkatarrh zu heilen? Die Heilung kann nur durch kaltes Wasser geschehen, welches allein im Stande ist, die geschwächten Theile zu stärken, die schlechten Stoffe auszuleiten und gleichsam eine Neubildung der heruntergekommenen Organe zu bewirken.

Wie beim Katarrh der Luftwege der ganze obere Körper angegriffen ist, so ist beim Blasenkatarrh auch der ganze Unterleib in Mitleidenschaft gezogen. Daher muß bei der Heilung nothwendiger

Weise dahin gewirkt werden, daß die Entzündung abnimmt, die Hitze und die krampfhaften Zustände sich vermindern und der ganze Unterleib, besonders die einzelnen angegriffenen Organe wieder gekräftigt werden. Dadurch wird auch der faule, krankhafte Stoff aufgelöst und ausgeleitet. Dieses kann am besten durch Gießungen, Auflagen und Halbbäder geschehen. Wird aber der Unterleib von einem solchen Katarrh schon längere Zeit hindurch geplagt, so wird dieser wohl schon auf einzelne Theile des Unterkörpers oder vielleicht gar auf den ganzen Körper nachtheilig gewirkt haben; mithin müssen sich die Einwirkungen auch auf den ganzen Körper erstrecken.

Augustin klagte über Folgendes: »Ich habe schon mehrere Monate hindurch Blasenkatarrh, wie mir die Aerzte sagten. Schon viele Mittel habe ich angewendet; alle halfen jedoch nur für kurze Zeit, wenn überhaupt von Hilfe die Rede sein kann. Immer werde ich gedrängt, Wasser zu machen; es geht jedoch häufig nur ein wenig oder gar keines ab. Oefter empfinde ich einen zusammenziehenden Krampf; der Urin ist gewöhnlich trübe und häufig mit vielem eitrigem Schleim vermischt, welcher einen dicken Satz zurückläßt. Durst habe ich beständig, Appetit wenig, und meine Kräfte nehmen stets ab.« Augustin hatte eine mittlere Größe, war gut gebaut und nicht auffallend abgemagert. Lunge, Herz und Leber waren gesund; deßhalb erhielt er folgende Anwendungen: in der Woche drei Schenkelgüsse, einen Rückenguß, drei Halbbäder, zwei Kniegüsse und jeden Morgen und Abend eine Oberkörperwaschung. Ausserdem mußte er dreimal in der Woche ein vierfaches, in Heublumenwasser getauchtes Tuch anderthalb Stunden lang auf den Unterleib legen. Nach drei Viertelstunden mußte das Tuch frisch eingetaucht und wieder aufgelegt werden. Das erste mal mußte das Heublumenwasser warm, das zweite mal aber kalt sein.

Das Heublumentuch löste auf, saugte auf und wirkte gegen die krampfhaften Zustände. Die Schenkelgüsse dämmten die Hitze, kräftigten die Natur, lösten die Krankheitsstoffe auf und leiteten allen Unrath aus. Die Rückgüsse wirkten kräftigend auf den ganzen Körper, und wenn auch der Unterleib schon viel gelitten hatte, so wurde durch diese Anwendungen der Schaden wieder gut gemacht. Die Halbbäder kräftigten ebenfalls den ganzen Körper, lösten auf und leiteten aus, und die Hitze, welche sich so ziemlich über den ganzen Körper verbreitet hatte, wurde gedämmt.

Nach zehn Tagen erklärte Augustin in seinem Berichte, die Hitze habe bedeutend abgenommen, und es sei soviel Unrath wie noch niemals abgegangen; der Urin habe sich gebessert, und der zu häufige Drang zum Wassermachen habe aufgehört, kurz, sein ganzer Zustand sei viel besser. Um nun noch kräftiger einzuwirken, bekam er jetzt folgende Anwendungen: wöchentlich drei Halbbäder, zwei Vollgüsse, eine Auflage auf den Unterleib, und zwar zwei Wochen hindurch. Sein ganzer Zustand hatte sich wieder bedeutend gebessert, und das dritte Rezept auf vier Wochen lautete: Wöchentlich zwei Halbbäder, zwei Vollgüsse und öfters Wassergehen. So mußte er vier Wochen lang fortmachen, nach Ablauf dieser Zeit diese Anwendungen jedoch nur mehr halb so oft nehmen. So bekam Augustin nach sechs Wochen guten Schlaf, guten Appetit, neue Kräfte, und die Harnbeschwerden waren nur noch eine Kleinigkeit.

Nach innen gebrauchte Augustin die ersten zwei Wochen Thee von Attichwurzel, Zinnkraut und acht bis zehn zerstoßenen Wachholderbeeren, Alles unter einander gesotten; täglich nahm er eine Tasse voll davon in zwei bis drei Portionen. Attich wirkte auflösend und ausleitend und Zinnkraut reinigend; die Wachholderbeeren wirkten ebenfalls lösend und reinigend.

Die folgenden zwei Wochen nahm er Thee von Eichenrinde, Wermuth und Zinnkraut. Eichenrinde reiniget, zieht zusammen und heilt; Wermuth verbessert die Magensäfte.

Ein einfacher Gewerbsmann hatte sich beim Brunnengraben arg erkältet und in der Tiefe des Brunnens so durchnäßt, daß er auf einmal am ganzen Körper einen starken Frost empfand. Auch merkte er bald, daß das Wasser nur mehr tropfenweise und dazu unter den größten Schmerzen abgehen wollte. Mit den Schmerzen in der Blasengegend und dem Schüttelfrost verband sich auch abwechselnd große Hitze.

Der Arzt wurde sogleich herbeigerufen und gab ihm eine Medizin, welche jedoch nichts half. Nun suchte der Kranke Hilfe bei mir, und ich gab den Rath, man solle ungesäumt einen Leibstuhldampf machen. Es wurde eine Hand voll Zinnkraut in den Topf im Leibstuhl gethan und darauf siedendes Wasser gegossen; so schnell wie möglich mußte sich nun der Kranke auf den Leibstuhl setzen, damit der Dampf recht gut auf den Leib einwirken konnte. Der Patient saß noch keine zwanzig Minuten auf dem Leibstuhl, als schon ziemlich viel Wasser abging; ebenso hörten die krampfhaften Schmerzen bald auf.

Es ist fast unglaublich, daß mit einem so einfachen Mittel ein so peinliches Uebel in so kurzer Zeit beseitigt werden kann. Wer es nicht glauben will, der möge es versuchen, und er wird der Wahrheit Zeugniß geben müssen.

Nach zwanzig Minuten mußte der Kranke in das Bett, ohne sich zu waschen, damit der eingetretene Schweiß noch länger dauere und sich erst nach und nach verliere.

Nach ungefähr zwei Stunden hörte der Schweiß von selber auf, und der Kranke wurde jetzt mit frischem Wasser abgewaschen. Das Waschen hat hier wohl die höchste Bedeutung, weil durch dasselbe die kalte Luft am allerwenigsten auf den Leib einwirken kann. Ein Guß wäre in diesem Falle zu drastisch.

So blieb der Kranke einen Tag lang im Bette und mußte sich einer zweimaligen Ganzwaschung unterziehen. Auf den Unterleib, also die Blasengegend, wurde ein zweifaches Tuch gelegt; dieses wurde so oft erneuert, als die Hitze überhand nehmen wollte, und so wurde eine gleichmäßige Temperatur in der Natur hergestellt und erhalten. Wasser mit Essig vermischt wirkt, wie ich erfahren habe, sehr kräftigend, und die Hitze kann sich nicht weiter verbreiten.

Der Kranke bekam weiter nichts ausser alle zwei Stunden Thee von Zinnkraut und Attichwurzel. Es stellte sich recht bald wieder guter Appetit ein, und der Patient konnte in kurzer Zeit wieder an sein Geschäft gehen.

Weitere Anwendungen sind nicht nothwendig; recht wirksam ist jedoch, eine Woche lang täglich ein bis zwei Ganzwaschungen vorzunehmen.

Sollte der erste Dampf nicht ausreichen und die Beschwerden sich erneuern, so kann ein zweiter genommen werden, welcher in der Regel auch genügt.

Ausnahmsweise sind mir jedoch auch Fälle, besonders bei Korpulenten, vorgekommen, in welchen vier Tage hindurch täglich ein solcher Dampf und eine tägliche Abwaschung mit Wasser und Essig nöthig war. Daß sich durch solche Waschungen ein gelinder Schweiß einstellt, ist ein ganz gewöhnlicher Vorgang und ist dieß auch von besserer Wirkung. Wenn der Dampf entfernt ist und der gelindere oder stärkere Schweiß zwei Stunden gedauert hat, so kann die Waschung vorgenommen werden.

Wenn sich auf die Waschungen nochmals Schweiß einstellt, dann melden sich auch wieder geringe krampfhafte Schmerzen, ein Zeichen, daß die Krankheit noch nicht ganz gehoben ist. Deßhalb müssen die Waschungen fortgesetzt und muß, wenn nothwendig, der Dampf wiederholt werden, sobald sich Krämpfe melden sollten.

Blasenkatarrh.

Heute

Über Sinn und Zweck der notwendigen Unterbekleidung sind keine Worte zu verlieren. Bekleidungsprobleme haben sich in einer Zeit eines gehobenen Wohn- und Wäschekomforts von selbst erledigt. Ob nun Abhärtung die Sittlichkeit fördert, und das Tragen von »Beinkleider« der Unsittlichkeit Vorschub leistet, mag der Nachdenklichkeit des Lesers anheimgestellt sein.

Die Therapie von Harnwegentzündungen – Harnröhre, Harnblase, Harnleiter und Nieren mit Nierenbecken bilden eine Funktionseinheit – hat sich im Verlauf der letzten Jahrzehnte grundlegend geändert. Erkältung der Harnwege oder Blasenkatarrh sind vorwiegend bakterielle Infektionen, die kurzfristig und erfolgreich mit Chemotherapeutika behandelt werden können. Es wäre ein ärztlicher Kunstfehler, wenn ohne genaue Diagnostik, Harnuntersuchung mit Kultur, Beschwerden im Harnwegbereich nur mit Kaltanwendungen behandelt würden. Wichtiges Symptom in der Beurteilung von Blasenleiden ist das dranghaft häufige Wasserlassen. Ärztlicherseits muß dann abgeklärt werden, ob es sich um eine Harnwegentzündung, um eine nervöse Reizblase oder beim älteren Mann um ein Prostataleiden handelt.

In der Beschreibung seiner Krankheitsfälle verzichtete Kneipp häufig auf die Altersangabe seiner Patienten, so auch bei »Augustin«. Wahrscheinlich handelte es sich um eine chronische Blasenentzündung. Eine Trübung des Urins ist noch kein schlüssiger Beweis einer Harnweginfektion. Harnsäure, Salze und Sedimente, können den Urin dunkelbraun verfärben und somit einen pathologischen Befund vortäuschen. Beweiskräftig ist nur der mikroskopische Urinbefund.

Eine Erkältung des »einfachen Gewerbsmannes«, die mit Fieber, Schmerzen und Schüttelfrost einherging, weist auf die klassischen Symptome einer Harnweginfektion mit Nierenbeckenbeteiligung hin. In beiden geschilderten Fallbeschreibungen wäre heute die Verordnung harnspezifischer Medikamente unumgänglich. Begleitende warme Auflagen und Heusäcke auf Blase bzw. Nierengegend sowie warme Sitzbäder mit Zinnkraut lindern die Beschwerden und tragen zum Ausheilen der Infektion bei.

Eine Besonderheit mag noch Erwähnung finden. Harnweginfektionen sind bei Frauen, bedingt durch die kurze Harnröhre, sehr häufig. Der Krankheitsverlauf ist manchmal schleichend, ohne wesentliche Beschwerden. Oft deckt erst eine Routineuntersuchung den chronischen Harnweginfekt auf.

Bleichsucht.

Unter der heranwachsenden Jugend, vom zwölften Jahre bis tief in die zwanzig, kommt sehr häufig die Bleichsucht vor. Sie zeigt sich weniger beim männlichen, um so häufiger aber beim weiblichen Geschlechte. Man braucht gar kein besonderer Menschenkenner zu sein, um bei jedem Mädchen an dem Aussehen erkennen zu können, ob es bleichsüchtig ist oder nicht. Die Gesichtsfarbe ist gelb und blaß und ohne jegliche Frische; der Kopf ist gewöhnlich aufgedunsen, die Augen sind matt und trüb; der Ausdruck des ganzen Gesichtes ist krankhaft, kurz, man sieht dem armen Geschöpfe an, daß es mehr oder weniger krank ist. Solche junge Leute sind auch zu keinem Geschäfte mehr tauglich, sie sind eben krank. Wie sie muthlos sind, so sind sie auch ohne Appetit und mögen höchstens solche Speisen und Getränke, die mehr schaden als nützen. Sie haben gewöhnlich kalte Hände, kalte Füße und im ganzen Körper wenig Naturwärme. Diese Krankheit kommt bei Manchen zu gewissen Zeiten, dauert ein halbes Jahr, verliert sich dann wieder und kommt auch wieder. Weil die Versuche, diese Krankheit mit Medikamenten zu heilen, so häufig mißlingen, so muß man allererst wissen, woher die Krankheit kommt, und wie sie geheilt werden kann. Vorherrschend werden solche Personen ein Opfer dieser Krankheit, welche von Geburt aus Schwächlinge waren oder nicht die entsprechende Nahrung bekamen oder auch in ihrer Jugendzeit zu verweichlicht gelebt haben. Somit fehlt es in den meisten Fällen an der entsprechenden Kost und an der richtigen Abhärtung. Fast durchgängig sind die Ursachen dieser Krankheit Blutstörungen und Mangel an Blutbildung. Die Bleichsüchtigen haben wenig Blut, und deßhalb sind sie auch nicht ausreichend ernährt; weil es ihnen an der rechten Nahrung fehlt, sind sie auch nicht gehörig entwickelt und somit auch nicht gekräftigt. Zu einer guten Entwicklung gehört aber vor Allem eine vernünftige Abhärtung, denn die Verweichlichung bewirkt Schlaffheit und Unthätigkeit.

Was die Heilung betrifft, so ist vor Allem nothwendig, daß man auf die ganze Natur einwirkt, die Unthätigkeit im Blutlaufe hebt, die vernachlässigte Transspirirung verbessert, die Naturwärme erhöht und eine gesunde und kräftige Kost zu sich nimmt, welche viel und gutes Blut gibt. Nur auf diese Weise kann eine sichere Heilung stattfinden. Um Wärme zu bekommen, wasche sich der Kranke Morgens und Abends den Oberkörper mit Wasser, woran auch etwas Essig gemischt werden kann; ferner nehme er täglich einen Kniegruß und gehe im Wasser. Das bewirkt Kräftigung, entwickelt mehr Wärme und leitet das Blut in die Füße.

Weil bei den Bleichsüchtigen kein Appetit vorhanden ist und keine kräftige Kost verdaut werden kann, so ist das ein Beweis, daß auch der Magen nicht in der Ordnung ist. Sollte der Magen auch in Ordnung sein, so ist die Verdauung deßhalb nicht gut, weil die Natur die gehörige Wärme nicht hat. Um dem Magen bei der Verdauung zu Hilfe zu kommen, ist recht gut, wenn man in der Woche vier- bis sechsmal ein vierfaches, in Heublumenwasser getauchtes Tuch ein bis anderthalb Stunden lang auf den Unterleib bindet. Dieses kalte Tuch bringt der kalten Natur Wärme, versetzt sie in eine größere Thätigkeit, und es wird zur Verbesserung des Magens nichts Besseres gebraucht werden können.

Diese Anwendungen, mehrere Tage hindurch gebraucht, bewirken sicher eine günstige Umwandlung der ganzen Natur. Als weitere Anwendungen kann man noch nehmen: in der Woche drei Obergüsse, zwei bis drei Schenkelgüsse und einen Rückenguß. Dadurch wird die Natur immer kräftiger und die Thätigkeit größer; gewöhnlich wird nach diesen Anwendungen auch der Appetit schon ziemlich gut. Hat der Kranke noch weitere Fortschritte gemacht, so kann er in der Woche zwei bis drei Halbbäder und drei Obergüsse nehmen. In der Woche einmal ein Tuch, in Heublumenwasser getaucht, auf den Unterleib legen ist eine Anwendung, welche man längere Zeit fortsetzen kann. Was die Kost betrifft, so soll nur eine solche gewählt werden, welche gesund, nahrhaft und leicht verdaulich ist. Meistens haben solche Leute mehr Neigung zu einer weniger guten Kost. Da soll sich nun der Kranke überwinden und lieber nichts nehmen, bis der Appetit kommt, als eine schlechte Kost genießen. Milch können nur Wenige ertragen. Manchem bekommt es aber recht gut, wenn er alle Stunden einen Löffel voll Milch, mit Fenchel gekocht, nimmt. Malz, in Milch eingekocht, können zwar Viele ertragen, aber stets nur in kleinen Portionen. K r a f t s u p p e, B r e n n s u p p e und B r o d s u p p e gehören bei dieser Krankheit zu den besten Nährmitteln. Ganz besonders ist zu empfehlen, alle Stunden eine kleine Portion Kraftbrod oder getrocknetes Roggenbrod, in Wein getaucht, zu essen. Der Wein erwärmt den Magen und unterstützt in Folge dessen die Verdauung. Dieses Brod, einige Zeit lang genommen, bringt der Natur viele und gute Nährstoffe; wenn der Kranke ausser diesem Brod auch sonst nur wenig essen kann, so schadet es gar nichts. Der Appetit wird sich aber bei ausdauernder Befolgung dieser Diät täglich steigern.

Im Schlafzimmer sei stets eine r e i n e und g e s u n d e L u f t. Alle Verweichlichung durch Kleider soll auf´s strengste vermieden werden. Frische Luft, Bewegung und den Kräften angemessene Arbeit sind am allermeisten dazu angethan, die Gesundheit herbeizuführen. Will man den Magen unterstützen und kräftigen, so kann man auch täglich zwei bis dreimal einen Löffel voll Thee von W e r m u t h, T o r m e n t i l l oder A n g e l i k a oder statt des Thee's zwei bis dreimal zwanzig bis fünfundzwanzig Tropfen solcher Tinkturen in einem Löffel voll Wasser nehmen.

Wenn so eine Bleichsüchtige ein Jahr oder noch länger diese Rathschläge befolgt, die Wasseranwendungen sorgfältig macht, eine recht einfache und nahrhafte Kost genießt und sich vernünftig abhärtet, so kann sie die gesündeste und kräftigste Person und für jedes Berufsleben tauglich werden. Geschieht dieß aber nicht, so wird sie weder glücklich werden können, noch sich einem Beruf zu widmen vermögen.

In einer Familie, in welcher die Kinder beim Heranwachsen gehörig abgehärtet werden, eine nahrhafte Kost haben und zum Arbeiten angehalten werden, kommt diese Krankheit nicht vor. Man sagt oft, die Bleichsucht gehe von der Mutter auch auf die Kinder über; war die Mutter bleichsüchtig, so werden auch die Töchter bleichsüchtig. Darüber habe ich nur Folgendes zu sagen: War die Mutter verweichlicht, so werden auch die Kinder verweichlicht werden; denn der Apfel fällt nicht weit vom Stamm.

Bei dieser Krankheit ist ganz auffallend, daß man dagegen alle möglichen Mittel anwendet. Die Einen bekommen Schwefel. Andern gibt man Eisen, wieder Anderen sogar Arsenik. Ebenso gebraucht man oft Hausmittel, welche geradezu eckelhaft und widernatürlich sind, z. B. die Kellerrasseln, diese eckelhaften Thiere, welche so häufig den Bleichsüchtigen gegeben werden, und so noch verschiedene andere unnatürliche Mittel. Alle diese Mittel können durchaus nicht helfen. Jede vernünftige Nahrung enthält alle Nährstoffe, welche die verschiedenen Körpertheile zu ihrer Entwicklung, Erhaltung und Widerstandsfähigkeit nothwendig haben. Aber die geschwächte Natur ist nicht im Stande, soviel, als sie braucht, aus den Nährstoffen zu ziehen. Vermag sie aber dieß bei einfachen Speisen nicht, so wird es noch viel weniger der Fall sein bei Eisen, Schwefel, Kalk und ähnlichen Medikamenten. Somit muß bei solchen Leuten allererst das Blut in Ordnung und in gehörigen Lauf gebracht und eine gehörige Naturwärme geschaffen werden, damit die Natur bei der Verdauung im Stande ist, das aus der Nahrung herauszuziehen, was sie braucht. Ferner sind auch Wein, Bier, überhaupt alle geistigen Getränke für solche Leute durchaus keine Heilmittel; sie enthalten nicht im entferntesten die Nährstoffe, welche der Natur abgehen. Wenn ich aber oben empfahl, alle Stunden eine kleine Portion Kraftbrod, in Wein eingetaucht, zu nehmen, so will ich damit dem Brode deßhalb, weil es in Wein eingetaucht wurde, nicht mehr Kraft zuschreiben. Der Wein soll hier nur ein Mittel sein, die schwache Wärme zu heben, soll aber durchaus nicht als ein Heilmittel gegen die Krankheit betrachtet werden. Gerade so ist es auch mit dem Wermuth und den übrigen bezeichneten Mitteln; sie wirken alle reinigend und kräftigend und unterstützen die Verdauung.

Die Bleichsüchtigen sind besonders geneigt zu Wein, Gewürzen u.s.w., welche an und für sich nicht gut sind, welche aber auch nicht so schnell abgewöhnt werden können. Wenn ein Trinker auf einmal keinen Wein und kein Bier mehr trinkt, so wird er das nicht aushalten. Gerade so ist es bei den Bleichsüchtigen, welche durch und durch voll Kälte sind. Hin und wieder ein Löffel Wermuthwein oder auch, wie oben gesagt wurde, ein Stücklein Brod, in Wein getaucht, kann also leicht als Uebergang gestattet werden.
Wenn gerathen wird, öfter ein warmes Tuch auf den Unterleib zu legen, so geschieht dieß bloß deßhalb, um die Naturwärme im Unterleibe zu erhöhen, damit die Verdauung erleichtert wird. Wenn nur einige mal dieses Tuch aufgelegt wird, so kann, sobald die Naturwärme erhöht ist, ein Tuch, in kaltes Wasser und Essig eingetaucht, aufgelegt werden, was entschieden noch besser wirkt.

Ich bin der Ueberzeugung, daß die Bleichsucht nur durch **Wasser, gute Kost** und **entsprechende Lebensweise** dauernd geheilt werden kann. Wenn nicht auf diese Weise gegen die Bleichsucht angekämpft wird, dann wird ein bleichsüchtiges Geschöpf sich hart oder gar nie mehr erholen können.

Bleichsucht.

Heute

Unter dem Terminus vergangener Zeiten »Bleichsucht« ist im modernen Sprachgebrauch die Blutarmut, die Anämie, zu verstehen. Aus der Schilderung des Krankheitsbildes ist zu entnehmen, daß sich die Diagnose nur auf den äußeren Aspekt der Haut und der Schleimhäute begründete. Gewiß, in manchen Fällen hochgradiger Blutarmut erlaubt schon der erste ärztliche Blick die Verdachtsdiagnose der Anämie. Beweiskräftig ist jedoch nur die Erstellung eines Blutbildes. Es ist naheliegend, daß die damalige Diagnose »Bleichsucht« einer kritischen Blutanalyse nicht standgehalten hätte. Zudem kann vermutet werden, daß postpubertäre, blaßgesichtige Mädchen zu schnell in die Kategorie der Bleichsüchtigen eingeordnet wurden, angesichts zu häufiger oder zu starker Menstruation.
Die erwähnten Hausmittel und Ernährungsanweisungen sind heute nicht mehr relevant. Eine Anämie und deren Ursache müssen medizinisch ermittelt werden, damit die entsprechenden Behandlungsmaßnahmen eingeleitet werden. Eisen- und Vitamin-

präparate stehen in großer Auswahl zur Verfügung. Natürlich ist eine roborierende Begleitbehandlung mit Kaltanwendungen, wie sie Kneipp beschreibt, erwünscht und nützlich.

CROUP, DIPHTHERIE UND HALSENTZÜNDUNG.

In den Leitungsröhren sucht das Wasser, so weit es vermag, einen Ausgang, und wenn es sich irgendwo einen Durchbruch verschafft hat, läuft es stromweise hinaus. Gerade so geht es dem Blute, welches in die Adern eingebannt ist; es läuft im ganzen Körper herum, geht vom Herzen aus und wieder zum Herzen zurück und sucht dabei auch an manchen Stellen oft mit Gewalt einen Ausweg zu bekommen, und wehe der menschlichen Natur, wenn ihm das gelingt! Bricht es nicht durch, so gibt es sehr häufig Entzündungen, indem durch die Anhäufung von Blut große Hitze entsteht. Es darf dann nur noch irgend ein Anlaß von aussen hinzukommen, und das Feuer bricht aus.

Bei den Kindern kommt sehr häufig Nasenbluten vor. Das jugendlich kräftige Blut sprengt in der Nase eine Ader. Wie aber hier das Blut in der Nase sich gesammelt, so kann es sich auch in anderen Körpertheilen anhäufen, ohne indeß einen Ausweg zu finden. Ganz besonders häufig tritt der Fall ein, daß die Mandeln und deren Umgebung im Rachen sich mit einer Menge Blut anfüllen, was stets eine größere oder kleinere Entzündung zur Folge hat.

Die Zeichen dieser Krankheit sind Anfangs starker Frost, abwechselnd mit großer, trockener Hitze, Eingenommenheit des Kopfes, auch Kopfschmerzen, gänzlicher Verfall der Kräfte, stark belegte Zunge und Schwierigkeit beim Schlucken. Im Rachen und auch am Gaumen bildet sich eine starke, hochrothe Entzündung und Anschwellung.

Unsere Vorfahren haben in solchen Fällen schleunigst entweder an den Füßen oder an den Armen zur Ader gelassen und mit verschiedenen Gurgelwassern die Entzündung zu beseitigen gesucht. Nach meiner Ueberzeugung ist das Wichtigste und Nothwendigste, daß man das Blut wieder in den Körper zurückleitet. Das kann nur auf dreierlei Weise geschehen, durch Einwickelungen, Gießungen und Waschungen.

Ein Mädchen von sieben Jahren bekam diese Krankheit. Sobald die Zeichen davon vollständig vorhanden waren, ließ ich das Kind mitsammt dem Hemde in's Wasser tauchen und dann so schnell als möglich in eine Wolldecke einhüllen. Das Kind wurde in kurzer Zeit ganz heiß, und als die Hitze wieder ziemlich hoch stand, ließ ich es noch mal auf dieselbe Weise eintauchen. Die Hitze wurde schon beim ersten Eintauchen bedeutend vermindert, das zweite mal aber wurde sie beinahe vollständig gedämmt. Nachdem die Hitze abgenommen hatte, wurde das Kind bloß noch gewaschen, und zwar so oft, als sich wieder Fieber zeigte. Anderthalb bis zwei Tage wurde so fortgemacht, und die Geschwulst war beseitigt und das Kind wieder gesund.

Will man auch nach innen etwas geben, so dürfte nach meiner Ueberzeugung ein Absud von foenum graecum zur Dämmung der Hitze und zur Auflösung der Verschleimung wohl am geeignetsten sein. Absud von Zinnkraut ist ebenfalls gut, ebenso Kamillenthee mit Spitzwegerich oder Salbei mit etwas Wermuth.

Wenn die Entzündung nicht zu stark ist, so ist es rathsam, das Kind in eine Wanne zu stellen und mit einem Gießer voll Wasser zu gießen, und zwar soll es dabei das Hemd am Leibe haben. Der kalte Strahl wirkt wie eine Wasserspritze auf ein brennendes Haus; er nimmt viel Hitze, und wenn das Kind rasch eingewickelt wird, ist gewöhnlich das erste mal schon alle weitere Gefahr vorüber. Wenn man jedoch diese Anwendung noch ein- oder zweimal wiederholt, so darf man um so sicherer sein, daß diese Krankheit in Bälde vollständig geheilt sein wird. Ich weiß keinen einzigen Fall, daß ein Kind bei derartiger Behandlung an dieser Krankheit gestorben wäre. Warum? Weil das Blut schnell zurückgedrängt wurde, und dann ist ja das Kind wieder so gesund, als es vor der Entzündung gewesen ist.

Man erreicht die Heilung auch durch Eintauchen in's Wasser; dieß empfiehlt sich besonders dann, wenn sich die Leute nicht entschließen können, das Kind zu gießen. Das kranke Kind wird eine bis zwei Sekunden lang bis an den Hals in's Wasser getaucht und dann schnell in's warme Bett gelegt. Das geschieht, so oft die Hitze wiederkehrt. Nach jeder Eintauchung mindert sich die Hitze, und so ist gewöhnlich am zweiten Tag die Krankheit auch schon vorüber. Nach innen können die obenbezeichneten Mittel gebraucht werden.
Wie aber aus einem kleinen Uebel recht leicht ein großes werden kann, so können auch bei solchen Entzündungen im Rachen, im Hals und zuletzt im Kehlkopfe Geschwüre entstehen, welche das Kind in die größte Gefahr bringen. Man nennt diese Krankheit gelinde oder starke, gutartige oder bösartige Diphtherie. Entstehen solche Geschwüre, so kann oft rasch der Tod eintreten.

Die Zeichen dieser Krankheit sind: aufgedunsener Kopf, gefüllte Kopfadern, Athemnoth und Erstickungsanfälle.

Nach und nach werden die Geschwüre immer größer und bösartiger; der Zudrang von Blut nimmt mehr ab als zu, und das schließliche Ende vom Lied ist in diesem Falle der Tod in Folge von Blutvergiftung. Schaut man einem solchen Kinde in den Rachen, so bemerkt man am Gaumen, am Zäpfchen und an den Mandeln lauter kleine Geschwürchen, welche einen schmutziggelben Belag haben. Das Fieber ist nicht sehr hoch; das Kind klagt über Schluckbeschwerden und ist äusserst abgemattet. Nach einigen Stunden werden die Geschwürchen größer und gehen auch auf die Nase über; aus dieser kommt ein grünlich gelber, höchst übelriechender Schleim; die Zunge zeigt einen schmutzigen, dicken Belag; das Schlucken wird immer schwerer, die Aufnahme von Nahrung fast unmöglich. Kriechen die Geschwürchen nun auch zum Kehlkopf herunter, so tritt alsbald die größte Athemnoth ein; die Gesichtsfarbe wird bläulich, die Halsadern schwellen an, und wenn nicht rasch Hilfe gebracht wird, tritt in kurzer Zeit der Tod ein.

Bei der Heilung muß von aussen wie von innen rasch eingewirkt werden. Haben sich die Geschwüre schon ziemlich ausgebildet, und fangen sie an bösartig zu werden, so muß man einschreiten wie bei Blutvergiftung. Der Hals wird mit einem in halb Wasser und halb Essig getauchten Tuch umwickelt, und zwar so warm, als es ertragen werden kann. Das Tuch muß aber nach zwanzig bis fünfundzwanzig Minuten frisch eingetaucht werden; so kann man zwei bis drei Stunden fortmachen, so lange es eben nothwendig ist. Die blaue Farbe muß schwinden; der Kranke muß leichter athmen, und die Fieberhitze muß fallen. Ist der kleine Patient nach ungefähr drei bis vier Stunden ziemlich besser geworden, so kann der Wickel entfernt werden, und man kann das Kind dann in kaltes Wasser eintauchen. Dieses Eintauchen kann täglich zweimal, vielleicht auch dreimal nothwendig sein, je nachdem das Fieber sich steigert oder abnimmt. Kommen Erstickungsanfälle, so daß man glaubt, der Tod müsse sicher eintreten, dann ist eine Gießung das sicherste Gegenmittel.

Ein Kind bekam Kehlkopf-, Rachen- und Nasendiphtherie und hatte schon mehrere Erstickungsanfälle. Als während eines solchen Anfalles ein Gartengießer voll Wasser über das Kind gegossen wurde, hörte man einen raschen Husten, mit dem sich etwas Schleim ablöste. Augenblicklich wurde das Kind besser; es wurde innerhalb zwei bis drei Tagen noch ungefähr achtmal übergossen und genas vollständig.

Ist die Diphtherie nicht so ausgedehnt und nicht so bösartig, so kann sie leicht geheilt werden, indem man das Kind mitsammt dem Hemde, wie bereits oben gesagt, in's Wasser taucht und dann sorgfältig in eine Wolldecke einhüllt. Dieß muß so oft wiederholt werden, als es nothwendig ist. Es kann aber auch die Diphtherie gleich von Anfang an mit Gießungen behandelt und auch so sehr rasch geheilt werden.

Nach innen können auflösende Thee's gebraucht werden; auch Salatöl leistet gute Dienste; wenn man stündlich vier bis sechs Tropfen davon nimmt, so kühlt es, weicht auf und löst den Schleim. Foenum graecum, zu ziemlich dickem Thee gekocht, gehört zu den wirksamsten Mitteln. Alle halbe Stunden, bei großer Gefahr alle Viertelstunden ein kleiner Kaffeelöffel voll und, wenn der Zustand sich schon gebessert hat, alle Stunden ein Löffel voll Thee von Zinnkraut und Huflattich ist ganz besonders zu empfehlen. Thee von Eichenrinde und Zinnkraut oder von Salbei und Wermuth leistet ebenfalls gute Dienste.

Wie eine Schwester der andern viel gleichsehen kann, so ist der Diphtherie ähnlich der Croup, auch Halsbräune genannt. Bei dieser Krankheit staut sich das Blut im Kehlkopf und findet keinen Ausgang. Der Kehlkopf schwillt stark an, und die Geschwulst erschwert das Athmen in hohem Maße; das Gesicht wird blau, die Adern werden gefüllt, kurz, alles Blut strömt nach oben. Es tritt ein rauher, bellender Husten ein, und die Gefahr, zu ersticken, wird immer größer. Ist im Kehlkopf und im Rachen eine große Hitze, so muß durch künstliche Wärme das Blut wiederum nach anderen Körpertheilen abgeleitet werden, oder es muß auf die leidende Stelle mit kalten Anwendungen eingewirkt und das Blut zum Weichen gebracht werden. Vor Allem muß die Natur in eine allgemeine, über den ganzen Körper sich ausbreitende Wärme gebracht werden, so daß das Blut von der kranken Stelle zurückweicht und so der Erstickung vorgebeugt wird. Man kann auch mit warmen Anwendungen auf die gefährliche Stelle selbst einwirken, damit dort durch die künstliche Wärme die Hitze gedämmt wird. Das Kind wird in ein heißes Tuch, welches in Wasser und Essig getaucht wurde, eingewickelt, so warm, als es dasselbe ertragen kann. Wie durch diese allgemeine, erhöhte Wärme Erleichterung eintritt und die Hitze zertheilt wird, so wird auch die Gefahr vermindert. Wird das heiße Tuch entfernt, so kann auf die leidende Stelle mit kalten Anwendungen eingewirkt werden, damit das Blut mehr zurückgedrängt als angelockt wird. Das kann geschehen durch einen Oberguß oder durch einen kalten Halswickel.

Ein in Gefahr schwebendes Kind wird z. B. eine Stunde lang in ein heißes Tuch eingewickelt; sobald nun das Tuch entfernt wird, bekommt das Kind einen Oberguß auf den Hals und den Nacken und wird dann in's Bett gelegt. Wenn die Hitze sich wiederum steigern sollte, kann der Oberguß noch einmal wiederholt werden. Das Fieber wird dann fallen, der Athem leichter werden, und es wird sich auch im Innern Schleim ablösen. Ist dieß der Fall, dann genügt es vollständig, wenn das Kind in's Wasser getaucht wird, oder wenn man ihm einen Vollguß gibt. Geht aber die Auflösung im Innern zu langsam vor sich, so kann eine zweite Einwickelung des ganzen Körpers vorgenommen werden. Nach innen muß so stark als möglich auflösend eingewirkt werden entweder durch Thee von B r e n n e s s e l n und H u f l a t t i c h oder auch von S a l b e i und Z i n n k r a u t, wovon man jede Viertelstunde einen Kaffeelöffel voll nimmt; zur Abwechslung kann man auch S a l a t ö l nehmen. Wenn so verfahren wird, dann wird das Kind in kurzer Zeit ausser Gefahr sein, und man hat weiter nichts zu thun, als zu wachen, ob nicht nochmal Fieber eintritt. Ist dieß der Fall, so kann entweder durch Abwaschen oder durch Einwickeln wieder eingewirkt werden.

Zu diesen Anwendungen kam ich durch Behandlung mehrerer Blutvergiftungsfälle, bei welchen durch heißes Wasser, so heiß es der Kranke nur immer ertragen konnte, das Gift zersetzt und ausgeleitet wurde. Wenn auch bei dieser Krankheit gerade keine Vergiftung vorliegt, so tragen die Anwendungen mit heißem Wasser doch auch hier zur Verminderung und Beseitigung der kranken und theilweise auch giftigen Stoffe bei.

Eine Hausfrau hatte sich durch Erkältung eine Halsentzündung wie oben beschrieben zugezogen und hatte dagegen während anderthalb Tagen einmal einen Kopfdampf und einen heißen Wickel genommen. Ihr Hals schwoll aber so an, daß sie den Kopf nicht mehr gerade halten konnte; sie konnte fast nichts mehr essen, und wenn sie unter vielen Schmerzen etwas geschluckt hatte, so kam es wieder bei der Nase heraus; zuletzt brachte sie nicht einmal mehr einen Tropfen Wasser hinunter. Sofort ließ ich alle heißen Umwickelungen entfernen und verordnete ihr, sie solle jede halbe Stunde den Hals und die Brust so rasch als möglich mit kaltem Wasser waschen und dann den Hals mit einem leinenen Tuch umwickeln und sich ziemlich gut zudecken. Morgens um acht Uhr begann sie mit diesen Waschungen, und Abends um fünf Uhr konnte sie schon Wasser und Suppenbrühe schlucken. Nach ungefähr vierundzwanzig Stunden war bereits jede Geschwulst verschwunden.
Die Anwendungen, welche diese Hausmutter gebrauchte, bevor ich zu ihr kam, waren grundfalsch. Durch den Kopfdampf wurde der Hals, der ganze Kopf und die Brust stark erhitzt, und das Blut strömte nur um so mehr dem Hals und dem Kopfe zu. Auf den Kopfdampf nahm sie einen heißen Halswickel, und dadurch wurde die Stauung auf's Höchste getrieben, die Füße waren natürlich eiskalt, ebenso die Arme, und wenn mit dieser Behandlung fortgefahren worden wäre, so hätte dieser Blutandrang nach oben großes Unheil anrichten können. Als nun aber alle halbe Stunden der Oberkörper gewaschen und dazu noch die Füße bis über die Knöchel in ein in warmes Wasser und Essig getauchtes Tuch eingewickelt wurden, wurde das Blut wieder dahin geleitet, wo es hergekommen war.

Am Schlusse dieser Abhandlung muß ich noch besonders hervorheben, daß ich früher statt der heißen Umschläge Dämpfe gebraucht habe, wie auch im Buche »Meine Wasserkur« geschrieben steht. Dieselben kamen mir aber lästig vor, und die Kinder wollen im Dampfe nicht aushalten.

Durch den Dampf wird allerdings das Kind gehörig erwärmt, und die Wärme wird gleichmäßig vertheilt. Wenn zweimal ein solcher Dampf gemacht und das Kind in starken Schweiß gebracht wird, so wird freilich ein großer Theil des Krankheitsstoffes ausgeleitet. Es ist aber nothwendig, daß nach dem Dampfe eine Waschung oder Gießung vorgenommen wird, weil die Hitze sonst zu groß und für Kinder unausstehlich würde. Es hält jedoch meistens sehr schwer, bei Kindern den Dampf in Anwendung zu bringen; man kommt bei ihnen mit Gießungen und Wickel viel eher zurecht. Größere Kinder können allerdings den Dampf zwanzig bis fünfundzwanzig Minuten lang mit Erfolg gebrauchen.

Hätte die oben erwähnte Frau nach ihrem Kopfdampf einen kräftigen Oberguß genommen, so wäre alle überflüssige Hitze beseitigt worden, und sie hätte sich ganz leicht mit Waschungen und Gießungen heilen können.

Croup - Diphtherie - Halsentzündung

Heute

Das sogenannte habituelle Nasenbluten bei Kindern ist primär kein hinweisendes Symptom auf eine bedenkliche Allgemeinerkrankung. Ursache dafür ist oft die empfindliche, gefäßreiche Region im vorderen Bereich der Nasenscheidewand. Im höheren Alter dagegen müssen erhöhter Blutdruck und Grunderkrankungen ausgeschlossen werden.

Croup, im klinischen Sprachgebrauch »Krupp«, ist eine bei Säuglingen und Kleinkindern auftretende Obstruktion der Atemwege im Bereich des Kehlkopfes. Es wird zwischen dem echten Krupp bei Diphtherie sowie dem Pseudokrupp bei Viruserkrankungen und bakteriellen Infektionen im Bereich der oberen Luftwege unterschieden. Halsentzündung entspricht einer infektiösen Mandelentzündung, auch »Angina« genannt. Von den benannten Erkältungskrankheiten sind vorwiegend Jugendliche und Kinder betroffen, wennschon Erwachsene nicht verschont bleiben.

Pest, Cholera, Pocken und zahlreiche andere Infektionskrankheiten waren viele Jahrhunderte eine Geißel der Menschheit. Ansteckende Krankheiten, Seuchen und Epidemien rafften eine Vielzahl von Menschen dahin und entvölkerten weite Landstriche. In der dringlichen und drängenden Not um Beistand, Hilfe und Heilung gab es nur fragwürdige Medikamente. Natürliche Heilmethoden waren die Mittel der besten Wahl. Auch Kneipp war noch im Wesentlichen auf seine Naturheilmethoden angewiesen. Inzwischen hat sich das Therapiekonzept in der Bekämpfung von Infektionskrankheiten mit der Fortentwicklung der pharmazeutischen Forschung und der bahnbrechenden Entdeckung der Antibiotika grundlegend verändert. Auch der Impfschutz hat im Sinn vorbeugender Maßnahme das infektiösbakterielle Geschehen in beherrschbare Schranken verwiesen. So wurde die früher oft tödliche Diphtherie durch Herzlähmung zu einer Krankheit, die ihren Schrecken verloren hat.

Die Mandelentzündung dagegen ist auch heute noch eine der häufigsten fieberhaften Infektionen des Mund- und Rachenraumes. Die Tonsillen sind mandel- bis haselnußgroße Gebilde zu beiden Seiten des Zungengrundes, im hinteren Teil der Mundhöhle. Sie fungieren als erste Abwehrstation gegen eindringende Fremdkeime. Ob die Mandeln im Kindes- oder Erwachsenenalter entfernt werden sollen, muß nach Abwägen aller Kriterien durch Haus- und Facharzt entschieden werden. Letztlich haben die Mandeln auch eine Schutzfunktion. Nach Entfernung der Mandeln klagen die Patienten häufig über Austrocknen der Nasenschleimhäute, über behinderte Nasenatmung und über vermehrte Neigung zu Erkältungskrankheiten. Die fieberhafte Mandelentzündung mit heftigen Schluckschmerzen ist eine ernstzunehmende Erkrankung, die Bettruhe erfordert. Über die Einnahme von Antibiotika entscheidet der Arzt. Zur Linderung der Beschwerden und Vermeidung von Komplikationen ist eine lokale Intensivbehandlung dringend erforderlich:

Halswickel mit Retterspitz-Zusatz, Lehmwasserwickel oder Lehmbrei als Umschlag; wenn der kalte Wickel abgetrocknet ist, sollte Erneuerung erfolgen; Wadenwickel oder Fußwadenwickel mit Essigzusatz dienen zur Ableitung und Fiebersenkung; Halswickel und Wadenwickel sind in zeitlichen Abständen von ca. einer halben Stunde getrennt anzulegen; im abklingenden Stadium auch Wechselfußbad oder Wechselarmbad mit Thymianöl als Zusatz; bei fieberfreien Schluckschmerzen kann auch ein warmer Heublumen-Halswickel Verwendung finden.

DURCHFALL.

Es wird wohl wenige Menschen geben, welche den Durchfall nicht aus Erfahrung kennen gelernt haben. Er kommt oft vor bei kleinen Kindern, und viele verlieren dadurch das Leben. Auch die heranwachsende Jugend wird von Zeit zu Zeit vom Durchfall ergriffen. Es ist überhaupt kein Stand und kein Alter von diesem Uebel ausgenommen, und dasselbe ist allgemein bekannt.

In den Gedärmen beginnt ein Schmerz, ein Drücken und Zwicken und ein Rumoren, und es wird dem ganzen Menschen unbehaglich; dann steht es gar nicht mehr lange an, und es tritt Durchfall ein, worauf der Patient sich wieder ganz wohl und behaglich fühlt und glaubt, nun sei Alles vorbei. Es dauert aber gar nicht lange, so kommen dieselben Schmerzen wieder, und bald ist auch ein zweiter Durchfall da. So kann es einen ganzen Tag, ja sogar zwei und nicht selten selbst sechs bis acht Tage und noch länger fortgehen.

Der Durchfall tritt sehr häufig ein, wenn man kalte Getränke zu sich nimmt, bei großer Hitze ziemlich viel kaltes Wasser oder ungegohrenes Bier, vor Allem aber, wenn man Most trinkt oder unreifes Obst genießt. Dadurch gibt es im Magen eine Revolution, welche sich durch Kollern und Schmerzen kund gibt; dieser Aufruhr hört so lange nicht auf, bis durch einen ordentlichen Durchmarsch alles Unbrauchbare beseitigt ist. Ganz besonders gerne stellt sich Durchfall ein, wenn man auf fette Speisen viel Wasser trinkt. Es gibt auch viele Leute, welche die eine oder andere Speise durchaus nicht vertragen können, und wenn sie selbe genießen, bekommen sie Durchfall. Dann gibt es wieder Andere, bei welchen, sobald sie Milch essen, sicher Durchfall eintritt. Ich kannte Jemanden, welcher auf den Genuß von Erdbeeren jedesmal in kurzer Zeit den Durchfall bekam.

Wenn sich der Durchfall nur zwei- bis dreimal wiederholt, so hat er nicht viel zu bedeuten; es kann dem Organismus sogar genützt haben, wenn durch die Naturpolizei die unbrauchbaren Stoffe ausgeschieden wurden. Wenn aber der Durchfall mehrere Tage hindurch dauert, so wird der Natur viel entzogen; sie wird schlaffer, es tritt eine größere Unthätigkeit ein, der Appetit wird geringer, die Kräfte nehmen ab, und ein solcher Durchfall bringt für den menschlichen Körper bedeutende Nachtheile.

Es kommt auch häufig vor, daß ohne alle Veranlassung Durchfall eintritt. Ich habe viele Leute kennen gelernt, die mich versicherten, im Herbst oder Frühjahr dürften sie gewiß darauf rechnen, vom Durchfall geplagt zu werden; wenn aber der Anfall vorüber sei, so fühlten sie sich ganz gesund und wohl.

Wie bei Manchen diese Erscheinung im Herbste und im Frühling auftritt, so gibt es auch Leute, die nach je drei bis vier Wochen einen Durchfall bekommen. Bei diesen möchte man wohl fragen: Ist es möglich, daß sie eine gesunde Natur haben, wenn solche Anfälle so oft wiederkehren?

Jenen, welche alljährlich zur Herbst- und Frühjahrszeit solche Anfälle bekommen, rathe ich, nichts dagegen zu thun. Wer aber öfters davon befallen wird, der hat ganz sicher irgend ein Gebrechen im Magen oder in den Gedärmen, welches den Durchfall hervorruft. Bei einem Solchen ist es nothwendig, daß ihm Hilfe gebracht wird.

Man kann an diesem Uebel auch selbst schuld sein, ohne daß man es weiß, z. B. wenn man zu hastig ißt, oder wenn man bald Flüssiges, bald Festes, bald Süßes und bald Saures zu sich nimmt. Diese Speisen, im Durcheinander rasch genossen, können in Gährung gerathen und Gase entwickeln. Die Gase werfen die Speisen hinaus, und so gehen sie unverdaut ab.

Es gibt auch viele Leute, die bei kleineren oder größeren Aufregungen, bei Furcht und Angst Durchfall bekommen; schwache Kinder bekommen leicht solche Anfälle, wenn sie gestraft werden, oder selbst schon aus bloßer Furcht vor Strafe. Ich habe mehrere Personen gekannt, welche mich versicherten, wenn sie öffentlich auftreten müßten, so trete bei ihnen in Folge einer gewissen Aufregung jedes mal Durchfall ein.

Auch bei der Wasserkur kann Durchfall vorkommen, aber nur dann, wenn die Anwendungen entweder nicht richtig gemacht werden, oder wenn man unvorsichtiger Weise eine Anwendung vornimmt, ohne daß die Natur in dem gehörigen Zustande ist, oder endlich, wenn man zu viele Anwendungen macht. Bei allen Anwendungen tritt die Naturwärme mit der Kälte des Wassers in einen Zweikampf; gewinnt dabei die Wärme die Oberhand, so wird auch der Zweck der Anwendung erreicht; unterliegt die Wärme der Kälte, dann beginnt ein Zweikampf im Innern, welcher gewöhnlich mit einer Kolik oder einem Durchfall endet. Ein solcher Durchfall ist jedoch bei der Wasserkur durchaus nicht zu befürchten, er kann im Gegentheil nur erwünscht sein. Es gibt Leute, bei welchen oft zwei bis drei Tage ganz ausserordentlich viel Wasser abgeht, und bei welchen ebenso zwei bis drei oder auch mehrere Tage hindurch Durchfall eintritt. Da gehen gewöhnlich nur verlegene, schlechte Stoffe ab, und der Durchfall hört von selbst auf, wenn diese Stoffe durch die Naturpolizei ausgeleitet sind.

Will man einem aussergewöhnlichen und deßhalb vielleicht bedenklichen Durchfall abhelfen, so soll man Verstand und Vernunft walten lassen und nur solche Mittel wählen, welche der menschlichen Natur gut thun. Man muß vor Allem vernünftig sein im Essen und nicht zu hastig essen; man muß ferner mäßig sein im Trinken, besonders aber das Trinken während des Essens bleiben lassen. Sodann muß man diejenigen Speisen und Getränke meiden, von welchen man die Ueberzeugung hat, daß sie Durchfall bewirken. Rührt der Durchfall von einem schwachen Magen oder einem Gebrechen in den Gedärmen her, was anzunehmen ist, wenn er sich öfters ohne alle Veranlassung einstellt, so muß vor Allem dahin gewirkt werden, daß die krankhaften Stoffe aus dem Magen und den Gedärmen entfernt werden, und daß die ganze Natur gekräftigt wird, so daß sie weder im Magen noch in den Gedärmen etwas duldet, was nach und nach einen Durchfall herbeiführen könnte. Es muß also allererst kräftigend auf die Natur eingewirkt werden, daß sie nichts Derartiges aufkommen läßt, sondern alle ungesunden Stoffe von selbst ausscheidet. Zum Auflösen kranker Stoffe ist am besten eine Auflage auf den Unterleib von angeschwellten Heublumen, auch von Wasser und Essig; schwache Naturen, welche keine gehörige Naturwärme haben, und bei welchen deßhalb auch keine gute Verdauung vorhanden ist, werden leichter zurecht kommen, wenn die Auflagen warm sind. Diese künstliche Wärme läßt dann auch eine kräftige Anwendung mit kaltem Wasser zu. Denn auch hier kann nur das kalte Wasser eigentliche Hilfe bringen.

Anna klagt: »Ich habe alle vierzehn Tage bis drei Wochen einen Durchfall, welcher mich gewöhnlich ganz matt und kraftlos macht; ich habe selten einen guten Appetit, und viele Speisen darf ich gar nicht essen, weil sie mir Beschwerden machen oder Durchfall bewirken. Meine Kräfte nehmen immer mehr ab, und ich kann kaum meinem Berufe nachkommen; ich habe beständig großen Durst und kann nur schlecht schlafen.« Anna soll in der Woche dreimal ein vierfaches Tuch, welches zuvor in Heublumenwasser getaucht wurde, anderthalb Stunden lang auf den Unterleib legen, nach drei Viertelstunden aber frisch eintauchen. Dieses warme Tuch bringt der Natur Wärme, die Wärme löst auf, und das Tuch selbst zieht aus. Sodann soll sie täglich Morgens, Mittags und Abends drei Löffel voll Thee von Angelikawurzeln, Wermuth und Zinnkraut nehmen. Ein solcher Thee leitet die giftigen Stoffe aus und verbessert die Verdauung. Zinnkraut reinigt das Blut, und Angelika räumt mit Allem auf, was dem Körper zum Nachtheil sein könnte.

Nachdem so von innen und aussen auf die inneren Körpertheile eingewirkt worden ist, bekommt der Kranke in der Woche zwei Schenkelgüsse, zwei Halbbäder und einen Rückenguß. Die Schenkelgüsse wirken stärkend auf den Unterleib und bewirken eine größere Thätigkeit der Organe desselben; das Halbbad wirkt in noch höherem Maße auflösend, ausleitend und stärkend. Nicht weniger aber wirkt der Rückenguß auf eine geregelte Zirkulation des Blutes, sowie auch auf allgemeine Kräftigung des Körpers. Nach Verlauf von drei Wochen werden diese Anwendungen nur mehr halb so oft genommen. Auf diese Weise wird die ganze Natur in einen besseren Zustand gebracht; die ungesunden Stoffe werden ausgeleitet, und eine bessere Verdauung wird nicht ausbleiben.

Es kommt ein Kranker und erzählt: »Ich bin heute Nacht von einem heftigen Durchfall heimgesucht worden; alle Stunden wiederholte sich derselbe. Ich habe viel Durst und fühle mich recht matt; was soll ich thun?« »Sieden Sie eine Tasse Thee von Wegtritt in halb Wasser und halb Rothwein, wenn Sie solchen haben! Trinken Sie diesen Thee recht warm, und wenn der Durchfall nicht aufhört, so trinken Sie nach zwei bis drei Stunden nochmal eine Tasse! Sie können auch ein Tuch in heißes Wasser und Essig tauchen und auf den Unterleib legen, und zwar anderthalb Stunden lang; nach drei Viertelstunden müssen Sie aber das Tuch nochmal frisch eintauchen! Wenn Sie keinen Wegtritt haben, so können Sie statt dessen Wermuth und gemahlenen Fenchel nehmen, und damit verfahren, wie oben gesagt wurde.«

Anton bringt die Klage vor: »Wegen jeder Kleinigkeit bekomme ich Durchfall; er ist zwar bald wieder gehoben, kommt aber auch bald wieder. Sonst wäre ich gesund; ich habe Appetit und guten Schlaf.«

Anton soll jeden Morgen, Mittag und Abend zwei bis drei Löffel voll Thee von Eichenrinde und Wermuth trinken; er kann auch jeden zweiten oder dritten Tag ein Halbbad nehmen, und das Uebel wird in kurzer Zeit beseitigt sein.

Aus dem Gesagten geht klar hervor, daß Durchfälle recht leicht eintreten können, aber auch nicht schwer zu heilen sind. Besonders kommen solche Uebel zur heißen Sommerszeit vor, gewöhnlich aber nur dann, wenn Unvorsichtigkeit sie veranlaßt. Lebe man vernünftig zur Winterszeit! Vermeide man einen raschen Wechsel der Speisen und Getränke, und sei man ebenso vorsichtig bei dem Wechsel der Temperatur!

So gesund das Obst ist, gerade so nachtheilig kann es werden, wenn es nicht mit Auswahl genossen wird. Das gesunde und reife Obst ist nach meiner Ueberzeugung und nach allen Beobachtungen, welche ich gemacht habe, gut. Halbreifes Obst dagegen bleibt immer gefährlich und bewirkt recht leicht Durchfall. Das Steinobst ist unstreitig mit viel größerer Vorsicht zu genießen, und deßhalb soll man nie viel davon essen. Besonders sind Pflaumen und Zwetschgen vorsichtig zu genießen, und man darf davon nie viel auf einmal essen. Schuldloser sind die Weichseln und Kirschen; man soll aber auch diese wie alle Speisen vernünftig genießen, besonders nicht zu viel auf einmal.

Das beste Schutzmittel gegen den Durchfall, und zwar von frühester Kindheit an bis in's hohe Greisenalter, besteht darin, daß man seinen Körper abhärtet, bei der Auswahl und dem Genuß der Speisen vernünftig zu Werke geht und ebenso vorsichtig in der Wahl der Getränke ist. Man vermeide ganz besonders süße Backwerke und Speisen mit vielem Zucker! Denn gerade diese verursachen nicht selten Durchfall.

Nachträglich sei noch bemerkt: Sobald sich die ersten Spuren eines Durchfalles zeigen, wird eine kleine Tasse Thee von Tausendguldenkraut und Wermuth das Uebel in der Regel beseitigen. Die nämlichen Dienste leistet auch Thee von Kamillen und Salbei.

Durchfall.

Heute
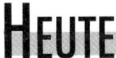

Durchfall und Kopfschmerzen gehören in die Kategorie der häufigsten Befindlichkeitsstörungen der Bevölkerung. Mit gutem Gespür erkannte Kneipp die wirklichen Zusammenhänge. Vernünftig konstatierte er, daß ein »gelegentliches Durchputzen des Darmes« kein allzu schlimmes Übel sei. Er weist darauf hin, daß nervöse Faktoren wie Angst und Lampenfieber die Darmtätigkeit beschleunigen können. Auch die Ernährung bringt er ins Gespräch, die mit der Unvernunft ungeregelter Essensaufnahme zu Magen-Darmstörungen führen kann. Mit der Erkenntnis, daß Milch und Erdbeeren gelegentlich Verdauungsstörungen auslösen, ist der dem medizinischen Wissen seiner Zeit, der Allergieforschung späterer Jahre, bereits vorausgeeilt.
Ein Großteil aller Magen-Darmerkrankungen, einschließlich des akuten Durchfalles, sind dank neu entwickelter Medikamente erfolgreich zu behandeln. Dazu eine war-

me Heublumen- oder Thymianauflage auf den Leib, wenn es im Bauchraum kneift oder zwickt, ist immer die richtige Erstmaßnahme. Der Korrektheit halber muß allerdings eingeräumt werden, daß auch im Zeitalter des Arzneimittelüberflusses chronische Durchfallerkrankungen nicht immer beherrschbar sind. Das ärztliche, einfühlsame Gespräch wird dann dem Patienten mehr helfen als alle mögliche diagnostischen und therapeutischen Maßnahmen, einschließlich der Darmflorasanierung oder Symbioselenkung. Auch die Langzeitbehandlung mit Kneippanwendungen unterstützt die therapeutischen Bemühungen.

Tgl. Wechselknie-, Wechselschenkel- oder Wechselschenkelleibguß am Tage; Wechselfußbad mit Baldrian oder Thymian abends.

Wöchentlich 2– 3 mal warme Leibauflage mit Thymian; 2 mal ¾ Bad 37° mit Fichtennadel 10 Min., anschließend kalter Schenkelguß.

Diät: Beim akuten Durchfall reichlich Flüssigkeit, am besten Kamille-Pfefferminztee, Haferschleim mit Salz und neuerdings von Wissenschaftlern empfohlen, gekochter Reis, etwas gesalzen. Im chronischen Stadium kann außer Süßigkeiten und fetten Speisen alles gegessen werden, was der Appetit begehrt.

FÜSSE, GESCHWOLLENE.

Es kommt sehr häufig vor, daß sowohl bei jüngeren als auch bei älteren Leuten die Füße anschwellen, und Jedermann erschrickt, wenn er solche Beobachtungen macht.

Böse Füße sind an und für sich keine Krankheit; sie sind entweder Vorboten einer solchen oder kommen nur von einem krankhaften Zustande her, welcher mehr oder weniger, manchmal auch gar nicht gefühlt wird. Am häufigsten kommen geschwollene Füße vor, wenn Störungen im Blutlaufe vorhanden sind, was nicht selten bei Bleichsüchtigen und Blutarmen der Fall ist; denn diese haben wenig Blut, und es ist ungleich im Körper vertheilt; der eine Körpertheil hat zu viel Blut, ein anderer dagegen ist blutleer. Ist der Blutlauf zu schwach, so kann das Blut vom Herzen aus wohl nach allen Richtungen gehen; es unterliegt aber bei der Wanderung, sinkt abwärts in die Füße und kommt nicht mehr in das Herz zurück. Das Blut ist einem Schwerkranken gleich, welcher zwar noch eine Strecke vom Hause weggehen kann, aber nicht mehr zurück. Somit haben bei Solchen die geschwollenen Füße keine andere Bedeutung als Blutarmuth und Schwäche. Wenn also auf Verbesserung und Vermehrung des Blutes eingewirkt und die Natur Tag für Tag kräftiger wird, so wird in kurzer Zeit das Aussehen sich bessern, die Naturwärme sich erhöhen, der Appetit sich regen, mithin der ganze Zustand ein besserer werden, und dann wird auch bald die Geschwulst an den Füßen nachlassen.

Welche Anwendungen sind wohl hier die besten? Man wasche sich zweimal in der Woche vom Bett aus mit Wasser und Essig, ohne sich abzutrocknen, und kehre dann gleich wieder in's Bett zurück! Jeden zweiten oder dritten Tag binde man ein vierfaches, in Wasser und Essig getauchtes Tuch auf den Unterleib! Eine Zeit lang nehme man den einen Tag einen Schenkelguß, den andern einen Knieguß und, wenn der Kranke noch ziemlich bei Kräften ist, jeden dritten Tag einen Rückenguß! Ist der Rückenguß nicht anwendbar, so bleibt man bei dem Schenkelguß. Wenn man vierzehn Tage bis drei Wochen so fort macht, kommt die ganze Natur sicher in einen besseren Zustand.

Die Kost bestehe am Morgen aus einer Brod-, Brenn- oder Kraftsuppe. Kann der Kranke diese Suppe nicht essen, so kann Malz in Milch gesotten und wie eine Suppe gegessen werden. Milch wäre gut, aber der Magen kann sie häufig nicht verdauen. Höchstens alle Stunden ein Löffel voll, in Fenchel gekocht, ist Manchem zu empfehlen und hat dann auch gute Wirkungen. Während des Tages nehme man ein kleines Stücklein Kraftbrod mit fünf bis sechs Löffel voll Zuckerwasser; das gibt gutes Blut und ist auch leicht verdaulich. Die Mittagskost sei einfach, wenig gesalzen, wenig gewürzt und wenig oder gar nicht sauer. Sonst bin ich für jede Hausmannskost. Die Abendkost bestehe wieder in einer kräftigen, leicht verdaulichen Suppe und einer Rebenspeise, am besten einer Mehlspeise von einem Naturmehle. Sauerkraut dürfen solche Kranke recht gut essen, wenn es nur nicht zu sauer ist. Die Mehlspeisen werden leicht verdaut werden, wenn man sie nur in kleinen Portionen genießt.

Geschwollene Füße kommen häufig vor nach Fiebern und Entzündungen, welche mit Fieber verbunden sind. Wenn die Krankheit sich größtentheils verlaufen hat und der Zustand sich zum Bessern wendet, schwellen nicht selten die Füße an. Bei einer solchen Krankheit wird das Blut verdorben, noch mehr aber die Säfte. Es gibt gewaltige Anstauungen im Blutlauf, ebenso im Laufe der Säfte. Die Stauungen machen die Natur schwach und unthätig, und sie vermag die schlechten Stoffe nicht mehr abzustoßen und auszuscheiden. Sie sinken abwärts in die Füße. Solche Stoffe können sich aber auch im Unterleib sammeln und sich in Wasser auflösen! Dieß geschieht besonders gern, wenn der Kranke immer im Bette liegt. Kann der Patient auf sein und gehen, dann senken sich diese Stoffe in die Füße. Solche Geschwulsterscheinungen zeigen sich gewöhnlich nach allen schwereren Krankheiten, wenn die Natur noch nicht gehörig gereinigt ist; oftmals sind dem Kranken, wenn er aufsteht, die Schuhe zu eng. Diese Anschwellungen sind bei dem größeren Theile des Volkes bekannt, und man sagt gewöhnlich: Jetzt hat sich die Krankheit vertheilt, und ein Theil geht bei den Füßen hinaus.

Schwellen die Füße an, wenn der Kranke das Bett verläßt und umhergeht, so hat es gar keine Bedeutung; es ist viel besser, als wenn der Kranke im Bett liegt und diese Stoffe sich im Unterleib ansammeln, wo sie doch den zarten Gefäßen schaden müssen und leicht eine Wassersucht herbeiführen können.

Solche Füße zu heilen ist ganz leicht. Wenn der Genesende in's Bett geht, mindert sich die Geschwulst; verläßt er das Bett wieder, so schwellen die Füße wieder an. Somit ist ganz klar: Man muß die angesammelten Stoffe aus den Füßen und dem Unterleibe ausleiten und die Natur davon befreien; dann wird sich der Kranke bald erholen.

Es kann aber auch sein, daß mit den Füßen zugleich auch der Leib anschwillt, und dann wäre mit Grund eine Wassersucht zu befürchten.

Solche geschwollene Füße können ohne Bedenken täglich einmal begossen und täglich auch einmal in ein in Heublumenwasser getauchtes Tuch eingewickelt werden. Das also präparirte Tuch öffnet die Poren und leitet die krankhaften Stoffe aus. Sind aber die Füße stark geschwollen, und ist auch der Leib schon etwas angegriffen, so ist es besser, wenn man zweimal in der Woche einen Unter- oder kurzen Wickel nimmt. Dadurch wird auf den Leib und auf die Füße eingewirkt, und die schädlichen Stoffe werden ausgeschieden. Es muß aber auch kräftigend auf den ganzen Körper eingewirkt werden, damit die Natur selbst solche schlechte Stoffe abstößt und keine mehr aufkommen läßt. Hat sich der Patient schon ziemlich erholt, so können in der Woche auch zwei bis drei Halbbäder genommen werden.

Nach innen kann recht gut Thee in kleinen Portionen genommen werden, welcher auf den Magen, auf den Unterleib und auch auf die Nieren reinigend einwirkt. Ist bei stark geschwollenen Füßen bereits der Leib in Mitleidenschaft gezogen, so kann man täglich eine kleine Tasse Thee nehmen von A t t i c h , W e r m u t h und W a c h h o l d e r b e e r e n oder von A t t i c h , Z i n n k r a u t und T a u s e n d g u l d e n k r a u t oder R o s m a r i n . Diese einfachen Mittel leiten aus, reinigen die Organe und kräftigen die Natur.

Geschwollene Füße kommen auch gern nach Rothlauf oder Gesichtsrose vor, auch nach Scharlach und ähnlichen Ausschlägen, welche gewöhnlich ihren Sitz und ihren Ursprung in einer Nierenkrankheit haben. Will man bei der Gesichtsrose die Krankheitsstoffe ausleiten, so vergesse man ja nicht, daß diese Krankheit nicht bloß im Gesichte ist, sondern im ganzen Körper ihren Sitz hat; sie sucht im Gesichte bloß einen Ausgang. Gerade so ist es bei Scharlach.

Wenn Scharlach, Gesichtsrose und ähnliche Krankheiten nach aussen einen guten Verlauf genommen haben, und man glaubt, die Krankheit sei bereits geheilt, so kann oft noch ein Ausschlag im Innern stecken. Wenn dieser nicht herauskommt und im Innern bleibt, so tritt eine Art Blutvergiftung ein; die schlechten Stoffe drängen abwärts in die Füße, und daher kommt auch das Anschwellen derselben und des Unterleibes.

Solche Füße können wieder nur dadurch geheilt werden, daß man die schlechten Stoffe durch die Poren so viel als möglich ausleitet und die Natur kräftigt, damit sie keine weiteren schlechten Stoffe aufkommen läßt und die bereits vorhandenen durch den Urin, durch Schweiß, Stuhlgang oder starke Hautathmung und Ausdünstung hinausbugsirt. Um dieß zu Stande zu bringen, ist wieder der kurze Wickel im Wechsel mit dem Schenkel- und Kniegruß und später mit dem Halbbad am zweckmäßigsten. Gewöhnlich reichen zwei bis drei Wickel in der Woche aus. Auch in diesem Falle kann der schon oben erwähnte Thee gebraucht werden.

Recht häufig kommen auch geschwollene Füße bei Solchen vor, welche ziemlich stark und korpulent sind, hauptsächlich auch beim Frauenvolk, wenn sich die Frauen in gesegneten Umständen befinden; und es kommt nicht selten vor, daß solche Frauen oft Jahre hindurch geschwollene Füße haben. Wenn bei einer Person bedeutende Korpulenz eintritt, dürfen wir fast immer annehmen, daß die Natur schwach und zu wenig thätig ist und die ausgenützten Stoffe in Folge dessen nicht ausscheidet. Alle inneren Organe erleiden auf solche Weise eine Ausdehnung; sie nehmen an Schlaffheit immer mehr zu, und so werden auch alle möglichen schlechten Stoffe Raum gewinnen. Unbewußt sind solche Leute aber an ihrem Zustande oft selbst schuld. Würde die gehörige Abhärtung nicht fehlen, würde man stets nur eine solche

Kost genießen, welche gute Nährstoffe hat, und würde man ferner nicht so viele Speisen zu sich nehmen, welche schlechtes und wässeriges Blut erzeugen, so wäre einem solchen Uebel leicht vorgebeugt. Aber anstatt daß man die Natur auf vernünftige Weise stärkt und kräftigt, damit sie die Krankheitsstoffe abstoße und nicht mehr aufkommen lasse und somit von selber ein solches Uebel verhüte, wird dasselbe nur noch eingebunden und eingewunden und dadurch immer mehr gesteigert.

Geschwollene Füße kommen auch bei Leuten vor, welche recht viel stehen, wenig Bewegung machen und deßhalb auch an Korpulenz zunehmen. Solche Leute sind oft ganz gesund; nur klagen sie, daß sie so große Schlaffheit und Neigung zum Schlafe haben, und daß der Geist nicht mehr so unternehmend und frisch sei wie früher. Man schreibt diese Erscheinungen dann gewöhnlich dem Alter zu, wenn man sechzig Jahre bald erreicht.

Sehr häufig leiden an diesem Uebel auch Beamte, Bureaumenschen und auch nicht selten Seelsorger, überhaupt Alle, welche eine sitzende Lebensweise führen, besonders auch Diejenigen, welche regelmäßig Bier trinken, auch wenn es nur mäßig geschieht. Wie der Geist erschlafft, so erschlafft auch der Körper. Die Ursache ist wieder keine andere als Unthätigkeit und zu wenig Abhärtung. Solche Leute können leicht aufgelaufene Füße bekommen, besonders gegen Abend; in der Frühe sind sie gewöhnlich in Ordnung. Weil solche Menschen keine Krankheit empfinden und an eine gewisse Schlaffheit gewöhnt sind, so kümmern sie sich nicht viel um diesen Zustand, obwohl die Füße immer mehr anschwellen und der Geist immer welker wird. Wenn jedoch hier keine Hilfe gebracht wird, so wird früher oder später eine größere oder gefährliche Krankheit eintreten; es können Nieren- oder Leberleiden daraus entstehen, nach und nach auch allgemeine Schlaffheit und zuletzt sogar Schlagfluß.

Wie leicht ist einem solchen Kranken zu helfen! Wo Medikamente wenig oder gar nichts vermögen, kann mit Wasser der beste Erfolg erzielt werden; es ist deßhalb nur schade, daß man das Wasser und die Anwendungen mit Wasser wenig kennt. Will man einen Solchen heilen, so reichen in der Woche drei bis vier Anwendungen recht gut aus. Man wasche sich täglich vom Bette aus, und zwar genügt es schon, wenn man in der Woche die Waschung bloß zwei- bis dreimal vornimmt. Damit die schlaffe Natur mehr aufgeweckt und auch mehr Wärme entwickelt wird, nehme man in der Woche zwei bis drei Halbbäder; statt der Halbbäder kann man auch einen Schenkel- oder Rückenguß nehmen, kurz, nur solche Anwendungen, welche die allgemeine Thätigkeit der Natur anregen, das Blut in kräftigen Umlauf bringen und die schlaffe Natur aus ihrer Schlaffheit aufrütteln.

So kam kürzlich ein Mann und erzählte Folgendes: »Jeden Abend sind meine Füße etwas angeschwollen; ich fühle mich ganz welk und abgeschlagen und habe gar keine rechte Frische mehr; meine früheren Kräfte haben merklich abgenommen; am meisten aber fühle ich, daß ich den Muth nicht mehr habe zu Unternehmungen, wie ich ihn früher hatte. So genau ich sonst in jeder Beziehung war, so gleichgiltig bin ich jetzt gegen Alles. Sonst kann ich über nichts klagen; doch merke ich, daß ich nicht gerade in der besten Haut stecke. Auch der Arzt hat zu Jemandem gesagt, ich sei in Gefahr, vom Schlage getroffen zu werden.« Diese Erzählung sagt ganz klar, daß eine große Schlaffheit im Körper war, welche auch auf den Geist einwirkte. Sicher herrschte auch dieselbe

Unthätigkeit im Blute, und somit gab es auch Anstauungen in demselben und nicht weniger in den Säften. Die angeschwollenen Füße sagen also nichts Anderes, als daß diese Natur nicht mehr in der rechten Ordnung sei; sie sind sichere Vorboten einer nicht ausbleibenden Krankheit.

Ein solcher Patient ist mit Wasser recht leicht zu kuriren, wie auch dieser Mann in drei Wochen so vollständig hergestellt war, daß er sagte: »Ich bin wie neugeboren; ich habe achtzehn Pfund an Gewicht verloren, und meine früheren Kräfte sind ziemlich zurückgekehrt; ich fühle wieder Luft und Muth zu meinem Geschäfte und kann nur nicht begreifen, wie in so kurzer Zeit eine solche Aenderung vor sich gehen kann.« Was hat nun bei diesem Manne den ganzen Körper wieder in Ordnung gebracht? Er nahm eine Woche lang dreimal einen Schenkelguß, dreimal einen Rückenguß, zweimal ein Halbbad, einmal einen Vollguß und ging ausserdem täglich zwei Minuten lang im Wasser oder ließ sich täglich eine Minute lang die Knie mit kaltem Wasser begießen. Ferner trank er täglich eine Tasse Thee von Zinnkraut, Eichenrinde und Wermuth; das Zinnkraut reinigte, der Wermuth unterstützte die Verdauung, und Eichenrinde stärkte die Natur. Was die Kräuter im Innern wirkten, das wirkte das Wasser von aussen. Der Schenkelguß wirkt zusammenziehend und auflösend; das Wassergehen und der Kniguß wirken lösend und kräftigend auf den Unterleib und den ganzen Körper. Der Rückenguß übt wieder eine stärkende und ausleitende Wirkung aus und scheidet aus, was die Natur nicht auszuscheiden vermag. Der Vollguß wirkt auf den ganzen Körper ein, wie wenn man einen Baum schüttelt, auf welchem Maikäfer sitzen; wie der Baum durch das Schütteln von ihnen befreit wird, so stoßen sich auch durch den Vollguß alle schlechten Stoffe im Körper ab; Alles, was der Natur überflüssig und lästig ist, wird ihr genommen.

Wenn also Jemand geschwollene Füße hat, so ist das ein Beweis, daß der ganze Körper krank ist. Will man geschwollene Füße heilen, so muß man auf den ganzen Körper einwirken. Auf die Füße allein einwirken, wenn die Geschwulst von Bedeutung ist, halte ich für eine Thorheit. Wie Viele sind schon gekommen, Männer und Frauen, welch ihre geschwollenen Füße mit Wollbinden fest eingebunden hatten! In neuerer Zeit verwendet man aber mehr Gummi- als Wollbänder. Manche hatten solche Bandagen schon zwei bis vier Jahre hindurch getragen. Die Füße waren dann allerdings nicht mehr geschwollen, weil sie nicht mehr anschwellen konnten; aber oberhalb der Umwindung bildeten sich an den Schenkeln Säcke, und die Schenkel selbst wurden nochmal so dick, als sie sein sollten. Dadurch ist klar bewiesen, daß die Geschwulst aus dem Körper kommt. Wird aber den faulen Stoffen der Weg in die Füße versperrt, so sammeln sie sich im Körper, wo sie sicherlich viel gefährlicher sind als in den Füßen. Ohne Ausnahme mußten solche Patienten ihre Gummi- oder Wollbänder sofort entfernen, und es wurde schleunigst auf den ganzen Körper eingewirkt, um die wässerigen und schlotterigen Stoffe im Innern auszuleiten, was auch jedesmal gelang. Wurde mit der Ausleitung tüchtig begonnen und dieselbe in gehöriger Weise fortgesetzt, so waren die Füße bald nicht mehr der Ablagerungsplatz für die unbrauchbaren Stoffe, und es hörte auch das Anschwellen auf.

Gewöhnlich klagten solche Leute auch nicht bloß über die Füße, sondern über den ganzen Körper; der Unterleib sei so hart und voll, der Athem schwer, der Kopf eingenommen, kurz, lauter Zeichen, welche darauf hindeuteten, daß im Innern die größte Unordnung ist, und daß es dort aussieht wie in einem Wirthshause, wo an einem Tische viele Lumpen beisammen sitzen. Vier bis sechs

Wochen reichten in der Regel aus, um solche Naturen mit Thee und Wasseranwendungen vollständig zu reinigen. Die Patienten bekamen wieder guten Appetit, ein gesundes Aussehen und erfreuten sich eines glücklichen Wohlbehagens.

Was die G u m m i - und W o l l b ä n d e r betrifft, so ist meine Ansicht folgende: Wie jeder Mensch Tag und Nacht aus- und einathmen muß, so athmet auch die Haut fortwährend aus und ein. Wenn man aber Jemandem Mund und Nase zubindet, muß er ersticken; schnürt man die Füße zusammen, sei es nun mit Gummi- oder Wollbändern, so hört auch bei ihnen die Hautausdünstung auf. Was von der Natur abgenützt und abgestoßen worden ist, muß Alles in den Füßen bleiben. Daß diese Stoffe im Fuße nach und nach faul werden müssen, wird Jedem klar sein, und daß diese faulen Stoffe den inneren Theilen nachtheilig sind, wird auch Niemand absprechen wollen. Daß in die zusammengeschnürten Füße noch Blut eindringen kann, wie es sein soll, und daß sie noch rechtmäßig genährt werden, ist wohl kaum anzunehmen. So muß nothwendiger Weise der Fuß mit der Zeit immer mehr versulzen, und die Füße sind mehr einer Maschine gleich, mit der man geht, als einem frischen und gesunden Körpertheile. Die Anstauung und Anhäufung der schlechten Stoffe in den Füßen muß nach und nach auch auf die Unterleibsorgane nachtheilig einwirken, und man darf sich nicht wundern, wenn sich solche Leute schließlich eine gefährliche Krankheit zuziehen, sei es nun die Wassersucht oder ein Nierenleiden, oder sei es eine andere Krankheit, welche alle auf Störungen des Blutes und der Säfte beruhen.

Wenn im Allgemeinen auch die Binden sofort entfernt werden müssen, so lasse ich doch auch Manchen seinen Verband noch einige Tage tragen; denn wenn die Natur zu viel schlechte Stoffe in sich hat und diese insgesammt auf einmal in die Füße dringen, so würden diese rasch anschwellen, und der Kranke würde allen Muth verlieren. Deßhalb muß zuerst auf die Natur eingewirkt werden, und zwar nach innen durch Stärkung und nach aussen durch Ausscheidung; dann können auch die Binden entfernt werden. In der Regel treten keine Anschwellungen mehr ein.

Sind die Füße stark angeschwollen, so ist dieß ein Zeichen, daß im Körper viel verlegene Waare ist, welche früher oder später eine Wassersucht herbeiführen kann, wenn sie nicht entfernt wird.

Es dürfen also die Füße nie so gekleidet und umwunden werden, daß das Athmen der Poren dadurch gehemmt wird; es soll im Gegentheil Sorge getragen werden, daß die Füße immer gehörig gereinigt sind, und daß das Athmen der Haut leicht vor sich gehen und die Luft die Haut kräftigen kann. Den Beweis für die Richtigkeit meiner Ansicht liefern besonders Diejenigen, welche im Sommer barfuß zu gehen anfangen, und noch klarer Diejenigen, welche Fußgeschwüre, also offene Füße hatten. Diejenigen, welche anfingen, barfuß zu gehen, bekamen in Bälde einen Ausschlag an den Füßen, Viele sogar kleinere und größere Geschwüre, welche die Patienten oft nicht wenig erschreckten. Sobald aber der Ausschlag heilte und die Geschwulst der Füße verging, gewannen sie die Ueberzeugung, daß viel schlechter Stoff sich im Körper aufgehalten, und daß dieser keine guten Folgen für die ganze Natur haben konnte. Besonders auffallend aber war, daß gerade Solche, welche Jahr aus und Jahr ein kalte Füße hatten, nicht bloß vorübergehend, sondern für immer die wärmsten Füße bekamen. Wie aber an den Füßen die Wirkung nur eine gute war, so auch am ganzen Körper. Wie nämlich eine geregelte Zirkulation des Blutes dem Menschen ein wahres Wohlbehagen bereitet, so können auch Störungen in der Blutzirkulation, wenn sie auch nur in den Füßen vorkommen, Unbehagen und Unwohlsein bringen. Wie viele Hunderte leiden an den bezeichneten Uebeln, und wie leicht könnte Allen geholfen werden! Sicher würde dann auch die Lebensdauer eine längere sein.

Füsse, geschwollene.

Heute

Ausführlich und gewissenhaft widmet sich Kneipp den Fortbewegungs-Organen, den Beinen. Wenn Fußgelenke anschwellen, wenn schlanke Fesseln und wohlgeformte Waden ihre Konturen verlieren, dann sind Sorgen um Gesundheit und Blutkreislauf durchaus berechtigt. Zur abklärenden Diagnostik sind strenge Unterscheidungen notwendig: Sind die Schwellungen ein- oder beidseitig? Handelt es sich um Ödeme in jungen Jahren oder im hohen Alter? Komplizieren statische Probleme das Krankheitsgeschehen?

Grundsätzlich ist der Hydrostatik des Blutes und der Gewebsflüssigkeit Aufmerksamkeit zu schenken. Den überwiegenden Teil des 24-Stunden-Tages verbringt der Mensch in aufrechter, stehender oder sitzender Haltung. Das Blut hat als gewichtige Flüssigkeit innerhalb des Gefäßsystems die Tendenz körperabwärts zu sinken. Die »Vis a tergo«, das ist treibende Kraft des Herzens, und die Pumpfunktion der Beinmuskulatur fördern das Blut in seinem Kreislauf wieder zum Herz, der Muskelpumpe, zurück. Wenn die Herzkraft nachläßt oder die Pumparbeit der Beinmuskulatur unzureichend ist oder auch das Kapillar- und Venensystem porös, durchlässig wird, dann sickert Blutflüssigkeit in das umgebene Gewebe, ein Vorgang, der im landläufigen Sinn als »Wasser in den Beinen« bezeichnet wird. Kneipp berichtet sachkundig, wenn er zudem die Blutarmut und einen latenten Hungerzustand als mögliche Ursachen für geschwollene Knöchel benannte. Eine unzureichende Ernährung mag seinerzeit in zahlreichen Krankheitsfällen ein zusätzlicher Schadensfaktor für die Gesundheit gewesen sein. Eine vollwertige Hausmannskost mit Kraftsuppe und Kraftbrot, mit Mehlspeisen aus Naturmehl sowie rohem Sauerkraut als Milchsäurespender, dazu als Getränk Fencheltee, das war die empfohlene vegetarische Basisernährung, vergleichbar mit unserer heutigen Vollwertkost.

Schwellungen im Bereich beider Unterschenkel lassen den behandelnden Arzt immer an Stauungsödeme bei nachlassender Herzkraft denken. Atemnot und Herzklopfen bei kleinen Anstrengungen sind wichtige Hinweissymptome. Die Therapie der Wahl ist Entlastung und Stützung des Herzens.

Wenn sich Fieber, Schüttelfrost, Schwellung und flammende Rötung der Beine zu einem gravierenden Krankheitsbild summieren, dann ist unverzüglich ärztliche Hilfe vonnöten. Streptokokken in den Lymphspalten der Lederhaut verursachen das Erysipel, die Wundrose. Im Gegensatz zu Kneipp's Zeiten, als die Wundrose noch eine bedrohliche, in ihrem Verlauf hochdramatische Erkrankung war, wurde diese Infektion in der Ära der Penicilline und Antibiotika gut beherrschbar. Zusätzlich kalte Beinwickel, die oft gewechselt werden müssen, senken das Fieber, lindern Schmerzen und Beschwerden.

Auch Nierenerkrankungen und Leberschaden können zu einer Verminderung des Eiweißanteiles im Blut und damit zur Ansammlung von Serum in den Gewebsspalten, bevorzugt der Beine, führen.

Der Vollständigkeit halber muß noch erwähnt werden, daß selbst Medikamente eine Schwellung der Knöchelgegend verursachen können; es sind die sogenannten Calciumantagonisten zur Blutdrucksenkung und Kortisonpräparate. Bei Frauen sind biologisch bedingte Unterschenkelödeme in der Schwangerschaft und prämenstruell keine Seltenheit. Ergänzend muß hinzugefügt werden, daß Frauen mehr als Männer aufgrund einer konstitutionellen Bindegewebsschwäche unter Krampfadern und Schwellungen der Beine zu leiden haben. Dennoch muß festgestellt werden, daß die Ausweitung von Beinvenen im Sinne von Krampfadern nicht zwangsläufig eine Schwellung der Unterschenkel hervorrufen muß. Auch der Übergewichtige mit vermehrter Körperflüssigkeit wird abends zuweilen feststellen müssen, daß seine Fußgelenke ihre schlanke Eleganz verloren haben. Das Anschwellen der Füße in stehenden Berufen oder nach langem Sitzen gehört ebenfalls in diese Kategorie. Es handelt sich um statische Ödeme, die keine Hinweisfunktion auf ein ernsthaftes Krankheitsbild haben. Es entspricht einer Alltagserfahrung, daß geringfügige Fuß- und Knöchelschwellungen nach Hochlagerung der Beine verschwinden. Die Fallschilderung des kranken Mannes, der innerhalb drei Wochen achtzehn Pfund an Gewicht verlor, verdeutlicht eindrucksvoll die gesundheitliche Erleichterung für Herz und Kreislauf.

Was nun die Wickelung der Beine anbetrifft – die Fachärzte sprechen von Kompression – so hat sich im Laufe vieler Jahre eine einheitliche Meinung durchgesetzt. Ausgeprägte Ödemneigung an beiden Beinen, die mit Ernährungsstörungen der Haut und des Unterhautzellgewebes einhergeht, verlangt eine Kompression. In den Fachgeschäften finden sich Kompressionsstrümpfe jeder Größe, nach Maß und in verschiedenen Kompressionsstärken. Es gibt allerdings Einschränkungen fachkundiger Ärzte und Behandler, die vor einer allzu langen und allzu festen Kompression warnen. Deswegen sollten Kompressionsstrümpfe und elastische Binden nur am Tage, nicht in der Nacht getragen werden.

Ausgang des 19. Jahrhunderts beherrschte immer noch die Humoralpathologie, das Erklärungsmodell der Säftelehre, das medizinische Denken. So war auch Kneipp überzeugt, daß in jeder sichtbaren Veränderung an der Körperoberfläche das Bemühen des Organismus erkennbar wird, sich seiner Krankheitsstoffe zu entledigen. Ein Hautausschlag am Körper, Geschwüre an Unterschenkel und Füßen, aber auch Schwellungen an Fuß und Unterschenkel waren Stigmata, die auf eine innere Krankheit oder zumindest auf die Vorstufe dieser Krankheit hinwiesen. »Wenn jemand geschwollene Füße hat, so ist das der Beweis, daß der ganze Körper krank ist.« Diese Lehre ist heute nicht mehr authentisch, zumal die aktuelle Labordiagnostik kleinste Mengen von Gift- und Schadstoffen in Blut oder Gewebsflüssigkeit nachweisen kann.

Im Zusammenhang dieser Ausführungen muß noch auf das chronische Lymphödem hingewiesen werden. Wir unterscheiden zwischen der anlagebedingten, primären Behinderung des Lymphabflusses mit diffus, teigiger, oft druckschmerzhafter Schwellung beider Beine und der sekundären Lymphabflußstörung, die nach Operation mit Entfernung der Lymphknoten und Bestrahlung meist an den Armen nach Mammaamputation auftreten kann. Medikamente bewirken wenig, wasserausscheidende Mittel sind sogar schädlich. Am besten helfen kontinuierliche Lymphdrainagen und kalte Wickel mit Retterspitz- oder Essigzusatz. Alle Kaltanwendungen am Unterkörper straffen Gefäße und Gewebe, begünstigen den Blut- und Lymphabfluß. Kneippanwendungen der Kaltqualität sind unverzichtbar. Sie tragen zur Erleichterung und zum Abschwellen der Füße, der Unter- und Oberschenkel wesentlich bei. Zur Auswahl über den Tag verteilt: Wadenwickel, Fußwadenwickel, Beinwickel; Kaltwaschungen; Knie-Schenkel-Unterguß; Wassertreten, kaltes Fuß- und Halbbad; tgl. drei Anwendungen in beliebiger Kombination; der Kaltwickel mit Retterspitz oder Essigzusatz sollte möglichst oft angelegt werden; in Ausnahmefällen kann auch ein Wechselguß erfolgen, der Warmanteil jedoch nicht über 30° C.

FÜSSE, KALTE.

Unzählige Krankheiten und Gebrechen, von welchen einige leicht, viele aber auch gar nicht geheilt werden können, peinigen die Menschheit. Heutzutage ist es ganz besonders ein dem Anscheine nach unbedeutendes Uebel, welches unter der Menschheit grassirt, und zum Theil nur sehr schwer, bei manchen Leuten aber auch gar nicht geheilt werden kann. Dieses Gebrechen sind kalte Füße.

Unter einer großen Anzahl von Menschen wird man kaum ein Dutzend herausfinden, welche nicht über kalte Füße zu klagen haben. Es wird viel aufgeboten, um die Füße zu erwärmen; man nimmt wollene Stoffe, welche man noch verdoppelt und vervielfacht; aber die Füße bleiben kalt. Man trägt Pelzschuhe und mit wollenen Stoffen gefütterte Schuhe, aber die Klagen über kalte Füße nehmen deßhalb nicht ab. Man trägt Gummischuhe und probirt noch viele andere Mittel, und auch jetzt bleiben die Füße kalt. Man legt selbst eine Bettflasche zur Nachtzeit in's Bett, und wenn gegen Morgen die Flasche kalt wird, so werden auch die Füße wieder kalt. Endlich bringt man seine Füße in die Nähe des heißen Ofens, um sie zu erwärmen; auch das ist vergebens.
Somit entsteht die gerechte Frage: Woher kommt es denn, daß ein großer Theil der Menschheit mit Grund über kalte Füße klagt, und warum kann man keine dauernd wirksamen Mittel gegen dieses Uebel finden? Die Ursache der kalten Füße liegt im Blutlauf; das Blut muß die Natur nicht bloß ernähren, sondern auch erwärmen. Wo keine Wärme ist, da fehlt das Blut, und wenn Jemand beständig oder die meiste Zeit kalte Füße hat, so hat er eben auch nicht das nöthige Blut in seinen Füßen; wenn die Füße blutreich wären, müßten sie auch warm sein. Wenn aber die Füße die meiste Zeit kalt sind, somit auch wenig Blut haben, dann sind Leute, welche mit diesem Uebel behaftet sind, in der That krank, nicht bloß wegen ihrer kalten Füße, sondern mehr noch, weil das Blut ungleichmäßig im ganzen Körper vertheilt ist. Wenn das Blut nicht regelmäßig im ganzen Körper zirkulirt, dann kann es unmöglich einen allseitig gesunden und kräfti-

gen Körper bilden und erhalten, da der eine Theil mit Blut überfüllt, der andere jedoch vernachlässigt wird. Woher kommt es aber, daß oft anscheinend ganz gesunde und kräftige Leute über kalte Füße klagen? Sollen denn diese auch blutarm sein? Ja, sie sind blutarm; denn sonst hätten die Füße ihre Nahrung und wären warm. Der Hauptgrund ist aber nach meiner Ueberzeugung die verkehrte Lebensweise. Wenn man einen Ofen heizen soll, so muß man Brennmaterial haben und gebrauchen. In ähnlicher Weise muß auch der Mensch so leben, daß genug Wärmematerial in alle Körpertheile kommt. Gibt es nun aber Mittel, welche das Blut in alle Körpertheile gleichmäßig vertheilen? Warum denn nicht? Aber in der Apotheke hat man sie nicht feil, und würde Einer den Vorrath einer ganzen Apotheke nacheinander einnehmen, so würden die Füße doch immer kalt bleiben.

Ich kenne aber ein Mittel, welches hilft, und ich kenne auch die Ursache, warum so Viele kalte Füße haben. Das Mittel, welches warme Füße macht, ist das Wasser und zwar nur das kälteste Wasser, und die Ursache, warum so Viele über kalte Füße klagen, ist die Verweichlichung und die Scheu vor dem kalten Wasser. Gebraucht Einer Bettflaschen, Pelze, Wollstoffe, warme und heiße Oefen, oder was er will, so wird er seine kalten Füße behalten. Die Füße mögen jedoch so kalt sein, als sie wollen, sie können durch das kalte Wasser gehörig erwärmt und auch warm erhalten werden.

So kam ein Graf und erzählte, daß er sieben Jahre hindurch nicht eine Stunde lang warme Füße gehabt habe, nicht einmal im Sommer. Ich ließ ihn täglich dreimal die Füße in's kalte Wasser tauchen, und schon am zweiten Tage erzählte er, er könne nicht begreifen, wie er zur Nachtzeit im Bette warme Füße bekommen habe, obwohl er weder Bettflasche noch ein anderes Wärmemittel gebraucht habe.

Somit ist das Erste und Nothwendigste, die Ursache der kalten Füße zu entfernen, und diese ist, wie schon gesagt, die Verweichlichung. Die Füße müssen der freien Luft ausgesetzt und mit kaltem Wasser behandelt werden, aber nur mit kaltem Wasser, denn gerade das warme Wasser würde die Verweichlichung noch unterstützen. Es ist zweifelhaft, ob das Wasser oder die kalte, frische Luft eine bessere Einwirkung auf die Füße ausübt; beide aber sind unbedingt nothwendig.

Eine Hausmutter kommt und klagt über starkes Kopfweh, manchmal auch starkes Brustweh und Herzklopfen; ganz besonders lästig sei ihr, daß sie beständig kalte Füße habe. »Ich mag thun, was ich will«, sagte sie, »meine Füße sind immer kalt, und mein Kopf ist immer heiß; läßt das Kopfleiden nach, dann fühle ich Schmerzen auf der Brust.« Hier ist doch klar ausgesprochen, daß in der Brust und im Kopf zu viel Blut ist, während in den Füßen die höchste Blutarmuth herrscht. Also muß das Blut von oben nach unten in die Füße geleitet und dort auch zurückgehalten werden. Ich gab der Hausmutter den Rath: »Gehen Sie täglich einmal vier Minuten lang im kalten Wasser! Machen Sie dann auf dieses Wassergehen Bewegung, oder wenn Ihre Arbeit Bewegung mit sich bringt, dann arbeiten Sie wie sonst! Ferner waschen Sie jeden zweiten Tag vom Bett aus den ganzen Körper und nehmen in der Woche zwei Halbbäder in der Dauer von zwei Sekunden! Ihre Füße werden dann bald an Wärme gewinnen, und wenn die Wärme in den Füßen zunimmt, wird Ihr Kopfweh nachlassen und auch das Brustleiden verschwinden.« Auf diese Belehrung gab die Hausfrau zur Antwort: »Nässe und Kälte kann ich gar nicht ertragen, dann werde ich gar nicht mehr warm.« »Machen Sie den Versuch, und kommen Sie nach acht Tagen wieder!« Nach Ablauf dieser Zeit lachte sie schon beim Betreten des Zimmers und erzählte: »Ich habe vollständig warme Füße; mein Kopfweh ist verschwunden, und auf der Brust ist mir viel leichter.« Es war Frühlingszeit, und sie trug noch vom Winter her alle verweichlichenden Kleider; sie durfte jetzt aber nur noch einfache Strümpfe tragen und mußte den größeren Theil des Tages über barfuß gehen. Jetzt stellte sie aber die Frage: »Darf ich nicht bei meiner Arbeit den ganzen Tag barfuß gehen? Ich habe gefühlt, daß meine Füße überaus rasch warm wurden, wenn ich keine Strümpfe an hatte und mit bloßen Füßen auf dem Boden ging, was ich früher am meisten gefürchtet habe. Es wurde mir in der Jugend mit Strafe gedroht, wenn ich mich nicht gut kleide und mich so verkälte.« Damit aber diese Hausmutter bleibend warme Füße bekam, mußte durch längere Zeit das Blut nach unten geleitet werden, damit die Natur veranlaßt wurde, mehr Blut zu bilden. Ebenso mußte auch der ganze Körper abgehärtet werden.

Füsse, kalte.

Heute

Wenn in der Heilkunde von peripheren Durchblutungsstörungen die Rede ist, handelt es sich meist um eine Minderdurchblutung an Händen und Füßen, unter der vorwiegend Frauen zu leiden haben. Wenngleich eine harmlose Störung, so schmälert sie doch das gesundheitliche Wohlbefinden erheblich und vermehrt die Anfälligkeit gegenüber Erkältungskrankheiten. Meist sind es die Füße, über deren Eiseskälte geklagt wird, seltener die frostigen Hände, manchmal Hände und Füße zugleich. Dem vielfach zitierten Begriff der Kreislaufstörungen muß auch diese Fehlsteuerung im kapillaren Stromgebiet des Blutkreislaufes zugeordnet werden.

Die von Kneipp erwähnte Hausmutter klagt nicht nur über kalte Füße, sondern auch über Kopfweh, Herzklopfen und Brustschmerzen, Symptome einer nervösen Disharmonie. In Anbetracht der Vergeblichkeit medikamentöser Hilfe, suchte sie ihr Heil in einfachen, natürlichen Maßnahmen. Kurze, kalte Halbbäder, Wassertreten, Ganzwaschungen und Barfußgehen waren die hilfreichen Anwendungen, die ihre Beschwerden auflösten.

Kneipp verweist auch auf den Unterschied zwischen einer kurzen Kaltanwendung und einer langdauernden Kälte- oder Nässeeinwirkung. Es muß immer wieder mit allem Nachdruck betont werden, daß ein kurzer Kaltreiz erfrischt, stabilisiert und abhärtet, während ein langanhaltender, zudem noch feuchter Kaltreiz, eine lokale Gefäßsperre hervorrufen kann, die das Auftreten einer schmerzhaften Muskelspannung begünstigt.

Wenn Kneipp in diesem Zusammenhang von Blutarmut schreibt, so meint er nicht die generelle Blutarmut, sondern eine Minderdurchblutung gewisser Körperteile, in diesem Fall Hände und Füße.

Trotz der vermeintlichen Allmacht der Medikamente, ist die Suche nach einem wirksamen Mittel illusorisch, um das arterielle Endstromgebiet zu öffnen. Wasser und frische Luft sind die besten Therapeuten: So oft wie möglich Barfußgehen im Freien und zuhause, Wassertreten auch in der Badewanne, kalter Knie- und Schenkelguß; wenn die reaktive Erwärmung ausbleibt, haben Wechselanwendungen den Vorrang: Wechselknie-Wechselarmguß, Wechselfuß-Wechselarmbad mit Rosmarin; wöchentlich zweimal warmes Vollbad 37° C. mit Rosmarin und kalter Schenkelguß; tgl. Trockenbürsten des ganzen Körpers, bevorzugt Gliedmaßen.

Füsse, offene.

Es kommt sehr oft vor, daß sowohl jüngere als auch ältere und ganz alte Leute offene Füße bekommen. Anfangs schwillt gewöhnlich der eine Fuß oder auch beide Füße etwas an, manchmal auch stark. Nicht selten entzündet sich am Fuße eine kleine Stelle, welche dann heftig brennt und beißt, und so geschieht es meistens, daß man im Schlafe an der leidenden Stelle kratzt. Weil nun aber die Haut auf's äusserste ausgedehnt und der eingeschlossene Stoff scharf ist, so durchbricht er die Haut, und es dringt dann mehr oder weniger Flüssigkeit an die Oberfläche. Dieser Ausfluß ist sehr scharf, greift weiter um sich, und so bildet sich eine größere Oeffnung, welche sich nach und nach so weit verbreitet, daß die hautleere Stelle oft so groß wird wie eine flache Hand. Solche Leute haben dann große Schmerzen. Der Fuß braucht eine sorgfältige Pflege, und wenn nicht aller Fleiß angewendet wird, steigern sich die Schmerzen, und der Schaden greift immer weiter um sich. Solche Füße werden von der Medizin gewöhnlich nicht geheilt, und wenn sie geheilt werden, kommt nicht selten der Kranke in Todesgefahr; Beispiele hiefür ließen sich genug aufweisen.

Eine Hausfrau von ungewöhnlicher Gesundheit und Stärke hatte durch Jahre hindurch einen offenen Fuß. Wurde der Fuß gehörig gepflegt, so konnte sie ihrem Berufe recht gut vorstehen. Sie hatte viele ärztliche Mittel gebraucht, hatte Salben und Einreibungen angewendet und auch viele Medikamente eingenommen. Doch Alles war vergebens. Heilte der Fuß zu, so brach er bald wieder auf, und so ging es im Wechsel fort. Endlich versprach ihr ein Arzt, er heile ihren Fuß ganz sicher, wenn sie sechs Wochen im Bette bleibe und die von ihm vorgeschriebenen Mittel getreu gebrauche. Sie wurde nun täglich mit den stärksten Abführmitteln behandelt. Der Schaden nahm von Tag zu Tag ab und heilte zuletzt zu; sie fühlte sich ganz wohl und gesund und konnte auch ihrem Berufe recht gut vorstehen. Der Fuß blieb zugeheilt, aber die gute Frau bekam einen stark eingenommenen Kopf, viele Beschwerden in der Brust und eine große Aufgedunsenheit im Unterleibe. Auf einmal stellte sie ihr Berufsleben ein, blieb noch vier Tage im Bett und bekam eine Herzlähmung.

Es ist mir ganz unbegreiflich, daß man nicht glauben kann, daß die Ursache eines offenen Fußes ganz und gar in einem mehr oder weniger kranken Körper liege. Deßhalb muß auch zur Heilung des Fußes auf den Körper eingewirkt werden. Das geschieht, wenn aller Krankheitsstoff im Körper aufgelöst, ausgeleitet und die Natur gekräftigt wird, daß sie keine solchen Stoffe mehr aufkommen läßt. Das ist die einzige natürliche Heilung. An dem Fuße selber darf nichts geschehen, ausser daß man ihn reinlich hält. Wird aller Krankheitsstoff im Innern des Körpers ausgeleitet und die Wunde von allen Verunreinigungen, welche der ätzende Ausfluß mit sich gebracht hat, gereinigt, dann heilt der Fuß von selber zu. Denn wenn die Mäuse gefangen sind, fallen die Löcher nach und nach von selber zu. Es muß aber die Kräftigung der Natur längere Zeit fortgesetzt werden, bis endlich die volle Gesundheit des Körpers eingetreten ist.

An solchen krankhaften offenen Füßen leidet in der Regel das Frauenvolk mehr als die Männer, besonders wenn die Frauen korpulent sind. Magere Leute bekommen nicht leicht solche Füße; daraus geht klar hervor, daß die korpulenten Leute viel eher an Anstauungen von Blut und Säften leiden, und daß ihre schwammige Natur für die Bildung aller möglichen Krankheitsstoffe ein besonders günstiges Feld ist. Die Heilung ist nach meiner Ueberzeugung einzig und allein durch die verschiedenen Wasseranwendungen möglich, welche dazu geeignet sind, alles Krankhafte aufzulösen und auszuleiten.

Mir scheint keine Krankheit leichter geheilt werden zu können als ein solches Fußleiden. Aber man muß von der Ansicht ausgehen, daß der Fuß an und für sich gesund ist, und daß nur der krankhafte Stoff im Körper sich durch den Fuß eine Bahn gebrochen hat. Bei der Heilung ist das Erste und Wichtigste, alle ungesunden Stoffe in der ganzen Natur aufzulösen, das Aufgelöste nach allen Richtungen auszuleiten und die Natur so zu kräftigen, daß krankhafte und verdorbene Stoffe nicht mehr aufkommen können. Das Abstoßen der ausgenützten und schlechten Stoffe übt die Natur immer durch das Athmen, durch den Stuhlgang und die Transspiration.

Wenn in diesem Punkte die Natur die gehörige Thätigkeit entfalten kann, und wenn man sie, soferne sie diese Ausscheidung allein nicht fertig bringt, gehörig unterstützt, so wird es mit der Heilung keinen Anstand haben.

Einige Beispiele sollen die Sache klar stellen: Eine Hausfrau, 52 Jahre alt und ziemlich korpulent, hatte durch acht Jahre einen offenen Fuß; sie gebrauchte viele Salben und Medizinen und besuchte auch mehrere Bäder, doch konnte nichts ihren Fuß heilen. Zweimal sei es zwar den Aerzten gelungen, den Fuß zuzuheilen; nach vier Wochen jedoch seien beide Füße wieder aufgebrochen.

Ich verordnete dieser Frau die nachstehenden Anwendungen: In der Woche mußte sie zwei kurze Wickel nehmen, welche in Heublumenwasser getaucht waren, und zwar warm; die Wickel mußten von unter den Armen bis an die Knie reichen und eine bis anderthalb Stunden dauern. Sodann bekam die Kranke in der Woche zwei Halbbäder, zwei Schenkelgüsse, einen Rückenguß und einen Vollguß. Nach innen mußte sie täglich eine Tasse Thee von Rosmarin, Wermuth und Attichwurzeln in zwei Portionen nehmen. Die Fußschmerzen ließen schon am zweiten Tage nach und vom vierten Tage an waren die Füße gänzlich schmerzfrei. Nach vierzehn Tagen, während welcher Zeit die Frau diese Anwendungen fortsetzte, fühlte sie sich überaus glücklich. Die Wunden an den Füßen wurden kleiner, der Ausfluß reduzirte sich nach und nach auf die Hälfte, die Patientin bekam den besten Appetit, und somit war die Heilung schon ziemlich voran.
Jetzt mußte sie in der Woche drei Halbbäder, zwei Rückengüsse und zwei Vollgüsse nehmen und jeden zweiten Tag ein vierfaches, in Wasser und Essig getauchtes Tuch anderthalb Stunden lang auf den Unterleib binden; ferner mußte sie täglich in zwei bis drei Portionen eine Tasse Thee von Wermuth, Zinnkraut und Salbei nehmen. Nach weiteren vierzehn Tagen waren die Füße mehr als zur Hälfte geheilt und beide viel dünner als am Anfange; das ganze Befinden hätte kaum ein besseres sein können, und der Ausfluß war nur mehr ganz unbedeutend. Nun folgte das dritte Rezept, welches lautet: In der Woche drei Halbbäder, zwei Vollgüsse, ein kurzer Wickel und ein Schenkelguß. Als Thee mußte sie jetzt Absud von Tausendguldenkraut, Salbei und zehn bis zwölf zerstoßenen Wachholderbeeren, wiederum in zwei Portionen, trinken; das ganze Verfahren mußte drei Wochen fortgesetzt werden.

Die Wirkung war, daß beide Füße zuheilten, alle Geschwulst verging und der beste Appetit sowie guter Schlaf sich einstellte; sie behauptete, ihre Kraft habe von Woche zu Woche zugenommen.

Somit konnte die Frau als geheilt erklärt werden, und doch behauptete ich, daß sie gegen einen Rückfall noch nicht gesichert sei, ohne weitere Anwendungen vorzunehmen.

Sie mußte in der einen Woche zwei Halbbäder, in der andern drei Halbbäder nehmen und nach je vierzehn Tagen einen kurzen Wickel gebrauchen. Diese Anwendungen ließen keine Krankheitsstoffe mehr aufkommen und stärkten die Natur, so daß sie immer fähiger wurde, die ausgenützten Stoffe abzustoßen. Jede einfache, kräftige und gesunde Kost wurde ihr empfohlen, aber untersagt wurde ihr Kaffee, Wein und Bier. Nach Jahresfrist stellte sich diese Frau wieder vor und drückte ihre Dankbarkeit in einer Weise aus, wie es nur Derjenige thun kann, welcher von einem großen Uebel viel geplagt worden und endlich befreit worden ist.

Willst du, lieber Leser, wissen, w i e in diesem Falle die Anwendungen den Fuß und den Körper geheilt haben?

Die kurzen Wickel lösten und saugten auf, ebenso auch die Auflage, und weil gerade im Leibe sich am meisten sammelt, so ist dieser Wickel auch der beste zum Auflösen.

Die Halbbäder wirkten stärkend und anregend auf den Unterleib und den ganzen unteren Körper überhaupt und machten ihn geeignet zur Abstoßung ausgenützter Stoffe. Somit wurde der Unterleib durch die Halbbäder kräftiger und widerstandsfähiger gemacht.

Wenn im Monat Mai die Maikäfer auf den Bäumen sitzen, so geht der vernünftige Hausvater in seinen Garten und schüttelt dieselben ab.

Gerade so wirkt auch der Vollguß, durch welchen der ganze Körper erschüttert und gleichsam elektrisiert wird, und dadurch lösen sich im Gesammtorganismus viele krankhafte Stoffe ab.

Der Schenkel- und Rückenguß wirken in derselben Weise, nur vorherrschend auf einzelne Theile statt auf den ganzen Körper.

Bemerkt muß werden, daß diese Frau 36 Pfund an Gewicht verlor und froh war, dieser überflüssigen Last losgeworden zu sein. Die Thees wirkten nach innen auflösend, ausleitend und den innern Zustand allseitig verbessernd.

Weiterhin muß ich noch besonders betonen, daß ein solcher Fuß nur von innen heraus geheilt werden kann, und daß nichts auf der Wunde angewendet werden darf, was dieselbe schließen und den Krankheitsstoff zurückdrängen könnte. Eine solche Handlungsweise käme mir vor, wie wenn ein Bauer auf seiner Wiese die Mauslöcher zustopfen und glauben würde, jetzt könnten ihm die Mäuse nicht mehr schaden, weil er keine Maus mehr sieht.

Ein besonderes Merkzeichen ist auch, daß Leute mit solchen offenen Füßen im Innern vollständig gesund zu sein scheinen und auch lange Zeit hindurch das beste Aussehen haben, besonders wenn sie gut genährt werden.

Wenn sie aber ihren offenen Fuß Monate oder gar Jahre lang haben, dann brechen solche Naturen förmlich zusammen, ein Beweis, daß sie in der That krank sind und daß das äussere Aussehen einem Apfel gleich ist, welcher von aussen ganz gesund scheint, im Innern aber faul ist. Gerade deßhalb aber ist eine solche Heilung nur durch lange Zeit hindurch fortgesetzte Anwendungen möglich, weil der ganze innere Organismus, besonders die Unterleibsorgane in einen gesünderen Zustand gebracht werden müssen. Deßhalb muß auch zeitweilig durch Auflagen oder kurze Wickel auf den Unterleib eingewirkt werden, um aufzulösen und auszuleiten; nicht weniger aber muß auf den ganzen Körper kräftigend und stärkend eingewirkt werden. Ebenso muß auch durch eine gesunde Kost die Natur unterstützt werden. Vor Allem sind solchen Naturen zu flüssige Nährmittel nachtheilig.

Was die Wunde betrifft, so muß, bis der Fuß vollständig geheilt ist, immer etwas aufgelegt werden, damit kein Schmutz in dieselbe eindringen kann und die Flüssigkeit aufgesaugt wird, welche noch aus der Wunde kommt. Am besten ist eine in Zinnkrautwasser getauchte und ziemlich gut ausgedrückte Ueberlage. Zinnkraut reiniget und heilt, wenn aller Krankheitsstoff entfernt ist.

Statt Zinnkraut kann auch ein anderer Absud genommen werden. Wermuththee reiniget und heilt, drängt auch nicht zurück; Eichenrindenthee ist ebenfalls sehr gut; Spitzwegerich und ähnliche Heilkräuter würden dieselbe Wirkung hervorbringen.

Verurtheilen aber muß ich alle Salben, welche schädlich sind, ebenso Bleiwasser und Grünspahn. Grünspahnsalbe wurde früher bei derartigen Schäden häufig gebraucht, obwohl sie das reinste Gift ist. Durch solche Mittel wird auf der Wunde höchstens eine Kruste gebildet, so daß der Krankheitsstoff nach innen dringen muß, weil ihm der Ausgang versperrt wird; das heiße ich aber nicht heilen, sondern noch kränker machen.

Sehr oft werden geschwollene oder offene Füße mit Binden umwunden, welche häufig acht bis zehn Meter lang sind, damit der Fuß sich nicht weiter ausdehnen kann. Dadurch kann aber der Krankheitsstoff in der Natur keinen Ausgang mehr finden und häuft sich deßhalb sowohl im Fuße nach oben als auch im Unterleibe nur um so mehr an.

Welche üblen Folgen aber diese in den Körper gebannten Stoffe nach sich ziehen, kann sich Jeder denken, welcher noch seine fünf gesunden Sinne hat. Wie leicht kann die Wassersucht oder eine Nierenkrankheit entstehen! Nieren- oder Leberkrankheiten wirken aber selbst auf den Oberleib Verderben bringend.

Also keine Binden, sondern Ausleitungen sind hier nothwendig und zwar nicht bloß an den Füßen, sondern auch am ganzen Körper.

So kommt eine Hausfrau, ziemlich korpulent, und erzählt: »Schon drei Jahre muß ich meinen Fuß binden; thue ich das nicht, dann schwillt er an, daß er mir bleischwer vorkommt und ich fast nicht mehr zu gehen vermag.«

Die Anschwellung des Fußes, sobald die Binde entfernt wird, ist der klarste Beweis, daß der Stoff, welcher die Anschwellung verursacht hat, aus dem Leibe kommt, und deßhalb muß er auch aus dem Leibe entfernt werden, jedoch nicht durch die Füße.

Diese Hausfrau mußte ungesäumt die Binde entfernen; sie bekam drei Tage hindurch täglich einen Wickel von unter den Armen bis ganz hinunter in der Dauer von einer ganzen bis anderthalb Stunden; dieser Wickel mußte zuvor in Heublumenwasser getaucht und warm aufgelegt werden.

Der Heublumen-Wickel öffnet die Poren und saugt die faulen Stoffe auf von unter den Armen angefangen bis ganz hinunter. Dazu bekam die Frau noch täglich eine Tasse Thee von Attichwurzeln, Wachholderbeeren und Angelikawurzeln. Dieser Thee wirkte im Innern stark auflösend und ausleitend. Der Urin wurde ganz dick von Schmutz, und nach drei Tagen waren die Füße bereits abgeschwollen.

Weiters bekam die Hausfrau am ersten Tag einen Schenkelguß, am nächstfolgenden Tag einen Rückenguß. Die ferneren Anwendungen waren in der Woche viermal ein Schenkelguß, zweimal ein Rückenguß und einmal ein Halbbad; der Vollguß war ihr freigestellt.

Nach drei Wochen hatte diese Frau sehr viel an Gewicht verloren; sie bekam den besten Appetit, guten Schlaf, und die Füße heilten in kurzer Zeit zu. Nun könnte man glauben, die Frau sei jetzt gänzlich geheilt und brauche keine weiteren Anwendungen mehr zu nehmen. Sie bekam jedoch noch längere Zeit hindurch wöchentlich zwei Halbbäder, bis die ganze Natur erstarkt und im Stande war, keine schlimmen Stoffe mehr aufkommen zu lassen.

Die Wirkung dieser Anwendungen ist folgende: Der Wickel von unter den Armen nach unten leitete am ganzen Körper aus; die Güsse lösten auf, leiteten aus und kräftigten die Natur.

Vielleicht könnte Jemand fragen, warum nicht der geschwollene Fuß allein eingewickelt wurde, sondern der ganze Körper.

Die Antwort lautet: Hätte man bloß den Fuß eingewickelt, so hätte man zwar ziemlich Vieles aus dem Körper ausgeleitet, was aber nur im Fuße sitzen geblieben wäre, und es hätte weder eine kräftige Transspiration im Körper stattfinden können, noch auch wären kranke Stoffe durch den Urin ausgeleitet worden. Also war es unumgängliche Nothwendigkeit, auf den ganzen Körper einzuwirken.

Weil aber gewöhnlich unten in den Fußen viele faule Stoffe sich befinden und die Gefäße meistentheils angefressen und morsch sind, so muß auch während der Körperheilung dieser schädliche Stoff ausgeleitet und das Schadhafte verbessert werden.

Deßhalb mußte zuerst jeden Tag, dann jeden zweiten Tag ein Unterschenkelwickel gemacht werden. Als die Heilung zu Ende ging, mußte das Gleiche jeden dritten Tag geschehen. Dieser Fußwickel durfte aber niemals länger als eine bis zwei Stunden dauern und mußte nach Verlauf einer Stunde erneuert werden.

Gewöhnlich muß auch noch ein Kniegaß vorgenommen werden, damit der Unterfuß durch den warmen Wickel nicht schlaff wird und der Krankheitsstoff nicht weiter um sich greift.

Hat man früher Binden aus Leinwand genommen, so nimmt man jetzt häufig Binden aus Gummi. Diese sind unstreitig noch verderblicher. Schon bei der Leinwandbinde wird die Ausdünstung größtentheils unmöglich sein, bei der Gummibinde aber wird sie ganz aufhören. Wenn nun aber der Fuß gar nicht mehr ausgedünstet und selbst zur Nachtzeit die Binde um denselben gewickelt bleibt, so muß doch gewiß der ganze Fuß ein fauler Sumpf werden, und selbst die gesündesten Füße würden krank werden, wenn sie mit einer solchen Binde umwickelt würden.

Noch verderblicher aber muß ein Gummistrumpf wirken, der auch nicht ein Flecklein mehr am Fuße ausdünsten läßt. Von den Folgen solcher Einwicklungen kann sich Jeder einen Begriff machen, welcher überhaupt denkfähig ist.
Allerdings hat die neueste Mode die sogenannten porösen Gummibinden erfunden. Doch ich verwerfe auch diese, weil das Einbinden an und für sich höchst schädlich ist, und weil die Haut durch alle Binden an der Ausdünstung mehr oder weniger gehindert wird.

Um aber einen kranken Fuß gesund zu machen und gesund zu erhalten, muß die frische Luft denselben beständig berühren, was ich durch viele Beispiele beweisen könnte.

Man hat freilich recht Vieles ausgedacht zur Reinigung und Heilung dieser Beingeschwüre. Doch alle Versuche müssen scheitern, so lange Zufuhr vom Körper nach den Füßen stattfindet, und solange eine gänzliche Ausscheidung und Ausleitung des Krankheitsstoffes nicht vor sich geht.

Habe ich bisher schon in recht vielen Krankheiten Hilfe und Linderung bringen können, so sind es doch ganz besonders die erwähnten Fußgebrechen, bei welchen ich die schönsten Erfolge erzielt habe, und zwar gerade bei solchen Leidenden, welche bereits alle Hoffnung auf Hilfe und Heilung aufgegeben hatten.

Woher, könnte man fragen, kommt es denn, daß solche Uebel so häufig an den Füßen vorkommen? Die Antwort auf diese Frage lautet: Eine der ersten Ursachen sind die Krampfadern an den Füßen, und diese sind ein Beweis von den Störungen des Blutlaufes, die aber in einem besonderen Kapitel abgehandelt werden.

Füsse, offene.

Heute

Ein Unterschenkelgeschwür stört zwar das gesundheitliche Wohlbefinden erheblich, bedroht aber nicht das Leben. Blutzuckerkontrollen sollten einen Diabetes ausschließen. Die zitierte Hausfrau, die an Herzlähmung verstarb, litt an zwei Krankheiten – koronare Herzkrankheit und Unterschenkelgeschwür. Möglicherweise hat das Herzleiden die Geschwürsbildung begünstigt. »Keine flüssigen Nahrungsmittel« ist in der Behandlung von Unterschenkelgeschwüren nur dann geboten, wenn es sich um alkoholische Getränke handelt. Gegen Tees, Mineral- oder gewöhnliches Wasser, sogar in reichlicher Menge, ist nichts einzuwenden.
Kneipp schildert anschaulich den Krankheitsverlauf verschiedener Beinleiden bei Hausfrauen, die seine Hilfe suchten. Er beurteilt freilich das Unterschenkelgeschwür

unter dem Aspekt einer Ganzheitserkrankung. Für viele gesundheitliche Störungen trifft diese Betrachtungsweise uneingeschränkt zu, für das »Ulcus cruris« jedoch nur bedingt, wie bereits anhand der venösen Kreislaufstörung erklärt. Daß Kneipp dennoch floride Unterschenkelgeschwüre erfolgreich ausheilte, veranschaulicht sein erfolgreiches Behandlungskonzept. Er verordnete verschiedene kräftige Anwendungen, die Ruhe oder Nachruhe im Bett erzwangen. Das Hochlagern der Beine ist bei allen Beinleiden, die mit Stauungen und Geschwürsbildungen einhergehen ein nicht zu unterschätzender Heilfaktor. Seine Verordnungen schlossen auch eine Ernährungsumstellung ein, wenn z. B. eine 52-jährige Frau berichtet, daß sie 36 Pfund überflüssiger Last losgeworden sei. Zudem trugen Wasseranwendungen zu vermehrter Ausscheidung über Haut und Nieren bei. Herz und Kreislauf wurden entlastet und stabilisiert, die Blutzirkulation in allen Gewebsteilen verbessert.

Auch in unserer Zeit mit hohem medizinischen Standard ist das »Ulcus cruris« ein »Crux medicorum«, eine Problemerkrankung mit hoher Rezidivneigung. »An und für sich ist der Fuß gesund, die kranken Stoffe suchen sich einen Ausweg«, – diese Aussage hält einer kritischen Betrachtungsweise nicht mehr stand. Das Unterschenkelgeschwür ist zunächst ein lokales Leiden, kann allerdings in seinem Heilungsverlauf durch Stoffwechselstörungen, wie z. B. Diabetes und Übergewicht, ungünstig beeinflußt werden. Salben und andere Substanzen zur Abdeckung und Abheilung des Hautdefektes sind wenig hilfreich. Die Sanierung des Krankheitsherdes gelingt nur über die Entstauung und der damit verbundenen Verbesserung der venösen Blutzirkulation. Was nun das »Einbinden« der Beine anbetrifft, so vertreten die Beinspezialisten unserer Zeit ein Therapieprogramm, das mit den Ansichten Kneipp's nicht mehr konform geht. Kompression ist oberstes Gebot – so die Fachärzte. Die ausgeleierten Venen würden durch Binden oder Gummistrumpf nicht abgeschnürt, sondern nur verengt und gefestigt. Der Gewebsstau sei vergleichbar mit einem unfruchtbaren Sumpf, der durch Drainage saniert wird. Das Material, das heute in der Herstellung von elastischen Binden und Kompressionsstrümpfen Verwendung findet, ist von hervorragender Qualität. Zudem bietet der Fachhandel die sogenannten Stützstrümpfe an, die das Gewebe zwar stützen, aber die Beingefäße nicht ideal komprimieren. Die von Kneipp empfohlene Beinfreiheit eignet sich für Haus, Strand und Schwimmbad. Im geschäftigen Alltag außer Haus haben die bestrumpften oder bekleideten Beine der Gesundheit das Nachsehen gegeben.

Weder Niere noch Leber werden durch Krankheitsstoffe, denen die Ausscheidung über das Unterschenkelgeschwür verwehrt wird, geschädigt. Dagegen ist nicht auszuschließen, daß sich ein Leberschaden oder ein Nierenleiden ungünstig auf die Blutzirkulation in den Beinen auswirkt.

Erst die letzten Zeilen des ausführlichen Kapitels klären das gesundheitliche Kernproblem: »Die Hauptschuldigen für ›offene Füße‹ sind Krampfadern und ein gestörter Blutlauf.« Jeder erfahrene Facharzt und Venologe wird dieser empirischen Erkenntnis Kneipp's zustimmen. Die Kreislaufspezialisten unterscheiden zwischen primären und sekundären Krampfadern. Unter primären Krampfadern werden ausgeweitete Bein- oder Unterschenkelvenen ohne Beteiligung der tiefliegenden venösen Blutgefäße verstanden, während die sekundären Krampfadern fast immer als

Folgezustand einer tiefen Venenthrombose aufzufassen sind. Diese Unterscheidung ist deswegen wichtig, weil die primären Krampfadern außer der kosmetischen Unansehnlichkeit kaum Beschwerden verursachen, wogegen die sekundären Krampfadern mit unangenehmen Dauerfolgen behaftet sind. Die Stauung überfüllter Venengeflechte führt zu Flüssigkeitsaustritt ins Gewebe und nachhaltigen Ernährungsstörungen, erkennbar an einer rotbraunen, fleckigen Verfärbung der Haut, bevorzugt an der Innenseite beider Unterschenkel. Durch mechanische Einwirkung oder Entzündung kann dort ein linsengroßer Gewebsdefekt entstehen, das Unterschenkelgeschwür, »Ulcus cruris« in der Fachsprache. Heute wissen wir, daß nur die gestörte Mikrozirkulation des Blutkreislaufes die eigentliche Ursache des »offenen Fußes« ist. Demgemäß kann eine sinnvolle Behandlung nur in der Verbesserung des venösen Rückflusses liegen.

Was nun die Hydrotherapie anbetrifft, so üben sich die meisten Fachärzte in behutsamer bis strikter Zurückhaltung. Gegen Anwendungen am Leib, warm oder kalt, ist sicher nichts einzuwenden. Kneipp legt überzeugend dar, daß durch Leibauflagen und Leibwickel der Stoffwechsel angeregt wird. Herz und Kreislauf werden zugunsten des peripheren Kreislaufs gekräftigt und stabilisiert. Von warmen Bädern und Güssen ist abzuraten. Folgendes Behandlungskonzept kann die wichtigste Behandlungsmaßnahme, die Kompression, unterstützen:

Tgl. kaltes Fußbad oder Wassertreten 20 Sek.; jeden zweiten Tag Lehm- oder Quarkwickel.

Wöchentlich zweimal Sitzbad mit Zinnkraut, 35° C., anschließend Knie- oder Schenkelguß.

Gasbildung im Magen und Darmkanal. — Windkolik.

Sind die Menschen von fast unzähligen Uebeln gequält, von welchen das eine größer, das andere kleiner ist, so sind die Blähungen und Gase auch ein Uebel, welches vielen Leuten große Beschwerden bereitet. Solche Leute haben große Unruhe in den Gedärmen, fühlen oft ein gewaltiges Kollern, sind ziemlich stark aufgetrieben, und nach oben und unten gehen viele Gase ab, worauf es ihnen leichter wird. Sind die Anhäufungen von Gasen stark, so bewirken sie bei dem Einen Angst, der Andere bekommt gern Schwindel, Kopfweh oder auch andere Uebel, Schlaflosigkeit, Seiten- und Kreuzschmerzen u.s.w.

Woher kommen diese Gase, diese eingespannte Luft? Die Ursachen können verschiedene sein. Wenn in einer Wasserleitung das Rohr lange nicht ausgeputzt wird, so hängt sich vom Wasser mancher Stoff an; oder nehmen wir ein Rohr, welches vom Ofen in den Kamin geht, und welches sich nach und nach mit Ruß füllt. Gerade so kann sich in den Gedärmen eine Unmasse von Abfallstoffen ansetzen, und deren Ausdünstung bildet die Gase. Je mehr solche Stoffe sich sammeln, um so enger wird das Darmrohr und um so stärker die Ausdehnung. Die Wanderung der Speisen durch die Gedärme wird eine langsamere sein, und in Folge dessen bleibt eine gewisse Trägheit und Schlaffheit nicht aus. Wenn aber das in den Gedärmen im Allgemeinen geschieht, so darf man sich nicht wundern, wenn ein gewisser Druck auf den Unterleib ausgeübt und dieser dadurch ganz aufgedunsen wird, wodurch eine mechanische Verlagerung des natürlichen Weges entsteht. Wenn die Speisen nicht gut verdaut werden, wenn man viel zu viel ißt, so daß ein großer Theil gar nicht verarbeitet und verdaut werden kann, sondern größtentheils unverdaut abgeht, so entstehen verhärtete Anstauungen, wodurch wiederum die Gedärme ungleich ausgedehnt werden, an der einen Stelle mehr, an der andern weniger. Diese stärkeren oder schwächeren Ausdehnungen bewirken aber Störungen und eine Unbehaglichkeit, welche der Natur zu großem Nachtheile sind, da sie dieselbe immer mehr schlaff und unthätig machen.

Dasselbe bewirken auch Speisen, welche nicht verdaut werden, d. h. solche Speisen, welche von den Magensäften nicht angegriffen werden können und unverbraucht und ungenützt abgehen müssen. Wir haben das beste Beispiel an den Pferden. Wenn Haber, welcher die Wanderung durch ein altes Pferd gemacht hat, im Dünger auf's Feld gekommen ist, geht er wieder auf, ein Zeichen, daß er unangegriffen blieb. So machen auch manche Speisen die Wanderung durch den Menschen, bleiben unverdaut und bereiten nur Unbehaglichkeiten und Beschwerden. Dann gibt es auch viele Speisen, welche man gerne genießt, welche aber viele Gase verursachen, wie Rettig, grüner Kohl, überhaupt viele im Wasser gekochte Gemüse, namentlich Wirsing und Blaukraut. Viele Leute, welche an solchen Beschwerden gelitten haben, wissen recht gut, welche Speisen ihnen Gase verursachen, und welche nicht.

Blutarme und Nervöse klagen gern über Blähungen, weil bei diesen die entsprechende Verdauung und die erforderliche Thätigkeit und Ausleitung nicht vorhanden ist; die Säfte sind schlecht, die Kost geht halb unbenützt ab und kann bei ihrem Durchgang nur belästigen. Wie ein Feuer, welches langsam brennt und viel Rauch entwickelt, gerade so sammeln sich durch die langsame Verdauung in den Gedärmen Gase. Ganz besonders aber leiden solche Menschen an Gasen, welche eine recht kalte Natur haben, bei welchen der Magen zu wenig Wärme hat. Diesen geht es bei der Verdauung wie der Hausfrau, welche mit nassem Holz kochen will; sie bekommt wohl viel Rauch und Dampf, aber die Speisen werden nicht gut gekocht.

Die Menschen wählen einmal nicht, wie sie sollten, und aller Plunder wird der Gaumenlust zulieb genossen, bald zu Süßes, bald zu Saures, dann wieder ganz und gar Ungewohntes, Unverdauliches, oft sogar nicht bloß Unverdauliches, sondern ganz Ungesundes. So ein Durcheinander soll dann der Magen verdauen können! Solche Leute haben von allem Diesem nichts Gutes zu erwarten; es belästigt bloß durch Anstauungen und durch Bildung von Gasen.

Wir dürfen auch nicht vergessen, daß im Innern der Eingeweide eine Gährung vor sich geht, solange nicht alles Unbrauchbare gut ausgeleitet ist. Wie jedes Feuer, so hat auch jede Gährung ihren Rauch, und das sind hier die Gase.

Wenn nun so viele Uebel zusammenkommen und die Gährung stark wird, so wird die Bildung der Gase eine vermehrte sein, und alle aufgezählten Beschwerden werden mehr oder weniger auftreten.

Es gibt ferner Leute, welche fast immer den Mund offen haben und auf diese Weise viel Luft aufnehmen, von welcher viel in den Magen kommt und so auch in die Gedärme. Ganz besonders geschieht dieß, wenn Leute zu hastig essen, nicht recht zerkauen und, wenn die Speisen mit Luft gefüllt hinuntergeschluckt werden. So hatte der Bauer, bei welchem ich einst gedient habe, ganz Recht, wenn er während des Essens jedes Sprechen verbot. Freilich hat der Bauer nicht hieran gedacht, sondern hat bloß geglaubt, durch das Reden gehe viel Arbeitszeit verloren.

Wie sich die Gase stärker oder schwächer ansammeln können, so können sie sich auch derart steigern, daß eine gefährliche Krankheit, die Windkolik, entstehen kann, bei welcher eine starke Ausdehnung des Darmes stattfindet, die heftigsten Schmerzen sich fühlbar machen und eine Zerplatzung des Darmes zu befürchten ist. Sind die Gedärme recht morsch und gebrechlich, und tritt dann eine solche Ausdehnung ein, so dringen diese Gase durch den Darm selbst hindurch in die Bauchhöhle, was gewiß nicht ohne große Schmerzen geschehen kann und auch ganz widernatürlich ist; es kommt mir vor, wie wenn Blut austritt.

Wenn sich viele Gase anhäufen und eine große Ausdehnung des Darmes bewirken, so entsteht leicht ein Zustand, welcher, wie schon oben bemerkt, Windkolik genannt wird. Die Schmerzen sind groß, und die Entleerung der Gase ist unmöglich.

Hier ist vor Allem die große Revolution zu dämmen, damit die Schmerzen gelegt und die Winde wieder vertheilt werden. Diese Windkolik haben schon unsere Vorfahren mit verschiedenen Hausmitteln behandelt. Manche gebrauchten erwärmte Hafendeckel; sie wickelten selbe in ein Tuch und legten sie, so warm, als man es ertragen konnte, auf die leidende Stelle. Andere brachten in ein Säcklein drei bis fünf Pfund Haber, legten es einige Zeit auf eine heiße Platte und erwärmten hiermit die schmerzende Stelle. Ich kannte eine Frau, welche viel an Windkolik litt; diese nahm zwei Ziegelplatten, machte dieselben heiß und legte eine in ein Handtuch gewickelt auf; war dieselbe etwas abgekühlt, so gebrauchte sie die zweite und machte so fort, bis alle Schmerzen beseitigt waren. Es geht aber auch, wenn man ein vier- bis sechsfaches Tuch, in heißes Wasser und Essig getaucht, ganz warm auflegt; dieses erneuert man alle zwölf bis sechszehn Minuten, bis die Schmerzen vollends nachgelassen haben. Nach innen kann man nebenzu Thee einnehmen von gesottenem Fenchel; auch Milch, in welcher Fenchel gesotten wurde, ganz heiß getrunken, nimmt die Schmerzen schnell; sechs bis acht Tropfen Nelken- und Fenchelöl oder Wermuth, in einem Löffel voll warmem Wasser eingenommen, bringt auch rascheste Hilfe. Man vergesse aber nicht, daß diese Mittel bloß die Schmerzen stillen, deßhalb aber noch nicht die Ursache der Kolik entfernt ist. Nimmt der Kranke täglich einen Unteraufschläger und später einen Oberaufschläger oder umgekehrt, so wird auch die Ursache der Kolik bald beseitigt sein. Ist der Patient aber bei guter Kraft, so wird ein Halbbad, Schenkel- oder Rückenguß die besten Dienste leisten.

Wie die Gase in den Gedärmen Unheil und Schmerzen anrichten können, so können sie auch gleich dem Rauch im Kamin nach aufwärts dringen; sie können sogar bis in den Kopf steigen, wodurch sie bei dem Einen Schwindel, bei dem Andern Kopfschmerzen, Augenweh, Aufstoßen, besonders aber Schlaflosigkeit und Schmerzen auf der rechten oder linken Seite, sowie hochgradige Nervosität verursachen. Wer sollte glauben, daß diese Gase, um die man sich gar nicht bekümmert, solches Unheil anstiften können? Und wüßten die Leute, wie sie oft selbst Ursache an diesem Uebel sind, so würden sie die Natur schonen, sich vor diesen Uebeln schützen und der Natur nichts geben, was derartige Zustände hervorbringt.

Die Gase werden auch gebildet, wenn der Körper sich in längerer Unthätigkeit befindet, so bei Leuten, welche der Beruf an Ort und Stelle fesselt, wo sie nothwendig verkümmern müssen, wenn sie nicht durch gewisse Mittel zu verhindern suchen, daß sich durch Anstauungen solche Gase bilden können.

Was wird wohl bei einem solchen Uebel Abhilfe bringen, und wie kann demselben am leichtesten vorgebeugt werden? Das erste Heilmittel ist das kalte Wasser, äusserlich angewendet, dann kaltes Wasser und Kräuter, innerlich angewendet. Die von Gasen Gequälten haben eine schlaffe Natur. Diese Schlaffheit wird gehoben durch kaltes Wasser, wodurch nicht bloß die Natur aufgeweckt und zu größerer Thätigkeit angeregt wird, sondern auch zugleich Gase ausgeleitet werden.

Christian erzählt: »Ich bin am ganzen Körper gesund; ich fühle aber eine große Schlaffheit und Trägheit in meinem ganzen Unterleib, bin stets stark aufgetrieben, und selten ist es mir recht behaglich.« Christian soll in der Woche drei Schenkelgüsse, zwei Rückgüsse und einen Vollguß nehmen. Durch diese Gießungen wird die Natur gekräftigt, und die Gase werden ziemlich rasch vermindert werden. Nimmt er in der zweiten Woche drei Halbbäder, zwei Rückengüsse, einen Schenkelguß, so werden die Halbbäder den ganzen Unterleib kräftigen, zusammenziehen und viele Gase ableiten, wodurch auch einer weiteren Ansammlung vorgebeugt ist. Wenn er dann noch den einen Tag zehn, den andern Tag fünfzehn und den dritten Tag fünfundzwanzig Wachholderbeeren kaut und schluckt, so werden dadurch viele ausgenützte Stoffe aufgelöst, ausgeleitet und die Gase vermindert. Täglich eine Tasse Thee von Fenchel und Wermuth treibt wiederum viele schlechte Stoffe aus, mit welchen auch Gase abgehen. Wenn man eine Messerspitze voll Aloë in einem Viertelliter Wasser, welchem man einen Löffel voll Honig zusetzt, siedet und jeden Morgen und Abend drei Löffel dieses Getränkes, welches zwar nicht gut mundet, aber um so besser in seiner Wirkung ist, zu sich nimmt und hiemit vier bis sechs Tage fortfährt, so wird eine Menge Schleim abgehen, wodurch auch die Gase bedeutend nachlassen oder vollständig beseitigt werden. Nur sei bemerkt, daß man nebenzu die vorgeschriebenen Anwendungen mit Wasser einhalten und somit eine doppelte Einwirkung, von aussen und von innen, gemacht werden muß. Auch der Thee aus Eichenrinde, Wermuth und Zinnkraut, täglich eine Tasse in zwei Portionen genossen, treibt überflüssigen Schleim aus und hilft die Gase beseitigen.

Kommt die Gasbildung von nicht gut verdauten Speisen, und gibt es in den Gedärmen größere Stauungen, so werden in der Woche bei kräftigen Leuten zwei Rückengüsse und zwei Ganzwaschungen vom Bette aus gute Wirkung hervorbringen. Ebenso muß auch nach innen auf Verbesserung des Magens und auf Ausleitung eingewirkt werden. Dazu dient wohl ganz besonders Wermuth und Salbei mit Fenchel gesotten und davon täglich eine Tasse in drei Portionen getrunken. Attichwurzeln, Wachholderbeeren und Zinnkraut im Wechsel mit den genannten Theen wirken sehr günstig; nimmt man ferner ein Glas voll Aloë und Honig während des Tages in drei Portionen, so wird mit der Kräftigung der Natur auch eine Ausräumung im Innern vorgenommen.

Kommen die Gase von unverdauten Speisen, sei es nun, daß die Speisen zu stark waren oder überhaupt als Nahrung nicht taugen, sei es, daß die Natur zu schwach ist, um eine gute Nahrung gehörig verdauen zu können, so muß zu allererst auf den Körper eingewirkt werden, damit er kräftiger wird, und die Magensäfte müssen verbessert werden, damit wieder gut verdaut werden kann.

August war krank. Seit dieser Zeit drücken ihn die meisten Speisen und stoßen ihm häufig Gase aus. Dann fehlt es ihm auch am Stuhlgang, und er hat stets einen aufgetriebenen Leib; recht wohl ist er nie, kann auch nicht gut schlafen. Hier liegt unstreitig eine Schwäche zu Grunde, und wahrscheinlich ist auch noch ein Rest von der Krankheit übrig geblieben. August soll eine recht einfache Nahrung wählen, kleine Portionen essen und lieber öfter als auf einmal viel; auch kann er nebenzu etwas Thee trinken von W e r m u t h , T a u s e n d g u l d e n k r a u t , E i c h e n r i n d e , oder auch die W a c h h o l d e r b e e r k u r durchmachen. Die Hauptsache aber wird eine entsprechende Anwendung mit Wasser sein, welche die kranken Stoffe auflöst, wenn noch solche von früheren Krankheiten vorhanden sind, die Natur kräftigt, die Naturwärme erhöht, mit einem Worte, die ganze Maschine in einen besseren Gang bringt. Das Beste wird sein: in der Woche zwei Schenkelgüsse und ein bis zwei Halbbäder; ist der Patient schwächlich, dann kann er in der Woche noch zwei bis drei Oberwaschungen vornehmen; ist er kräftig, so kann er wöchentlich auch zwei bis drei Obergüsse nehmen. Er kann auch in der Woche zweimal ein vierfaches Tuch, in Heublumenwasser getaucht, warm auf den Unterleib binden; denn kaum wird etwas auf einen geschwächten Magen günstiger einwirken als das Auflegen eines mit Wasser und Essig oder mit Heublumenwasser getränkten Tuches auf den Unterleib.

Wenn drei bis vier Wochen und dann fernerhin halb so oft diese Anwendungen vorgenommen werden, so tritt sicher ein besserer Zustand ein. Sollte der Patient aber doch noch nicht vollständig genesen sein, und erwiese sich also diese Anwendung als zu schwach, so kann er sich täglich einmal, mitunter auch zweimal, vom Bett aus ganz waschen und dann wieder in's Bett gehen. Sicher wird die Waschung gute Wirkungen hervorbringen; falls auch sie nicht ganz ausreichen sollte, können die oben bezeichneten Gießungen nebenher vorgenommen werden. Was die Kost betrifft, so wähle man als Hauptgrundsatz: nicht viel Saures, nicht viel Gewürztes und nur Speisen, welche gute und viele Nährstoffe enthalten; ich kann aber auch nicht genug warnen vor vielen Flüssigkeiten.

Ein anderes Beispiel. Klara hat eine schwere Krankheit durchgemacht, hat einen recht blöden Magen und, wie die Aerzte versicherten, auch viele Magengeschwüre. Sie war beständig stark aufgetrieben, stieß viele Gase aus und konnte vor Aufgetriebensein und Unruhe nie schlafen. Ich gab ihr den Rath, um die Hitze zu dämmen und den Ausschlag im Magen zu heilen, sie solle alle Stunden einen Löffel voll Topfenkäs essen; dieser werde die Hitze nehmen und auch den Ausschlag heilen; ich erlaubte ihr aber auch jede beliebige einfache Kost. Weil ihr dieser Topfenkäs so gut schmeckte und so wohl that, hat sie gar nichts mehr gegessen und getrunken als Topfenkäs, sich nur von diesem genährt und hiemit auch geheilt. Sie lebte von dieser einfachen Nahrung mehr als ein halbes Jahr, und alle Blähungen waren entfernt; der beste Schlaf stellte sich ein, sie bekam die vollen Kräfte wieder und fühlte sich vollständig gesund. Wer möchte glauben, daß ein so wenig beachtetes Nährmittel eine solche Wirkung hervorbringen kann? Und doch ist es so. Der Topfenkäs besitzt hinreichende Nährstoffe für die Natur. Doch würde ich Niemandem rathen, beständig von einem solchen einseitigen Mittel zu leben; vielmehr ist eine gewisse Mannigfaltigkeit der Speisen zu empfehlen. Aber das bleibt Grundsatz: Wenig Flüssigkeit und nur kräftige Nahrung.

In dem vorhin erwähnten Falle sind unstreitig Gase entstanden, und zwar hervorgerufen durch eine Gährung, welche der Entzündung und Schärfe im Magen zuzuschreiben ist; und da bleibt wieder Hauptgrundsatz: Alle schädlichen Stoffe, welche in der Natur Unheil anrichten, müssen aufgelöst und ausgeleitet, und nebenbei muß die Natur gestärkt werden.

Gasbildung im Magen und Darmkanal. – Windkolik.

Heute

Der Blähbauch, auch Meteorismus genannt, gehört neben der Verstopfung und dem Durchfall zu den häufigsten Magen-Darmbeschwerden. Er beruht auf vermehrtem Gasgehalt des Magen-Darmtraktes. Normalerweise enthält der Magen-Darmkanal feste und flüssige Nahrung. Hinzu gesellen sich die gasförmigen Stoffe in einem Gesamtvolumen von ca. 0,4 bis 2,4 l pro Tag. Die Zusammensetzung der gasförmigen Inhalte ist nicht gleichmäßig über den gesamten Magen-Darmkanal verteilt, sondern wechselt von Abschnitt zu Abschnitt. Während sich im Magen fast ausschließlich Atemluft ansammelt, entsteht im Dünndarm aufgrund fermentativer Vorgänge Kohlensäure. Die Dickdarmflora wiederum entwickelt bei ihrem Abbauprozeß der Endnahrungsstoffe als Nebenprodukt Wasserstoff und Methan. Ein Teil der gasförmigen Stoffe wird über die Darmwand dem Blutstrom zugeführt, der größere Teil als Gasgemisch aus Luft und Gasen aus Dünn- und Dickdarm »per vias naturales« ausgeschieden.

Der akute und chronische Blähbauch beruht auf einer Überproduktion gasförmiger Stoffe innerhalb des Magendarmtraktes aufgrund verschiedener Ursachen:

- Reichlicher Verzehr blähungsfördernder Nahrungsmittel, z. B. Kohlarten, Hülsenfrüchte, Rohgemüse, Hefegebäck, Süßigkeiten und kohlensäurehaltige Getränke
- Mangelhafte Sekretion an Verdauungssäften mit unzureichendem Nahrungsaufschluß
- Bakterielle Fehlbesiedlung des Dünn- und Dickdarmes
- Nervöses Luftschlucken
- Allergie gegen bestimmte Nahrungsmittel

Der Stuhl wird im Dick- und Mastdarm zur Ausscheidung aufbereitet. Eine »Unmasse von Abfallstoffen« im Dickdarm – wie Kneipp schreibt – ist nur dann möglich, wenn sich Wandausbuchtungen, sogenannte Divertikel bilden, in denen sich womöglich Stuhlreste und Kotsteine ablagern. Diese Ansammlung von Abfallstoffen ist jedoch nicht die Ursache übermäßiger Blähzustände im Sinne einer Gärung. Übrigens werden durch kräftige Abführmittel, durch Einläufe und reichlich Flüssigkeitszufuhr – zur Vorbereitung einer Darmspiegelung notwendig – auch die Buchten und Ausstülpungen des Dickdarmes von Rückständen restlos befreit. Daß Nahrungsmittel, selbst in großen Mengen verzehrt, unverdaut den Magen-Darm-Kanal passieren, ist bei normaler Produktion von Verdauungssäften physiologisch nicht möglich. Nur Ballaststoffe wie z. B. Pflanzenzellulose, einer geregelten Darmtätigkeit dienlich, verlassen unverdaut den Enddarm. Sie machen allerdings nur einen bescheidenen Anteil der Gesamtnahrungsmenge aus.

Auch Kneipp erkannte die Macht des Nervensystems, wenn er die »Nervosität« für das Auftreten von Blähungen verantwortlich macht. Zuweilen stellt sich sogar die Frage, ob das Aufblähen des Leibes nicht allein einem übersensiblen, nervösen Magen-Darmkanal zuzuschreiben ist.

Die anschaulich geschilderte Windkolik wird dem behandelnden Arzt häufig in dramatischen Klagen präsentiert. Das Abtasten des Leibes und die Temperaturmessung erlauben dann meist die tröstlichen Worte: »Sie können unbesorgt sein, es sind nur verlegene Winde.« Daß diese verlegenen Winde in den Kopf steigen und dort Schmerzen und Schwindel verursachen, darf nicht wörtlich genommen werden. Dennoch, ein chronischer Blähbauch macht körperliches Unbehagen, darf als Auslöser für andere Beschwerden gelten, wenngleich eine nervöse Grundveranlagung sowohl Blähungen als auch Kopfschmerzen hervorrufen kann.

Die ungezügelte Gaumenlust nach Saurem und Süßem, nach Gewohntem und Ungewohntem, nach Schwerverdaulichem und Ungesundem bezeichnet Kneipp mit Recht als »gärendes Übel«. Auch dem Luftschlucken widmet er einige Zeilen, wenn er empfielt: »Mund halten, langsam Essen, beim Essen nicht sprechen!« Desgleichen ist ihm mit allem Nachdruck zuzustimmen, wenn er körperliche Untätigkeit und Trägheit der Urheberschaft unangenehmer Blähzustände bezichtigt. Daß sich der bewegte Mensch rascher übermäßiger Gasansammlungen im Bauchraum entledigt als der bequeme Stubenhocker, ist eine Binsenweisheit. In diesem Sinn haben die vorzüglichen Kaltanwendungen speziell bei chronischem Blähbauch ihre volle Berechtigung.

Bei kräftigen Naturen und Übergewicht:
Ganzwaschung, kaltes Fußbad oder Wassertreten, kaltes Halb- oder Sitzbad, kalter Knie-Schenkel- und Unterguß, kalter Salz-Lendenwickel.
Tgl. zwei Kaltanwendungen über den Tag verteilt.
Wöchentlich zweimal Lendenwickel.

Bei kälteempfindlichen Personen:
Ganzwaschung, kaltes Fußbad oder Wassertreten, Wechselfußbad mit Kräuterzusatz, Wechselknie-Schenkelleib- und Unterguß, warmes Sitzbad mit Kniguß, warme Leibauflage mit Heublumen- oder Thymianzusatz.
Tgl. eine Kalt- und Wechselanwendung über den Tag verteilt.
Wöchentlich zweimal Sitzbad, 37° C, mit Kniguß, dreimal warme Auflage.

Wacholderbeeren, Kalmuswurzel, Kümmel und Fenchel als Tee wirken hervorragend auf Magen und Darm. Aloe dagegen ist ein drastisches Abführmittel, das nur mit Vorbehalt Verwendung finden sollte. Die erwähnte Schleimabsonderung nach Verordnung der beschriebenen Aloemixtur mag durch einen wässerigen Durchfall vorgetäuscht worden sein. Schleim und Blut im Stuhl ist immer ein hinweisendes Symptom auf eine Dickdarmerkrankung.

Die Warnung vor zu reichlicher Flüssigkeitsaufnahme, die Kneipp immer wieder in seinen Text einfließen läßt, entspricht nicht mehr der heutigen Auffassung. Ein bis zwei Liter Wasser, Mineralwasser oder Gesundheitstee sorgen für eine gute Durchspülung des ganzen Körpers. Harnpflichtige Substanzen können nur in Wasser gelöst über Niere, Haut und Darm ausgeschieden werden.

Unter »Kalter Natur« versteht Kneipp aller Wahrscheinlichkeit nach periphere Kreislaufstörung mit Neigung zu kalten Händen und Füßen, bei niedrigem Blutdruck und nervöser Labilität.

Die Fallbeschreibung von Klara läuft auf eine Langzeit-Fastenkur hinaus. Die liebe Frau lebte nur noch von Topfen (Quark), nahm sicherlich wesentlich an Gewicht ab, um sich dann nach erfolgreicher Nahrungskarenz wieder der Normalität des Lebens zuzuwenden.

Gehirnschlag.

Es ist ganz wunderbar, wie der Schöpfer durch das Naturgesetz angeordnet hat, daß das Blut vom Herzen ausgeht und nach allen Richtungen hinströmt, um den Körper zu erwärmen und zu ernähren. Dieses Blut ist dicht in den Adern eingeschlossen, und es läßt sich recht leicht denken, daß diese Adern durch Jahre und Jahre hindurch mitunter leicht Schaden erleiden oder morsch werden und deßhalb auch das Blut durch die Aderwunden durchbrechen kann. Ist dieses an verschiedenen Stellen im Körper möglich, so geschieht es doch am häufigsten im Gehirn. Tritt ein solcher Durchbruch ein, so ergießt sich das Blut in das Gehirn, und der Tod ist sicher. Es ist aber sehr häufig der Fall, daß bloß einige Tropfen solchen Blutes durchdringen, und diese wenigen Tropfen tödten den Menschen nicht plötzlich, sondern machen ihn besinnungslos, und es handelt sich dann weiter darum, ob das Blut, welches einmal einen kleinen Ausweg gefunden, denselben erweitert und so der zweite Blutschlag eintritt, oder ob das Blut in den Adern bleibt und nur die bereits ausgedrungenen Tropfen das Leben in Gefahr bringen. Sind es nur wenige Tropfen, so werden diese mit der Zeit verdunsten und aufgesaugt werden, und dann hat der Schlaganfall keine weiteren Folgen. Ist aber die Oeffnung zu groß und der Austritt von Blut so bedeutend, daß ein starker Druck auf das Gehirn ausgeübt wird, so ist der plötzliche Tod die Folge, und die Ursache desselben nennt man den Gehirnschlag.

Es entsteht nun die Frage: Hat der Schlaganfall auch seine Vorboten, an welchen man erkennen kann, daß er zu befürchten sei? Auch hier gilt, daß der Tod vielfältig seine Vorboten hat. Wenn das Blut auch in Folge des Naturgesetzes gleichmäßig in den Adern fließt, so hat doch die Lebensweise eine große Einwirkung auf die Zirkulation desselben. So ist z.B. anzunehmen, daß bei Demjenigen, welcher seinen Kopf viel mit Studium anstrengt, das Blut mehr in den Kopf tritt. Wird nun das Blut durch fortgesetzte Anstrengungen längere Zeit hindurch stets nach oben geleitet, so tritt natürlich eine zu große Füllung ein, und die Adern dehnen sich aus. Dieses Blut geht dann auch nicht mehr so regelmäßig aus dem Kopf und verliert an seinem Gehalte. Es wird schwarz, wird mit einem Wort verbraucht und krystallisirt sich auch theilweise an den Wandungen der Blutgefäße. Die Folge ist, daß der Blutumlauf immer schlaffer wird; aber der Drang des Blutes zum Kopf nimmt deßhalb nicht ab. Solche Leute haben auch häufig kalte Füße, wiederum ein Beweis, daß das Blut theilweise ausgezogen ist und nach oben dringt. Wenn aber das Blut auch mit Vorliebe dem Gehirn zudringt, so gibt es doch noch andere Stellen, wo Stauungen eintreten können und das Blut in derselben Weise an Kraft verliert. Hiedurch wird natürlich auch das Herz beeinträchtigt; es kann des ungeregelten Blutlaufes nicht mehr Herr werden, und eine allgemeine Störung des Blutlaufes tritt ein. Werden die Wallungen nach dem Gehirn immer stärker, so kann recht leicht eine Oeffnung der Adern eintreten. Auch auf den Puls des Menschen wirken solche Blutwallungen ein; derselbe schlägt nicht mehr gleichmäßig, sondern bald voll und heftig, bald aber schwach, wiederum ein Beweis, daß das Herz nicht regelmäßig arbeiten kann. Sind solche Zeichen vorhanden, dann ist die Möglichkeit nicht ausgeschlossen, daß ein Schlaganfall eintreten kann.

Tritt wirklich ein Schlaganfall ein, so kommt es auf die Blutmasse an, welche in das Gehirn gedrungen ist. Ist es eine größere Menge, so wird ein allgemeiner Druck dem Leben alsbald ein Ende machen. Ist aber die Blutmasse geringer und drückt sie nur schwächer auf die einzelnen Gehirntheile, so sind nur einzelne Lähmungen die Folge. So kann es die rechte oder die linke Seite treffen. Dringt das Blut in die rechte Gehirnhälfte, so wird die linke Körperhälfte lahm. Kommt auf die rechte Seite die Lähmung, so geht das Sprachvermögen meistentheils verloren. Welche Seite gelähmt wird, zeigt sich auch durch die Lippen; das Gesicht nimmt eine andere Gestalt an, die gelähmte Backe bläst sich auf, und der Speichel fließt aus der gelähmten Seite heraus. Gewöhnlich verbindet sich damit ein schmieriger Schweiß. Tritt in Bälde ein zweiter oder dritter Schlaganfall ein, dann ist gewöhnlich der Tod die Folge. Wiederholt sich der Anfall nicht, so ist Hilfe möglich.

Nun entsteht die Frage: Wie kann geholfen werden? Tritt ein Schlaganfall ein, so ist die erste Hilfe, welche man bringen kann, daß man das Blut vom Kopfe abwärts, in die andern Körpertheile leitet. Gewöhnlich tritt bei solchen Leuten das Blut aus den Extremitäten zurück und dringt aus den Füßen und Händen in den Körper aufwärts. Die zweite Einwirkung muß eine allgemeine sein und sich auf den ganzen Körper erstrecken, damit die Poren sich öffnen und die Transspiration erhöht werde. Ferner hat man dafür Sorge zu tragen, daß das Blut in den gehörigen Lauf kommt, daß keine Anstauungen sich bilden und die bereits vorhandenen gehoben werden. Für den Kranken selbst ist die möglichste Ruhe nothwendig, damit nicht durch Unruhe die Wallungen vermehrt werden und dadurch ein neuer Anfall eintrete. Die beste Anwendung ist, täglich zwei- bis viermal den ganzen Körper mit Wasser und etwas Essig zu waschen. Gewöhnlich tritt auf die zweite oder dritte Waschung Schweiß ein, welches ein recht günstiges Zeichen der Besserung ist. Weil aber der Kranke möglichst Ruhe haben muß und nicht auf einmal ganz gewaschen werden kann, so wasche man zu allerst die Füße, ferner die Knie und dann den Oberkörper! Ist der Körper beweglicher geworden, so wasche man ihn ganz! Am Kopf wird bloß das Gesicht gewaschen. Kurz, soweit gewaschen werden kann, soll gewaschen werden. Ist eine Seite gelähmt, so soll diese mit Vorzug gut gewaschen werden. Bessert sich aber der Kranke von Tag zu Tag, so können die Arme und die Füße bald begossen werden, und zwar auf folgende Weise: Der Kranke wird an den Rand des Bettes gebracht, so daß der Fuß oder der Arm über das Bett hinaushängt, und so wird dann ein Gießer voll Wasser über den ganzen Arm gegossen, ebenso über das Bein. Diese Gießungen können täglich ein- oder zweimal wiederholt werden, die Waschung wird aber deßhalb nicht ausgesetzt. Je stärker die Wärme ist, um so öfter soll gewaschen und später auch begossen werden. Man kann auch täglich einen Oberaufschläger machen, indem ein in kaltes Wasser getauchtes, vier- bis sechsfach zusammengefaltetes Tuch von der Brust bis zum Knie aufgelegt wird. Dieses Tuch kann ein bis zwei Stunden lang aufgelegt werden; man muß es aber stets nach 20 bis 25 Minuten, je nachdem die Hitze größer oder schwächer ist, erneuern. Auf den Kopf kommt gar nichts, und es ist mir unbegreiflich, wie man einen Eisbeutel auf den Kopf legen kann. Derselbe bildet eine Eiswand, hinter welcher das Blut steht; die Stauungen gehen nicht nur nicht zurück, sondern werden immer noch größer.

Mein seliger Vorfahrer wurde vom Schlag gerührt; die rechte Hand und der rechte Fuß waren lahm. Nach der Auflegung eines Eisbeutels auf den Kopf nahm die blaue Farbe im Gesicht von Stunde zu Stunde zu; der Kopf wurde ganz ungewöhnlich aufgedunsen, und der besinnungslose Kranke war immer bemüht, den Eisbeutel abzureissen. Endlich erklärte der Arzt: »Jetzt ist er verloren!« und verließ den Kranken mit den Worten: »Er wird noch ein paar Stunden aushalten.« Auf diese Erklärung hin nahm ich den Eisbeutel ab und wickelte die Füße und ebenso die Arme bis zum Ellenbogen in Tücher ein, welche ich in warmes Wasser und Essig getaucht hatte. Durch die heißen Tücher wurde das Blut nach unten geleitet, und schon nach einer halben Stunde konnte man beobachten, wie die schwarzblaue Farbe abnahm; nach ungefähr zwölf Stunden war die normale Gesichtsfarbe wieder hergestellt, und somit hatte ich den Beweis: das Blut geht zurück und dringt wieder in die Adern. Nach einem Tage hatte der Kranke eine gleichmäßige Wärme und eine gleichmäßige Farbe, nur Arm und Fuß waren noch gelähmt. Ich fuhr fort, die gleichmäßige Wärme zu erhalten und das Blut immer mehr vom Kopf zurückzuleiten; am dritten Tag öffnete der gute Herr seine Augen und sah, konnte aber kein Wort sagen; ein wehmüthiger Blick, eine Thräne aus dem Auge war Alles. Mittags setzte ich die Anwendungen fort und ging dann von den Waschungen und Knie- und Armgüssen zum Schenkel- und später zum Rückenguß über; der Geisteszustand verbesserte sich auch, und selbst die Sprache kam nach und nach wieder.

Konnte der Kranke am dritten Tage die Augen öffnen, so steigerte sich sein Bewußtsein derart, daß er in der siebenten Woche begann, das Vaterunser kleinen Kindern gleich beten zu lernen. Später lernte er das ABC, und durch Lautiren kam er zum Lesen. Ebenso verfuhr er mit dem Latein und machte so Fortschritte im Lesen, später auch noch im Rechnen, bis er nach einem Jahre wieder die hl. Messe lesen konnte. Er wurde so weit hergestellt, daß er nicht bloß das vollständige Bewußtsein hatte, sondern größtentheils auch denkfähig war; die Lähmung hatte sich gehoben, nur ein kleines Stottern konnte nicht entfernt werden, was aber von keiner besonderen Bedeutung war.

Im Gespräch war ihm Alles klar, aber einen Vortrag konnte er nicht halten. So lebte er noch vier Jahre. In gleicher Weise, wie sich seine Geistes- und Körperkräfte vermehrten, wurden auch stärkere Anwendungen gemacht. Er gewann diese Wasseranwendungen so lieb und fand dieselben für so nothwendig, daß er sie täglich selbst verlangte, obwohl er früher für Wasser gar nicht eingenommen war. Die Anwendungen bestanden abwechselnd in Halbbädern, Rückenguß und Vollgüssen.

Ist der Anfall vorüber und ein weiterer nicht zu fürchten, – dieß ist der Fall, wenn die Zirkulation des Blutes in Ordnung ist und feine Blutstauungen bemerkbar sind, – dann muß vor Allem dafür gesorgt werden, daß die Lähmungen nach und nach verschwinden. Hier halte man vor Allem als Grundsatz fest: keine zu starken Anwendungen, damit die Natur nicht leide und mehr geschwächt als gekräftigt werde. Die Haupteinwirkung muß auf den ganzen Körper sich erstrecken; dann erholt sich der ganze Körper, und die geschwächten Theile werden von selbst gekräftigt. Die gelähmten Körpertheile sind halb todt; sie haben die gehörige Wärme nicht, es fließt das Blut nicht, wie es fließen sollte; die Folge ist altes Blut und mithin auch schlaffe Muskulatur. Deßhalb muß darauf hingearbeitet werden, daß verlegene Säfte ausgeleitet werden, und daß das Blut in diese gelähmten Theile eindringe, die Wärme derselben erhöhe, den ganzen Theil nähre und so durch einen geregelten Blutzufluß der Arm und das Bein immer mehr gesunde, bis sie wieder die volle

Kraft erhalten haben. Dieß kann am besten erreicht werden, wenn man in der Woche drei- bis fünfmal den gelähmten Theil in Heublumen einbindet und zwar eine bis eineinhalb Stunden lang. Dieser Wickel öffnet die Poren, saugt ziemlich stark auf, bewirkt eine erhöhte Wärme, und das Blut kann leichter hineingeleitet werden. Dann muß der gelähmte Theil aber auch täglich entweder in's Wasser getaucht oder mit kaltem Wasser begossen werden. Man kann z. B. sitzend den ganzen Arm drei bis vier Minuten lang in ein mit ganz kaltem Wasser gefülltes Schäfferl eintauchen. Der Schenkel kann ebenfalls in sitzender Haltung begossen werden; wenn aber der Kranke stehen kann, ist die Wirkung besser. Ist der Kranke robust, so kann er täglich eine Anwendung auf den ganzen Körper machen und eine spezielle auf den kranken Theil. Ist aber der Patient besonders kräftig, so können auch zwei besondere Anwendungen hin und wieder vorgenommen werden. Gewöhnlich tritt zuerst bei den Füßen die Besserung ein, beim Arme jedoch erst nach mehreren Tagen. Es sind aber doch auch schon Fälle vorgekommen, wo die Besserung im Arme begann und erst nach mehreren Tagen in den Füßen. Daß solche Kranke eine besonders gute, nahrhafte, einfache Kost genießen müssen, versteht sich von selbst. Geistige Getränke kann ich nur auf's strengste verbieten. Ebenso wie alle hitzigen Getränke muß auch Gewürztes und viel Saures vermieden werden. Auch nach innen kann man mit gutem Erfolg einwirken. Der Stuhlgang muß sobald als möglich ein regelmäßiger werden, und ich habe gefunden, daß stündlich ein Löffel voll Wasser hier am besten wirkt und gewöhnlich vollständig ausreicht. Soll aber thunlichst bald Stuhlgang eintreten, so würde ich eine Tasse Wühlhuber oder ein schuldloses Abführmittel gebrauchen; z. B. könnte man eine Messerspitze voll Aloë mit einem Löffel voll Honig sieden und ein Gläschen voll davon in drei bis vier Portionen trinken. Anfangs kann man drei bis vier Löffel voll und dann alle zwei bis drei Stunden einen Löffel voll nehmen. Wird aber der Löffel voll Wasser genommen, so wird es kaum öfter als einmal nöthig sein, ein Laxir zu nehmen. Eine besonders gute Wirkung bringt das Einnehmen von Dornschlehblüthenthee, alle Stunde einen Löffel voll, hervor. Es ist dieser Thee gewiß ein schuldloses Mittel und wirkt doch so günstig auf den Stuhlgang ein.

Eine weitere Sorge muß sein, eine gute Verdauung herbeiführen. Es kann nicht genug dafür gesorgt werden, daß die Verdauung eine gute ist; denn dadurch bekommt auch das Blut die gehörige Ernährung. Ich bin durch viele Erfahrungen und durch Versuche zu der Ueberzeugung gelangt, daß die Kräuter der Natur gewisse Nahrungsstoffe zuführen. Den vielen und verschiedenen Körpertheilen, von welchen jeder seiner eigenen Nahrung bedarf, wird durch die verschiedenen Kräuter Manches zugeführt, was sie durch gewöhnliche Ernährung nicht bekommen. Warum haben oft Kranke so ein ganz besonderes Verlangen nach irgend einer Speise? Warum bekommen sie gegen gewisse Speisen oft eine solche Abneigung, daß sie dieselben nicht genießen können? Ich nehme als ganz sicher an, daß, wenn sie von einer Speise genug bekommen haben, sich Eckel oder Abneigung einstellt. Gibt sich aber ein besonderes Verlangen nach einer Speise kund, so kann dieß recht gut als Hunger darnach betrachtet werden, und wenn man einem Kranken eine solche Nahrung gibt, gedeiht er sichtlich dabei. Ich habe gefunden, daß mehrere Kräuter, zu Thee gesotten, eine auffallende Wirkung hatten, als ob sie den ganzen Körper kräftigten und verbesserten. So wirkt z. B. der Thee von Eichenrinde, Wermuth und Wachholderbeeren in vielen Fällen, insbesondere auch bei den theilweise Gelähmten vorzüglich. Wie der Wermuth verbessernd auf den Magen einwirkt, so enthalten auch die Wachholderbeeren Stoffe, welche die Natur nähren und verbessern; auch dem Eichenrindenthee können wir eine stärkende Wirkung nicht absprechen. Wirkt Salbei reinigend, und wirkt er weiter auf gute Säfte, so ist er gewiß auch ein Nährmittel für die Natur. Wird Salbei mit Tausendguldenkraut oder mit Bitterklee vermischt, so bleibt eine doppelte Wirkung nicht aus. Wie viel kann man in mancher Beziehung erreichen, wenn man in geregelter Weise Wachholderbeeren genießt! Mancher hat sich hiedurch seinen ganzen Magen verbessert und eine bedeutende Vermehrung der Kräfte erlangt. Der Kranke kann am ersten Tage fünf Wachholderbeeren nehmen, dann täglich eine Beere mehr, und so vierzehn Tage lang, worauf er wieder abwärts geht. Eine gute Verdauung wird die Folge sein, und er wird sich zusehends erholen.

Gehirnschlag.

Heute

Der Schlaganfall gehört gleich dem Herzinfarkt zu den schweren, lebensbedrohlichen Erkrankungen, vorwiegend im höheren Lebensalter. Der Gehirnschlag ist nicht nur wegen der Lebensgefährdung, sondern auch wegen seiner Spätfolgen ein gefürchtetes Ereignis. Die Lebensqualität erfährt häufig durch Lähmungen an den Extremitäten und Sprachstörungen empfindliche Einbußen. In der Ursachenforschung werden zwei verschiedene Entstehungsmechanismen manifestiert, einmal der blutlose Insult, der mit einem Gefäßverschluß einhergeht und zu einer herdförmigen Erweiterung führt, dann die Ruptur einer kleinen Gehirnarterie, die in 50 % der Fälle zu einer tödlichen Massenblutung führt.

Schon wenn diskrete Zeichen eines apoplektischen Insultes vorliegen – Taubheitsgefühl und Bewegungsschwäche in Armen, Händen, Beinen und Füßen, Sprachstörungen, verwaschene Sprache, Veränderung der Gesichtsmimik – ist unverzüglich der Arzt zu verständigen. Es kommt nur stationäre Krankenhausbehandlung in Frage. Alle Maßnahmen, die das Eintreffen des Arztes oder Krankenwagens verzögern, bedrohen das Leben des Patienten und führen möglicherweise zu dessen Invalidität. Bis zum Eintreffen des Arztes können allenfalls ableitende Wickel angelegt werden, Fußwadenwickel kalt bei warmen Füßen, bei kalten Füßen Fußwadenwickel warm, mit Rosmarin- oder Thymianzusatz.

Wenn indessen nach Ausheilen des Zentralherdes körperliche Behinderungen und Lähmungen zurückbleiben, dann ist Übungsbehandlung unter Einschluß hydrotherapeutischer Maßnahmen der Königsweg zur Rehabilitation. Das Behandlungsschema richtet sich weitgehend nach dem Grad der Behinderung und der individuellen Akzeptanz des Kranken. Nach Möglichkeit sollten die Anwendungen im Selbstgebrauch durchgeführt werden.

Tgl. Ganzwaschung kalt, Wechselfußbad und Wechselarmbad mit Rosmarin, über den Tag verteilt oder Ganzwaschung, Wechselknieguß und Wechselarmguß. Mit der Zeit können die Güsse erweitert werden, der Wechselknieguß zum Wechselschenkel-, Wechselunter- und Wechselvollguß, der Wechselarmguß zum Wechselarmgesichtsguß. Auch Wickel, besonders an den betroffenen Gliedmaßen, haben eine durchblutungsfördernde Heilwirkung; wenn genügend Wärme vorhanden ist, werden die Wickel kalt, wenn jedoch Frösteln und Kälte vorherrscht, dann ist der warme Wickel vorzuziehen, mit Thymian- oder Rosmarinzusatz.

Anstrengendes Nachdenken und intensive Geistesarbeit sind mit Sicherheit keine Risikofaktoren für einen künftigen Blutschlag, wie der Gehirnschlag früher auch bezeichnet wurde. Die Blutverteilung und das Blut selbst sind nicht die primären Schadensfaktoren. Allenfalls muß eingeräumt werden, daß hohe Cholesterin- und Fettwerte im Blut, schwankende Zuckerwerte (Diabetes) und hoher Blutdruck das Auftreten von Gefäßwandschäden begünstigen. Kneipp gibt eine interessante Fallbeschreibung über den Verlauf eines Schlaganfalles seines Vorfahrers (Vorgängers). Auch in unserer Zeit werden Verlaufsformen bedrohlicher Erkrankungen beobachtet, die sich gleich einem Wunder in ambulanter Behandlung spontan bessern, ja sogar ausheilen. Das Risiko einer bleibenden Lähmung ist jedoch beim Schlaganfall zu groß, als daß beim heutigen Stand der Medizin auf eine stationäre, medizinische und pflegerische Betreuung verzichtet werden könnte.

Zur Darmregulierung ist Dornschleeblütentee der Aloë-Mixtur vorzuziehen. Mit dem instinktiven Verlangen nach bestimmten Speisen spricht Kneipp ein interessantes, aber kaum erforschtes Thema an. Mit großer Wahrscheinlichkeit darf vermutet werden, daß mit dem intuitiven Verlangen nach ausgesuchten Speisen ein körperlicher Mangel an essentiellen Inhaltsstoffen diese Nahrungsmittel verbunden ist.

GICHT. – PODAGRA.

Podagra ist eine Krankheit, welche häufig vorkommt, von der aber gewöhnlich nur die höheren Stände oder Solche, die eine üppige Lebensweise führen, geistige Getränke und zuviel nahrhafte Speisen genießen, befallen werden. Sie ist auch erblich. Es beginnt diese Krankheit meist an den Füßen im großen Zehen. Man empfindet plötzlich einen brennenden Schmerz, welcher eine ganze Nacht hindurch ununterbrochen fortdauern kann, in der Frühe aber wieder nachläßt. Das Gelenk schwillt an, und die Haut ist stark gerötet. Von der großen Zehe geht der Schmerz auf die andern Zehen über, und der ganze Fuß wird leidend. Auch an den Gelenken der einen oder andern Hand tritt dann gewöhnlich später die Gicht auf und verursacht hier dieselben Schmerzen; es ist die sogenannte Handgicht, Chiragra. Wie sie die Gelenke der Hand befallen kann, so können auch andere Gelenke, wie Ellbogen, Hüftgelenk, Knie-, Schulter-, Schlüsselbeingelenk etc. davon ergriffen werden. Die Krankheit tritt, wie bereits gesagt, meist ganz plötzlich auf und verbreitet sich rasch im Körper; ebenso rasch können jedoch die Schmerzen wieder verschwinden, was besonders bei dem ersten Auftreten derselben der Fall ist. Der Kranke ist dann der Meinung, er sei wieder vollständig von der Krankheit befreit; jedoch hält diese Besserung gewöhnlich nicht zu lange an. Mit einem male beginnt der Schmerz wieder, und es bildet sich an allen schon überfallenen Gliedern dieselbe Geschwulst. Bei dem jedesmaligen Rückfall kommen diese Geschwülste immer wieder von neuem; sie verhärten sich nach und nach und bilden Knoten, welche am meisten an den Gelenken der Finger sichtbar sind. Diese verhärteten Knoten nennt man gewöhnlich die Knötchengicht. Wie gesagt, kann also diese Krankheit ganz rasch an einer Stelle entstehen, ebenso rasch wieder verschwinden und dann an einer andern Stelle zum Vorschein kommen, weßhalb sie auch wohl die vagierende Gicht genannt wird. Wie die Lumpen von einem Wirthshaus zum andern gehen und ihr Unwesen treiben, gerade so treibt sich diese Krankheit von einer Stelle zur andern und traktirt den Menschen. Tritt eine schwächere oder stärkere Transspiration (Schweiß) beim Gichtkranken ein, und hat derselbe längere Zeit geschwitzt, so läßt der Schmerz nach, und der Kranke wird wieder gesund, doch nur zum Schein. Die Hefe der Krankheit bleibt im Körper, und es dauert nur so lange, bis die Natur wieder Krankheitsstoffe in sich angesammelt hat, dann bewirkt diese Hefe wiederum eine Gährung, und auf diese Weise wiederholt sich das alte Uebel. Je stärker der Schweiß eintritt, um so schneller werden die Kranken vom Schmerze befreit. Je öfter aber diese Krankheit sich wiederholt, um so weiter dehnt sie sich auch aus, und um so mehr wird auch die Heilung erschwert. Es entsteht die Gicht, wie schon oben gesagt, hauptsächlich bei Solchen, welche gerne geistige Getränke im Uebermaß zu sich nehmen und eine zu nahrhafte Kost genießen, die von der Natur nicht gehörig verdaut werden kann und deßhalb dem Blute viele unreine Stoffe zuführt. Diese Stoffe siedeln sich an den Gelenken an, verhärten nach und nach und werden kalkartig, wie sich Kalkstein an den Zähnen bildet, wenn dieselben nicht gut gereinigt werden. Es können die Knoten so groß werden wie ein Tauben- oder Hühnerei; sie brechen mit der Zeit durch Entzündung auf, und es kommen förmliche Kalksteinchen heraus, wie wenn man Schutt von einer Mauer herunterkratzt. Nach meinem Urtheile haben solche Leute wohl Hitze in den Gliedern, im Innern des Körpers aber vorherrschend mehr Kälte, deßhalb nicht die nöthige Verdauung und somit auch nicht die gehörige Ausscheidung solcher Stoffe, welche nicht in den Körper gehören und doch mitgenommen werden. Es sind daher Gichtkranke meist Leute, welche die üppigsten Speisen essen, während diese doch am schwersten zu verdauen sind. Der Mangel an Naturwärme ist darauf zurückzuführen, daß solche Leute in der Regel sich viel zu warm kleiden, dann jede Abhärtung fürchten und nichts m e h r als das Wasser scheuen; sie sind somit die Opfer der Verweichlichung.

Sind diese Gichtleidenden gerade in einem gesunden Zustande, so ist der Urin gewöhnlich ganz hell; tritt die Krankheit ein, d. h. entzünden sich die kranken Stellen, so wird der Urin Anfangs etwas geröthet; löst sich aber der kranke Stoff ab, dann bildet sich in der Regel ein dicker, röthlich gelber Satz, und es hält diese Ausscheidung so lange an, bis die Entzündung vorüber ist. Auch der Appetit ist bei den Gichtkranken sehr verschieden. Wenn ein Anfall vorüber und viel Krankheitsstoff aus der Natur entfernt worden ist, so bekommen dieselben den besten Appetit, erholen sich auch wieder rasch, bis ein weiterer Anfall eintritt, wo dann der Appetit wieder verschwindet, der Schlaf durch die Schmerzen stets gestört ist und die Kranken wiederum in den erbärmlichsten Zustand zurücksinken.

Man glaube nun aber nicht, daß nur die Gut- und Viel-Esser diese Gicht bekommen! Es kann vielmehr diese Krankheit auch Leute treffen, die sich mit einfacher Kost begnügen, nur wenig geistige Getränke genießen und sich selbst auch durch Arbeiten abhärten. Solche Leute haben gewöhnlich die Krankheit geerbt. Ich kannte einen Kapuzinerpater, welcher stets gesund war und sehr einfach gelebt hat, aber durch mehrere Wochen bei einem alten Pfarrer, der die Gicht hatte, Aushilfe leistete. Nach einem Jahr bekam er auch diese Krankheit, und zwar so stark, daß sie nicht leicht heftiger hätte auftreten können. Es erbt sich die Gicht auch fort von den Eltern auf die Kinder, und wenn sie selbst ein Geschlecht übergeht, so kann sie wie manche andere Krankheit im zweiten Geschlecht wieder hervortreten, abermals ein Beweis, wie tief sich diese Krankheits-Stoffe in die Natur und in das Blut einnisten, und es kann uns Dieses auch zur Ueberzeugung bringen, daß die Krankheit nicht so leicht aus dem Körper zu bringen ist.

Was nun die Heilung anbetrifft, so wurden bereits alle möglichen Versuche gemacht; regelmäßig aber trat die alte Krankheit wieder hervor, bis endlich der Kranke unterlag. Ich kenne nur e i n Mittel, welches sicher heilt und bleibend heilen kann. Dieses Mittel aber fürchteten bisher die Gichtbrüchigen ärger als der Teufel das Kreuz, und deßhalb kann man sie als unheilbar erklären. Durch zwanzig Jahre hindurch kamen alle möglichen Kranken, nur kein Gichtleidender, zu mir, und ich hätte so gern gewußt, wie das Wasser diese Krankheit heile. Endlich kam ein Geistlicher, noch bei guter Kraft und nicht alt; dieser erzählte, daß er zwölf Wochen wie ein Stück Holz auf dem Bette gelegen sei und recht viel gelitten habe, und als er die ganze Krankheit ausgeschwitzt, sei er zu seinem größten Aerger nur ausgelacht worden. Wenn ich glaube, daß er zu kurieren sei, könne ich mit dem Wasser einen Versuch machen; er werde gut aushalten. Dieß geschah, und er wurde durch das Wasser gut geheilt; es mag zwanzig Jahre her sein, er ist hochbetagt und lebt heute noch. Es sind bei dieser Krankheit Stoffe, welche nicht in den Organismus hineingehören und eine Entzündung der Anschwellungen bewirken; darum ist es nothwendig, daß diese Anschwellungen aufgelöst und die kranken Stoffe ausgeleitet werden. Man muß aber den Kranken nicht nur so lange behandeln, bis er keine Schmerzen mehr hat, sondern der Körper muß so erstarken, daß er keinen kranken Stoff mehr aufkommen läßt; nur dann ist eine wirkliche Heilung eingetreten.

Ich habe bei der Heilung das Wasser, so lange ich nicht die Ueberzeugung hatte, auf welche Weise am leichtesten geheilt werden könne, auf verschiedene Weise angewendet. Ich nahm warme Bäder in Verbindung mit kalten, und warme Bäder mit darauffolgenden Güssen; dann versuchte ich Wickel, um durch diese aufzulösen und auszuleiten; hierauf gebrauchte ich kalte Wickel, in warmes Heublumenwasser getaucht, dann in warmes Haberstrohwasser getauchte Wickel und habe dabei gute Resultate erzielt. Aber immer sind diese Anwendungen in Verbindung mit kaltem Wasser gemacht worden, weil das warme Wasser allein zu sehr verweichlicht und die Natur nicht leicht dahin kommen würde, alle kranken Stoffe auszustoßen. Am besten hat das kalte Wasser gewirkt, und ich gebrauche jetzt gewöhnlich bei jüngeren Leuten nur mehr dieses. Die Heilung geht am raschesten und sichersten durch die Anwendung von kaltem Wasser vor sich.

Ein Pfarrer lag schon längere Zeit im Bett; er litt große Schmerzen und hatte bereits alles Mögliche gebraucht, ohne Hilfe zu finden. Ich ließ seine Füße täglich zweimal in ein in warmes Haberstrohwasser getauchtes Tuch einwinden, welches nach ein- bis eineinhalb Stunden wieder entfernt wurde. Die Hände, welche ebenso leidend wie die Füße waren, wurden ebenso behandelt. Täglich mußte der ganze Körper ein- bis zweimal kalt gewaschen werden. Auf diese Waschungen trat bald der Schweiß ein, der Krankheitsstoff löste sich auf und wurde ausgeleitet. Nach einiger Zeit glaubte sich der Kranke ganz hergestellt, doch nach einem Jahr kam die Krankheit wieder; der Patient begann mit den Wicklungen auf's Neue und das Uebel wurde bald beseitigt. Der Herr war damit zufrieden; wiederholte sich die Krankheit, so kam er mit seinen Wickeln und konnte so seinem Beruf leicht nachgehen. Es ist dieser Herr wohl fähig gemacht worden, seinem Berufe zu obliegen, aber die Gicht wurde nicht vollständig ausgeheilt.

Ein Bräumeister, ungefähr 50 Jahre alt, hatte durch mehrere Jahre diese Krankheit und mußte gewöhnlich acht bis zwölf Wochen im Bette liegen. Dieser nahm in der Woche, weil er das kalte Wasser allein zu sehr fürchtete, zwei Haberstrohbäder von 28° Wärme in der Dauer von zehn Minuten; dann ging er drei Sekunden in's kalte Wasser, dann wieder in's warme, und so wechselte er dreimal. Diese Anwendungen lösten, wie es scheint, kräftig aus, und es trat auch der gehörige Schweiß ein; doch der Kranke erholte sich nicht, wie ich erwartete. Man konnte recht gut bemerken, daß nicht Alles ausgeleitet war, und auch die Naturkraft kehrte nicht entsprechend zurück. Da mir dieses Verfahren nicht entsprach, machte ich den Versuch, auch hier wie bei anderen Krankheiten nur das kalte Wasser zu gebrauchen, und nun erzielte ich ganz andere Erfolge, so daß ich höchstens noch bei schwachen Personen theilweise warmes Wasser gebrauche, aber sonst nur mehr das kalte Wasser anwende.

Einmal kam ein korpulenter Bierbrauer zu mir und sagte: »Durch zwanzig Jahre hindurch leide ich an Gicht, ich mußte viele Wochen im Jahre im Bette zubringen und viele Schmerzen ausstehen. Weil ich gut gebaut und sonst kräftig bin, wollte ich meinen Beruf nicht aufgeben und möchte hier noch einen Versuch machen; denn ich weiß, es ist wieder die Zeit da, wo die Krankheit kommt, und nun möchte ich, wenn möglich, derselben vorbeugen. Verzärtelt bin ich nicht, auch gegen Schmerzen abgehärtet. Augenblicklich bin ich steif, aber ohne Schmerzen. Ich werde mehrere Tage bleiben, wenn ich Aussicht auf Besserung bekomme.« Nachmittags drei Uhr ging ich mit diesem Herrn in meine Waschküche und gab ihm einen kräftigen Oberguß und gleich darauf einen Kniguß. Diese beiden Güsse thaten ihm gut, und er fing zu hoffen an. Am Morgen darauf um acht Uhr kommt er mit Sack und Pack, um gleich abzureisen, weil der ganze Arm arg geschwollen sei und er fast unausstehliche Schmerzen dadurch litt. »Ich weiß«, sagte er, »zwölf Wochen muß ich in's Bett, und da will ich fremden Leuten nicht zu lästig sein.« Zum Glück war die Post schon fortgefahren, sonst hätte ich ihn nicht mehr halten können. Mit Aufgebot aller Beredsamkeit konnte ich ihn endlich dazu bewegen, den geschwollenen, schmerzhaften Arm und auch den andern recht kräftig mit Wasser von 5° Wärme zu begießen. Der Schmerz wich während des Gießens, und als die Anwendung vorbei war, sagte der Mann: »Nun, jetzt ist der Schmerz wieder weg; ich habe aber doch keinen Muth, weiter zu machen.« Nachmittags um drei Uhr bekam er einen Oberguß und Schenkelguß, worauf aller Schmerz verschwand. Er blieb dann vierzehn Tage; täglich wurden zwei Gießungen mit kaltem Wasser vorgenommen, und nie mehr stellte sich Schmerz ein. Im Gegentheil, die Füße und die Arme wurden geschmeidiger, die Glieder zum Gehen beweglicher, und der Mann fühlte sich wie neu geboren. Ich gab ihm eine Anweisung, wie er zu Hause noch einige Anwendungen machen solle, und zwar in der Woche zwei Halbbäder, zwei Obergüsse und einen Rückenguß. So machte er vom Herbst bis zum Frühling, wo er wieder kam, fort und erklärte: »Seit zwanzig Jahren habe ich keinen solch guten Winter mehr zugebracht. Ich habe ein ausgedehntes Geschäft und konnte dasselbe ganz allein verwalten; das Wasser ist golden für solche Leute.« Er machte wiederum sechs Tage Anwendungen und ging dann nach Hause, um auch da noch Kleinigkeiten als Fortsetzung zu gebrauchen. So kommt dieser Herr schon fünf Jahre jedes Jahr auf Besuch, um, wie er sagt, sich dankbar zu zeigen. Er ist 66 Jahre alt, und seit er diese Wasserkur anwendet, sieht er viel jünger und frischer aus und behauptet, er habe mit 50 Jahren sich nicht so leicht gethan wie jetzt.

Aehnliche Fälle habe ich recht viele behandelt und bin dadurch zu der Ueberzeugung gekommen, daß das kalte Wasser unstreitig den Vorzug verdient, da man durch dasselbe alle kranken Stoffe auflösen, ausleiten und den Körper so kräftigen kann, daß die Natur selbst solche krankhafte Anstauungen nicht mehr selbst duldet. Ich bin aber auch der Ueberzeugung, daß man nie ganz mit den Wasseranwendungen aufhören soll, wenn man auch nicht viele zu machen braucht. In der Woche wenigstens eine oder zwei Anwendungen werden ausreichen, und dazu taugen am besten ein Halbbad und ein Vollguß für stärkere Leute, für Schwächere dagegen ein Halbbad und ein Oberguß. Ich bin auch der Meinung, daß schwächere Leute, nur mit kaltem Wasser behandelt, am besten wegkommen; nur muß man vorsichtig sein, daß man den Körper möglichst schonend behandelt und nicht mit zu starken Anwendungen die Naturwärme zerstört und, anstatt aufzulösen, die Gichtknoten nur noch mehr verhärtet.

Wie die Anwendungen für einen schwächlichen Kranken zu machen sind, zeigt folgendes Beispiel. Ein Beamter, durchaus nicht korpulent, aber auch nicht abgemagert, litt an der Gicht, und wenn er im Bette liegen mußte, dauerte die Krankheit immer acht bis zehn Wochen. Ich habe ihm folgendes Rezept verordnet: in der Nacht solle er vom Bett aus den ganzen Körper waschen und zwar mit ganz kaltem Wasser und ein wenig Essig. Jede Morgen solle er einen Knie- oder Schenkelguß, jeden Nachmittag einen Oberguß nehmen und während des Tages zu ganz beliebiger Zeit einmal die Arme zwei bis drei Minuten lang in's Wasser tauchen. So wurde zehn Tage fortgefahren, und der Kranke fühlte sich ganz glücklich; die Naturwärme hatte sich vermehrt, die Schmerzen blieben aus, es trat ein guter Appetit ein, und der Schlaf blieb ungestört. Das zweite Rezept lautete: Den einen Tag Schenkel-, den andern Tag Rückenguß und jeden zweiten Tag ein Oberguß. Die Ganzwaschung blieb aus, die Arme mußten täglich in's Wasser getaucht werden. Durch diese Anwendungen wurde die Natur gestärkt, besonders der ganze Rücken, die Naturwärme noch mehr erhöht, und die Ausscheidungen wurden nicht unterbrochen. So machte der Kranke zwei Wochen fort. Das dritte Rezept war folgendes: Den einen Tag ein Schenkelguß, den andern Tag ein Halbbad und jeden zweiten Tag ein Oberguß. Die Arme kamen nicht mehr in's Wasser. Auch dieses Rezept wirkte zu Gunsten des Kranken, und er glaubte, es fehle jetzt gar nichts mehr. Zu Hause sollte er in der Woche zwei Halbbäder und zwei Obergüsse nehmen und zwei- bis dreimal im Wasser gehen zur besonderen Abhärtung. Dieser Kranke hat die Anwendungen ganz lieb gewonnen und machte ein ganzes Jahr so fort. Zuletzt behauptete er, sich nie so wohl gefühlt zu haben wie jetzt. Damit auch nach innen gewirkt wurde, bekam der Kranke verschiedene Thee zu trinken und zwar zuerst Thee von Mausöhrchen, Zinnkraut und Wachholderbeeren durch zehn Tage, dann von Wermuth, Wegtritt und Wachholderbeeren und endlich von Tausendguldenkraut, Zinnkraut und Attichwurzeln. Aber alle diese Thees wurden nur in kleinen Portionen, jeden Morgen und Abend drei bis vier Löffel voll, genommen.

Wenn sich während der Kur auf einmal im Arm oder im Fuß starke Schmerzen melden, das Gelenk anschwillt und geröthet ist, daß es wie Porzellan aussieht, so soll diese Stelle sofort ein bis zwei Minuten lang begossen werden. Der Schmerz weicht, und wenn er wieder kommt, soll man die Begießung wiederholen. Gewöhnlich reichen zwei bis vier Güsse aus, und die Entzündung ist gehoben. Nach aller Ueberzeugung, die ich durch Jahre hindurch gewonnen, kann man zwar mit warmen Wickeln und warmen Bädern, wie die angeführten Beispiele zeigen, heilen. Wer aber die Anwendung mit Wasser recht versteht, kann mit dem kalten Wasser schneller und sicherer ein gutes Resultat erreichen, und ich bin der Ueberzeugung, daß, wenn längere Zeit fortgefahren wird, der Krankheit jeder Zugang zum menschlichen Körper versperrt wird. Dagegen machen warme Wickel und Umschläge oder Bäder immer welk, und wenn man auch kalte Anwendungen damit verbindet, so ist es doch nicht leicht möglich, den großen Einfluß zu verhindern, welchen das warme Wasser auf den Körper, indem es denselben schlaff macht, ausübt. In der erschlafften Natur entwickelt sich aber der Krankheitsstoff viel leichter, und es hält auch schwerer, denselben vollständig auszustoßen. Es nistet sich also in eine schlaffe Natur der Krankheitsstoff rascher ein, entwickelt sich schnell und ist schwerer zu entfernen. Somit gilt auch hier der Grundsatz: Die beste

Abhärtung ist der beste Schutz, wie sie auch das erste Heilmittel ist, und die Abhärtung kann nur durch das kalte Wasser erreicht werden. Die Angst und die Furcht, welche man vor kaltem Wasser hat, ist eine eingebildete oder beigebrachte. Ich habe noch keinen einzigen Fall erlebt, in welchem das kalte Wasser, vernünftig angewendet, einen Schaden gebracht hätte, und bin auch der Ueberzeugung, daß man mit warmen und kalten Anwendungen viel leichter Mißgriffe macht und viel leichter der Natur schadet, weil jede Verweichlichung den Körper für Krankheiten zugänglicher macht, und gerade die Gicht entwickelt sich nur in verweichlichten Naturen.

Gicht-Podagra.

Heute

Die Gicht ist eine Stoffwechselerkrankung, die durch einen erhöhten Harnsäurespiegel im Blut und Ablagerung harnsaurer Salze an verschiedenen Körperstellen, besonders in Kleingelenken charakterisiert ist. In 95 % der Fälle sind es Männer im mittleren und höheren Lebensalter, die von dieser zwar nicht lebensbedrohenden, aber doch sehr unangenehmen Erkrankung heimgesucht werden. Eine erbliche Veranlagung ist unverkennbar. In der Verlaufsform der Erkrankung wird die symptomlose Form mit erhöhtem Harnsäurespiegel im Blut vom hochakuten Gichtanfall unterschieden. Besonders betroffen sind dann die Großzehen-Grundgelenke, die Fuß-, Hand-, Ellenbogen- und Schultergelenke. Seit der Schleier über das geheimnisvolle Leiden gelüftet ist, steht ein wirksames Heilkonzept zur Verfügung. Diät, medikamentöse Harnsäuresenker und Antiphlogistika ließen den dramatischen Gichtanfall früherer Jahre zu einer erträglichen Bürde werden.

Kneipp berichtet und beschreibt anschaulich die Gichtkrankheiten vor der Jahrhundertwende. Allerdings muß dem Autor zugestanden werden, daß seinerzeit eine klare Trennung zwischen Gicht, Gelenkrheumatismus und Arthrose der Gelenke noch nicht möglich war.

In der lokalen physikalischen Therapie eines gichtbefallenen Gelenkes gelten immer noch die Kneipp'schen Grundsätze. Da es sich um einen hochentzündlichen Vorgang handelt, ist dem »Kalt« als Lehmpflaster, Kaltwickel oder Kaltauflage der Vorzug zu geben. Wechselfuß- und Wechselarmbäder werden mit verlängertem Kaltanteil verabreicht, 8 Min. warm 33° C und 2 Min. kalt, die Güsse $1/3$ warm (33° C) und $2/3$ kalt.

Um die Gichtanfälle in ihrer Heftigkeit und Häufigkeit zu begrenzen, sind vorbeugende physikalische Maßnahmen im Intervallstadium notwendig. Alle Anwendungen, die der allgemeinen Abhärtung dienen, gelten auch für das ruhende Zwischenstadium der Gicht.

»Podagra« ist eine Bezeichnung aus dem Altgriechischen und bedeutet »Fußgicht«, im engeren Sinn »Gicht der Großzehe«, im deutschen Sprachgebrauch auch »Zipperlein« genannt.

Das größte Körpergelenk, das Hüftgelenk, wird häufig ein Opfer des Verschleißes, aber so gut wie nie eine Beute der destruierenden Gicht. Die »Hefe« in den Gelenken – wie Kneipp schreibt – sind die harnsauren Salze bzw. Kristalle, die im Blut bzw. in den Gelenken ihr Unwesen treiben.

Die Gicht erwarb sich auch den Ruf einer Wohlstandskrankheit, da eine üppige Ernährungsweise das Auftreten der Gicht begünstigt. Die Speisen und Getränke, die auf der Verbotsliste stehen, sind die sogenannten purinhaltigen Lebensmittel wie Innereien, Krusten- und Schalentiere sowie Hülsenfrüchte, Wurst, Fleisch, Fischkonserven und alle alkoholischen Getränke; Spinat und Blumenkohl sollten eingeschränkt werden.

Der Zahnstein hat mit den harnsauren Kristallen der Gicht nichts zu tun. Der »dicke rötliche Satz« im Urin sind die harnsauren Salze, die im Anfall besonders reichlich ausgeschieden werden.

Es ist richtig, daß die Gicht nicht nur im Kreise der Wohlbeleibten ihre Opfer sucht. Auch schlanke Personen männlichen Geschlechts werden von dieser Stoffwechselerkrankung befallen.

Kneipp maß die Wassertemperatur noch in Reaumur; die angegebene Temperatur von 28° R muß für C. um 20% erhöht werden = 34,6° C. Eindrucksvoll schildert Kneipp seinen Heilerfolg bei einem gichtkranken Bierbrauer, den er mit Kaltanwendungen allein kurieren konnte. Gleichzeitig gab er Weisungen für eine Präventiv-Behandlung: Tgl. kalter Vollguß und kaltes Halbbad, für den Mutigen die Originalmethode zur Mehrung der Abwehrkräfte. Den schwachen Naturen empfiehlt er tgl. Ganzwaschung, Knie- oder Schenkelguß, nachmittags Oberguß und kaltes Armbad; der Oberguß sollte wegen seiner komplizierten Handhabung in der Selbstanwendung durch einen Wechselarmguß ausgetauscht werden.

Der klassische Harnsäuretee, der von den Ärzten in der Kneipp'schen Nachära verordnet wurde, setzt sich wie folgt zusammen: Zinnkraut, Wacholderbeeren, Hagebutten, Brennesselkraut, Birkenblätter zu gleichen Teilen ad 100,0. Kneipp lehnte in der Gichtbehandlung das »Warm« grundsätzlich ab. In vielen Behandlungsfällen kann über die Brücke der Vorerwärmung durch einen Warmguß das »Kalt« erträglicher und damit wirksamer an die Frau oder den Mann gebracht werden. Das gilt nicht nur für die Gicht, sondern entspricht einer grundsätzlichen Erkenntnis unserer Tage.

GRIES- UND STEINLEIDEN.

Unter den vielen Leiden, durch welche die Menschheit gequält wird, sind wohl Gries- und Steinleiden die ärgsten Menschenquäler, weil diese Leiden recht groß werden und recht lange andauern können und nicht selten unheilbar sind. Wenn auch manchmal durch Operation Hilfe gebracht werden kann, so bleiben sie doch lebensgefährlich.

Die Bildung von Gries und Stein geschieht in den Nieren und in der Blase. Wenn die Natur in Schlaffheit gerät und aller ausgenützte Stoff nicht rechtzeitig abgestoßen und ausgeleitet wird, so bleiben die im Körper zurückgebliebenen Stoffe nicht lange ohne traurige Folgen für denselben. Wie viele Zeit braucht es oft, bis irgend ein verlegener Stoff durch ein Geschwür ausgeleitet wird! So kann auch leicht in den Nieren theils durch kleinere oder größere Entzündungen, welche oft nicht beachtet werden, theils durch Stauungen Stoff verdorben und nicht rechtzeitig ausgestoßen und ausgeleitet werden. Aus diesen Stoffen bilden sich dann in den Nieren bei vorherrschender Hitze kleine Krusten, welche verhärten.

Wie oft kommt es vor, daß der Urin längere Zeit hindurch einen ziegelrothen Satz ausscheidet, der sich im Topf fest ansetzt! Wenn aus diesem rothen Stoff sich kleine Körnchen bilden und diese recht zahlreich in den Nieren sich befinden, so ist der Mensch gries- oder steinleidend.

Diese Grieskörnchen halten sich länger in den Nieren auf, können sich sehr vermehren und brennen heftig, werden zuletzt aber doch noch abgestoßen und nehmem ihre Wanderung durch die Harnleiter. Weil aber die Harnleiter sehr enge und ebenso sehr empfindlich sind, so verursachen die Grieskörnchen bei ihrem Abgang überaus große Schmerzen. Man nennt das Nierenkolik.

Kommen diese Körnchen nun in die Blase, so richten sie in derselben dadurch, daß sie sich ansammeln, wiederum Unheil an. Ist die Ansammlung groß, so geräth der Stoff in Bewegung, und es bilden sich durch weiteren Ansatz nach und nach kleinere oder größere Steinchen, welche zu einer enormen Größe heranwachsen können.

Diese Steinchen bestehen hauptsächlich aus harnsauren Salzen, Kalk u.s.w., welche sich nach und nach zu großen Steinen zusammensetzen. Wenn nun diese Steine mit dem Urin abgehen sollen, so verursachen sie in der Harnröhre die empfindlichsten Schmerzen. Es kann aber auch ein solcher Stein so groß werden, daß er nicht mehr durch die Harnröhre abzugehen vermag. Kommt derselbe nun in die Oeffnung, so verschließt er diese und das Wasser kann nicht regelmäßig abfließen. Es wird dann gewöhnlich eine Operation nöthig werden.

Nun gibt es aber auch Mittel, durch welche die Steine selbst in der Blase sich auflösen.

Ein Herr aus Ungarn, welcher schon viele Jahre, wie er erzählte, unsägliche Leiden ausgestanden und kein Mittel gefunden hatte, welches die Steinbildung verhindert hätte, kam zu mir. Er gebrauchte die Wasserkur und machte, um Gries und Steine auszuleiten, die entsprechenden Anwendungen.

Nun mag es Zufall gewesen sein, daß ich gerade zu dieser Zeit in einem Vortrag das Kräutlein We g t r i t t besonders gegen Gries und Stein empfohlen habe. Dieser Herr sammelte gleich darauf eine große Menge solcher Kräuter, ließ dieselben grün durch seine Quartierfrau abkochen, trank innerhalb weniger Stunden drei Tassen von solchem Thee und setzte dieses Theetrinken nach eigenem Gutdünken einige Tage fort. Nach zehn Stunden schon gingen ungefähr fünfzig ziemlich große Steine und natürlich auch recht viel Satz und Schleim, woraus sich die Steinchen bilden, durch den Urin ab. Zehn Tage dauerte diese Ausleitung fort, und als die Steinchenausscheidung aufhörte, war der Herr auch vollständig gesund.

Diese Steinchen ließen durch ihre Form recht gut darauf schließen, daß es Stücke von größeren Steinen waren. Weil aber der Herr schon so Manches gebraucht hatte, die großen Steine aber doch niemals abgegangen waren, so gewann ich hiedurch die Ueberzeugung, daß dieser Thee die Steine zerfetzt. Da diese Kur das allgemeine Gespräch wurde, haben viele Personen aus Neugierde von diesem Thee getrunken, und mehr als ein Dutzend konnten Steinchen aufweisen, die ihnen hierauf abgegangen sind.

Diejenigen, welche aus Vorwitz solchen Thee getrunken haben, machten die Bemerkung, daß sie oft unerträgliche Schmerzen und eine große Hitze in den Nieren gehabt, jedoch wenig beachtet und geglaubt hätten, es werde schon wieder vorübergehen.

Hienach wäre also richtig, was ich behaupten möchte, daß zuerst eine schwache Entzündung eintritt und später die hiedurch hervorgerufene Hitze das Bilden der Steine befördert.

Wenn also häufig kleinere oder größere Schmerzen in der Nierengegend eintreten, so kann mit Grund daraus geschlossen werden, daß sich Steine in den Nieren bilden.

Den Beweis hiefür liefern wieder Viele, welche oft über Rücken- und Nierenschmerzen klagen: denn meistens stellen sich bei diesen im Urin Zeichen von Gries- und Steinleiden ein.

Wenn man solche Zustände heilen will, so muß man vor Allem sich darüber klar sein, woher dieselben kommen.

Ich finde die Hauptursache in der Schlaffheit einzelner Organe oder des ganzen Körpers, sowie darin, daß die Natur nicht mehr im Stande ist, das Ausgenützte abzustoßen und auszuleiten.

Ein zweiter Grund ist ferner darin zu suchen, daß eine schwächliche Natur nicht mehr ganz richtig verdaut und so manche schlechten Stoffe nicht mehr ausgeschieden werden, mithin in's Blut kommen und so unreines Blut erzeugen. Daß starke Salze, Gewürze, hitzige Getränke und Speisen dieses Uebel unterstützen, bezweifle ich durchaus nicht.

Bei den Landleuten, welche nahezu vegetarisch leben, kommt nur höchst selten so ein Gries- oder Steinleiden vor; treten jedoch auch solche Fälle ein, so kann man sagen: Die Leute haben in ihrer Lebensweise eine Ausnahme gemacht, entweder zu viele Gewürze oder auch zuviel Salz gebraucht.

Die erste Einwirkung, um dieses Uebel zu heben, müßte also darauf gerichtet sein, die Natur zu stärken, sie zu immer größerer Thätigkeit anzuregen, damit sie selbst beginnt, solche Ansammlungen abzustoßen und auszuleiten.

Auch muß der Natur eine gute Kost zukommen und Alles vermieden werden, was die Bildung von Gries und Stein befördern könnte. Wie Gewürze und Salz solche Uebel bilden und befördern können, so gibt es doch auch wieder Mittel, welche von innen Gries und Stein ausleiten, und wir haben wirklich viele Kräuter, die eine auffallende Wirkung erzielen.

Ich kannte einen Stadtpfarrer, der mehr als zwanzig Jahre an jedem Abend ein Tasse H a g e b u t t e n t h e e trank, weil er viel an Gries und Stein litt, und der einzig durch diesen Thee von seinem Leiden befreit wurde. Der Pfarrer hatte den Thee so liebgewonnen, daß er denselben selbst dann noch trank, als es nicht mehr nothwendig war; er hatte allerdings auch nebenbei die Absicht, Gries und Stein nicht mehr aufkommen zu lassen. Er erreichte seinen Zweck, denn er war nie mehr nierenkrank, und starb in einem Alter von über achtzig Jahren.

Ein Herr aus höherem Stande hat Jahre hindurch Stein- und Griesleiden. Um sich hievon zu befreien, war er weit umher gereist und hatte sehr viele Medikamente gebraucht. Doch die Steine bildeten sich immer wieder von Neuem, und fast täglich ging Gries ab. Dieser Herr bekam folgende Anwendungen: In der Woche vier Schenkelgüsse, zwei Rückengüsse, drei Halbbäder und zwei Obergüsse. Sodann mußte derselbe täglich eine Tasse Thee von Zinnkraut, Wachholderbeeren und Wermuth trinken; nach vierzehn Tagen waren die Steine in größerer Anzahl abgegangen und alle Schmerzen verschwunden. Weitere vierzehn Tage gebrauchte der Kranke noch folgende Anwendungen: In der Woche zwei Halbbäder, zwei Vollgüsse, einen Rückenguß und einen Schenkelguß. Nach vierzehn Tagen hatte er sich so erholt, daß er mit Freuden wieder seinem Beruf nachgehen konnte.

Das Halbbad kräftigte den Unterleib, und die Rückengüsse beförderten und bewirkten eine größere Thätigkeit. Noch kräftiger wirkten die Vollgüsse, und so vermehrten sich nicht nur die Kräfte, sondern durch den rascheren Stoffwechsel bildete sich im Innern eine Neuschaffung, und alles Schädliche wurde beseitigt. Zinnkraut und Wachholderbeeren wirkten auflösend und reinigend, besonders aber kräftigend auf Niere und Blase.

Ein Herr, ungefähr vierzig Jahre alt, hatte nach Aussage der Aerzte einen Stein in der Blase, welcher nur durch eine Operation entfernt werden konnte. Vor dieser Operation aber fürchtete er sich sehr, um so mehr, da die Aerzte selber sagten, daß dieselbe sehr gefährlich sei. Ich verordnete dem Kranken, der sonst noch kräftig war, in der Woche drei warme Bäder von Haberstrohabsud und 28–30 Grad Wärme in der Dauer von 25 Minuten.

Diesen Bädern folgte ein starker Abguß mit kaltem Wasser. Ferner mußte der Patient täglich drei große Tassen Haberstrohthee trinken. So wurde zwei Wochen fortgefahren, und die Steine zerbrachen in Stücke und gingen so ab.

Ich bin nicht gewohnt, warme Bäder zu gebrauchen, und würde sie bei schwachen Naturen gar nicht anwenden; dieser Herr war jedoch noch ziemlich kräftig, und es muß zugegeben werden, daß Haberstrohabsud bei Stein- und Griesleiden eine auffallende Wirkung hat. Dieser Absud löst Steine auf und leitet dieselben auch aus.
Wenn schwächere Leute an diesem Uebel leiden, so können diese statt eines Vollbades in der Woche zwei- bis dreimal ein warmes Sitzbad von 26–28 Grad und in der Dauer von 15–20 Minuten nehmen. Daneben müssen dann noch schwächere oder stärkere Anwendungen mit kaltem Wasser gemacht werden, z. B. Rückenguß und Halbbad, jedoch von diesen täglich nur eine einzige Anwendung; auch sollen solche Patienten den genannten Thee trinken.

Statt des Sitzbades könnte man auch einen Leibstuhldampf von Haberstrohwasser in der Dauer von 18–20 Minuten in der Woche zwei- bis dreimal anwenden. Haberstroh mit Zinnkraut vermischt wird ebenfalls sehr gute Dienste thun. Auch die Wickel von unter den Armen an bis zum Knie wirken gut, dürfen aber nur bei kräftigen Naturen und in der Woche höchstens zwei- bis dreimal angewendet werden; aber auch hier muß man nebenbei kalte Anwendungen machen, z. B. in der Woche zwei bis drei Schenkelgüsse oder ein bis zwei Halbbäder.

Als Thee könnte weiters getrunken werden: Absud von Wachholderbeeren, Wermuth und Zinnkraut, ferner auch von Wegtritt und Zinnkraut.

GRIES- UND STEINLEIDEN.

HEUTE

Gries- und Steinleiden der harnableitenden Organe gehören nicht gerade in die erste Reihe Kneipp'scher Hydrotherapie. Dennoch mögen für den interessierten Leser die wichtigsten Fakten zusammengefaßt werden.

Die Nephrolithiasis, die Nierensteinkrankheit, ist in ihrem ursächlichen Zusammenhang immer noch in Dunkelheit gehüllt. Wann immer Forscher vergeblich nach Ursachen suchen, wird meist der Ernährung »der schwarze Peter« zugeschoben. Kakao, Spinat, Rhabarber sollten bei Calciumoxalatsteinen vermieden, Milch, Eier, Gemüse und Obst bei Calciumcarbonatsteinen eingeschränkt werden. Eine wasserreiche Kohlenhydratkost verhindert das Entstehen von Nierensteinen. Die Steinchen und Steine im Harnwegsystem können von Reiskorngröße bis zum mächtigen Ausgußstein im Nierenbecken anwachsen. Die Therapiemöglichkeiten reichen von der medikamentösen Steinauflösung (Harnsäure und Cystinsteine) über die Schlingenextraktion, Stoßwellenzertrümmerung bis zur Operation.

Dramatisch schmerzhafte Höhepunkte im Leben eines Nierensteinträgers ist die anfallsartige Nierenkolik. Ärztliche Hilfe zur Diagnostik und Therapie ist unerläßlich. Unterstützende Kneippmaßnahmen sind der Doppelheusack auf Leib und Rücken sowie das ansteigende Halb- oder Sitzbad mit Zinnkraut. Der Abstand zwischen beiden Anwendungen soll mindestens 6 Stunden betragen. Vorraussetzung für diese kräftigen Anwendungen sind stabile Kreislaufverhältnisse. Kaltanwendungen sind bei allen Nieren- und Harnwegserkrankungen obsolet. Eine Zersetzung bzw. Auflösung von Steinen im Harnwegsbereich ist leider durch spezifisches Teegemisch nicht möglich, wennschon reichliche Flüssigkeitszufuhr, besonders bei Uratsteinen, als wichtige vorbeugende Maßnahme gegen Stein- und Griesbildung einzuschätzen ist. Harngries besteht meist aus kleinen und kleinsten Harnkongrementen in der Harnblase.

Ob nun die verschiedenen Herren der einzelnen Fallbeschreibungen tatsächlich echte Steinleidende waren, läßt sich aus dem Prosatext nicht mit letzter Sicherheit beweisen. Die Anfertigung von Röntgenbildern war seinerzeit noch nicht möglich. Die Diagnose resultierte allein aus dem Bericht der betreffenden Patienten. Auch heute noch werden Rückenschmerzen, als deren Verursacher die Wirbelsäule zu gelten hat, nur allzuoft auf die Nieren bezogen. Auch die Ausscheidung eines dunkelroten bis bräunlichen Harns kann eine Blut- oder Griesausscheidung vortäuschen. Urate, harnsaure Salze, verleihen dem Urin häufig eine trüb-dunkle Verfärbung, die zur Fehlbeurteilung Anlaß gibt. In der Diagnostik von Harnwegserkrankungen ist eine Harnuntersuchung unerläßlich.

HAARVERLUST.

Der allmächtige Schöpfer, welcher die ganze Welt erschaffen, erregt unsere Bewunderung nicht nur, wenn wir die ganze Schöpfung anschauen, sondern auch, wenn wir das Einzelne, was er erschaffen hat, genauer betrachten; denn an jedem seiner Werke ist Wunderbares zu finden. Würden alle Menschen das eine oder andere Blatt im Buche der Schöpfung lesen, so müßten sie oft voll Bewunderung ausrufen: Wie groß ist der Schöpfer!

So schaute ich einst ein Haar in einem Vergrößerungsglas; es schien mir ziemlich dick, hatte eine schuppige, starke Rinde, entsprechende Wurzeln und einige Auswüchse. Da dachte ich: So viele Haare der Mensch auf seinem Haupte hat, so viele Gegenstände der Bewunderung trägt er an sich. Diese Gegenstände sind nicht bloß Werke der Allmacht Gottes, sondern auch Werke seiner Weisheit und Liebe. Wie nothwendig sind uns die Haare, und wie sehr ist Derjenige zu beklagen, welcher diesen Kopfschmuck theilweise oder gar ganz verloren hat! Sie sind uns bei Kälte und Hitze von großem Nutzen, und es jammert und klagt daher Jeder, der das Unglück hat, dieselben theilweise oder ganz zu verlieren. Sind also die Haare von so großer Bedeutung, so liegt die Frage nahe: Warum verlieren so viele Leute ihr Haar theilweise oder sogar gänzlich? Als Antwort gebe ich zugleich wiederum eine Frage: Warum wachsen auf mancher Wiese so viele und mannigfaltige Pflanzen und Blumen, und warum vermindern sich diese auf andern Wiesen oder sterben ganz aus? Hierauf lautet die Antwort: Wenn Pflanzen die Nahrung bekommen, durch welche sie leben und wachsen können, so werden sie gedeihen; geht ihnen aber die Nahrung aus, dann verkümmern sie. Aehnlich geht es auch bei den Haaren. Wie die Pflanzen aus dem Boden hervorkommen, so haben auch die Haare einen Haarboden, und wenn dieser keine Nährstoffe mehr hat, verkümmern sie und fallen aus. Nun können aber auch die Haare ausfallen, während die Wurzeln im Haarboden bleiben; wenn diese dann genügend Nahrung erhalten, so fangen sie wieder an zu wachsen. Ruht ein Acker längere Zeit hindurch, dann sammeln sich viele Nährstoffe an, die für das Gedeihen der Pflanzen nöthig sind; wird er aber zu viel bebaut, und düngt man ihn zu wenig, so wird keine Frucht gedeihen können. Eine recht gesunde und kräftige Natur hat auch viel und starkes Haar, weil ein gesunder Haarboden vorhanden ist. Wenn die Körperkraft nachläßt und die ganze Natur welk wird, dann entgeht auch nach und nach den Haaren ihre Nahrung. Der Mensch aber ist nicht bloß einem Baume oder einer Pflanze gleich, welche aus der Erde wachsen und Sturm, Hitze und Kälte auszuhalten haben, sondern der menschliche Körper gleicht auch einem Handwerkszeug: dieses Handwerkszeug wird, wenn es zu viel gebraucht wird und mehr leisten soll, als es vermag, gar leicht allseitig abgenützt, gebrechlich und unbrauchbar. Es gibt auch Naturen, die schon von Kindheit an durch und durch geschwächt sind, und bei diesen kann der Haarboden kein guter sein. Man trifft neugeborene Kinder, welche schon mehr Haare mit auf die Welt bringen, als manche Kinder in einem halben oder ganzen Jahre bekommen. Solche Kinder haben gewöhnlich Anlage zu einer guten und kräftigen Entwicklung; solche aber, welche fast ohne Haare sind, legen Zeugniß ab von einer sehr schwachen Natur. Der Leser wird es mir nicht verargen, wenn ich im Folgenden ein Beispiel aus der Thierwelt anführe. Wenn ein Kalb oder ein Fohlen, wenn es zur Welt kommt, recht wenig und dünne Haare hat, so sagt schon mancher Bauer: »Dieß behalte ich nicht, ich werde es früh verkaufen, denn es wird ein Schwächling bleiben.« Hat das Thier aber einen recht dicken Haarpelz, so heißt es: »Das werde ich anstellen, es wird ein kräftiges, gesundes Thier werden.« Ich habe mehrere Beobachtungen darüber gemacht und meine Behauptung ganz richtig gefunden.

Wie man aber den ganzen Körper, wenn er schwächlich ist, durch eine entsprechende Nahrung und Abhärtung kräftiger machen kann, so kann auch bei einzelnen Körpertheilen eine Besserung erzielt werden. Ich bin der vollsten Ueberzeugung: Ein schwächliches Kind kann noch sehr kräftig werden, wenn man seinen Körper richtig behandelt. Wenn aber das ganze Kind gesund wird und erstarkt, so bekommen auch die Haare mehr Nahrung und gedeihen dann besser. Kinder, bei denen man ein starkes Haar wünscht und zu diesem Zweck von Zeit zu Zeit das Haar schneidet, bekommen fast ohne Ausnahme ein dickes, kräftiges Haar. Es ist daher klar, daß man durch Pflege des Haarbodens auf den Haarwuchs einwirken kann, daß aber andererseits, wenn der Haarboden geschwächt wird, das Haar zu Grunde geht. Es sind also die Haare für uns ein gewisses Zeichen, an dem man erkennen kann, ob die Naturkraft eine schwächliche oder kräftigere ist.

Von Jugend an hatte ich einen sehr starken Haarwuchs; später machte ich aber die Beobachtung, daß, wenn ich viel geistig beschäftigt war, und namentlich wenn dazu noch der Körper sehr angestrengt wurde, mir fast jedesmal ganz auffallend viele Haare ausgefallen sind. Hatte ich eine strenge Tour, wie z. B. Missionen, mehrere Tage hindurch gemacht, so durfte ich darauf rechnen, daß mir ein großer Theil meiner Haare ausfiel; wenn ich aber wieder zu meiner gewöhnlichen Beschäftigung zurückkehrte und geistig nicht mehr so angestrengt arbeitete, dann nebenbei noch das Wasser gebrauchte, so fiel in wenigen Tagen kein Haar mehr aus, und selbst die ausgefallenen ersetzten sich wieder. Meine Ansicht unterstützt noch der Umstand, daß ich diese Beobachtung nicht nur einmal, sondern öfter machen konnte. Ich verlor in einem Jahre fünf Personen, die mir sehr nahe standen; da habe ich das erste mal diese Erscheinung wahrgenommen. Wenn ich jetzt auch über 70 Jahre zähle, so kann ich doch auch jetzt noch sagen: Wenn es mir gar zu dick kommt, fallen mir theilweise die Haare aus. Der Haarausfall ist besonders bei solchen Leuten stark, welche viel zu denken und zu sinnen haben. Je mehr der Kopf angestrengt wird, desto mehr Blut dringt in den Kopf; wo aber viel Blut hinkommt, da entsteht Hitze. Nun ist es aber Jedermann bekannt, daß, wo viel Hitze ist, und wo dieselbe lange andauert, die Pflanzen zu Grunde gehen. So glaube ich auch, daß sich bei Leuten, die geistig sehr angestrengt arbeiten, zu viel Hitze im Kopfe aufhält und deßhalb im Haarboden eine Vertrocknung eintritt. Hieraus ist auch zu erklären, warum Leute, die sonst ganz gesund sind und sich einer recht kräftigen Natur erfreuen, dennoch wenig Haare haben; am meisten ist daher der Gelehrtenstand mit diesem Uebel behaftet. Ich rathe daher Jedem, welcher viel geistig beschäftigt ist, eine vernünftige Wasserkur zu machen, damit die Natur gestärkt bleibt und das Blut vom Kopfe abgeleitet wird; der Haarboden wird hiedurch geschützt und ihm die Nahrung nicht durch Austrocknung entzogen.

Wenig Haare haben meistens auch Leute, welche ziemlich korpulent sind. Selten wird Einer, der eine ordentliche Hypothek herumschleppt, ein starkes Haar haben; der Haarwuchs ist bei ihm vielleicht nur halb so stark als bei andern. Der Grund ist darin zu suchen, daß solche Leute eine schwammige, welke Natur haben und die Haare in Folge dessen Noth leiden müssen. Wenn diese Leute aber früh genug den Körper durch die Wasserkur zusammentreiben und dadurch an Gewicht 40 bis 60 Pfund verlieren, wie schon Fälle vorgekommen sind, so werden sich in gleicher Weise, wie der Körper kräftiger und widerstandsfähiger wird, auch die Haare erholen und vermehren.

Ausser den bisher genannten gibt es aber auch noch andere Ursachen, welche den Haarwuchs vermindern und schwächen, so ist bei Manchen nicht Arbeit oder geistige Ueberanstrengung Ursache des starken Haarverlustes, sondern ein unglückliches, sittenloses Leben, das den ganzen Körper wurmstichig und morsch machen kann, und das dann gewiß auch die Haare nicht verschont. Wenn ein Mensch seinen ganzen Körper durch Laster in Siechthum bringt, so werden auch die Haare dem Siechthum verfallen.

Es kommt in der Landwirtschaft oft vor, daß alle Pflanzen auf einer Wiese umfallen und absterben. Da weiß der Landwirth recht gut, daß auf dieser Wiese viele Engerlinge sich befinden, welche die Wurzeln der Pflanzen abbeissen. Warum sollen sich im Körper des Menschen nicht auch Lebewesen befinden, welche den Engerlingen gleich die Wurzeln der Haare abbeissen, so daß diese ausfallen? Daher kommt es oft vor, daß manche Leute alle Haare verlieren, obwohl sie sich vollständig gesund fühlen.

Ich kenne einen Schulknaben, bei dem ich einmal bemerkte, daß er mitten auf dem Kopf eine runde Fläche hatte, ähnlich wie die Tonsur der Priester. Sie war so künstlich und genau, wie es ein Rasierer kaum fertig gebracht hätte; kein Härlein war darauf zu finden. Nach ungefähr drei Wochen bekam er drei weitere Flecken von derselben Form. Es mußte hier etwas vorhanden sein, was die Haare ausfallen ließ und verhinderte, daß neue nachwuchsen. Der Knabe war schwächlich und hatte kein gutes Aussehen; es konnte also der Haarverlust vielleicht von Schwäche herrühren. Ausser diesen Flecken hatte er jedoch einen ziemlich starken Haarwuchs; darum konnte kein anderer Grund angenommen werden, als daß sich in der Haut etwas befinde, was die Haare abbiß und die Wurzeln nicht wieder nachwachsen ließ. Wie ist Solches aber zu erklären? In einem kranken Körper sind keine guten Säfte; in diesen verdorbenen Säften bilden sich nun kleine lebende Wesen, welche sich im Haarboden sammeln und die Wurzeln der Haare abbeissen.

Für ein jedes dieser Haargebrechen muß ein Mittel vorhanden sein, mit dem eine Heilung erzielt werden kann.

Nach meiner Ueberzeugung ist nur da keine Hilfe mehr möglich, wo die Haarwurzeln vollständig ausgestorben sind; aber Haarwurzeln sterben nicht so rasch und vollständig ab, und wenn auch nur eine verkümmerte Wurzel vorhanden ist, kann noch Hilfe gebracht werden. Wenn man auf ein recht verkümmertes, unbebautes Grundstück guten Dünger bringt, so kommen, ohne daß vorher gesät wurde, Tausende und Tausende von Pflanzen zum Vorschein. Auf ähnliche Weise muß auch der Naturzustand und der Haarboden verbessert und durch Hilfsmittel das Haar zu neuem Wachstum gebracht werden können.

Diese Hilfsmittel sind: Erstens auf die Natur einwirken, damit dieselbe alle kranken Stoffe ausscheidet; zweitens muß gesorgt werden, daß durch eine kräftige Kost ein gutes Blut bereitet wird und die ganze menschliche Maschine in einen besseren Gang kommt; drittens muß man auf den Haupttheil, auf den Kopf, einwirken, damit, wenn solche lebende Wesen vorhanden sind, diese vernichtet werden. Um eine Zerstörung derselben zu bewirken, gebrauche ich schon seit Jahren einen Absud von Brennesseln mit halb Wasser und halb Essig. Dieser Absud wird bereitet, wie folgt: Man trocknet frische, gesunde Brennesseln und siedet sie in halb Wasser und halb Essig; je mehr Brennesseln es sind, um so besser ist es. Der Absud soll ziemlich stark sein, ungefähr wie schwarzer Kaffee. Mit diesem Absud wird der Haarboden einmal im Tage kräftig eingerieben. Das Einreiben soll aber nicht durch einen recht festen Druck geschehen, damit die Poren nicht zu sehr gedrückt werden, sondern sachte, damit der Saft durch die Poren eingerieben wird.

Dann soll man jeden Morgen den Haarboden mit kaltem Wasser gut waschen, damit alle Unreinigkeit entfernt wird. Daß die Haare kurz sein müssen, versteht sich von selbst. Bekanntlich ist in der Brennessel eine Säure enthalten; durch das Sieden verbindet sich diese Säure mit der Essigsäure, und es läßt sich recht gut denken, daß, wenn dieser Absud durch die Poren bis zu den Haarwurzeln eindringt, dort die Pilze zerstört werden, wodurch es den Haarwurzeln möglich gemacht wird, von neuem zu wachsen. Betrachtet man die Haut, wo die Haare schon längst ausgefallen sind, so findet man sie geglättet wie Porzellan, und sie läßt nicht leicht etwas eindringen noch hinausgehen, und sogar der Zugang von Luft und Feuchtigkeit ist verhindert. In diesem Falle sind die Haarwurzeln gewöhnlich vollständig zerstört. War die Haut noch nicht geglättet, so habe ich noch nie Anstand gehabt, wieder Haare hervorzubringen. Hat der Haarboden keine Nahrung, so kann man doch annehmen, daß man dem Körper und der Haut Stoffe zuführen kann, die zugleich auch den Haaren Nahrung bieten. Ich habe auch schon K l e t t e n w u r z e l n gebraucht; diese standen schon bei unseren Vorfahren in großem Ansehen und kommen auch heutzutage noch vielfach in Anwendung. Wie gesagt, muß der Kopf täglich einmal mit der Nesselsäure eingerieben werden, vielleicht am besten eine Stunde, nachdem der Kopf gehörig gereinigt worden ist. Ich habe auch für gut gefunden, in der Woche einmal den Haarboden mit S a l a t - oder P r o v e n c e r ö l einzureiben, besonders wenn der Kranke mager ist. Man glaubt kaum, wie gerne die Natur diese Oele aufnimmt, und warum soll ein so schuldloses Fett nicht auch seine gute Wirkung haben?

Es muß dann ferners auch auf den g a n z e n Körper eingewirkt werden, damit derselbe eine gleichmäßige Naturwärme bekommt, die Zirkulation des Blutes geregelt und die ganze Natur gekräftigt wird. Wenn nicht noch eine besondere Krankheit vorhanden ist, so genügt es, wenn man in der Woche zwei Halbbäder nimmt, zwei- bis viermal den Oberkörper wäscht, zwei- bis dreimal im Wasser geht oder einen Kniegeß nimmt, je nachdem die Natur mehr oder weniger Kräftigung nothwendig hat. Auch kann ausreichen, wenn man in der Woche zwei Ganzwaschungen und zwei Halbbäder nimmt.

Man darf aber ja nicht glauben, daß, wenn man am Montag die bezeichneten Mittel anzuwenden beginnt, man am Samstag schon den Haarschneider rufen muß. Es geht immer eine geraume Zeit hin. Ein Kurgast hat in Wörishofen sechs Wochen lang die Mittel gegen dieses Uebel ohne jeglichen Erfolg angewendet; jedoch nach einem halben Jahre schrieb er von seiner Heimath aus, er habe jetzt einen herrlichen Haarwuchs.

Haarverlust.

Heute
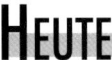

Kneipp, naturverbunden, verglich die behaarte Kopfhaut mit einer bunt blühenden Wiese, die mit Pflanzen, Blumen und Gräsern in dichtem Verbund übersät ist. Ein nahrhafter Boden sorge für eine üppige Vegetation, ein unfruchtbarer Trockenboden dagegen lasse den Pflanzenwuchs verkümmern. Ein Vergleich zwischen Wiesengrund und Haarboden ist naheliegend. Wie wird nun hundert Jahre nach Kneipp Haarausfall und Glatzenbildung von der Fachwelt beurteilt?

Es sind primär nicht die fehlenden Nährstoffe, die den frühzeitigen Haarausfall bedingen, sondern genbedingte Störungen im Hormonhaushalt. Haarausfall bei Frauen jenseits des Klimakteriums ist eine Folge von Östrogen-Mangel, während bei Männern eine Überempfindlichkeit der Haarfollikel gegenüber Androgenen zu einer frühzeitigen Glatzenbildung führen soll. Ein Rückschluß von der Haarfülle einer Person auf dessen Gesundheitszustand ist nicht zulässig. Hingegen muß eingeräumt werden, daß in allen Altersstufen konsumierende Krankheiten Haut und behaarte Kopfhaut beeinträchtigen.

Ob nun häufiges Haareschneiden, ähnlich dem Rasenkurzschnitt in einem gepflegten Park, das Haar fester und dichter werden läßt, bleibt Ansichtssache. Daß die Pflege des Haarbodens mit alkoholischen Kräuterauszügen auf Birkenwasser-, Brennessel- oder Klettenwurzelbasis ebenso nützlich ist wie eine gesunde, vitamin- und mineralreiche Ernährung, darf mit Fug und Recht behauptet werden. Haarausfall in Streß-Situationen entspricht empirischer Erfahrung. Kneipp selbst berichtet, daß er sich während anstrengender Missionsreisen um seinen Haarbestand sorgen mußte, in der Zeit der Muse dagegen sein Kopfschmuck wieder Festigkeit erlangte. Daß »Leute, die viel zu denken und zu sinnen haben« ihre Haarpracht vorzeitig verlieren, gehört in das Reich der Phantasie vergangener Jahrhunderte. Danach müßte die Mehrzahl aller Dichter und Denker kahlköpfig sein, eine Theorie, die durch keine Reihenuntersuchung statistisch abgesichert ist. Ähnliches gilt für den minderen Haarwuchs bei Korpulenten oder Sittenlosen. Freilich muß auch bedacht werden, daß die Jahre nicht nur an Muskelkraft und Gestalt zehren, auch der Haarwuchs verliert die Vitalität der Jugendzeit.

Genau und treffend beschreibt Kneipp die »Alopecia areata«, den kreisförmigen Haarausfall bei einem Schulknaben. Das Leiden tritt familiär auf, hat mit Pilz- oder Mikrobenbefall nichts zu tun, ist vielmehr auf eine nervös-vegetative Fehlsteuerung zurückzuführen. Spontanheilungen sind möglich. Um die regenerativen Kräfte anzuregen, ist folgender Anwendungszyklus zu empfehlen: Tgl. Ganzwaschung kalt, Wechselarm-Gesichtsguß, Wechselfußbad mit Zinnkraut über den Tag verteilt; an zwei Tagen der Woche nur kaltes Halbbad 18 Sek., viel Sport und Bewegung; natürliche Sonne auf verschiedene Körperteile von begrenzter Dauer.

Pilzerkrankungen der Kopfhaut gehören in das Aufgabengebiet des Facharztes. Bei der Resistenz wuchernder Pilze auf der Haut und Kopfhaut ist von Kräuterauszügen in lokaler Anwendung keine Heilwirkung zu erwarten.

Halsentzündung.

siehe oben, Seite 155, unter »Croup.«

Heiserkeit.

Es kommt sehr häufig vor, besonders zur Frühlings-, Herbst- und Winterszeit, daß, wenn ein rascher Witterungswechsel von Nässe und Trockenheit stattfindet, kalte und warme Luft eingeathmet wird. Dann geschieht es wohl, daß man innerhalb einer halben Stunde die Stimme fast gänzlich verliert, heiser wird und nur mit Mühe sprechen kann. Ein solcher Zustand hält oft recht lange an, und wenn auch viele Mittel angewendet werden, so wird doch recht oft wenig oder gar keine

Hilfe erreicht. Wie eine Stauung in der Schleimhaut der Nase und des Rachens vorkommen kann und hiedurch der Schnupfen entsteht, so kann auch eine Stauung in der Schleimhaut des Kehlkopfes vorkommen; dann werden die beiden Stimmbänder, welche im gesunden Zustande weiß sind, roth, ein Beweis, daß sie sich mit Blut angefüllt haben. Sie werden durch diese Füllung steifer gemacht und unfähig zu einer deutlichen Aussprache; denn durch den engen Raum können sich die Worte nur mit Gewalt durchzwängen. Diesen Zustand können wir einen akuten Katarrh heißen.

Die Zirkulation des Blutes ist vielen Störungen unterworfen, und nach meinem Dafürhalten können solche Störungen auch auf die Stimmbänder einwirken. Der Spezialist für Halskrankheiten findet oft keine Erklärung für die lange anhaltende Heiserkeit oder gänzliche Sprachlosigkeit, während in Wirklichkeit eine derartige Hemmung des Blutumlaufs der Grund ist. So sind mir zwei besonders auffallende Fälle vorgekommen.

Ein Mädchen aus München litt sechs Jahre an Sprachlosigkeit; es waren Spezialisten und die besten Aerzte aufgesucht worden, doch war Alles umsonst. Man hatte inhalirt, elektrisirt, ausgebrannt, eingestäubt und weiß Gott, was alles sonst noch, wovon man glaubte, es könne helfen. Das Mädchen sah frisch und gesund aus und war seinem Alter entsprechend gut genährt. Es kam, um durch die Wasserkur Hilfe zu suchen. Ich zweifelte nicht an der Heilung. Keiner von den Aerzten hat, glaube ich, die Ursache des Leidens gefunden. Ich fand sie auch nicht, aber es drang sich mir die Ueberzeugung auf: Hier sind sicher Blutstauungen die Ursache, und da es bei der Wasserkur ja die Hauptsache ist, für gutes Blut und geregelten Blutlauf zu sorgen, so suchte ich auch auf diese Weise auf den Körper einzuwirken. Während fünf Tagen wurden täglich zwei bis drei Anwendungen vorgenommen, welche alle nur auf Regelung des Blutlaufes gerichtet waren. Am sechsten Tage bekam das Mädchen einen kräftigen Blitzguß, und schon während des Blitzgusses merkte dasselbe, daß sich in den Stimmbändern etwas änderte. Diese Aenderung hielt auch nach dem Gusse an, und bald trat Besserung ein; nach einer Viertelstunde konnte das Mädchen wieder sprechen, anfangs allerdings, obwohl ganz rein, doch noch ziemlich schwach. Ich wirkte weiter auf kräftige Blutzirkulation ein, und nach sechs Tagen hatte sich die klangvolle, kräftige Stimme wieder ganz eingestellt. Sogar die Versuche, zu singen, gelangen.

Ob nun derartige Zustände von hysterischen oder von anderen Ursachen herkommen, daran liegt gar nichts; denn auch dann hat meiner Ueberzeugung nach die gestörte Blutzirkulation die Hauptschuld.
Eine einfache Person, Mitte der zwanziger Jahre, bei Würzburg zu Hause, war zwei Jahre hindurch vollständig stimmlos. Sie hatte während dieser zwei Jahre beständig medizinirt, wurde elektrisirt und eingestäubt, und alles Mögliche, was Spezialisten und Nichtspezialisten ihr verordnet, wurde angewandt, aber nichts hat geholfen. Ich glaubte, daß auch hier Blutstauungen die Ursache seien, und verordnete ihr Gießungen und zwar Schenkel-, Rücken-, Ober- und Vollguß und dann ein Halbbad. Nachmittags drei Uhr bekam die Kranke das Rezept und ging zur Badeanstalt. Nach drei Viertelstunden kam sie schon wieder und erzählte mit größter Freude mehreren Kurgästen und Aerzten: »Ich habe meine Stimme wieder. Der Schenkelguß hat mir meine Stimme gebracht.« Die Stimme war wohl wieder in Ordnung, aber noch etwas schwach; durch das fortgesetzte Einwirken auf eine geregelte Blutzirkulation erhielt sie aber in sechs Tagen die volle Stimme wieder.

Rührt die Stimmlosigkeit von Schnupfen oder Katarrh, so muß ebenfalls auf den Blutumlauf eingewirkt werden. Weil beim Schnupfen und Katarrh eine Entzündung vorhanden ist und durch diese Entzündung das Blut zum Kopfe hingeleitet wird, so muß zu allererst auf Auflösung und damit zugleich auf Regelung des Blutlaufes eingewirkt werden. Ist jede Anstauung gehoben, geht das Blut in Ordnung seinen Weg, so wird auch die Stimme wieder brauchbar werden.

Ein Mädchen erzählt: »Ich habe durch längere Zeit Schnupfen gehabt, dann bekam ich aber noch einen starken Katarrh hinzu, und seit dieser Zeit ist meine Stimme verloren. Hier heißt es aufzulösen, kräftigen und das Blut in geregelten Gang bringen. Die Person bekam jeden Abend eine Waschung des Oberkörpers. Diese bewirkte eine erhöhte Naturwärme, nahm die Fieberhitze und bewirkte zugleich eine kräftigere Transspiration. Dann bekam die Kranke täglich ein bis zwei Gießungen, Kniegruß und Schenkelguß, zwei Tage lang, dann Schenkel- und Rückenguß vier Tage und fernerhin Halbbad und Schenkelguß mit Oberkörperwaschung. Durch diese Anwendungen wurde eine gleichmäßige Zirkulation erreicht und das Blut, welches nach oben gedrungen war, wieder nach unten geleitet. Gelinde Schweiße traten ein; es löste sich auch nach innen eine Masse Schleim ab, und so kam in kurzer Zeit die Stimme wieder. Wie von aussen, so kann auch noch innen auflösend eingewirkt werden. Man gebrauchte schon zu meiner Kindheit die Wollblume, dann Hollunderblüthen als schweißerzeugende Hausmittel. Warum soll nicht auch, wenn das Wasser angewendet wird, ein solcher Thee nach innen hilfreich wirken und günstig auflösen? Zinnkraut, Salbei und Huflattich sind vorzügliche Kräuter zur Auflösung; warum soll man sie nicht gebrauchen, wenn man schon zum Voraus weiß, daß sie nicht schaden können? Die Eichenrinde wirkt zusammenziehend, reinigend und heilend; warum soll man nicht täglich fünf bis sechs Löffel voll solchen Thee einnehmen oder den Hals damit gurgeln? Auch oben bezeichnete Thees können als Gurgelwasser benützt werden.

Man kann ferner Umschläge auf den Hals machen; sie wirken recht günstig, müssen aber mit der größten Vorsicht angewendet werden; denn wenn der Halswickel warm oder heiß wird, dann zieht er noch mehr Blut zum Halse hin, und der Schaden wird ärger. Wird er aber richtig angewandt, so wirkt er kräftig auf den Hals ein, löst auf, scheidet aus und ist darum ein gutes Heilmittel. Der Halswickel soll so gut anliegen, daß sich keine Luftblasen bilden können. Nach längstens zwanzig Minuten wird er erneuert und so eine bis eineinhalb Stunden fortgefahren.

Heiserkeit.

Heute

Heiserkeit ist meist die Folge einer viralen oder bakteriellen Infektion der oberen Luftwege, des Kehlkopfes und seiner Stimmbänder. Das sprachbildende Organ weist dann die klassischen Symptome einer Schleimhautentzündung auf, Schwellung, Rötung und vermehrte Sekretion. Der Kehlkopf ist einer reinen Stimmgebung nicht mehr fähig. Der Leidende haucht nur noch leise Worte, um schließlich den Versuch, sich seiner Umgebung mitzuteilen, ganz aufzugeben. Diese akute Laryngitis ist bei aller Bedrohlichkeit des Stimmverlustes nur eine vorübergehende Erscheinung. Die individuelle Heiltendenz und die therapeutischen Maßnahmen geben die Fähigkeit der Stimmbildung innerhalb weniger Tage wieder zurück. Der Kneipparzt von heute empfiehlt folgende Anwendungen: Im akuten Zustand zunächst Lehmpflaster Hals bzw. Halswickel mit Lehmwasser oder Retterspitz; bei guter Verträglichkeit kann dieser Wickel mehrmals tgl. wiederholt werden; die persönliche Verträglichkeit ist immer ein Indikator für die Auswahl des Wickels; in manchen Fällen wird ein warmer Thymian-Halswickel als angenehme Linderung empfunden; ein Wechsel zwischen kalt und warm ist bedenkenlos möglich, denn Schaden kann weder der kalte noch der warme Wickel stiften; außerdem tgl. 2 mal ein Wechselfußbad oder Wechselarmbad mit Thymian über den Tag verteilt.

Wenn wir uns erinnern, daß in den Fallbeschreibungen der Gicht, des Gries- und Steinleidens sowie des Haarverlustes nur von Personen männlichen Geschlechtes die Rede war, so läßt Kneipp in der Schilderung der Heiserkeit drei junge Frauen zu Gehör kommen. Ein Zitat aus Kneipp's Abhandlung über Heiserkeit gibt indessen näheren Aufschluß: »Ob nun derartige Zustände von hysterischen oder anderen Zuständen herkommen, daran liegt gar nichts«. Zu seiner Zeit mag manche Gesundheitsstörung beim weiblichen Geschlecht, für die es keine einfache Erklärung gab, in das Diagnosefach der »Hysterie« geraten sein. Die beiden ersten Fallbeispiele gehören zweifellos zur funktionellen oder psychogenen Aphonie (d. h. Stimmlosigkeit), die als reaktives Protestsymptom nach Schreckerlebnissen, Streß oder psychischer Überlastung zu beurteilen ist. Der Heilerfolg stellte immerhin die suggestive Heilkraft unter Beweis, die Kneipp kraft seiner Persönlichkeit auf seine Patienten ausübte.

In der dritten Fallbeschreibung handelte es sich um eine postinfektiöse, stimmlose Kehlkopfentzündung nach Schnupfen, ein wichtiger Hinweis, daß auch der banale Schnupfen ernst genommen werden muß. Zwei unangenehme Komplikationen lauern im Hintergrund, eine Entzündung der Nasennebenhöhlen zum einen, zum anderen eine Infektion der Bronchien mit Husten und Heiserkeit.

HERZKRANKHEITEN.

Wie jeder Körpertheil krank und für seine Aufgabe zu schwach werden kann, so gibt es auch krankhafte Zustände im Herzen. Es sind besonders zwei hervorragende Gebrechen desselben in's Auge zu fassen; bei dem ersten kann das Herz entarten, so daß es seine Funktionen nicht mehr vollständig, wie es sein soll, versehen kann, indem nach einer Entzündung die Klappen nicht mehr recht schließen oder das Muskelfleisch schlaff wird. Solche Herzleidende haben gewöhnlich Fieber; man sieht dem Kranken selbst im Gesicht an, daß Störungen vorhanden sind; er hat eine bläulich-rothe Farbe, die augen sind trüb und matt, der Gesichtsausdruck verräth eine gedrückte Stimmung, und der Kranke hat wenig guten Humor. Dann hat er ein beständiges Drücken und ein peinigendes Gefühl in der Herzgegend; jede Kleinigkeit regt ihn stark auf und bringt ihm Angst, Furcht, Schwermuth, Verzagtheit; kurz, alle möglichen Erscheinungen eines krankhaft veränderten Organismus treten zu Tage. Mit diesen Störungen kann es so weit kommen, daß das Leben in höchster Gefahr schwebt, wie denn auch viele Leute ein Opfer dieser Leiden werden. Die Angst ist oft so groß, daß das Herz, wenn es an und für sich ruhig ist, durch die Angst bis in's höchste Stadium aufgeregt wird.

Ruht auch die Hauptursache der großen Furcht in der Krankheit des Herzens selbst, so wirkt doch diese Angst wieder auf die Steigerung des Uebels ein, so daß, wenn Jemand sein Herzleiden gar nicht fühlt, und man erzählt ihm etwas, was ihm Freud und Leid bringt, sich das Uebel am peinlichsten bemerkbar machen kann. Solche Herzleidende haben einen kurzen und unruhigen Schlaf, ja sie müssen oft wegen einer Kleinigkeit, welche sie aufregt, denselben entbehren. So kannte ich eine Person, welche am Abend nie einen Brief lesen durfte, und wenn er auch den schuldlosesten Inhalt hatte; schon eine schuldlose Neuigkeit raubte ihr den Schlaf. Diese leichte Erregbarkeit gibt den Beweis, daß bei diesen Leuten eine große Schwäche im Nervensystem vorhanden ist, und daß daher jede Kleinigkeit wie Elektrizität wirkt. Der Appetit würde gewöhnlich gut sein, wenn nicht die Angst vorhanden wäre. Glaubt der Kranke aber, er könne etwas nicht verdauen, dann verdaut er auch wirklich nicht mehr gut. Ebenso verhält es sich auch mit dem Herzen. Ist das Herz ruhig, so fühlt sich der Kranke ziemlich kräftig; soll aber etwas unternommen werden, und ist er besorgt, es könnte ihm schaden, so verschwindet im Augenblick sowohl der Unternehmungsgeist als auch die Kraft zur Ausführung. Somit können solche Leute in der einen Viertelstunde sich ganz gesund und wohl fühlen, während sie in der andern zum Sterben krank sind. Daß mit einem solchen Gebrechen auch noch andere Uebel verbunden sind, ist klar, so z. B. kurzer Athem, Verengung beim Athmen und selbst asthmatische Anfälle. Je nachdem die Aufregung schwächer oder stärker ist, klopft auch das Herz stärker und schwächer, oft sogar so stark, daß man auf drei bis vier Schritte sehen kann, wie in Folge des Herzschlages die Kleider sich heben und senken.

Will man einen Herzkranken heilen, so muß man zu allererst in's Auge fassen, daß zu viel Blut im Herzen und in dessen Nachbarschaft sich befindet, weil das Herz mit seinem schwachen Schlag das Blut nicht mehr in alle Körpertheile zu leiten vermag. Deßhalb ist auch bei diesen Krankheiten in der Herzgegend eine erhöhte Wärme bemerkbar; dieser Wärme strömt dann das Blut noch mehr zu, so daß sich fast alles Blut beim Herzen sammelt. Zum Beweis, daß meine Ansicht richtig ist, weise ich darauf hin, daß solche Kranke in der Regel kalte Füße und kalte Hände, dagegen eine große Hitze in der Herzgegend haben. Die Füße sind gewöhnlich ganz abgemagert; ihre Muskulatur ist fast zur Hälfte geschwunden, und selten kann man an ihnen eine Ader gewahr werden. Dieses sind mir immer die sichersten Zeichen, daß ein Herzleiden vorhanden ist, und diese Anzeichen müssen auch bei der Heilung am allermeisten in's Auge gefaßt und berücksichtigt werden. Man muß das Blut wieder in die Füße und in die Hände zu leiten suchen. Wird das Blut nach allen Richtungen gleichmäßig vertheilt, und bleibt es in guter Zirkulation, so wird auf diese Weise auch die Thätigkeit des Herzens unterstützt; es tritt ein regelmäßiger Pulsschlag ein, und dem Herzen wird seine Aufgabe, das Blut zu vertheilen, wesentlich erleichtert. Der schwere Athem läßt nach, der Kranke bekommt einen besseren Humor, die Eingenommenheit des Kopfes vergeht, kurz, der Patient sagt: »Ich fühle mich bedeutend leichter.«

Früher hat man bei solchen Zuständen dem Kranken Blut entzogen, um dieses dadurch vom Herzen abzuziehen. Hiedurch wurde aber der Kranke noch blutärmer, und das Uebel gewann immer mehr die Oberhand. Nach meiner Ansicht hat Niemand zu viel Blut. Leite ich hingegen das Blut in der richtigen Weise vom Herzen ab, so wird dasselbe auch entlastet, ohne daß ich dem Körper Blut zu entziehen brauche. Je mehr aber dem Körper Blut entzogen wird, um so schwächer wird er, und um so mehr drängt das Blut dem Herzen zu.

Ein regelmäßiger Blutumlauf kann auch durch keine Medikamente, mögen sie heißen, wie sie wollen, bewirkt werden. Ein solches Meisterstück kann nur das Wasser liefern, leider wird aber viel zu wenig Fleiß darauf verwendet, wie man durch Wasser den Blutumlauf im ganzen Körper in

Ordnung bringen und erhalten kann. Ich kann versichern, ich habe schon eine Unzahl Herzleidende gehabt und immer den besten Erfolg erzielt.

Ich wurde oft von Aerzten gefragt, warum ich bei Herzleidenden immer nach den Füßen frage, und warum sie mir diese zeigen müssen; und ich konnte den Herren beweisen, daß die Kranken an den Füßen die oben erwähnten Merkmale hatten, denn die Füße waren meistens ganz kalt und abgemagert. So kenne ich eine Persönlichkeit, welche beim Militär eine hervorragende Stellung inne hat, deren Füße aber wie eines schwindsüchtigen Schneiders oder Webers und in Folge eines Herzleidens ganz verkümmert sind.

Solche Kranke werden leider von nichts mehr abgeschreckt als von dem Wasser, und die schlimmsten Folgen, welche die Wasserbehandlung mit sich bringen soll, werden ihnen vor Augen gestellt. Ich dagegen behaupte, daß gerade solche Fälle mit Wasser am besten zu heilen sind.

Das Erste bei der Heilung von Herzleidenden ist, wie bereits gesagt, das Blut im ganzen Körper gleichmäßig zu vertheilen; hiedurch erreiche ich auch den Vortheil, daß der Körper gleichmäßig genährt wird und sich dadurch kräftigt. Kräftigt sich aber der ganze Körper, dann kräftigt sich auch das Herz, und dadurch wird die Gesundheit, so weit möglich, erreicht. Es verschwinden oft alle die erwähnten Zeichen, und es tritt in einzelnen Fällen die volle Gesundheit wieder ein.

Habe ich das Blut gleichmäßig im Körper vertheilt, so kann ich auch darauf rechnen, daß der Kranke zu seiner Ruhe kommt und der Schlaf sich wieder einstellt. Die Furcht und Angst läßt nach, was doch gewiß auch zur Erholung beiträgt. Die Blutbildung wird eine bessere, weil der ganze Organismus wieder thätig ist; es fehlt gewöhnlich nicht an Appetit, ein Zeichen, daß keine Störung in der Verdauung mehr vorhanden ist. Alle Anwendungen müssen also darauf hinwirken, daß ein regelmäßiger Blutlauf eintritt und erhalten bleibt. Nur muß man gelinde anfangen; sobald aber der Körper an Kraft zunimmt, müssen die Anwendungen verstärkt werden.

Um den Blutlauf in Ordnung zu bringen und darin zu erhalten, sind am besten folgende Anwendungen: der Kniguß, der Schenkelguß und die Oberkörperwaschungen. Der Kniguß oder auch das Wassergehen leitet das Blut in die Füße. Die Oberkörperwaschungen bringen eine allgemeine erhöhte Thätigkeit in den Oberkörper, entwickeln mehr Wärme und eine stärkere Ausdünstung. Der Schenkelguß wirkt abhärtend und blutableitend. Dann ist es auch gut, die Arme täglich zwei bis drei Minuten lang in's Wasser zu tauchen, wodurch sie gekräftigt und mehr erwärmt werden und auch das Blut in dieselben geleitet wird. Diese Anwendungen soll man gewöhnlich zehn bis zwölf Tage lang fortsetzen. Haben sie in dieser Zeit eine gute Wirkung hervorgebracht, so geht man zum Wassergehen mit Rückenguß und Oberkörperwaschungen über, womit man wiederum zehn bis zwölf Tage fortfahren kann. Dann kommen einige Tage lang Halbbäder mit Rückengüssen zur Anwendung, dann Schenkelguß und Vollguß; die Schenkelgüsse leiten das Blut ab und fahren mit der Kräftigung fort; der Vollguß kräftigt den ganzen Körper. Wo es aber möglich ist, den Blitzguß zu geben, und wo ein guter Gießer vorhanden ist, kann man schon beim zweiten Theil der Kur einen schwachen Blitzguß anwenden. Bei den Herzleidenden muß jedoch mit dem Blitzguß bei den Füßen begonnen werden, bis die Füße bis zu den Knieen und später bis zu den Schenkeln geröthet sind und man dadurch sieht, daß das Blut in die Füße geleitet wurde. Von den

Beinen geht der Guß auf die Arme über; dann erst bekommt der Kranke den Blitzguß auf den übrigen Körper.

Daß bei solchen Kranken das Barfußgehen zur Ableitung des Blutes in die Füße und zur allgemeinen Abhärtung und Kräftigung am meisten beiträgt, läßt sich denken; und gerade diese Kranken gehen mit großer Vorliebe barfuß, weil sie fühlen, daß der Kopf dadurch leichter und das Herz ruhiger wird. Ich möchte sogar behaupten, daß das Barfußgehen das allererste und auch das allersicherste Mittel ist, diesen Kranken Hilfe zu bringen. Den Oberguß gebrauche ich bei Herzleiden nicht gern, weil das Bücken für einen solchen Kranken beschwerlich ist, und weil er vor dem Bücken große Angst hat. Sodann sind die Kranken gegen diese Einwirkung am empfindlichsten, und wenn sie nicht gehörig abgehärtet sind, so könnten am ehesten schädliche Folgen eintreten.

Die bisher besprochenen Herzleiden kommen leider oft vor; sie belästigen nicht nur den Menschen, sondern können zuletzt sogar unheilbar werden und den frühen Tod zur Folge haben. Nun gibt es aber noch andere Leiden, welche als Herzleiden bezeichnet werden, welche aber von den bisher beschriebenen sehr verschieden sind. Bei diesen Leiden ist das Herz ganz und gar gesund, es ist weder ein Klappenfehler vorhanden noch ein Fehler in der Muskulatur. Und doch haben solche Leute ein Herzklopfen, welches sich auf's höchste steigern und den Menschen zu Allem unfähig machen kann. Um die Sache recht klar darzustellen, will ich einen Vergleich machen. Wenn ich an einem stürmischen Tage gegen den Wind gehe, der Wind bald schwächer und bald stärker weht, bald wieder ruhig und still ist, so kann ich gemüthlich gehen, wenn der Wind ruhig ist; weht aber der Wind stark, so geht auch das Gehen langsamer, macht mehr Beschwerde, und auch der Athem wird kürzer; kommt aber plötzlich ein schwächerer oder stärkerer Windstoß, so bin ich gezwungen, stehen zu bleiben oder rückwärts zu gehen; ich werde also stoßweise aufgehalten. In ähnlicher Weise kann auch durch das Blut in schwächerer oder stärkerer Weise auf das Herz eingewirkt werden; das Blut scheint plötzlich stille zu stehen und übt einen Rückschlag auf das Herz aus. Solche Einflüsse können bewirkt werden durch augenblickliches Erschrecken, durch Furcht und durch Angst. Diese Dinge wirken zu allererst auf das Gemüth ein, vom Gemüth gehen sie auf das Blut über und vom Blut auf das Herz. Wenn nun von allen Seiten solche Stürme kommen, so zappelt das Herz. Es kommt sogar vor, daß durch eine besonders große Gemüthsbewegung der Tod eintritt. Dieß ist dadurch zu erklären, daß alles Blut plötzlich einen Stoß auf das Herz ausübt, so daß dieses die Arbeit nicht mehr bewältigen kann.

Bei starkem Sturm und Regen ging ich einst mit einem Herrn zu einer Hausthüre hinaus; ein Windstoß machte es dem Herrn unmöglich, einen Schritt zu gehen; in demselben Augenblicke wurde er todtenblaß, und nur mit Mühe konnte er zu mir sagen: »Ich muß sterben.« Ich suchte diesen Herrn so rasch wie möglich in das Zimmer zu schaffen und den Blutlauf in Ordnung zu bringen, denn das Herz stand so zu sagen stille; sobald aber wieder eine allgemeine Erwärmung eintrat und das Blut seinen geregelten Gang ging, war er wieder gesund und wohl. Nach meinem Dafürhalten ist durch den Windstoß das Blut plötzlich zum Herzen zurückgetreten, und das Herz vermochte den Andrang des plötzlich in großer Menge zuströmenden Blutes nicht mehr zu überwältigen. Den Beweis dafür gibt mir das plötzliche Erblassen des Gesichtes und der Umstand, daß auch die Hände eiskalt wurden; dann wird meine Ansicht auch dadurch bewiesen, daß dieser Herr, sobald er in die Wärme gebracht wurde, sofort warme Hände und warme Füße bekam. Es geht hieraus hervor, daß das Blut sich wieder über den ganzen Körper vertheilte. Der Herr erholte sich dann rasch und fühlte sich wieder gesund.

Gerade wie bei diesem Herrn in Folge eines Windstoßes, so kann auch in Folge von Angst, Furcht oder Schrecken, überhaupt in Folge einer starken Gemüthsbewegung das Blut gleichsam einen Stillstand machen und dadurch auf die Herzthätigkeit hemmend einwirken. Dieses Herzleiden kommt also von einer Einwirkung auf das Blut her, welche auf das Herz übergeht, und wird deßhalb mit Recht nervöses Herzleiden genannt.

Den schlagendsten Beweis aber, daß dieses Herzleiden von der gehemmten Blutzirkulation herrührt, gibt mir die Art und Weise, wie man ein solches Leiden heilen kann. Ich habe alle Anwendungen und alle Mittel für nicht richtig befunden, durch welche nicht eine geregelte Blutzirkulation und damit auch eine reichlichere Blutbildung erzielt wird. Bei der Behandlung ist Folgendes zu beobachten: Das Blut muß vom Herzen weggeleitet werden; denn solche Kranke haben viele blutleere Stellen in den entfernteren Körpertheilen, weil sich das Blut zuviel beim Herzen aufhält und in Folge der Schwäche des Herzens nicht in die entfernteren Theile vordringen kann. Wird das Blut gleichmäßig im ganzen Körper vertheilt, dann ist die Natur auch zur reichlichen Blutbildung befähigt. Ist eine erhöhte Blutbildung vorhanden, so wird auch der Körper besser genährt, die allgemeine Schwäche weicht, der ganze Körper wird widerstandsfähig, kräftig und erwärmt. Bis aber ein so aufgeregter Körper, der vor jeder Kleinigkeit zappelt, in Ruhe und Kraft gebracht wird, ist natürlich eine längere Zeit nöthig, weil zu allererst der ganze Körper eine erhöhte Wärme erhalten muß. Dieß wird wieder nur erreicht, wenn das Blut durch den ganzen Körper geleitet wird; es nimmt dann auch eine reichlichere Nahrung auf, und die allgemeine Widerstandsfähigkeit wird erhöht. Es müssen zu allererst die Füße und Arme abgehärtet werden. Der Kranke hat auch zu beachten, daß er nicht durch verschiedene Umstände seine Krankheit noch nährt und unterstützt; es müssen vor Allem alle aufregenden Getränke gemieden und muß eine Kost gewählt werden, welche weder aufregt, noch hitziges Blut bereitet.

Ein Priester klagte über nervöses Herzleiden; er hatte schon mehrere berühmte Aerzte consultirt, welche ihm aber nur Heilung versprechen konnten, wenn er ein Jahr lang in ein besonders günstiges Klima ginge, sich dort von allen Anstrengungen fernhalte und eine vorgeschriebene Diät strengstens befolge; nur dann sei es möglich, daß er sich noch erholen könne. Der Herr war um so niedergeschlagener, als auch ein Arzt, welcher Hydropathie betreibt, ihm keine andere Aussicht gab. Als er nun zu mir kam, ließ ich ihm täglich zweimal einen starken Kniegusß geben, so daß die Füße ganz roth wurden. Dadurch wurden die Füße abgehärtet und das Blut hinunter geleitet. Ebenso mußte er auch täglich zweimal drei bis fünf Minuten lang die Arme in's Wasser tauchen, und zwar in das kälteste Wasser. Nach wenigen Tagen fühlte der Kranke recht gut, daß sich seine Natur kräftige, und daß er jetzt viel mehr Naturwärme im ganzen Körper bekomme. Dann trat auch, wie er sagte, ein ungewöhnlicher Appetit ein, und so war er nach vierzehn Tagen schon ziemlich widerstandsfähig. Der Herr hatte jetzt auch keine solche Angst mehr, sich durch Luftwechsel zu erkälten; besonders wohl that es ihm, bei frischer Luft im Zimmer zu schlafen. Bisher waren nur die äusseren Körpertheile abgehärtet und auf den ganzen Körper nur schwach eingewirkt worden, nun wurde aber auch dieser schärfer hergenommen; und da waren es Halbbad, Rückenguß, Vollguß und Blitzguß, welche auf den ganzen Körper gemeinschaftlich einwirkten, und zwar mit solchem Erfolg, daß der Herr in sechs Wochen vollständig gesund war. Der Schlaf, welcher früher ganz gefehlt hatte, stellte sich wieder ein; der Patient bekam den besten Appetit, einen guten Humor und eine besondere Vorliebe für die frische Luft, welche ihm so gut that. Die noch längere Zeit fortgesetzte Schonung, verbunden mit weiteren Anwendungen, hat ihn vollständig hergestellt.

Es muß hier ganz besonders bemerkt werden, daß solche Kranke die Aufregungen, welche die Wasseranwendungen hervorbringen, am meisten fürchten, so daß bei Manchen, bei denen das Herz ruhig ist, dasselbe zu zappeln anfängt, wenn sie nur die Badewanne sehen. Lasse man Solche zwei- bis dreimal auf nassen Steinen barfuß gehen, wodurch das Blut nach unten geleitet und die Natur abgehärtet wird! Dann gehe man erst zum Wassergehen und zu den Kniegüssen über und später zum Schenkelguß und Armguß! Dadurch wird der Kranke zum Wasser Vertrauen bekommen, und die Angst wird ihm nicht schaden. Dann kann recht gut das Halbbad angewendet werden, ferner der Rückenguß, der Vollguß und auch der Blitzguß; besonders kann man mit dem Schenkelguß nach und nach immer mehr nach aufwärts und sodann zum Rückenguß und Vollguß übergehen.

Bei Herzleiden kann auch nach innen mit Erfolg eingewirkt werden. Alle Mittel aber sollen nur stärkend sein, theils für den Magen, damit eine gute Verdauung zu Stande kommt, theils für den Unterleib, besonders auch für die Nieren, damit, wo noch Schwäche vorhanden ist, durch diese Mittel nachgeholfen wird. Die Eichenrinde bleibt immer ein stärkendes Mittel, und wenn man Eichenrinde mit Wermuth gebraucht, so hat man ein stärkendes Mittel und zugleich auch noch ein Mittel für den Magen. Ich kann aber nicht genug davor warnen, daß man zu viel nimmt; kleine Portionen kann die Natur verbrauchen, größere sind ihr nur lästig. Lieber soll man am Morgen, Mittag und Abend ein oder höchstens zwei Löffel voll als eine Tasse auf einmal nehmen. Ueberschwemmungen machen nicht fruchtbar, und viel Thee auf einmal gibt Ueberschwemmungen. Wie Eichenrinde auf die Natur kräftigend wirkt, so wirken Tormentill- und Angelikawurzeln ebenfalls kräftigend. Kaum wird eine Pflanze oder Wurzel gefunden werden können, welche günstiger auf das Blut einwirkt als die Tormentillwurzel, und das Blut regeln und in Ordnung erhalten bleibt doch immer eine Hauptaufgabe. Mit Tormentill kann auch gut Salbei gebraucht werden; Wachholderbeeren und Eichenrinde wirken ebenfalls kräftigend auf die inneren Gefäße ein; und wenn man täglich dreimal drei Weihrauchkörner, so groß wie eine Erbse, nimmt, so ist auch dieß für die Eingeweide sehr vortheilhaft.

Herzkrankheiten.

Heute

Vor hundert Jahren gab es noch keine diagnostischen Geräte wie z. B. Röntgenapparat und EKG; das Blutdruckmeßgerät wurde ein Jahr vor dem Tod Kneipp's, anno 1896, von Scipione Riva Rocci erfunden; die Labortechnik steckte noch in den Kinderschuhen. Die wichtigsten diagnostischen Hilfsmittel waren das Hörrohr, der tastende Finger und der aufmerksame ärztliche Blick. Unter diesem Aspekt muß mit aller Anerkennung registriert werden, daß Kneipp bereits im ersten Abschnitt seiner Beschreibung die wichtigsten Herzkrankheiten aufzählt: Die Herzmuskelschwäche, den Herzklappenfehler, die infektiösen Erkrankungen des Herzmuskels und der Herzklappen- sowie die Herzkranzgefäßenge, die

Angina pectoris. Auch das nervöse Herz mit seinem schillernden Beschwerdebild und seiner psychischen Problematik findet die gebührende Beachtung. In seinen Fallbeschreibungen erscheinen immer wieder gleiche oder ähnliche Klagen: »Herzschmerz, Herzklopfen, Atemnot, tiefe Augen, gequälter Gesichtsausdruck und Angstzustände« – die typischen Symptome einer nervösen Dyscardie, ohne Nachweis eines organischen Befundes. Damals und heute hatten und haben die nervösen oder funktionellen Herz- und Kreislaufstörungen einen beachtlichen Anteil in der ambulanten und stationären Krankenbehandlung.

»Kalte Hände und Füße« sind die typischen Merkmale einer peripheren Kreislaufstörung, zumeist im Zusammenhang mit niedrigem Blutdruck. Das Herz muß dabei keineswegs in seiner Leistungskraft eingeschränkt sein, wenn das periphere Blutstromgebiet einer nervösen Fehlsteuerung unterliegt. Der Rückschluß, kalte Hände und Füße sind gleichbedeutend einer Herzschwäche, ist aus medizinischer Sicht nicht zulässig.

Schwächliche und dünne Beine, als sogenannte »Storchenbeine« ein typisches Kennzeichen für Alkoholmißbrauch, sind Merkmale einer Muskelatrophie aufgrund ungenügender Übung und Belastung der Beinmuskulatur. Einiges spricht dafür, daß die genannten Personen in vermeintlicher Schonung ihres Herzens, auf körperliche Tätigkeiten verzichteten. Zudem muß auch das Alter in Betracht gezogen werden. Anschwellen der Füße dagegen, sogenannte Unterschenkelödeme, erfordern immer die Fragestellung nach der Herzleistung. Bei nachlassender Herzkraft kann der Blutstau vor der leistungsschwachen Herzpumpe zu Flüssigkeitsansammlungen in den Beinen, den Lungen, den Lungenhöhlen und im Bauchraum führen. Kneipp formulierte fachkundig, daß sich das Blut am Herzen sammelt. Deswegen war in früheren Jahren bei Herzschwäche mit drohendem Lungenödem der Aderlaß die erste und beste Hilfe zur Entlastung des Herzens. Heute werden statt dessen wasserausscheidende Medikamente infundiert.

In der Behandlung einer manifesten Herzschwäche sind Medikamente unverzichtbar. In den letzten Jahrzehnten wurden hochwirksame Medikamente entwickelt, die zur Senkung und Stabilisierung des Blutdruckes und zur Kräftigung des Herzens beitragen. Wasseranwendungen sind eine wertvolle Ergänzung in der Herztherapie.

Kneippanwendungen bei Herzschwäche:
Tgl. leichte Anwendungen: Teilwaschung, Wechselarm- und Wechselkniguß; statt dessen auch Wechselarm- bzw. Wechselfußbad mit Melisse oder Thymian; drei Anwendungen über den Tag verteilt.
Wöchentlich zweimal kalte Auflage Herz, zweimal Fußwadenwickel, kalt bis temperiert; anstrengende Anwendungen und Blitzgüsse kommen nicht in Frage.

Kneippanwendungen bei nervösem Herz:
Überwiegend kalte Anwendungen, Ganzwaschung, kaltes Armbad, Wassertreten, kaltes Halb- bis Vollbad, zwei bis drei dieser Anwendungen über den Tag verteilt; statt Kaltanwendung auch Wechselarm-Gesichtsguß, Wechselfuß- und Wechselarmbad mit Fichtennadel oder Rosmarin; wöchentlich einmal Vollbad mit Fichte und kalter Abguß.

Allgemeine Maßnahmen: Leichte sportliche Betätigung, Gymnastik, Atemübungen, Spazierengehen, Schwimmen.

In seiner Kurzgeschichte über den ängstlichen Herrn, der mit den Worten auf den Lippen »Ich muß sterben« totenblaß wurde, veranschaulicht Kneipp die Leib-Seele-Einheit, die unmittelbare Abhängigkeit körperlicher Vorgänge von der Psyche. Ein niedriger Blutdruck und die Angst vor der Vehemenz des Sturmes mögen einen kurzfristigen Kreislaufkollaps verursacht haben.

HERZSCHLAG.

Es kommt oft vor, daß eine Uhr, welche die erste Note hat, daß sie immer gut geht, auf einmal stehen bleibt, und dann legt man sich die Frage vor: Was ist doch der Uhr passirt, daß dieselbe plötzlich nicht mehr gehen will? Forscht man nach, so kann man finden, daß entweder Staub in die Räder gekommen und das Räderwerk dadurch in seinem Gang gehindert worden ist, oder daß eine etwas kalte Temperatur die Uhr zum Stehen gebracht hat; in letzterem Falle heißt es: Das Oel im Räderwerk ist kalt und zähe geworden. Es gibt aber auch sonst noch Zufälle, wodurch ein plötzlicher Stillstand bewirkt werden kann. Die Uhr gibt uns ein recht passendes Bild von dem kunstvollen Getriebe im menschlichen Körper, in welchem auch ein plötzlicher Stillstand eintreten kann.

Das Herz hat die Aufgabe, das Blut im ganzen Körper zu vertheilen, und wenn man bedenkt, welche Kraft es erfordert, das Blut nach allen Richtungen hin zu treiben, so muß man sich fragen, wie es dem Herzen nur möglich ist, daß es eine solche Arbeit ausführen kann. Wenn wir Dieses bedenken, wird es uns auch einleuchten, daß ein kleines oder größeres Hinderniß das Herz zum Stillstand bringen kann, und dann geht es, wie wenn die Uhr stehen bleibt. Plötzlich, ohne erkennbare Ursache steht das Herz still, und im selben Augenblick hat das Leben ein Ende. Es heißt dann gewöhnlich: Unerwartet schnell hat ihn der Herzschlag getroffen.

Der Herzschlag kann folgende Ursachen haben. Erstens das Blut strömt vom ganzen Körper auf das Herz ein, der Blutstrom wird zu groß, das Herz vermag das Blut nicht mehr zu fassen, dieses stockt, und weil das Herz nicht mehr im Stande ist, das Blut hinauszutreiben, steht es plötzlich still. Das Blut kann aber zweitens wohl in den Körper hinausgetrieben sein, aber es bilden sich größere Blutstauungen; dadurch kann das Blut nicht mehr zum Herzen zurück, und die Folge ist, daß das Herz nach und nach oder auch plötzlich still stehen bleibt. Es ist aber drittens auch möglich, daß zu wenig Blut im ganzen Organismus vorhanden ist; es nimmt immer mehr ab und strömt nicht mehr in genügender Menge zum Herzen, und dann tritt ein plötzlicher Stillstand ein.

Zu dieser letzteren Ansicht brachte mich folgende Beobachtung: Es kommt bei Landwirthen, welche Rindvieh haben, ziemlich oft vor, daß Kälber, um den landläufigen Ausdruck zu gebrauchen, herzleer werden. Diese jungen Thiere können durch mehrere Tage oder auch Wochen hindurch ausserordentlich gut gedeihen. Auf einmal aber bekommen sie einen Anfall; sie stürzen zusammen, erheben sich schnell und brechen wieder zusammen. Solche Anfälle wiederholen sich, und wenn auch zeitweilig eine Unterbrechung eintritt, so hält die Besserung nicht lange an; die Thiere stürzen wieder, bis sie auf einmal ein ziemlich starkes Gebrüll von sich geben und dann meistens ein augenblicklicher Tod eintritt.

Natürlich ließ ich solche Thiere genau untersuchen und fand, daß im ganzen Körper nicht der geringste Fehler vorhanden war, die Thiere also gesund waren. Nur hatten dieselben so wenig Blut, daß man recht gut sagen konnte: Es ist unmöglich, daß die Thiere von diesem Blute leben konnten. Ganz besonders aber war das Herz von allem Blute entleert, nicht ein Tropfen war mehr darin zu finden. Das Kalb war herzleer, wie die Landleute sagen. Man nahm auch nicht Anstand, da man nicht den geringsten Fehler an diesen Thieren gefunden hatte, das Fleisch zu genießen.

Ich weiß sogar Fälle, daß Thiere, welche eineinhalb Jahre alt und recht gut genährt waren, und von welchen man glaubte, ein hoffnungsvolles Stück für die Nachzucht zu haben, die obenerwähnten Anfälle bekamen und in kurzer Zeit, vielleicht in ein oder zwei Tagen in derselben Weise verendeten.

Diese Thiere waren anscheinend vollständig gesund und wohlgenährt, so daß man so etwas nicht ahnen konnte. Ihr Körper enthielt aber so wenig Blut, daß sie davon nicht leben konnten; das Herz war vollständig blutleer.

Kommen bei Thieren solche Fälle von Blutleere und von raschem Tode vor, warum soll Derartiges nicht auch beim Menschen vorkommen? Läßt die Blutbildung immer mehr nach, so kann der Fall eintreten, daß das Blut nicht mehr ausreicht, das Herz zu füllen und zu kräftigen, so daß dasselbe wegen Mangels an Nahrung und Triebkraft erschlafft.

Eine weitere Ursache wäre, wenn das Blut sich so allgemein anstaut, daß es nicht mehr in genügender Menge zurückströmt; der Herzschlag wird immer schwächer und schwächer, bis endlich ein Stillstand eintritt. Es geht dann wie in einer Mühle, wo die Wassermenge nach und nach immer geringer wird, endlich ausgeht und die Mühle still steht. Hier kann freilich keine Hilfe gebracht werden, weil gewöhnlich das Uebel vorher gar nicht erkannt wird. Wenn man blutarm ist, kann überhaupt nur Eines geschehen: Man muß möglichst Sorge tragen, vermehrtes und gutes Blut zu bekommen. Dieß erzielt man durch vernünftige Abhärtung und gute Kost.

HERZSCHLAG.

HEUTE

Seine ländliche Herkunft und Bodenständigkeit führen zu einem erstaunlichen Exempel, wenn der warmherzige und fromme Pfarrer das vorzeitige Hinscheiden eines Menschen durch Herzschlag vergleichsweise mit Anfall und Tod junger Kälber in Verbindung bringt. Weder das herbe Schicksal noch göttliche Fügung sind die unerforschlichen Mächte! Es sind ganz einfach die biologischen Ähnlichkeiten zwischen Tier und Mensch, die der Erklärung dienen. Es mag sich um eine Kälberseuche durch damals unbekannte Viren gehandelt haben. Die Ursache des unerwarteten und vorzeitigen Herzschlages blieb seinerzeit mangels beweiskräftigen Fakten im Dunkeln. Heute unterscheiden wir beim Herzinfarkt, der zum tödlichen Herzschlag führen kann, zwischen schicksalshaften Risikofaktoren wie Zuckerkrankheit, hoher Blutdruck und hoher Cholesterinspiegel auf der einen Seite und den willkürlichen Belastungen wie unvernünftige Lebensweise, Streß, Nikotin und Alkohol auf der anderen. Das Alter des Betroffenen muß natürlich auch in Betracht gezogen werden, wenn Kneipp das sterbliche Ende eines Menschen durch Herzschlag fast als physiologischen Vorgang beschreibt und eindrucksvoll kommentiert.

Als möglichen Grund für das Herzversagen macht Kneipp eine innere Blutleere verantwortlich. Ohne die Zusammenhänge genau zu kennen, spricht er das Schockereignis, das von Ärzten gefürchtete Kreislaufversagen, an. Das Blut versackt in den kleinen Blutgefäßen der Peripherie; die vom Herz ausgeworfene Blutmenge reicht nicht mehr aus, um die lebenswichtigen Zentren im Gehirn zu versorgen.

Als Ursachen sind Streß, Unfall- und Operationsschock, allergieauslösende Stoffe (Narkosemittel, Injektionen, Medikamente, Insektengifte) zu nennen. Als Soforthilfe sind Infusionen und Kortison unerläßlich.

Beim akuten Herzanfall mit Verdacht auf Infarkt können bis zum Eintreffen des Arztes als erste Notmaßnahme heiße Armwickel angelegt werden.

Anwendungen nach ausgeheiltem Herzinfarkt:

Die tägliche Anzahl der Anwendungen und deren Stärke richtet sich nach dem körperlichen Allgemeinzustand und nach den Beschwerden.

Leichte Anwendungen bei mäßigen Beschwerden:

Teilwaschung, Ganzwaschung, Wechselknie- und Wechselarmguß, Wechselfuß- und Wechselarmbad mit Baldrian, Thymian oder Rosmarin; tgl. drei dieser Anwendungen im Wechsel über den Tag verteilt.

Bei Beschwerdefreiheit:

Alle Anwendungen ausgenommen Blitzguß; dem Wechselarm-Gesichtsguß und dem Wechselarmbad mit Rosmarin kommt eine spezifische Wirkung auf das Herz zu. Grundsätzlich richtet sich die Anzahl der Anwendungen pro Tag und deren Stärke nach dem körperlichen Allgemeinzustand und der Verträglichkeit.

HÜHNERAUGEN.

Ist es der Menschheit auch verheissen, daß sie viel Leiden und Mühsale ausstehen müsse, so dürfen wir doch mit Grund annehmen, daß die Menschen sich selber viel mehr Leiden und Mühsale auferlegen oder schuld an solchen sind, als der unendliche Schöpfer der Menschheit auferlegt. Wie viele Uebel würden beseitigt, wenn die Menschen leben würden, wie sie leben sollten! So klagte mir kürzlich Jemand, daß er eine größere Anzahl Hühneraugen besitze und viel Schmerzen dadurch auszustehen habe; keinen Schritt könne er thun, ohne daß es ihm nicht einen Stich gäbe. Selbst im Bette hätten ihn die Hühneraugen, wenn sie entzündet waren, geschmerzt. Und doch ist an allen Hühneraugen der Mensch nur selber schuld, weil Hühneraugen nur dann entstehen, wenn die Schuhe zu eng sind, wodurch auf einzelne Stellen ein beständiger Druck, bei jedem Tritt aber ein erneuter Druck ausgeübt wird. Dieses fortwährende, wiederholte Pressen auf die Haut führt nach und nach zur Bildung einer Hornhaut, welche sich immer mehr verdickt und ausdehnt, auch mehr nach innen dringt und dann Hühnerauge genannt wird. Und weil das Hühnerauge tiefer in das Fleisch eindringt, bewirkt es auch größeren Schmerz.

Die Hühneraugen, welche zwar immer etwas schmerzlich sind, schmerzen aber ganz besonders bei Witterungswechsel und bei Kälte und Frost, so daß sie vielen Leuten der getreueste Barometer sind, so daß diese genau wissen, wie die Witterung wird.

Um sich von den Hühneraugen zu befreien, lassen Viele dieselben von Zeit zu Zeit ausschneiden; es geht ihnen dann wie jener gnädigen Frau, welche sagte: »Mir stehen drei bedeutende Operationen bevor, denn ich muß meine Hühneraugen operiren lassen.« Es hat jedoch eine solche Operation keinen anderen Zweck, als daß die Hornhaut ausgeschnitten wird, damit sich wiederum eine neue bilden kann.

Die richtige Heilung aber besteht darin, daß, soweit die Hornhaut eindringt, diese aufgelöst wird, wodurch sich die Schichten von selbst abschälen, und daß man dann weite Schuhe trägt, damit das Hühnerauge nicht wieder von Neuem entsteht. Als ein besonders wirksames Mittel zur Auflösung der Hornhaut hat mir ein alter Priester empfohlen, E p h e u b l ä t t e r zu zerquetschen und aufzubinden. Ich habe dieses Mittel schon recht oft angerathen und wirklich die besten Erfolge erzielt. Auch Z i n n k r a u t ist ein gutes Mittel. Man siedet Zinnkraut, taucht ein Stückchen Leinwand in den Absud und legt es auf. Die Hornhaut wird so aufgeweicht, daß man die Schichten ganz leicht mit dem Nagel abkratzen kann. Es werden heutzutage sehr viele Mittel gegen die Hühneraugen angerathen; aber die richtige Heilung besteht darin, daß man Alles auflöst und die Ursache des Entstehens beseitigt.

Hühneraugen.

Heute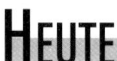

Hühneraugen und Hornhautbildung sind keine schicksalhaften Erkrankungen, sondern das Ergebnis einer Druck- und Fehlbelastung des Fußes, vorzugsweise der Zehen. Als vorbeugende Maßnahme kann nur passendes Schuhwerk helfen. Die Schuhe dürfen nicht zu klein, nicht zu eng, aber auch nicht zu weit sein. Auf den Spielraum der Zehen ist zu achten! Aller Wahrscheinlichkeit nach war zu Kneipp's Zeiten professionelle Fußpflege unbekannt. Bevor man sich jedoch mit Auflagen und Pflastern herumplagt, sollte man sich doch einer kundigen Person dieses Berufes anvertrauen. Vor und nach dieser Prozedur ist ein Wechselfußbad mit Eichenrinde immer richtig.

Körpergeschwüre.

Wie es oft vorkommt, daß Einer einen Karbunkel bekommt, welcher viele Schmerzen verursacht, dann aufbricht und, wenn Alles entfernt ist, wieder zuheilt, so kommt es auch häufig vor, daß mehrere Geschwüre entstehen, welche recht peinlich sind, und von welchen ein Theil aufbricht und schnell wieder zuheilt, während andere nicht einmal aufbrechen, sondern von selbst wieder verschwinden.

Werden bei solchen Geschwüren Pflaster angewandt, so ist das eine armselige Behandlung zu nennen. Es handelt sich ja nicht bloß um den kleinen Fleck, welchen das Geschwür bedeckt; nicht dieser Fleck allein ist krank, sondern vielmehr der ganze Körper, und wenn nicht auf den ganzen

Körper eingewirkt und derselbe geheilt wird, so werden immer neue Geschwüre sich bilden, wenn auch die älteren geheilt zu sein scheinen.

Die Pflaster, wenn ihrer auch noch so viele aufgelegt werden, verbessern das Blut nicht; im Gegentheil, je länger auf diese Weise auf die Verbesserung hingewirkt wird, desto schlechter wird dasselbe.

Es ist unmöglich, zu heilen, wenn die Natur nicht veranlaßt wird, die Krankheitsstoffe auszustoßen. Das unreine Blut muß verbessert und durch eine gute Kost dafür gesorgt werden, daß möglichst bald ein gesundes Blut in den Körper kommt.

So kommt ein Bursche, vierundzwanzig Jahre alt, und erzählt: »Durch Jahre hindurch habe ich von Zeit zu Zeit Geschwüre am Körper gehabt; jetzt kommen aber immer mehrere zugleich, und ich bin kaum noch im Stande, meiner Arbeit nachzugehen. Ich kann gut essen, und wenn die Geschwüre nicht wären, könnte ich auch gut schlafen; jedoch meine Kräfte lassen immer mehr nach.« Bei diesem Burschen sind Blut und Säfte krank, und alle Geschwüre sind nur ein Abstoßen der Krankheitsstoffe von Seiten der Natur, denn dieser Krankheitsstoff sucht einen Ausweg. Wird die Natur in der Auflösung und Ausleitung dieser Stoffe unterstützt, und wird sie nebenbei gestärkt, damit solche Krankheitsstoffe nicht mehr aufkommen können, dann ist eine sichere Heilung zu erwarten.

Dieser Bursche blieb zu Wörishofen in der Kur und bekam folgende Anwendungen: Wöchentlich zwei Halbbäder, zwei Schenkelgüsse, zwei Rückengüsse, zwei Vollgüsse und in der Woche noch ein in warmes Heublumenwasser getauchtes Hemd. Nach sechs Tagen bedeckte sich der ganze Körper mit einer großen Anzahl solcher Geschwüre, so daß der Bursche meinte, jetzt sei Alles gefehlt, es werde sein Blut, wie er schon lange geglaubt habe, in lauter Unrath übergehen. Doch es trat gerade das Gegentheil ein. Die Geschwüre nahmen einen raschen Verlauf, und statt daß sie sich vermehrten, nahmen sie stets mehr ab. Es trat ein sichtliches Gedeihen in der ganzen Natur ein. Die Anwendungen waren, wie bereits gesagt, ein Wechsel von Halbbädern, Rückengüssen und Vollgüssen und jede Woche ein in Heublumenabsud getauchtes Hemd; täglich ging der Kranke barfuß und durfte nach Appetit jede vernünftige, gesunde Kost genießen. Auf die Geschwüre gab man äusserlich keine Obacht, nach innen aber wurde zur Reinigung des Blutes täglich in zwei bis drei Portionen eine Tasse Thee genommen. Für solche Zustände paßt recht gut Thee von We r - muth, mit Salbei, Zinnkraut, Wachholderbeeren und Tausendguldenkraut, Eichenrinde mit Rosmarin, Bitterklee mit Wermuth und Salbei.

Gegen diese kleinen Geschwüre, welche in größerer Anzahl über den ganzen Körper verbreitet sind, wird äusserlich gar nichts angewendet.

Was aber die Karbunkel oder andere größere Geschwüre betrifft, so werden diese durch Aufschläge aufgelöst und ausgeleitet. Am gelindesten und sichersten wirkt zunächst das Fœnum græcum. Dieses löst auf, zieht aus und läßt nicht verheilen, bis Alles entfernt ist.

Oft kommt es vor, daß die mit solchen Geschwüren Behafteten so krank werden, daß sie keine kräftige Anwendung mit Wasser vornehmen können. Es reicht aber aus, wenn solche Kranke täglich einmal oder zweimal den ganzen Körper mit kaltem Wasser waschen.

Durch das Waschen wird das Fieber nach und nach beseitigt. Die Natur erhält eine gleichmäßige Wärme, und es tritt eine erhöhte Thätigkeit ein; der Stoffwechsel wird beschleunigt und dadurch auch das Blut verbessert, weil eine vermehrte Thätigkeit die abgenützten Stoffe beseitigt. Der Körper bekommt so nach und nach besseres Blut und bessere Säfte und wird gesund.

Körpergeschwüre.

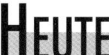

Furunkel und Karbunkel sind einzelne, vermehrte oder zusammenfließende eitrige Haarbalgentzündungen, hervorgerufen durch Staphylokokken bei allgemeiner Immunschwäche. Vielfach sprach man auch von Schmier- oder Schmutzinfektionen. Die Antibiotika- und Penicillinära der vergangenen Jahrzehnte, aber auch bessere hygienische Verhältnisse wiesen dieser früher häufigen Hautkrankheit einen Seltenheitswert zu. Die klassische Behandlungsmaßnahme sind Abtragung der Kegelspitze, Ichthyolverband und Antibiotika. Zur Mobilisierung der natürlichen Abwehrkräfte sind folgende Kaltanwendungen die einfachste und beste Methode: Ganzwaschung, Fußbad, Knie-Schenkelguß; drei dieser Anwendungen über den Tag verteilt.
Wöchentlich einmal Wannenbad mit Zinnkraut 37° C, Bürsten im Bad und kalter Abguß, gelegentlich auch Wechselvollguß mit verlängertem Kaltanteil; natürliche Sonne in vorsichtiger Dosierung.

Krampfadern.

Denken wir uns eine vielverzweigte Wasserleitung, wie man sie früher gewöhnlich aus Holzröhren gemacht hat! Wie oft kam es vor, daß in diesen Holzröhren sich Wasserwurzeln bildeten, aus welchen schließlich ziemlich große Gewächse entstanden, so daß das Wasser nicht mehr gehörig fließen konnte. Ganz ähnlich geht es auch im Körper des Menschen; das Blut geht vom Herzen aus nach allen Richtungen, erwärmt und nährt den ganzen Körper. Die Natur nimmt vom Blute, was sie braucht; je geregelter dieser Blutumlauf ist, um so gleichmäßiger ist die ganze Wärme, und um so besser wird der Körper genährt. Ja man darf sagen, wenn der Blutlauf ganz in Ordnung sich befindet, ist der Mensch am gesündesten; gibt es aber Störungen in der Blutcirkulation, so hat auch die Gesundheit solche erlitten. Wer Kranke heilen will, der muß der Blutcirkulation die allererste und allergrößte Aufmerksamkeit zuwenden; bringt er diese in Ordnung, dann wird er auch am allerehesten die Kranken wieder gesund machen; vermag er aber den Blutumlauf nicht zu regeln, so werden alle Versuche fehlschlagen.

Die Blutstauungen sind gewöhnlich am sichtbarsten und fühlbarsten an den Beinen; derartige Anstauungen werden Krampfadern genannt. Es kommen aber solche Blutstauungen auch in der sogenannten Goldader vor, und dann werden sie gewöhnlich mit dem Namen Hämorrhoiden bezeichnet. An Krampfadern leidet besonders das weibliche Geschlecht, während die Männer mehr von Hämorrhoiden geplagt werden. Derartige Blutstauungen bilden sich nicht in d e n

Adern, durch welche das Blut vom Herzen aus in alle Körpertheile geleitet wird, sondern vielmehr in jenen Adern, welche das Blut aus dem Körper wieder in das Herz zurückleiten, und welche Blutadern heißen. In diesen Blutadern bilden sich solche Blutstauungen dadurch, daß das Blut nicht rasch genug abfließt; es tritt eine Ausdehnung, eine Erweiterung der Adern ein, das Blut verweilt länger in denselben und legt deßhalb seinen Weg nicht so schnell zurück. Diese Erweiterungen können klein oder groß sein, sie können längliche Wülste bilden oder sich auch knotenförmig gestalten; oft liegen auch mehrere Knoten neben einander. Die Knoten können so anschwellen, daß sie Bleistiftdicke, Fingerdicke, ja selbst Faustgröße erlangen. Daß dieses eingespannte Blut immer schlechter wird, läßt sich denken; es wird oft ganz schwarz und dick, so daß es kaum mehr zu fließen vermag. Nicht selten kommt es vor, daß eine Ader sich so stark ausdehnt, daß sie zerplatzt und das Blut nun plötzlich sehr stark ausströmt. Dieses Platzen einer Ader ist gefährlich, da, wenn dem Bluterguß nicht möglichst bald Einhalt gethan wird, der Tod eintreten kann.

Wie Krampfadern an den Beinen, so bilden sich auch an der Goldader derartige Ausdehnungen der Blutgefäße, welche von Erbsengröße bis zur Taubeneigröße vorkommen können. Man nennt sie blinde oder sehende Hämorrhoiden. Sehend nennt man sie, wenn ausserhalb des Afters derartige kleine Blutaderknoten sich zeigen. Sind sie aber alle im Innern des Mastdarms, so heißt man sie die blinden. Solche Hämorrhoiden hat wohl, besonders in den Städten, weitaus der größte Theil der Menschen mehr oder weniger, ohne daß sie, wenn sie nicht die Kennzeichen beachten, es wissen. Sind die sehenden Hämorrhoiden vorhanden, so ist kein Zweifel mehr, daß auch im Innern sich Hämorrhoiden befinden. Ein Kennzeichen der blinden Hämorrhoiden ist vorherrschendes Hitzegefühl im Mastdarm. Je größer die Hitze, um so mehr strömt das Blut hin und bilden sich solche Knoten. Ein weiteres Kennzeichen ist eine beissende, brennende und krabbelnde Unruhe, welche durch den ungeregelten Blutlauf verursacht wird. Sind viele Hämorrhoiden, viele solcher Knoten am Mastdarm, so wird auch durch diese der Stuhlgang hingehalten. Solche Kranke haben deßhalb auch meist Stuhlverstopfung; bei Stuhlentleerung ist derselbe gewöhnlich Anfangs hart, darauf folgt Abweichen.
Die Folgen der Hämorrhoiden sind fühlbar durch Eingenommenheit des Kopfes und eine wechselnde, bald aufgeregte, bald gedrückte Gemüthsstimmung; der Kranke ist entmuthigt, heftig, ja selbst in's Irrenhaus können die Hämorrhoiden den Menschen bringen und wie zum Wahnsinn, so auch zum Selbstmord treiben. Freilich könnte Mancher die Frage stellen: Ist es wirklich möglich, daß Störungen im Blutlauf, welche dem Anscheine nach unbedeutend sind, solche Wirkungen hervorbringen können? Darauf antworte ich, daß sehr viele Krankheiten durch Störung im Blutlauf entstehen, und daß alle Entzündungen ihren Anfang in derartigen Störungen haben; diese Krankheiten können aber alle den Tod herbeiführen. Gehirnentzündung oder eine andere Entzündung am Kopf kommt nur von Blutstauung her. Lungenentzündung, Magen- oder Unterleibsentzündung haben ihren Ursprung alle in ungeregelter Blutcirkulation. Wenn die Störungen in der Blutcirkulation solche Krankheiten hervorrufen können, warum sollen sie nicht die größten Einwirkungen auf den Geist wie auf den Körper ausüben können?

Ich kannte einen Mann, welcher von Zeit zu Zeit nicht nur eine unerträgliche Laune hatte, sondern oft halb tobsüchtig war, ja mitunter auch Tobsuchtsanfälle bekam. Diesem brachen solche Knoten (Hämorrhoidenknoten) auf, und es ging soviel Blut ab, daß man fürchtete, der Kranke werde unterliegen. Schon während des Abganges des Blutes wurde der Unglückliche ruhiger, und nachdem eine Masse schlechten, angestauten Blutes ausgeflossen war, wurde er ganz ruhig und vernünftig. Dieses Beispiel sagt uns recht klar, daß solch angestautes Blut, wenn es nicht ähnliche Folgen haben soll, von Zeit zu Zeit abgehen muß. Deßhalb öffnet sich dann und wann die Goldader, um überflüssiges Blut auszuleiten. Dem Kranken aber wird dadurch Erleichterung verschafft, indem das schlechte, abgestandene Blut entfernt und der Körper von dieser Ausdehnung entlastet wird. Es ist somit nothwendig, daß eine Entleerung öfter geschieht; denn wenn das Blut so lang in dieser Anstauung bleibt, verschlechtert es sich immer mehr und greift zuletzt die Gefäße an, so daß diese nach und nach immer morscher, ja selbst brüchig werden.

Es gibt aber nicht nur Krampfadern, wie man sie gewöhnlich bezeichnet, an den Füßen, ebenso nicht nur Blutanstauungen im Mastdarm, sondern es bilden sich solche Anstauungen auch an vielen anderen Stellen. So habe ich oft Kranke gesehen, welche am Hals Adern von Fingerdicke hatten, ein ganzes Lager von lauter solchen Krampfaderbildungen. Ebenso können sich in der Lebergegend ganze Knoten bilden, so daß es aussieht, wie wenn ein Ei unter der Haut sich befände. Ferner entstehen derartige Blutstauungen im Unterleib, an den Nieren, im Rücken und auch an anderen Theilen des Körpers. Man bezeichnet sogar eine gewisse Blutstauung mit Krampfaderbruch. Alle diese Blutstauungen, mögen sie im Innern des Körpers sich befinden oder auf der Haut sichtbar sein, sind ebenso gut zu beachten, wie Krampfadern an den Füßen und wie Hämorrhoiden, denn alle ohne Ausnahme wirken nachtheilig auf die Gesundheit ein und können auch gefährlich werden. Wie sie dem Körper nachtheilig sind, so sind auch alle insgesammt im Stande, den Geist zu drücken.

Heilung der Krampfadern.

Um die Heilung der Krampfadern zu bewerkstelligen, muß man zu allererst bedenken, aus welcher Ursache dieselben entstanden sind. Bei Krampfadern an den Füßen ist die erste und größte Ursache eine verkehrte Behandlung der Füße. Wer die Strumpfbänder zu fest macht, der bekommt Krampfadern, daran ist kein Zweifel. Sagt man aber den Leuten, die Strumpfbänder seien die Ursache dieses Uebels, so antworten sie gewöhnlich: »Ich binde meine Strumpfbänder ganz locker.« Sie bedenken aber nicht, daß am Morgen die Füße am dünnsten sind, und daß hauptsächlich von Mittag an die Füße der Arbeitenden sich ausdehnen. Es kann daher am Morgen das Strumpfband ganz locker sein; am Mittag spannt es aber, und am Abend hat dasselbe eine ganze Vertiefung gemacht, so daß sich oft ein Ring im Fleisch gebildet hat, in welchen man einen Finger hineinlegen kann. Wird alle Tage auf diese Weise der Fuß behandelt, so ist es natürlich, daß sich das Blut anstauen muß; es geht dann im Kleinen, wie wenn man Ader läßt, den Arm fest umbindet und daher unten und oben Blutstauungen entstehen. Wird der Fuß jeden Tag mit einem solchen Strumpfband umbunden, so wird es jedem klar sein, daß die Ausdehnung der Adern immer größer und der Blutlauf ein ungeregelter wird. Es geschieht dann auch nicht selten, daß das Blut austritt und unter der Haut sich aufhält; daher kommt auch die dunkelschwärzliche Farbe der Haut, die sich nicht selten am unteren Schenkel zeigt. Dieses unterlaufene Blut entzündet sich von Zeit zu Zeit, bildet Geschwüre, durchbricht die Haut, und es entstehen offene Füße. (Von diesen ist in einem früheren Kapitel die Rede gewesen.)

Ein zweiter Grund sind die unpassenden Schuhe, welche die Mode der Menschheit vorschreibt. Sehr häufig kommen die Füße nicht in einen Schuh, sondern in eine Fußmaschine. Am Morgen hat sich der Fuß noch nicht ausgedehnt, und man zwingt ihn dann auf's engste ein; da der Fuß sich im Laufe des Tages ausdehnt, so kann doch unmöglich das Blut noch eindringen; dasselbe hält sich vielmehr in den Adern am Fuß auf, und in Folge dessen wird die Krampfader vergrößert. Es ist diese auch die Ursache, daß Leute mit solch engen Schuhen jahraus, jahrein kalte Füße haben. Je blutleerer die Füße sind, um so größer wird die Blutstauung an der Krampfader oder an einer anderen Stelle des Körpers sein.

Will man die Krampfadern an den Füßen heilen, so erzielt man nur dann einen guten Erfolg, wenn man auf den ganzen Körper einwirkt, damit eine geregelte Zirkulation des Blutes sich wieder einstellt. Nur durch Anwendungen auf die Füße die Krampfadern zu kurieren ist unmöglich, da kann weder das Wasser noch ein anderes Mittel helfen. Wenn man also die an den Füßen befindlichen Krampfadern heilen will, so muß man auch auf Heilung der Hämorrhoiden und der sonst im Körper vorhandenen Blutstauungen hinwirken. Wer eine gleichmäßige Blutzirkulation herzustellen vermag, der heilt die Krampfadern, Hämorrhoiden und die anderen im Körper sitzenden Blutstauungen.

Agatha hat kleine und große Krampfadern in solcher Zahl, daß sie dieselben nicht zu zählen vermag. Durch viele Jahre hat sie viel ausgestanden; die Adern sind ihr auch schon aufgebrochen, und mitunter ist unterlaufenes Blut wie bei allen Geschwüren ausgeleitet worden. Sie klagt über alle möglichen Beschwerden; doch ist aus dem ganzen Jammer ersichtlich, daß nicht nur die Krampfader, sondern die ganze Blutzirkulation nicht in Ordnung ist. Sie bekam wöchentlich vier Schenkelgüsse, zwei Rückengüsse und zwei Vollgüsse. Diese starken Anwendungen konnten ihr gegeben werden, weil sie einen kräftigen Organismus hatte und noch in den schönsten Jahren war. Durch drei Wochen hindurch hat sie diese Anwendungen gebraucht, und der Erfolg war: Die Krampfadern wurden etwas kleiner und weicher und waren auch nicht mehr so schmerzhaft. Was die Kranke aber ganz besonders hervorhob, war, daß es ihr im Ganzen viel besser ergehe, ihr Kopf nicht mehr so eingenommen sei und die Leibschmerzen, welche sie früher gehabt, nachgelassen hätten, kurz, daß sie sich bedeutend besser fühle. Sie bekam das zweite Rezept, welches lautete: In der Woche zwei Halbbäder, einen Rückenguß, einen Schenkelguß und zweimal Oberkörperwaschung (beim Aufstehen). Wie das erste Rezept hauptsächlich darauf hinwirkte, daß der Blutlauf geregelter wurde und dadurch die Blutstauungen etwas abnahmen, so sollten die Anwendungen des zweiten Rezeptes die Füße und den Unterleib besonders kräftigen, damit die Adern sich mehr verengern. Durch den Rückenguß wurde weiter auf Regelung des Blutlaufes hingewirkt, die Oberkörperwaschung erhöhte die Wärme und die Transspiration. Nach drei Wochen erklärte Agatha: »Mein Zustand ist jetzt viel besser, Fußschmerzen habe ich gar keine mehr, Krampfadern sind wohl noch da, aber sie sind kleiner und ganz schmerzlos. Aber Eines merke ich an den Füßen, daß mehrere Verhärtungen an den Waden und überhaupt an den Füßen sind, welche sich gerade anfühlen, als ob es Geschwüre seien«. Diese Verhärtungen sind sicher Blutanstauungen, welche sich im Innern gebildet haben, und welche jetzt, weil der Fuß viel dünner geworden ist, zu Tage treten. Agatha fügte weiter hinzu, schon drei solche Verhärtungen seien als Geschwüre aufgebrochen. Dieß ist der klarste Beweis, daß auch Blutstauungen im Innern sich befanden, und daß das Wasser keine Ruhe gibt, bis auch die inneren Stauungen aufgelöst und ausgeleitet sind.

Agatha bekommt ein weiteres Rezept: sie soll wöchentlich zweimal über Nacht die Füße von oberhalb des Knöchels (Waden) bis an die Kniee mit einem Tuch, welches in Lehmwasser getaucht worden ist, einbinden. Die gleiche Anwendung soll sie ebenfalls zweimal in der Woche mit einem in Heublumenabsud getauchten Tuch machen. Die Wirkung war, daß sich mehrere Geschwüre bildeten, aufbrachen, sich entleerten und dann wieder zuheilten. Der Heublumenwickel löste bis in's Tiefste hinein auf; der Lehm zog an, und so wurde die verlegene Waare auf die Oberfläche der Haut gebracht und ausgeleitet. Hätte man nur Lehmumwickelungen gemacht, so wären wohl Flüssigkeiten aufgesaugt worden, aber die Verhärtung wäre geblieben. Haben diese Anwendungen aufgelöst und die Adern verkleinert, so haben die Güsse die Regelung des Blutumlaufes bewirkt. Damit auf die Blutzirkulation noch kräftiger eingewirkt werde, und um die Blutstauung zu lösen und auszuleiten, mußte die Kranke nach dem letzten Rezept wöchentlich zweimal und später einmal anderthalb Stunden lang ein in warmes Heublumenwasser getauchtes Hemd anziehen. Hiedurch wurden kleinere und größere Blutstauungen in der Haut und tief im Innern des Körpers aufgelöst und ausgeleitet. Zu dieser Anwendung kamen noch in der Woche zwei Vollgüsse, zwei Halbbäder und ein Rückenguß.

So wurde vier Wochen lang eingewirkt, nach dieser Zeit war die Zirkulation des Blutes in Ordnung und die Anstauung beseitigt. Die Krampfadern waren wohl kleiner geworden, aber noch nicht entfernt, so daß noch längere Zeit hindurch eine gelinde Einwirkung nothwendig wurde, um den ganzen Körper in einen noch besseren und kräftigeren Zustand zu bringen. Die hiezu geeigneten Anwendungen waren zwei Halbbäder und ein Vollguß in der Woche.

Daß sich im Innern des Körpers in Folge der gestörten Blutzirkulation mancher Schaden bildet, läßt sich denken; deßhalb soll auch nach innen auflösend eingewirkt werden, damit alles Schlechte entfernt und die ganze Natur gekräftigt wird. Zum ersten Rezept bekam die Kranke täglich eines Tasse Thee von Zinnkraut, Attich und Wermuth in zwei oder drei Portionen genossen. Diese Kräuter lösen innere Krankheitsstoffe auf und leiten sie aus. Ihre Wirkung tritt besonders durch den Urin, welcher dick und trübe wird und alle möglichen Farben bekommt, zu Tage. Das zweite Rezept lautete: Thee von Rosmarin, Tormentill und Zinnkraut. Dieser Thee wirkt besonders kräftig auf die gesammte Blutbildung ein. Dann gab ich ihr als dritten Thee Absud von Salbei und Wermuth mit Angelikawurzel.

KRAMPFADERN.

HEUTE

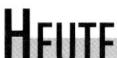

Unter Krampfadern werden Erweiterungen der Venen verstanden, die sichtbar unter der Haut an Unter- und Oberschenkel das Blut zum Herzen führen. Am gesunden Bein sind diese Blutgefäße fest in das umgebende Gewebe eingebettet, so daß sie mit dem bloßen Auge nicht zu erkennen sind. Bei angeborener Bindegewebsschwäche, unter der Frauen mehr als Männer zu leiden haben, weiten sich die zarten Gefäße zu schlauchähnlichen Gebilden wechselnden Kalibers aus. Sie erscheinen im Liegen als bläuliche Schlangenlinien, die sich beim Stehen prall füllen und zweifellos manch wohlgeformtem Bein die Kontur verderben. Solange der Rückfluß dieser oberflächlichen Venen, einschließlich der tiefen Venen, intakt bleibt, stellt die »Varicosis« mehr ein kosmetisches Übel als ein echtes Leiden dar. Es muß eingeräumt werden, daß die Ausweitung der sichtbaren Beinvenen in der Regel keine Beschwerden verursacht, ja nicht einmal zu Stauungen der Beine führen muß.

In der Behandlung von Krampfadern wird der zuständige Arzt immer wieder mit der Frage konfrontiert: Venenverödung, Operation oder konservative Behandlung? Der Patient muß sich im Klaren sein, daß auf konservativem Wege die Funktion der Beinvenen zwar gebessert werden kann, die erweiterten Blutgefäße aber nicht mehr verengt, geschweige beseitigt werden können. Steht der kosmetische Erfolg im Vordergrund, dann muß verödet oder operiert werden.

Es entsprach dem Wesen Kneipp's die Geheimnisse der Natur zu enthüllen. Für krankhafte Veränderungen im menschlichen Körper suchte er bildhafte Gleichnisse. So erinnerte er sich der mächtigen Wasserwurzeln in hölzernen Wasserleitungen, wenn er Krampfadern mit verstopften Blutgefäßen zu begutachten hatte, sogenannte Thrombosen in oberflächlichen Venen. Im Gegensatz zu dieser relativ gutartigen Venenentzündung sind Thrombosen tiefliegender Venen eine von Ärzten gefürchtete Komplikation bei langem Krankenlager und nach operativen Eingriffen. Durch ein losgelöstes Blutgerinnsel, mit Vehemenz in den Lungenkreislauf geschleudert, kann eine Lungenembolie mit lebensbedrohlichem Kreislaufschock ausgelöst werden. Wickelungen der Beine und das Anlegen von Spezialstrümpfen haben die vorsorgliche Aufgabe, eine Thrombose tieferliegender Venen zu verhindern.

Wenn sich aus einer kleinen Öffnung am Bein spritzend Blut ergießt, einer Fontäne gleich, dann handelt es sich um eine Krampfader-Perforation, kein lebensbedrohendes Ereignis. Ein Druckverband stillt sehr schnell die Blutung. Allerdings ist dann das Tragen von Kompressionsstrümpfen angezeigt.

»Agathe, eine Frau in den schönsten Jahren, mit einem kräftigen Organismus«, war durch ihre Beine, übersät von kleinen und größeren Krampfadern, in ihrer Beweglichkeit und in ihrem Aussehen erheblich behindert. Verhärtungen an den Waden, die zu Geschwürsbildungen führten, lassen rückblickend aus der detaillierten Beschreibung der Beschwerden und des Befundes eine präzise Diagnose zu. Diese Gewebsveränderungen nach langjährigen Venenleiden werden als »Postthrombotisches Syndrom« bezeichnet.

Zirkuläre, abschnürende Strumpfbänder haben in unserer Zeit keine Haltefunktion mehr; sie erfüllen allenfalls noch die Aufgabe eines Dekors. Trotz zeitgemäßer und praktischer Beinkleidung sind die venenbedingten Beinleiden nicht weniger geworden. Eine konstitutionelle Bindegewebsschwäche ist die Hauptursache der unliebsamen Venenerweiterung an den Beinen. Mit Recht wetterte Kneipp gegen das einschnürende, modische Schuhwerk, das zwar die Füße schmerzhaft deformiert, aber den venösen Blutrückfluß nicht unmittelbar behindert. In der Hydrotherapie venöser Kreislaufstörungen sind zwei Behandlungswege zu beachten.

Erstens die Allgemeinbehandlung zur Festigung des Kreislaufes: Kaltes Armbad, Wassertreten, auch in der Badewanne, kaltes Fußbad, kaltes Halbbad, kalter Schenkelguß und Wechselvollguß mit verlängertem Kaltanteil, der Warmanteil nicht über 33° C; tgl. zwei bis drei dieser Anwendungen in beliebiger Zusammenstellung. Zweitens die Lokalbehandlung: wöchentlich zwei- bis dreimal Waden-, Fußwaden- oder Beinwickel kalt mit Retterspitz- oder Essigzusatz, auch Lehmwasserwickel.

Bewegung, Gymnastik und Spaziergänge sind unverzichtbare Hilfsfaktoren. Die Beine möglichst oft hochlagern! Bei ausgedehnten und starken Venengeflechten, aber auch bei Anschwellen der Füße und Unterschenkel ist das Tragen gut passender Kompressionsstrümpfe, gegebenenfalls nach Maß, notwendig.

HEILUNG DER HÄMORRHOIDEN.

Sind die Krampfadern beim weiblichen Geschlechte vorherrschend, so sind es die Hämorrhoiden beim männlichen Geschlecht. Hat das Blut in der Goldader nicht den gehörigen Gang, und staut es sich an, so bilden sich Knoten, gerade wie die Krampfadern am Fuße. Diese Knoten können kleiner und größer werden und bringen deßhalb auch kleinere und größere Beschwerden. Es gibt aber auch noch versteckte Hämorrhoiden, welche tiefer im Innern sich befinden und für den Menschen die gleichen Folgen haben können. Auch diese Blutstauungen, Hämorrhoiden genannt, können nur gehoben werden, wenn man das Blut in die gehörige Zirkulation bringt und in derselben erhält, damit sich keine Blutstauungen mehr bilden können. Dieß kann wieder nur dann geschehen, wenn auf den ganzen Körper eingewirkt wird.

So kommt ein Beamter zu mir, ein halber Riese, ungewöhnlich gut gebaut und auf das Beste genährt. Er hatte so viel Blutstauungen am ganzen Körper, daß sie wohl kaum zu zählen gewesen wären. Was aussen nicht sichtbar war, befand sich im Innern des Körpers. Die Aerzte, welche diesen Mann fleißig beobachtet hatten, weil der Fall ein ganz aussergewöhnlicher war, constatirten Hämorrhoiden im höchsten Grade. Dabei sah der Mann blühend aus, hatte aber Zustände, welche ihn hätten zur Verzweiflung bringen können. Bald klagte er über unerträgliches Kopfweh; dann hatte man wieder zu fürchten, er werde ganz verwirrt; bald fühlte er sich entmuthigt und verzagt, kurz, er befand sich in der unglücklichsten Lage, welche man sich denken kann. Was konnte hier nothwendiger sein, als auf den Körper einzuwirken, damit das Blut in einen geregelten Lauf komme, das angestaute Blut nach und nach abnehme und sich gleichmäßiger vertheile? Deßhalb wurden Anwendungen vorgenommen, durch welche die Thätigkeit des Organismus sich erhöhte, und durch welche die Anstauungen aufgelöst wurden. In Folge dieser Anwendungen bekam der Kranke mehrere Geschwüre am Körper, so groß wie eine Faust, welche alle in Eiter übergingen und sich auflösten. Vom Knöchel bis über die Waden war lauter unterlaufenes Blut; auch dieses hat sich aufgelöst, und mehrere Wochen hindurch hatten an dieser Stelle die Füße keine Haut mehr. So wurde über ein halbes Jahr lang die Auflösung und Ausleitung der schlechten Säfte sowie die Kräftigung der Natur Tag für Tag bewirkt; die Folge war, daß die faulen Stoffe abgestoßen wurden und daß das gute Blut sich noch mehr verbesserte und kräftigte; nach und nach vertheilten sich dann auch die Geschwüre.

Die Anwendungen waren folgende: Zur Auflösung wurde der Fußwickel, dann der kurze Wickel und auch der spanische Mantel gebraucht. Der spanische Mantel wurde wenigstens vierzigmal gebraucht, der kurze Wickel zwanzigmal und noch viel öfter der Fußwickel. Der Kranke wurde in Folge dieser Behandlung so gesund, daß er nach Beendigung seines Urlaubes mit Freuden seinem Berufe nachgehen konnte. Es mag Manchem die Zeit lange scheinen; doch muß man bedenken, daß der Mann allseitig für verloren erklärt worden war. Wer mit eigenen Augen den ganzen Zustand des Kranken gesehen, muß ausrufen: Wie ist es möglich, daß das Wasser eine solche Aufgabe lösen kann! Nach innen hat der Kranke verschiedene Thee's gebraucht, welche alle darauf hinwirkten, kranke Stoffe aufzulösen und auszuleiten. Vor Allem hat nach Aussage des Patienten die Angelikawurzel mit Wermuth und Zinnkraut am besten gewirkt. Auch Attichwurzel mit Wachholderbeeren und Wegtritt wirken ebenso reinigend und ausleitend. Wermuth, Salbei und Spitzwegerich wurden zur Verbesserung des Magens verwendet. Diese verschiedenen Theesorten gebrauchte er im Wechsel, jede Woche einen andern.

Wurden vorgenannte Anwendungen bei diesem ausserordentlich selten vorkommenden schweren Krankheitsfall gebraucht, so ist natürlich nicht nothwendig, daß bei kleinen Hämorrhoiden dieselben Anwendungen gemacht werden. Die besten Anwendungen für die gewöhnlichen Leiden sind folgende: Während vierzehn Tagen in der Woche drei Schenkelgüsse, zwei Kniegüsse, drei Oberkörperwaschungen oder Obergüsse; auf weitere vierzehn Tage in der Woche drei Halbbäder, zwei Rückengüsse, ein Schenkelguß und zwei- bis dreimal Wassergehen. Für weitere vierzehn Tage könnten zwei Halbbäder, zwei Rückengüsse und zwei Vollgüsse genommen werden, und für die Folge würden in der Woche zwei Halbbäder ausreichen. Nach innen kann mit recht gutem Erfolg Thee von Brennesseln, Huflattich und Zinnkraut verwendet werden und zwar vierzehn Tage lang; ein solcher Thee wirkt auflösend, reinigend und ausleitend. Die folgenden vierzehn Tage kann man täglich eine Tasse Thee von Eichenrinde, Wachholderbeeren und Tormentillwurzel, und zwar in zwei oder drei Portionen trinken, dann aber auch Thee von Tausendguldenkraut, Schafgarbe und Spitzwegerich. Was die Kost betrifft, so soll der Kranke wenig oder gar keine geistigen Getränke genießen, ebenso nicht viel Gewürztes und stark Gesalzenes; die Kost soll vielmehr eine einfache, gesunde und leicht verdauliche sein.

HÄMORRHOIDEN.

HEUTE

Bei mehr als 60% aller Erwachsenen finden sich bei exakter Untersuchung Hämorrhoiden, die allerdings in den seltensten Fällen Beschwerden machen. Es handelt sich um lokale Erweiterungen von Blutgefäßen im inneren Afterbereich. Aber nicht alles, was am Darmausgang unangenehme Gefühle hervorruft, dürfen wir als Hämorrhoiden bezeichnen. Kleine Einrisse, manchmal auch Geschwüre können ein drückendes Wundgefühl und ziehende Schmerzen auslösen. Hefepilze finden am Darmausgang und Umgebung optimale Lebensbedingungen und verursachen oft Ekzeme und lästigen Juckreiz. Nicht der Schmerz ist typisches Kennzeichen erweiterter Venen im Enddarmbereich, sondern die immer wiederkehrende Blutung, manchmal hell- manchmal dunkelrot, häufig am entleerten Stuhl oder am Papier haftend.

Die Bezeichnung »Goldader« findet sich wiederholt in den Krankheitsberichten Kneipp's, wenn es um Hämorrhoiden geht. In der medizinischen Literatur findet sich keine synonyme Bezeichnung. Vermutlich handelt es sich um die sogenannten »Corpora cavernosa«, kavernenähnliche Erweiterungen der Blutgefäße im Afterbereich.

Sehende Hämorrhoiden, auch äußere Hämorrhoiden genannt, sind thrombosierte Hämorrhodialknoten. Am Darmausgang befindet sich ein erbsen- bis kirschgroßer, bläulich verfärbter Knoten. Begleiterscheinungen sind stechende und ziehende Schmerzen. Eine Emboliegefahr im Vergleich zur tiefen Beinvenen-Thrombose besteht nicht. Die lokale Behandlung erfolgt in der Applikation von Lehmpflaster im

Wechsel mit Heparin-Salbenverbänden. Die blinden, inneren Hämorrhoiden werden per Rektoskop diagnostiziert und verödet.

Eine Blutung aus dem Enddarm, wie bei dem geschilderten Maniker, der sich unter Fürsorge seiner Umgebung beruhigte, ist keine willkommene Erleichterung, sondern eine Mahnung zu weiterer Nachforschung. Blutende Hämorrhoiden sind weder nützlich noch bedrohlich. Sie sollten aber den gewissenhaften Arzt veranlassen eine Rektoskopie oder eine Endoskopie des Dick- und Enddarmes durchführen zu lassen, um ein Tumorleiden auszuschließen.

Wie gravierend die oft unerträglichen Schmerzen und Beschwerden an jener delikaten Körperstelle empfunden werden, belegt das Vokabular zur Beschreibung der möglichen Folgen: »Wahnsinn, Irrenhaus, Selbstmord«. Dennoch, der damaligen Mode-Diagnose »Hämorrhoiden« wurde eine zu große Krankheitsbedeutung beigemessen, zu viel Aufmerksamkeit gezollt.

Der Blutlauf – heute sprechen wir vom Blutkreislauf – ist in seiner Funktionstüchtigkeit von vitaler Bedeutung. Daß aber viele Entzündungen, wie z. B. die Gehirnentzündung – gemeint ist sicher die Gehirnhautentzündung, die Lungen- und Unterleibsentzündung primär kreislaufabhängig sind, ist nur insofern richtig, als die im Blutkreislauf befindlichen Immunkörper gegenüber invasiven Krankheitserregern wichtige Abwehrfunktionen zu erfüllen haben.

Der Blutrückstau in die »Vena jugularis« bds., die großen Hals- und Begleitvenen, kann ein Hinweis auf eine Herzinsuffizienz, eine Herzschwäche, sein.

Rötliche Gefäßgeflechte in der Haut der Lebergegend sind arterielle Gefäßneubildungen, sogenannte »Spider naevi«, die auch an anderen Körperstellen auftreten können und keine beweisende Signifikanz für eine interne Krankheit haben.

Der riesige Beamte wies sich als schwieriger Patient mit einer umfangreichen Bürde an Beschwerden aus, wie sie häufig in einer Kurpraxis vorgetragen werden. Übergewicht, Hämorrhoiden, depressive Stimmungslage und Furunkulose summierten sich – wohlgemerkt, bei gutem Aussehen, zu einem komplexen Krankheitsbild. Es dauerte mehr als ein halbes Jahr bis der Leidende dank eines strengen Reglements in der Behandlungsführung wieder gesund und arbeitsfähig wurde.

Lungenentzündung.

Wenn sich Jemand einen kleinen Nagel oder einen Splitter in den Fuß tritt, so entsteht regelmäßig eine Entzündung, auch dann, wenn der Nagel oder Splitter entfernt wird. Es geht ähnlich wie mit den Zündhölzchen, welche sich auf der Reibfläche entzünden; wenn auch das Zündhölzchen von dieser Fläche entfernt wird, so brennt es doch.

Beginnt die Stelle, an welcher man sich auf irgend eine Weise verletzt hat, sich zu entzünden, dann tritt natürlich eine große Hitze ein, welche sich fortwährend steigert. Dieser Hitze strömt das Blut und strömen die Säfte der benachbarten Körpertheile zu; es bildet sich eine kleinere oder größere Geschwulst, und wenn man die Entzündung und die damit verbundene Hitze nicht beseitigt, so kann leicht der Brand entstehen.

Anna hat sich einen kleinen Holzsplitter, den sie mit dem freien Auge nicht zu sehen vermochte, in den Finger gestoßen; sie beachtete den Splitter gar nicht, weil sie anfangs keinen Schmerz empfand. Doch nach und nach entstand eine Entzündung, und der Arm schwoll immer mehr an, so daß schließlich die Gefahr einer Blutvergiftung nahe lag. Hieraus kann man ersehen, wie viel ein unbedeutender Splitter vermag.

Derartige Entzündungen können im und am Körper sehr leicht und oft entstehen. Eine der häufigsten, welche alljährlich viele Opfer fordert, ist die Lungenentzündung.

Du hast schon oft, lieber Leser, Leute gesehen, welche im Gesichte einen Ausschlag haben; du hast vielleicht auch selbst schon einen solchen gehabt, oder du hast auf den Rothlauf, welcher im Gesicht, am Arm oder auch an einer anderen Stelle des Körpers auftreten kann, Acht gegeben. Zuerst ist die Stelle schmerzlich, dann entsteht eine Röthe, und es bilden sich Blasen. Gerade so geht es bei der Lunge. In dieser können sich Krankheitsstoffe bilden wie in den übrigen Körpertheilen. Diese Krankheitsstoffe entzünden sich, und dadurch kann ein Ausschlag auf der Lunge entstehen, ähnlich wie der Hautausschlag oder der Rothlauf. So eine Lungenentzündung kann unten oder oben an der Lunge, in der Mitte oder an einer andern Stelle derselben entstehen. Die Hitze vermehrt sich, und da mit ihr auch die Anschwellung zunimmt, so tritt eine Verengung in der Brust ein. In Folge der Verengung kann die Luft nicht mehr so leicht eingeathmet und die verbrauchte Luft auch nicht mehr so leicht ausgeathmet werden. In Folge dessen bilden sich wieder Stockungen, so daß schließlich die Verengung derart zunimmt, daß die Luft nur noch mit Gewalt, d. h. durch Husten ausgestoßen werden kann.

Kürzlich brach in einem Hause, mitten im Dorfe, Feuer aus. So rasch wie möglich strömten die Leute der Brandstätte zu, die einen, um zu retten, die andern als Zuschauer. Warum strömte alles dieser Stätte zu? Weil Feuer entstanden war. Ebenso strömt das Blut des Körpers dahin, wo irgend eine Entzündung entsteht; denn wo sich Wärme entwickelt, dahin dringt das Blut. Es strömt aus den Armen, aus den Füßen und aus den andern Körpertheilen der Lunge zu; Arme und Füße werden blutleer und dadurch kalt, in der Lunge aber und ihrer Umgebung tritt eine Blutfülle ein, welche eine erhöhte Hitze bewirkt. Was aus dieser Entzündung und aus dem Zusammenströmen des Blutes entstehen kann, läßt sich recht gut denken.

Was ist nun hier zu thun, um Hilfe zu bringen? Nicht wahr, bei der Brandstätte sucht man mit Wasser zu löschen, und wenn das Feuer durch das Wasser eingedämmt wird, kann viel gerettet werden? Wo aber das Feuer nicht gelöscht werden kann, da brennt Alles zusammen. Gehen wir noch einmal zur bezeichneten Brandstätte, die, umgeben von Menschen, uns so recht ein Bild von der Entzündung in der Lunge gibt! Als das Feuer in hohen Flammen das Haus nach und nach verzehrte, beobachtete man, daß in einiger Entfernung ein Haus in die höchste Gefahr kam, ebenfalls entzündet zu werden. Sobald die Zuschauer dort Rauch bemerkten, strömte eine große Menge derselben hin, um wieder zu sehen und zu löschen. Dieses Bild gibt uns die beste Anleitung, wie man bei einer Lungenentzündung verfahren soll.

Das Erste ist, die Brandstätte zu behandeln. Das Blut, welches der Lunge zuströmt, muß so schnell als möglich abgeleitet werden. Und wie kann dieses geschehen? Wenn die Füße mehr oder weniger kalt sind, so ist das Blut aus denselben mehr oder weniger zur Lunge gedrungen. Ebenso ist es mit den Armen und den anderen Körpertheilen. Daher hat sich zu viel Blut in der Brust und in der Lunge gesammelt. Wenn man nun die Füße mit einem in heißes Wasser und Essig getauchten Tuch so warm, als es der Kranke ertragen kann, einwickelt, so bekommen sie eine künstliche Wärme und Hitze. Dieser strömt das Blut zu, wie es vorher der Lunge zugeströmt ist. Auf die gleiche Weise, wie man das Blut in die Füße leitet, kann man dasselbe auch den Armen zuführen, indem man diese ebenso behandelt. Vor Allem aber kann man durch Auflage das Blut von der Brust in den Unterleib leiten. Ist der Kranke am Körper mehr kühl wie warm, so macht man die Anwendung auf den Unterleib mit einem w a r m e n Tuch; ist aber die Hitze groß, so taucht man das Tuch in k a l t e s Wasser ein, damit die Hitze abgeleitet wird. Bei der eigentlichen Brandstätte aber, auf der Brust, wo der Kranke die meisten Schmerzen empfindet, wo er Hitze, Stechen und Brennen fühlt, kann ganz besonders günstig durch Auflage eines Pflasters von T o p f e n k ä s , welches mit Topfenwasser zu einer weißen Salbe fein abgerieben wird, eingewirkt werden. Dieses Pflaster wird in der Größe des schmerzenden Brusttheiles aufgelegt. Es ist fast unglaublich, wie rasch das aufgelegte Pflaster die Hitze erfaßt, den Schmerz nimmt und dem Kranken seine Lage auffallend erleichtert. Wird der aufgelegte Topfenkäs ganz steif, und ist die Hitze noch nicht hinreichend gedämpft, so soll eine zweite oder, wenn nothwendig, auch eine dritte Auflage gemacht werden. Hört aber der Schmerz auf, und hat die Hitze nachgelassen, dann werden die Wickel weggenommen, und der Kranke kann alle zwei bis drei Stunden, je nachdem es nothwendig ist, gewaschen werden. Gewöhnlich tritt schon auf die erste oder zweite, sicher aber auf die dritte Waschung Schweiß ein, und dann steht es mit dem Kranken ganz gut. Man braucht nur mit den Waschungen fortzufahren, bis Hitze und Fieber vollständig beseitigt sind, und immer wieder, wenn Schmerzen und Hitze sich einstellen, das Pflaster aufzulegen.

Es werden sehr häufig bei Entzündungen Eisbeutel aufgelegt, um die Hitze zu dämmen. Daß die Kälte tief in die Hitze eingreift, das ist wahr; aber daß diese Kälte sehr oft den Organen andere Nachtheile bringen kann, ist auch nicht in Abrede zu stellen.

Ich kannte einen Herrn, welcher vom Schlag getroffen wurde, so daß er ganz bewußtlos war. Der Arzt ließ ihm einen Eisbeutel auf den Kopf legen, welcher achtzehn Stunden lang liegen blieb und immer wieder erneuert wurde. Der ganze Kopf bekam eine dunkelblaue Farbe; zuletzt wurde er fast ganz schwarz, ebenso die Arme, von welchen der eine gelähmt war. Der Arzt erklärte endlich, es sei Alles verloren; man könne nichts mehr thun, der Kranke werde bald sterben. Als der Arzt so sprach, dachte ich bei mir: Ist der Kranke doch verloren, so läßt sich, ohne Schaden zu fürchten, immerhin ein Versuch machen. Ich nahm den Eisbeutel ab und wickelte die Füße von unten bis zu den Knieen in angeschwellte Heublumen, und zwar so warm, als der Kranke es ertragen konnte. Schon nach wenigen Minuten konnte man sehen, daß eine Aenderung im Zustande des Kranken vor sich gehe; nach einer halben Stunde hatte die schwarzblaue Farbe bedeutend abgenommen; die Fußwickel mit heißen Heublumen wurden wiederholt, und nach drei bis vier Stunden kam die natürliche Hautfarbe zusehends wieder. So wurden jeden zweiten Tag zweimal die Füße und dreimal die Vorderarme eingewickelt. Nach drei Tagen zeigten sich schon deutliche Spuren von Besserung; nach fünf Tagen erhielt der Kranke das Bewußtsein wieder, wenn er auch noch nicht sprechen konnte.

Wie klar und deutlich sieht man an diesem Beispiel, wie unvortheilhaft die Eisbeutel sind, wie nützlich und nothwendig hingegen es ist, das Blut von oben nach unten zu leiten! Noch klarer und deutlicher wird aber dieses einleuchten, wenn ich mittheile, daß der Kranke, welcher doch für verloren erklärt wurde, durch dieses Verfahren vollständig gesundete. Nach meiner Ueberzeugung bilden solche Eisbeutel eine kalte Wand, an der das Biut stehen bleibt und nicht mehr zurück geht. Das Blut muß aber zurückgeleitet werden.

Ist bei der Lungenentzündung die Gefahr vorüber, so hat man nur Sorge zu tragen, daß die Hitze sich nicht wieder erneuert und die Oberhand gewinnt. Zwei bis drei Waschungen des Oberkörpers oder auch des ganzen Körpers reichen gewöhnlich aus.

Auch nach innen kann man einwirken. Ich habe gefunden, daß es, wie überhaupt bei allen Entzündungen, so namentlich bei der Lungenentzündung gut ist, während zwei bis vier Tagen jeden Morgen und Abend einen Löffel Speiseöl zu nehmen. Das Oel kühlt und kräftigt den Magen und schützt vor Entzündung. Zur Auflösung der Schleimmasse, welche sich bei der Entzündung bildet, ist Thee zu empfehlen. Es können dazu verwendet werden: Hollunderblüthen, Kamillen, Schafgarben, Fenchel und Wermuth. Man kann damit wechseln, indem man bald von diesem, bald von jenem Thee nimmt; auch können zwei oder drei Kräuter zusammen genommen und vermischt werden.

Neben diesem Verfahren muß aber auch dafür gesorgt werden, daß der Kranke eine einfache, leicht verdauliche und nahrhafte Kost bekommt, aber nie viel auf einmal, sondern immer nur in kleinen Portionen.

Wie bei allen Krankheiten, so ist es namentlich bei der Lungenentzündung von großer Wichtigkeit, daß der Kranke stets nur eine gute und gesunde Luft einathmet. Dumpfe oder gar heiße Zimmerluft würde dem Kranken fast unerträglich sein und könnte seinen Zustand noch verschlimmern.

Da die Lungenentzündung so häufig vorkommt und so viele Opfer dahinrafft, so muß man ihr im voraus und schon in gesunden Tagen entgegentreten, indem man seinen Körper kräftigt und widerstandsfähig macht. Dieß geschieht am besten, wenn man in der Woche zwei bis drei Halbbäder nimmt. Dadurch bleibt die Natur immer in einem kräftigen und gesunden Zustand erhalten, und dann können nicht leicht solche Krankheiten entstehen; denn je gesünder der Körper ist, desto seltener werden krankhafte Zustände sich einstellen können.

LUNGENENTZÜNDUNG.

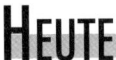

In den Ausführungen Kneipp's ist immer wieder die Rede von Blutstauungen, Blutfülle und Hitzestau. Das trifft vornehmlich bei der Schilderung der Infektionskrankheiten zu. Im Symptom der Blutfülle sah er die Ursache einer Erkrankung. Indessen ist die Blutfülle bereits eine Abwehrmaßnahme des Organismus gegen die eigentliche Krankheit, die bakterielle Infektion. Zu seiner Zeit lagen noch keine verwertbaren Ergebnisse bakteriologischer Forschung vor. Mit anderen Worten, daß Bakterien und Viren überfallmäßig einen Organismus heimsuchen und bedrohliche Krankheiten verursachen könne, war noch »terra incognita«, unbekanntes Land.

Die typische Lungenentzündung, mit hohem Fieber, Schüttelfrost und Kreislaufversagen hat ihre prekäre, lebensbedrohende Prognose verloren. Dieser segensreiche Erfolg ist vor allem der Antibiotika-Therapie zu verdanken. Dennoch gehört auch heute noch eine »akute Lobärpneumonie« in stationär-klinische Behandlung.

In dieser Niederschrift sind auch die banalen Infekte der Atemwege, mit und ohne Fieber, mit und ohne Lungenbeteiligung zu erwähnen. Zur medikamentösen Therapie sind begleitende Kneippanwendungen eine unverzichtbare Hilfe. Solange Fieber besteht und Bettruhe notwendig ist, nur Kaltanwendungen: Ganz- und Teilwaschungen, Waden-, Fußwadenwickel mit Retterspitzzusatz und Brustwickel mit Essigwasser; bei hohem Fieber nur ableitende Wickel an den Beinen, bei abklingendem Fieber auch Brustwickel; alle Wickel mehrmals täglich; die Anzahl der Wickel richtet sich nach dem Bedürfnis und dem Allgemeinbefinden des Patienten. Bei fieberfreiem Verlauf und im ausklingenden Stadium der Erkrankung: Wechselarmguß, Wechselarmbad oder Wechselfußbad mit Thymian und Wechselvollguß mit anschließender Bettruhe.

Magen-(Darm-)Ruhr.

Die Magenruhr kommt oft vor und ist eine große Plage für den armen Erdenpilger. Wer an dieser Krankheit leidet, bei dem geht die Speise so, wie er sie gegessen hat, wieder ab; sie wird also vom Magen nicht verdaut. Daher bekommt die Natur keine Nahrung mehr, und die Folgen dieses Uebels, welche rasch eintreten, sind natürlich große und schlimme. Die Kräfte nehmen ab, und mit ihnen verschwindet auch alle Lebensfrische, und der ganze Körper welkt in Siechthum dahin.

Die Magenruhr stellt sich häufig nach schweren Krankheiten, besonders dann ein, wenn der Kranke recht viel, vielleicht auch recht verderbliche Medikamente eingenommen hat.

Wie durch die Krankheit eine große Unthätigkeit im Körper entsteht und in Folge dieser Schlaffheit nur wenig oder fast nichts aufgenommen wird, so wird auch in Folge der Medikamente der Magen beschädigt und angegriffen, so daß er nicht mehr gut verdaut. Es geht dann dem Magen, wie es der Brust bei Lungen- oder Brustkrankheiten geht; er wird ganz voll Schleim, welcher nicht ausgeschieden werden kann.

Diese Krankheit ist auch häufig die Folge einer ungeregelten Lebensweise. Es gibt Leute, welche oft unsinnig viel kaltes Wasser trinken und dann wieder eine Zeit lang gar keines. Dadurch kann der Magen leicht verkältet und können die Magensäfte zu sehr verdünnt werden. Schon durch diesen Wechsel von Kälte und Wärme an und für sich kann man den Magen verderben. Eine weitere Ursache dieses Uebels kann ein ungeregeltes Essen sein, wenn man einige Zeit wenig oder fast gar nichts ißt und dann wieder den Magen überladet oder viele schwer verdauliche Speisen zu sich nimmt. Auch durch geistige Getränke kann der Magen so angegriffen und geschädigt werden, daß er zuletzt seine Funktionen nicht mehr zu verrichten vermag. Wie oft kommt es vor, daß man im Sommer kaltes Bier aus dem Eiskeller heraus trinkt und sich so schwere Magenkrankheiten zuzieht! Viele Mineralwässer ätzen den Magen ebenfalls aus, hemmen ihn in seiner Thätigkeit und machen ihn zur Verdauung unfähig.

Ist der Magen in einen solchen krankhaften Zustand gerathen, und ist dadurch der Körper heruntergekommen, so sind sicher auch die übrigen Organe im Unterleib in Mitleidenschaft gezogen; sie sind schlaff, unthätig und werden mitunter auch unbrauchbar. Es müssen daher bei der Heilung zu allererst alle kranken und faulen Stoffe aufgelöst und ausgeleitet werden. Wie bei Brustkrankheiten die ganze Brust sich verschleimen kann, so kann sich auch der Magen mit allerhand faulen und verlegenen Stoffen anfüllen; und da wäre es oft gut, wenn ein Kaminfeger hinuntersteigen, Alles auskratzen und sauber machen könnte. Weil dieß nun aber nicht geschehen kann, so muß in anderer Weise auflösend und ausleitend eingewirkt werden. Weil aber nicht nur der Magen leidend und geschwächt ist, sondern auch die ganze Natur leidet, nach und nach herunterkommt und verkümmert, so muß nicht nur auf den Magen, sondern auf den ganzen Körper entschieden eingewirkt werden. Und da gibt es für den Körper kein besseres Mittel als das Wasser. Nach innen sind nur Kräuter anzuwenden, da diese in keiner Weise schaden und schwächen, vielmehr den Magen nur verbessern können.

Ich möchte da vor Allem den Wermuth und den Salbei empfehlen. Der Wermuth greift die faulen, schlechten Stoffe im Magen an, löst sie auf und leitet sie dann aus; Salbei räumt ebenfalls auf und verbessert die Säfte. Nimmt also der Kranke alle drei Stunden einen Löffel voll von diesem Thee, so wird fortwährend im Innern aufgelöst, ausgeleitet und verbessert.

Als Nahrung soll der Patient nur eine leicht verdauliche Kost zu sich nehmen, und zwar immer nur in kleinen Portionen. Wenn er Milch gut verträgt, so kann er täglich drei- bis viermal drei bis vier Löffel Milch, welche mit Kümmel abgekocht wurde, trinken. Wer sie nicht ertragen kann, der soll drei- bis viermal die gleiche Portion Brennsuppe, welche leicht verdaulich ist und der Natur gute Nährstoffe zuführt, nehmen. Es kommt nicht so sehr darauf an, welche Nährstoffe die Natur bekommt, als darauf, daß der Magen sie verarbeitet und daraus gute, brauchbare Säfte bereitet.

Tritt oft ziemlich starkes Laxieren mit Kopfschmerzen ein, so hilft nichts besser, als wenn der Kranke täglich eine kleine Tasse Thee von Tormentillwurzeln mit halb Wasser und halb Rothwein trinkt. Um aber gegen die Ruhr aufzutreten und zugleich dem Körper eine gute Nahrung zuzuführen, ist von großem Vortheil, wenn man alle Stunden eine kleine Portion Kraftbrod in gutem Rothwein oder Johannisbeerwein einige Minuten einweicht und dann ißt. Dieses Mittel ist besonders für jene Naturen zu empfehlen, welche wenig Wärme haben; denn dadurch werden sie genährt und erwärmt. Tausendguldenkraut mit Salbei vermischt wird ebenfalls eine gute Wirkung hervorbringen. Gute Kraftsuppe ist solchen Kranken besonders zu empfehlen; sie ist immer nur in kleinen Portionen, aber öfters zu nehmen.

Aeusserlich kann gegen dieses Uebel dadurch eingewirkt werden, daß man jeden zweiten oder dritten Tag ein vierfach zusammengelegtes und in Heublumenwasser getauchtes Tuch auf den Unterleib bindet, aber höchstens drei Viertelstunden bis eine ganze Stunde liegen läßt, damit dieses Tuch wohl die Thätigkeit der Haut und des Unterleibs befördert, aber nicht zu sehr aufsaugt. Jeden zweiten oder dritten Tag so eine Auflage genügt.

Bei vielen Leuten reicht es aus, wenn sie Morgens und Abends den Unterleib mit halb Wasser und halb Essig kräftig abwaschen. Da aber durch so ein Uebel der ganze Körper wie an Naturwärme, so an Kraft und Thätigkeit verloren hat, so kann diese Anwendung auch vom Bette aus gemacht werden. Das Waschen muß aber so rasch als möglich vor sich gehen; nach der Waschung darf nicht abgetrocknet werden, sondern man muß unverzüglich wieder in's Bett gehen.

Ist der Kranke noch bei ziemlich guter Kraft, so wird es ihm am meisten nützen, wenn er in der Woche zwei bis drei Schenkelgüsse nimmt oder auch zwei Halbbäder; wenn er dieß mit Vorsicht gebraucht und auch in Bezug auf die Kost das Richtige wählt, so wird er in kurzer Zeit wieder gesund sein.

Es kam einmal ein Mann zu mir und klagte: »Ich habe täglich sechs- bis zehnmal Stuhlgang; ich sehe gut aus, habe guten Appetit, und wenn meine Kraft auch nachgelassen hat, so kann ich doch noch ziemlich arbeiten. Alles, was ich zur Heilung gebraucht habe, nützte mir nichts.« Diesem Herrn gab ich den Rath, er solle jeden Morgen einen Schenkelguß nehmen, jeden Mittag ein Halbbad und dann nur eine einfache, gute Kost genießen: Morgens eine Brennsuppe und Abends eine kleine Tasse Thee von Wermuth; im Uebrigen aber solle er bei der bisherigen Lebensweise bleiben.

Ein einfacher Landmann hatte sehr oft Abweichen, bald mit, bald ohne Schmerzen. Ich gab ihm eine Tasse schwachen Wühlhuberthee, welcher kräftig ausräumt. Diese kleine Tasse Thee reichte vollständig aus, um ihn von seinem Uebel vollständig zu befreien. Der Wühlhuberthee erfaßte alle schlechten Stoffe, welche im Magen waren, und leitete sie aus. Als aber die Ursache beseitigt war, war auch das Uebel verschwunden.

Es kam ein Kurgast zu mir und erzählte, er habe jeden Tag acht- bis zehnmal Stuhlgang; Alles, was er dagegen angewandt, habe nichts geholfen. Er nahm dann drei Tage lang jeden Morgen einen Schenkelguß, und jeden Nachmittag ein Halbbad, weitere drei Tage jeden Morgen einen Rückenguß und Nachmittags wieder ein Halbbad; nach dieser Zeit war das Uebel vollständig beseitigt. Hier war die Hauptursache der Krankheit die, daß die Natur zu schwach war, die schädlichen Stoffe auszuscheiden. Als sie nun hierin durch die Einwirkung des Wassers unterstützt wurde, war bald aller Krankheitsstoff entfernt. Wenn Säure in das Mehl kommt, tritt Gährung ein: wird die Säure entfernt, so hört auch die Gährung auf.

Solche Zustände werden wohl nicht leicht eintreten, wenn man auf Abhärtung und Kräftigung des Körpers bedacht ist. Schlaffheit und Unthätigkeit öffnen der Krankheit die Thür, Kraft und Thätigkeit hingegen treiben alles Schädliche aus.

Magen-(Darm-)Ruhr

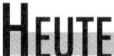

In den Sammelbegriff »Magen-(Darm) Ruhr« sind verschiedene Magen-Darmerkrankungen zusammengefaßt. Es darf vermutet werden, daß Kneipp unter der Infektionskrankheit »Ruhr« nicht die Bakterienruhr, sondern den einfachen Durchfall verstand, der bereits in einem früheren Kapitel abgehandelt wurde. Die häufigsten Erkrankungen des Magen-Darmtraktes sind die Magen- und Zwölffingerdarmgeschwüre, die nach neuesten Erkenntnissen auf einen Bakterienbefall durch den »Heliobacter pylori« zurückzuführen sind.

Die »Achylia gastrica«, der totale Mangel an Magensekret, ist ein Begleitsymptom der »Perniciosa«, einer Blutarmut, die auf einem Vitamin-B-12-Mangel beruht und des Magenkarzinoms. Der unkomplizierte Ferment- und Salzsäuremangel kann durch entsprechende Medikamente erfolgreich ausgeglichen werden. Sicher gab es zu Zeiten Kneipp's zahlreiche magenunverträgliche Arzneien. Daran hat sich im Laufe der vielen Jahrzehnte wenig geändert. Eine Vielzahl der verordnungspflichtigen Medikamente ist mit Nebenwirkungen behaftet, zu deren Aufzählung umfangreiche Beipackzettel notwendig sind. Eine spezifisch negative Wirkung auf den Magen-Darm-Kanal mit Gefahr einer Blutung und Geschwürbildung haben die sogenannten Antiphlogistika, die entzündungshemmenden Rheumamittel.

Kneipp, dem Wasser in Liebe zugetan, wollte das nasse Element nur »am« nicht »im« Körper wissen. Es wird ein Rätsel bleiben, warum er den Trinkgenuß des kalten Wassers ablehnte. Eine Erklärung wäre, daß er die Kräuter- und Heiltees, die sich seiner Hochschätzung erfreuten, nicht durch das Wassertrinken verdrängt sehen wollte. Immer wieder wird in der modernen Medizin auf die Nützlichkeit und Notwendigkeit reichlicher Flüssigkeitszufuhr hingewiesen. Nur bei gravierender Herzinsuffizienz ist Flüssigkeitseinschränkung sinnvoll. Mineralwässer, die vermutlich in ihrer Wirksamkeit überschätzt werden, beinhalten keine aggressiven Substanzen, die gar die Magenschleimhaut angreifen oder schädigen. Alkoholische Getränke, in Übermaß konsumiert, sind ausgesprochene Schleimhautschädlinge für den Magen, während hingegen ein kühles Glas Bier keinen Schaden stiften kann. Nach jeder Nahrungsaufnahme ist der Magen innerhalb einer geraumen Zeit – ein bis zwei Stunden – »aufgeräumt«. Die Verweildauer der jeweiligen Nahrung hängt von ihrer Beschaffenheit und von ihrem Volumen ab. Der Dickdarm dagegen kann nur durch gründliche Laxierung und Darmeinlauf von seinem Inhalt samt allen Stuhlresten befreit werden, wenn z. B. die diagnostische Endoskopie einen sauberen Darm zur Beurteilung der Darmschleimhaut verlangt.

Bei allen akuten und chronischen Magen- und Darmbeschwerden sind der Heusack und die warme Leibauflage mit Heublumen oder Thymianöl vorzügliche Hilfsmaßnahmen; die Verdauungsvorgänge werden durch Kaltanwendungen angeregt und unterstützt: Waschungen, Armbad, Fußbad oder Wassertreten, Halbbad, Knie- und Schenkelguß, Wechselanwendungen besänftigen und beruhigen: Wechselfußbad mit Fichte, Wechselschenkelleibguß; zwei bis drei der genannten Kalt- und Wechselanwendungen über den Tag verteilt; wöchentlich zweimal Dreiviertel- oder Sitzbad mit Heublumen und anschließendem Kaltguß bzw. Kniguß.

Nasenbluten.

Es kommt sehr oft vor, daß gesunde, heranwachsende Kinder von Zeit zu Zeit Nasenbluten haben, und es heißt dann: Das Kind ist blutreich. Man macht sich in der Regel nicht viel aus derartigen Blutungen, und doch sind diese schon Vorboten, daß mit der Zeit bedeutende Blutstörungen und Blutungen eintreten. So werden die meisten Bleichsüchtigen zugeben, daß sie früher viel aus der Nase geblutet haben.

Durch öfteres Nasenbluten verlieren die Kinder das beste Blut und viele Blutbildungsstoffe. Das Nasenbluten ist somit nicht nur nicht schuldlos, sondern oft sogar sehr nachtheilig für die Zukunft; denn den Weg, welchen das Blut einmal genommen hat, hält es ein, und sobald eine größere Blutmenge vorhanden ist, bricht es gewöhnlich wieder an derselben Stelle durch. Die Natur bereitet aber nicht mehr Blut, als sie braucht; tritt daher irgendwo Blut aus, so hat an einer andern Stelle der Blutreichthum abgenommen.

Die Kinder, welche viel aus der Nase bluten, sind gewöhnlich zart gebaut; sie haben ausserordentlich zarte Gefäße. Kommt nun bei ihnen das Blut in Wallung, was durch schnelles Laufen, Bücken, Schreien, Zorn, Heiterkeit geschehen kann, so hat es bald einen Ausweg gefunden.

Man könnte nun fragen: Warum findet das Blut gerade bei der Nase einen Ausgang? Die Ursachen hiefür sind folgende: Die Schleimhäute in der Nase sind ausserordentlich dünn und blutreich; dann wird durch die Nase viel frische Luft eingezogen, und wo diese hinkommt, dahin dringt auch das Blut. Deßhalb wird die Nase auch nicht leicht erfrieren; die Ohren müssen viel mehr herhalten. Die Nase hat aber auch noch andere Aufgaben; der Eine schnupft viel, der Andere schneuzt stark; ferner ist die Nase immer dem Temperaturwechsel ausgesetzt, und durch das Athmen kommt Staub und Schmutz in dieselbe. Dann haben die Kinder gerne die Finger in der Nase, und so können viele Ursachen zusammenwirken, daß das Blut mehr in die Nase als in andere Körpertheile geleitet wird. Dadurch können sich die Blutgefäße sehr erweitern, besonders wenn der Körper an und für sich schon schwächlich ist. Eine robuste Kindernatur wird aber nicht leicht von Nasenbluten befallen werden, ausser das Kind hat mit der Faust einen Schlag auf die Nase bekommen. In diesem Falle stammt das Blut aus den Halsschlagadern; es geht dann wie bei einer Wasserleitung, wo sich an das Hauptrohr eine Nebenleitung anschließt. Wenn die Nebenleitung eine große Oeffnung bekommt, so strömt das Wasser in der heftigsten Weise heraus.

Kommt das Nasenbluten öfter vor, dann wird auch der Druck viel stärker; die Gefäße aber und die Vernarbungen derselben werden immer schwächer. Wiederholtes Nasenbluten kann leicht eine große Körperschwäche herbeiführen, und aus dieser können mit der Zeit verschiedene Krankheiten entstehen, z. B. Bleichsucht, Schwindsucht, ja sogar Schlaganfall; denn das Nasenbluten ist ein Anzeichen, daß das Blut zu sehr nach oben dringt.

Will man starkes Nasenbluten heilen, so muß man beachten, daß bei den meisten Leidenden der Körper im Allgemeinen zart gebaut ist; der Leidende ist nervös oder hat nervöse Anlagen, was wieder die Ursache ist, daß das Blut leicht in Wallung geräth und die Blutgefäße sehr erweitert werden. Auch die vielen Polypen sind durch derartige Zustände zu erklären.

Das Erste bei der Heilung ist also, den ganzen Organismus abzuhärten, die Aufwallungen zu dämmen und eine gleichmäßige Naturwärme herzustellen, damit das Blut gleichmäßig im ganzen Körper vertheilt bleibt. Die Abhärtung geschieht durch zwei bis drei H a l b b ä d e r und O b e r g ü s s e in der Woche. Die Halbbäder stärken den Körper und entwickeln eine erhöhte Wärme. Die Obergüsse bewirken größere Kräftigung, nehmen die überflüssige Hitze und drängen das Blut mehr zurück. Dann muß man aber auch für eine gute, entsprechende Kost sorgen. Man darf durch starke

Salze und Gewürze oder gar geistige Getränke keine Blutwallungen hervorrufen; alle Süssigkeiten müssen beseitigt und nur eine einfache Naturkost genommen werden.

Diese Lebensweise muß aber nicht nur einige Tage, sondern längere Zeit hindurch fortgesetzt werden. Wer überhaupt gesundes Blut und einen gesunden Körper haben, ausdauernd und widerstandsfähig werden will, muß eine gute Kost wählen, eine Kost, welche nur gutes Blut bereitet.

Bei Nasenbluten gebrauchten die Alten verschiedene Hausmittel, und ich habe selbst schon solche angewendet. Als ein altes Hausmittel ist das Salz bekannt; Salzwasser wird in die Nase aufgezogen, oder es wird damit der Hals gegurgelt. Andere gebrauchen in derselben Weise Essig. Ich habe gefunden, daß das beste Mittel ist, Z i n n k r a u t t h e e aufzuschnupfen oder damit zu gurgeln.

Doch kam mir ein Fall vor, welcher mich gründlich belehrte, was in einem schwierigen Falle zu thun ist.

Ein Mädchen, siebzehn Jahre alt, hat zweieinhalb Lavoir's voll geblutet; das Mädchen wollte dann anfangen zu schlafen, sie konnte sich auch nicht mehr sitzend halten. Ich hatte Furcht, das Mädchen, wenn ich es einschlafen ließe, möchte nicht mehr erwachen, weil trotz des Einschlafens das Bluten nicht aufgehört hatte. In dieser Noth und Gefahr ließ ich das Mädchen Kopf und Ohren über eine Wanne halten und gab ihr mit einem Gartengießer, der ca. vierzehn Liter faßte, einen O b e r g u ß . In demselben Augenblicke, in welchem das Wasser auf das Genick gegossen wurde, hörte das Bluten auf, und das Mädchen kam in Ruhe. Nach sechs Stunden begann die Blutung wieder, aber nicht mehr so stark; ich ließ ihr wiederholt einen Oberguß in der beschriebenen Weise geben, und zwar vier Tage hindurch jeden Tag einen. Es trat natürlich in Folge dieser starken Blutung eine große Unthätigkeit im Körper ein, und die Kranke litt auch an vollständiger Appetitlosigkeit. Um dem Körper wieder Blut zu verschaffen, mußte sie mehrere Tage lang jede Stunde einen Löffel voll Milch mit Fenchel gesotten nehmen, im Uebrigen aber nur eine einfache, leicht verdauliche Kost und immer nur in kleinen Portionen genießen. So erholte sie sich in wenigen Wochen.

Daß Nasenbluten den Tod zur Folge haben kann, habe ich an zwei Fällen erfahren. Ein Mädchen von achtzehn Jahren blutete, bis es todt war; es hat aber das Wasser nicht gebraucht. Ferner hat, wie mir verlässig mitgetheilt wurde, ein Priester aus Tirol mehrere Tage hindurch geblutet, und Niemand konnte das Bluten stillen; er hatte aber schon Jahre hindurch an Blutstörungen gelitten.

Nasenbluten.

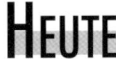

Nasenbluten oder die Bereitschaft dazu, findet sich nicht in der Indikationsliste hydrotherapeutischer Maßnahmen. Dennoch können in der Notfallbehandlung ausgesuchte Kaltanwendungen eine wertvolle Hilfe sein. Das habituelle, gewohnheitsmäßige Nasenbluten, besonders bei Kindern, ist die häufigste Form dieser bedrohlich erscheinenden Gesundheitsstörung. Ursache ist eine Erweiterung zarter Gefäße am unteren Teil der knorpeligen Nasenscheidewand. Als erste Notmaßnahme bei Nasenbluten wirkt oft das Zusammenklemmen der Nasenflügel mit Daumen und Zeigefinger in Sitzhaltung sowie zusätzlich eine Kaltauflage mittels eines mehrfach zusammengelegten Tuches auf den Nacken. Statt des von Kneipp praktizierten kalten Obergusses ist in vielen Fällen das kalte Armbad hilfreich. Wenn all diese Maßnahmen, auch Nasentamponade und Medikamente die Blutung nicht stillen, ist fachärztliche Hilfe unumgänglich. Durch Verätzung der Blutungsquelle wird der Gefahrenherd beseitigt. Eine lebensbedrohende Situation durch unstillbares Nasenbluten ist in der heutigen Zeit mit flächendeckender Versorgung durch Fachärzte so gut wie ausgeschlossen. Technisch gesehen war bereits seinerzeit das Können und Wissen vorhanden, eine erfolgreiche Ersthilfe zu leisten. Es lag an der Unzulänglichkeit der Mittel und organisatorischen Erstversorgung, wenn – wie Kneipp berichtet – Todesfälle durch unstillbares Nasenbluten zu beklagen waren.

Nasenbluten kann auch in höherem Alter, besonders bei erhöhtem Blutdruck und anderen Grunderkrankungen, auftreten. Als Ersthilfe gilt das Gleiche wie beim kindlichen Nasenbluten.

OHRENFLUSS.

Es kommt sehr oft vor, daß Kinder, auch Erwachsene, ja sogar alte Leute den Ohrenfluß bekommen. Dieser Ausfluß ist gewöhnlich eiterig und übelriechend, ein Beweis, daß er aus ungesunden, faulen Stoffen, welche sich in den Körper eingeschlichen haben, besteht.

Bei Kindern kommt der Ohrenfluß häufig nach Kinderkrankheiten, wie Scharlach, Diphtherie, Pocken, vor. Wenn diese Krankheiten nicht vollständig geheilt werden, so sammelt sich im Kopfe ungesunder Stoff, welcher sich nach und nach in eine eiterige Masse auflöst. Derartige Stoffe können oft Monate und auch Jahre lang im Kopfe sich befinden, und der Ohrenfluß dauert während dieser Zeit immer fort.

Wo eine Entzündung entsteht, strömt das Blut hin. Es haben zahlreiche Kinder immer zu viel Blut im Kopfe, und weil bei ihnen nicht alle Unreinigkeiten gehörig austransspirirt werden, nehmen diese ihren Weg durch die Ohren. Dauert so ein Ausfluß längere Zeit, dann haben die Kinder meistens kein gutes Aussehen; ihr Kopf ist aufgedunsen, und man sieht ihnen recht gut an, daß sie nicht gesund sind und nicht so gedeihen, wie sie gedeihen sollten. Bringt man ihnen keine Hilfe, so kann der Ausfluß Jahre hindurch dauern. Die Kinder bleiben dann in der geistigen Entwicklung gewöhnlich zurück, und auch körperlich können sie sich nicht vollständig entwickeln. Eine nicht vollständig geheilte Kinderkrankheit kann daher für das ganze Leben die traurigsten Folgen haben.

Die eiterige Masse, welche aus dem Ohre fließt, kann nicht nur schwächend auf das Ohr einwirken, sondern auch den Knochen angreifen. Ich habe Mehrere kennen gelernt, welche im Ohre den Knochenfraß hatten, der, wenn ihm nicht rechtzeitig vorgebeugt wird, die traurigsten Folgen nach sich zieht. Derartige Zustände sind durch die Wasserkur ganz leicht zu heben. Ist ein Ohrenfluß vorhanden, so ist nicht nur der Kopf krank, sondern der ganze Körper; er ist gewöhnlich aufgedunsen, schwammig und schwächlich. Mithin muß es am besten sein, wenn auf den ganzen Körper eingewirkt wird. Wenn der Ohrenfluß stark und das Kind ziemlich korpulent ist, so kann man dasselbe täglich in's Wasser tauchen, aber nur eine bis zwei Sekunden lang. Ferner kann dem Kinde auch einmal in der Woche ein in Heublumenwasser getauchtes Hemd angelegt werden. Wie das kalte Bad kräftigt, zusammenzieht und die Krankheitsstoffe ausscheidet, so löst das Heublumenhemd noch viel kräftiger auf. Da der Kopf besonders krank ist, so kann derselbe täglich einmal oder, wenn das Kind noch bei Kräften ist, auch zweimal mit kaltem Wasser übergossen werden. Nach innen braucht man dem Kinde nichts oder doch nicht viel zu geben. Will man etwas geben, so ist weißes Pulver das Beste, namentlich wenn das Kind an großer Schwäche leidet. Auch Salbei, Kamillen und Spitzwegerich erzielen gute Erfolge. Hat man diese Kur vierzehn Tage oder drei Wochen fortgesetzt, so nehme man in der Woche noch zwei oder drei Halbbäder. Diese letztere Anwendung kann noch lange fortgesetzt werden, nicht weil sie wegen des Ohrenflusses nothwendig ist, sondern um die Natur zu kräftigen.

Wie bei Kindern, so kann der Ohrenfluß sich auch bei der heranwachsenden Jugend einstellen, und seine Ursache ist in diesem Falle gewöhnlich eine Verkältung. Wenn Jemand sich recht erkältet und in Folge davon die Ausdünstung im Kopfe verhindert wird, so entsteht leicht eine kleine Entzündung. Die Entzündung bewirkt einen stärkeren Blutandrang in den Kopf, die Transspiration wird geschwächt oder vollständig verhindert, und es bilden sich im Kopfe Stauungen. Diese Stauungen gehen mit der Zeit in Eiterungen über, welche sich dann durch das Ohr einen Ausweg suchen. Anfangs kann der Körper gesund sein, und das Uebel hat seinen Sitz nur im Kopfe. Nach und nach aber geht der krankhafte Zustand auch auf die benachbarten Körpertheile über, und das Blut und die Säfte werden verschlechtert. Wenn heranwachsende Leute den Ohrenfluß bekommen und ihn lange haben, so leidet bei ihnen sehr häufig die geistige Entwicklung nicht weniger als der Körper, und wenn nicht zeitig Hilfe gebracht wird, können nachtheilige Folgen für das ganze Leben entstehen.

Auch hier kann wieder mit dem Wasser eine sichere Heilung erzielt werden. Solche Leute sollen in der Woche vier- bis sechsmal den Oberkörper waschen oder, womit man einen noch sicherern und rascheren Erfolg erzielt, in der Woche einige male einen Oberguß, ferner in der Woche zwei Halbbäder nehmen, und schließlich kann auch der Kopf täglich oder jeden zweiten Tag übergossen werden. In wenigen Wochen ist dann sicher nicht nur der Ohrenfluß geheilt, sondern auch der Körper in einen gesünderen und kräftigeren Zustand gebracht. Bei der Heilung der Ohrenflüsse können auch mit gutem Erfolg die Ohren täglich ein-, zwei- und auch dreimal gut ausgewaschen und ausgespritzt werden, und zwar mit einem Absud aus Zinnkraut, Salbei oder auch Spitzwegerich.
Je reinlicher die wunde Stelle gehalten wird, um so schneller erfolgt die Heilung.

Selbst Erwachsene können leicht den Ohrenfluß bekommen, besonders wenn sie eine Krankheit hatten, welche nicht vollständig ausgeheilt wurde. Ein Rest ist noch zurückgeblieben und hat sich im Kopf eingenistet. Es entstehen Anstauungen und Geschwülste, welche sich entzünden können und zuletzt einen Ausweg durch das Ohr suchen. Ist dieses Uebel von einer Krankheit herrührend, so ist ganz bestimmt auch der Körper nicht frei von Krankheitsstoffen; deßhalb muß in diesem Falle auf den ganzen Körper eingewirkt werden, dann wird die Heilung sicher und rasch vor sich gehen. In der Woche zwei bis drei Halbbäder und zweimal ein in Heublumenwasser getauchtes Hemd eine Stunde lang angezogen reichen vollständig aus; ist der Kranke recht mager, so genügt es auch, wenn er nur einmal das nasse Hemd nimmt. Ferner in der Woche noch zwei bis drei Obergüsse und, wie schon oben gesagt, öftere Reinigung der Ohren durch Kräuterthee beseitigen das Uebel bald. Nach innen kann den Leidenden zur Blutreinigung und zur Verbesserung des Magens Thee gegeben werden.

Der Ohrenfluß kann auch durch Quetschung auf den Kopf, durch Stoßen oder Schlagen entstehen. Das Blut ist in einem solchen Falle, weil Gefäße zerplatzt sind, aus den Adern getreten. Nach und nach werden die Säfte und das ausgetretene Blut faul und suchen dann einen Ausweg durch das Ohr.

Wohl am meisten aber entsteht der Ohrenfluß in Folge einer Erkältung, oder wenn sonst durch irgend eine Veranlassung Blut in den Kopf getrieben oder geleitet wird und dadurch Anstauungen sich bilden, welche durch das Ohr ihren Ausweg suchen. Kommt aber der Ohrenfluß aus was immer für einer Ursache, er wird am leichtesten und sichersten geheilt durch die Einwirkung des Wassers.

OHRENFLUSS.

HEUTE

Eine Erkrankung des äußeren Gehörganges oder Mittelohres gehört in jedem Lebensalter in die Behandlung eines Facharztes. Eine Sekretabsonderung aus dem Gehörgang ist immer aufklärungsbedürftig. Es kann sich um ein nässendes Ekzem im äußeren Gehörgang, aber auch um eine infektiöse Mittelohrentzündung handeln: eitrige Flüssigkeit ergießt sich nach Perforation des zarten Trommelfells in den äußeren Gehörgang. Ursache ist eine bakterielle Infektion im Nasen-Rachenraum, die sich über die Tuben – Verbundwege zwischen Rachen und Mittelohr – bis in die Paukenhöhle ausbreitet.

In der Therapie hat natürlich der Facharzt das erste Wort und die Verantwortung. Ableitende Wechselfußbäder mit Thymianöl als Zusatz, zweimal tgl., verschaffen zusätzlich Erleichterung.

Rechtzeitig infektionsvorbeugende und abhärtende Maßnahmen zu treffen, gilt auch für das Kindesalter. Die Eltern sollten mit gutem Beispiel vorangehen. Es ist immer wieder bewundernswert wie schon die Kleinsten mit Vergnügen und Begeisterung das erfrischende »Kalt« des Wassers goutieren.

OHRENKRANKHEITEN, OHRENWEH UND TAUBHEIT.

Ich habe noch nie Ohrenschmerzen gehabt und weiß deßhalb aus eigener Erfahrung nicht, ob es wirklich Ohrenschmerzen gibt. Solche aber, welche Ohrenleiden hatten, wissen kaum einen größeren Schmerz zu nennen. Ich will diesen Leidenden glauben und dabei bemerken, daß solche Ohrenschmerzen entweder von einer Entzündung oder von einem rheumatischen Zustande herkommen. Daß Entzündungen schmerzlich sind, weiß Jeder; weil nun aber die Gehörorgane ausserordentlich zart sind, so kann hier auch der Schmerz ein überaus großer sein.

Zur Heilung eines solchen Leidens hat man weiter nichts zu thun, als das nach dem Kopf gedrungene Blut abzuleiten. Ist eine Entzündung zu einem Geschwür geworden, dann muß der Krankheitsstoff durch die beim Ohrenfluß bereits angeführten Anwendungen ausgeleitet werden. Falls der Schmerz krampfhaft ist, muß man wie bei allen Krämpfen für die nothwendige Wärme sorgen. Bei Ohrenkrankheiten paßt auch der Kopfdampf, welcher den ganzen Kopf und somit auch die Ohren zum Ausschwitzen bringt und dadurch die angestauten und verdorbenen Stoffe ausleitet.

Es gibt viele Leute, welche nicht gut hören, aber auch solche, welche gar nicht hören, ja selbst nicht einmal eine Kanone, wenn eine solche neben ihnen abgeschossen wird. In solchem Falle müssen Anstauungen vorhanden sein, welche vollständig verhärtet sind und sich nicht auflösen. Es müssen sich verhärtete Geschwülste gebildet haben, welche den ganzen Gehörgang verschließen und keinen Ton eindringen lassen. Hier heißt es daher: Wer diese Verhärtungen und Geschwülste auflöst und entfernt, der kann den Tauben hörend machen.

Ein Jäger, welcher über zwei Jahre nicht ein einziges mal den Knall seines Gewehres gehört hatte, kam zu mir und erhielt in wenigen Wochen, weil sich die angestauten Verhärtungen auflösen ließen, sein volles Gehör wieder.

Will man solchen Tauben Hilfe bringen, so muß man Anwendungen machen, welche auf den ganzen Körper und auch auf das Ohr besonders einwirken. Ist der Gehörlose ziemlich korpulent, so können recht leicht K o p f d ä m p f e, welche gut auflösen und immer tiefer eindringen, angewendet werden. Nicht weniger kräftig wirken auch Gießungen, welche man theils auf das Ohr, theils auf den Kopf und den ganzen Körper anwendet. Gleichwie man Ueberschläge und Auflagen auf einzelne Körpertheile machen kann, so kann man auch auf das Ohr solche Auflagen machen, welche auflösend und ausleitend wirken. Recht Vielen konnte ich durch Auflagen von Krautwasser auffallende Hilfe bringen. Ein drei- bis vierfacher Lappen von weicher Leinwand wird in Krautwasser getaucht, eine bis anderthalb Stunden lang auf das Ohr gebunden und dann wieder erneuert.

In den Ohren befindet sich ein Schmalz, durch welches die weise Vorsehung gesorgt hat, daß womöglich keine oder doch nicht viele fremde Körper in das Innere des Ohres dringen können. Nun tritt sehr häufig eine Vertrocknung und Verhärtung dieses Ohrenfettes ein, wodurch verhindert wird, daß der Schall in's Ohr dringen kann. So kannte ich eine Frau, welche das Gehör gänzlich verloren hatte. Der Arzt untersuchte das Ohr und hat dann mit einem Löffelchen viel verhärtetes Ohrenfett herausgenommen, worauf die Frau wieder ganz gut hörte. Es kann also verhärtetes Ohrenschmalz die Ursache der Taubheit sein; es können aber auch Anstauungen und kleine Wülste eintreten, welche den Zugang zum Ohr theilweise oder ganz verschließen. Werden diese Verhärtungen aufgelöst und ausgeleitet, so stellt sich nach und nach das Gehör wieder ein.

Eine Hausfrau hatte bereits seit langer Zeit das Gehör verloren. Acht Wochen hindurch band sie jeden Abend einen in K r a u t w a s s e r getauchten Lappen auf das Ohr. Die Kranke hatte früher schon viel angewendet und keine Hilfe bekommen; das Krautwasser aber löste alle Verhärtungen auf, so daß sie wieder ziemlich gut hörte. Wie Krautwasser so wirkt auch Thee von Z i n n k r a u t. Der Absud aus Zinnkraut wird fleißig in's Ohr gegossen oder ein in denselben getauchtes Tuch über Nacht aufgebunden. Der Salbei hat ebenfalls eine gute Wirkung, besonders wenn die Stauungen nach und nach Geschwüre hervorgerufen haben; auch Thee von Sanikel ist für's Ohr gut, überhaupt alle auflösenden Thee, welche ohne Ausnahme nicht schaden, sondern nur nützen können. Auch Kampherspiritus hat eine gute Wirkung, da derselbe ätzt und den Gehörgang frei macht; im Tage ein- bis zweimal ein bis zwei Tropfen genügt vollständig.

Du könntest, lieber Leser, vielleicht fragen: Warum wirkt man auf den ganzen Körper ein, wenn nur das Ohr krank ist? Gibt es irgendwo Stauungen im Blut, so entstehen solche auch in den Säften. Wie in Folge einer Sehnenscheideentzündung und durch Anstauung des Blutes, welches der entzündeten Stelle zuströmt, ein Ueberbein entsteht, so können auch im Ohre in Folge von Entzündung solche Verknorpelungen sich bilden; durch diese Verknorpelungen wird das Hören zur Unmöglichkeit. Wenn man aber ein Ueberbein auflösen kann durch Einwirkung auf die Blutzirkulation, warum soll man nicht auf dieselbe Weise nach und nach im Ohre Verhärtungen auflösen können? Bei allen Blutstauungen muß die Ursache beseitigt werden, und da wirkt nichts besser als Gießungen auf den ganzen Körper und auch namentlich auf die Stauungen selbst. Auf den ganzen Körper muß deßhalb eingewirkt werden, damit eine gleichmäßige Blutzirkulation eintritt.

OHRENKRANKHEITEN
OHRENWEH
TAUBHEIT.

HEUTE

Kneipp widmet sich in aller Ausführlichkeit den allseits hochgeschätzten Kommunikationsorganen, den Augen und Ohren. Mit seiner Offenbarung: »Ich habe noch nie Ohrenschmerzen gehabt und weiß deshalb aus eigener Erfahrung nicht, ob es wirklich Ohrenschmerzen gibt«, leuchtet wieder einmal sein vermizt hintergründiger Humor auf, der immer ein Körnchen Lebenswahrheit enthält: »Nur die Selbsterfahrung erweitert Erkenntnis und Wissen«.
Heftige Ohrenschmerzen sind immer ein Hinweissymptom auf eine Mittelohrentzündung, wenn Sekret unter Druck nach außen drängt. Heftige, ziehende, in das linke oder rechte Ohr ausstrahlende Schmerzen sprechen für eine Trigeminusneuralgie, zu der auch eine ausführliche Schmerzvorgeschichte gehört.
Die eindrucksvolle Schilderung einer kurzfristigen Taubheit deutet klar auf einen Gehörgangverschluß durch einen Ohrschmalzpfropf hin. Eine Spülung mit lauwarmem Wasser mittels einer Ohrspritze ist die übliche und handliche Methode, um das gehörmindernde Hindernis zu eliminieren. Die beschriebenen Maßnahmen zur Erweichung und Beseitigung von Verhärtungen im Ohr sind nicht mehr zeitgemäß. Nur in seltenen Fällen muß ein Ohrschmalzpfropf instrumentell durch den Facharzt entfernt werden. Die erstaunliche Frage bleibt, ob diese einfache Handhabung der Zeruminalpfropf-Entfernung durch Spülung seinerzeit in ärztlichen Kreisen noch nicht allgemein bekannt war?
Nochmal sei darauf hingewiesen, daß Patienten mit Ohrenschmerzen oder Ohrenbeschwerden in jeder Altersstufe in die Hand des Arztes gehören. Selbsthilfemaßnahmen können ein akutes Leiden verschleppen oder Komplikationen heraufbeschwören.

Podagra

siehe oben, Seite 194, unter »Gicht«.

Schlagfluss (Lungenschlag).

Wenn ein Kamin nicht fleißig gereinigt wird, so setzt sich vom Rauch aller mögliche Schmutz an, und es kommt dann oft vor, daß auf einmal der Rauch nicht mehr aussteigt, sondern vielmehr zurückbleibt und der Kamin daher seine Bestimmung nicht mehr erfüllt. Aehnlich geht es auch bei vielen Menschen. Durch die Transspiration, durch das Ausathmen, sowie durch den Urin und Stuhlgang soll alles Ausgenützte aus dem Körper ausgeschieden werden. Nun kann es aber recht leicht vorkommen, besonders bei älteren Leuten, daß die Transspiration nachläßt, und daß auch im Innern des Körpers, in der Lunge, in der Brust und in den Organen des Unterleibes sich viele Anstauungen bilden. Mit einem Worte, der ganze Körper wird mit Unreinigkeiten gefüllt wie ein Kamin mit Ruß. Und da kommt es häufig vor, besonders bei Witterungswechsel im Herbst und Frühjahr, daß alte Leute, wenn sie sich auch gar nicht krank fühlen, vom Freien in's Zimmer oder vom Zimmer in's Freie gehend, hinstürzen und todt sind. Am meisten kommen derartige Fälle vor, wenn die Temperatur naßkalt ist. Dann ist nach meinem Dafürhalten die Transspiration gehemmt, eine allgemeine Verstopfung tritt ein, der Kranke bekommt große Bangigkeit, große Athemnoth, und in kurzer Zeit, oft in wenigen Minuten erstickt er. Ich fragte einst einen Arzt, wie so ein Körper aussehe, wenn er secirt werde, und er gab mir zur Antwort, es seien alle Bläschen der Lunge voll Schleim; man nennt deßhalb diese Todesursache den Schleimschlag. Bei den Menschen, welche von einem solchen Schlage getroffen werden, hat es also an der gehörigen Transspiration, sowie an der Ausleitung durch das Athmen und den Stuhlgang gefehlt.

Nun ist aber diesem Uebel, da dasselbe seine Vorzeichen hat, gut vorzubeugen, wenn nur die Menschen auf diese Zeichen Obacht geben würden. Solche Leute haben kurzen, schweren Athem, ein Beweis, daß eine Verengung vorhanden ist, und daß viele Stoffe sich in der Brust befinden, welche heraus sollten, welche aber die Natur nicht herausbringen konnte. Dann haben derartige Personen auch gewiß einen trägen Stuhlgang; die Anhäufungen im Innern nehmen daher einen größeren Raum ein und verengen, in Folge dessen die Organe schlaff werden. Unter der Haut sammeln sich Stoffe an, weil nicht mehr gehörig transspirirt wird. Anstauungen bilden daher die erste Ursache des Schlages. Die äusserliche Ursache ist rascher Wechsel der Temperatur. Eine trockene, warme Temperatur leitet aus, eine dumpfe, feuchte Luft aber gibt einen Rückschlag. Den Beweis geben viele hundert Leute dadurch, daß sie, wenn naßkalte Witterung eintritt, viel mehr Wasser lassen müssen als bei warmer, trockener Temperatur. Gibt es nicht viele Leute, welche besser als ein Barometer den Wechsel der Witterung ansagen? So sagen Manche: »Meine Füße sind heute so bleischwer und thun weh; es kommt sicher ein heftiger Wind und darauf ein starker Regen, wenn jetzt auch noch kein Wölkchen am Firmament zu sehen ist.« Warum sinkt der Barometer? Die Luft drückt ihn herab. Soll die Luft nicht auch auf die Haut und somit auf den Körper zurückschlagend einwirken können? Daran ist kein Zweifel. Somit sind derartige Fußleiden oder andere körperliche Leiden nichts Anderes als eine Versagung der Transspiration. Nach einem Gewitter aber, wenn die Luft gereinigt ist, sind solche Leute in wenigen Minuten von allen Uebeln frei.

Warum soll nicht auch im ganzen menschlichen Körper, wenn eine allgemeine Stockung eingetreten ist, ein plötzlicher Stillstand eintreten können, so daß die Natur, in ihren Funktionen gehemmt, zusammenbricht?

Nun entsteht die Frage: Wie kann man einem solchen Uebel vorbeugen? Ist die Transspiration nicht in Ordnung, so ist dem leicht abzuhelfen, indem man täglich eine Waschung vornimmt. Hiedurch werden die Poren geöffnet, das Transspiriren wird erleichtert, und eine erhöhte Naturwärme tritt ein. Ein Hemd, in Heublumenwasser getaucht, öffnet die Poren und saugt auf, so daß der Natur in der Ausscheidung bedeutend nachgeholfen wird. Wie das nasse Hemd, wirkt auch der kurze Wickel und noch energischer der spanische Mantel. Wird die Natur auf diese Weise unterstützt, so wird das Halbbad den ganzen Organismus so stärken, daß die nothwendigsten Funktionen leicht vor sich gehen. Auch nach innen kann man einwirken, und zwar auf Ausleitung durch den Urin, auf Ausräumung und Verbesserung im Magen, ebenso auch auf Brust und Unterleib.

Gewöhnlich werden solche Leute vom Schlage getroffen, welche früher viel gehustet haben, oder welche viel geschröpft wurden, oder denen viel zur Ader gelassen worden ist. Durch alles Dieses wird die Natur sehr geschwächt. Ebenso kann auch eine zu unthätige Lebensweise die Ursache sein, da in diesem Falle der Körper nie veranlaßt worden ist, die abgenützten Stoffe abzustoßen.

Ich wurde einst zu einem sechzigjährigen Manne gerufen, welcher mir erzählte: »Ich habe gewöhnlich im Herbst und Frühjahr viel Husten gehabt; ging der Schleim gut ab, so war ich wieder gesund. Jetzt aber geht gar nichts mehr ab; früher hatte ich immer Appetit, jetzt ist derselbe fast ganz verschwunden. Ich habe so wenig Wärme und fröstle, wenn ein kühler Wind geht. Mein Athem geht immer schwerer, und es haben sich schon Anfälle eingestellt, daß ich fürchten mußte, gar keine Luft mehr zu bekommen. Die Füße sind mir gewöhnlich so schwer, daß die Arbeit nicht mehr recht von statten geht. Auch der Gemüthszustand ist sehr gedrückt.« So wie diesen Kranken habe ich viele gekannt, welche nach solchen Vorzeichen ein Opfer des Todes wurden.

In meiner Jugendzeit suchte man einem solchen Uebel dadurch zu begegnen, daß man sich in's Bett legte und zwei bis drei Tassen Schwitzthee trank. Mußten die Kranken einige male recht schwitzen, so wurde ihnen wieder besser, und sie hielten die Gefahr für beseitigt.

Dem obengenannten Manne gab ich den Rath, er solle drei Tage lang täglich zweimal eine Ganzwaschung und einmal einen kurzen Wickel nehmen, dann weiter in der Woche zwei Halbbäder und drei Ganzwaschungen vom Bett aus machen und täglich eine Tasse Thee von Zinnkraut, Huflattich und Wermuth trinken. Bald ging eine Menge Schleim ab, und der Urin wurde trüb und dick. Diese Anwendungen befreiten die Natur von ihren Unreinigkeiten, ähnlich wie der Kaminkehrer den Kamin reinigt, so daß der Rauch wiederum durch denselben abziehen kann.

Lungenschlag.

Heute

Kneipp erinnerte sich bildhaft des verrußten Kamins, wenn er auf die »angestauten« Abfallstoffe im menschlichen Körper aufmerksam machte. Dabei wies er neben dem Darm, den Nieren und den Lungen, auch der Haut als viertes Ausscheidungsorgan wichtige Aufgaben zu. Ungenügendes Transpirieren schwöre gesundheitliches Unheil herauf, könne sogar bei älteren Leuten das plötzliche Lebensende herbeiführen! Zweifellos ist die Schweißabsonderung für die Wärmeregulierung ein wichtiger, physiologischer Vorgang. Die Funktion der Haut als Ausscheidungsorgan ist dagegen, im Vergleich zu den genannten Organen, von sekundärer Bedeutung.

Der Lungenschlag, im Wortsinn vergleichbar mit dem Gehirnschlag, ein akutes, hochdramatisches Ereignis, entspricht im medizinischen Sprachgebrauch der Lungenembolie, die meist ohne Vorboten in das relative Wohlbefinden eines Menschen einbricht. Ein Gerinnsel aus dem venösen Blutkreislauf wird fortgerissen, in das hochsensible Lungengewebe gespült, um dort einen lebensbedrohenden Kreislaufschock zu provozieren.

Thrombosen der tiefen Beinvenen, oft als postoperative Komplikation, sind die häufigsten Verursacher des gefürchteten »Lungenschlages«. Vorbeugend werden deswegen gerinnungshemmende Medikamente injiziert und das Tragen von Thrombosestrümpfen verordnet.

Dagegen ist der zitierte »Schleimschlag« kein jäher Gesundheitseinbruch, sondern bereits die Endphase eines Versagens der rechten Herzkammer. Das geschwächte Muskelorgan bemüht sich vergeblich den ständigen Blutzufluß durch das feinmaschige Gewebe der Lungen zu pumpen. Das Blut stagniert im Lungengewebe, die Lungenbläschen füllen sich mit Blutflüssigkeit. Der Patient ringt qualvoll nach Luft; der Leidende ertrinkt gleichsam in seinem eigenen Blut. Das »Lungenödem« signalisiert stets höchst Lebensgefahr, ist immer ein Alarmsymptom für den herbeigerufenen Notarzt. Sofortige Entlastung des Herzens durch entsprechende Maßnahmen und Einweisung zur stationär-klinischen Behandlung bestimmen das ärztliche Handeln.

Um den geschilderten, prekären Krankheitszuständen vorzubeugen, weist Kneipp auf die selbstverantwortliche Achtsamkeit hin. »Nun ist aber diesem Übel, da dasselbe seine Vorzeichen hat, gut vorzubeugen, wenn nur die Menschen auf diese Zeichen Obacht geben würden«! Während Kneipp als entscheidende Wirkfaktoren seiner Anwendungen »Ausleitung und Ableitung« benannte, fügen die Hydrotherapeuten von Heute die reaktive Mehrdurchblutung und die nervlichen Heilimpulse hinzu. Er empfahl Anwendungen, die sanfte Schwitzprozeduren auslösen: Waschungen in Serie, Heublumenhemd und Kurzwickel, zu Stabilisierung des Kreislaufes das kalte Halbbad. Das beschriebene Behandlungskonzept hat immer noch seine Berechtigung.

Eine Alternativ-Prävention zur Verhinderung von Thrombosen und zur Kräftigung von Herz und Kreislauf, die den häuslichen Gegebenheiten Rechnung trägt:

Tgl. Ganzwaschung, Wechselarmguß und Wechselarmbad mit Melisse oder Rosmarin im tgl. Wechsel mit Wechselkniguß und Wechselfußbad mit Zinnkraut über den Tag verteilt; bei Krampfadern und Neigung zu Venenentzündung statt Wechselfußbad Wassertreten oder kaltes Fußbad.

Wöch. dazu zweimal Wadenwickel kalt, zweimal Lendenwickel kalt oder warm, je nach Verträglichkeit; einmal warmes Halbbad, 35° C und kalter Unterguß.

Schnupfen.

Wie in den verschiedenen Körpertheilen B l u t s t a u u n g e n entstehen können, welche alle mehr oder weniger kleinere oder größere Nachtheile für die Natur mit sich bringen, so können sich auch Anstauungen von S ä f t e n an verschiedenen Stellen im Körper bilden; am ehesten merkt man diese Anstauungen jedoch in der Nase, im Kopf oder im Rachen, kurz, in den Organen, welche zum Athmen nothwendig sind. Hier wird das Uebel gefühlt; aber nach meiner Ueberzeugung ist es nicht nur dieser Theil, welcher davon befallen ist, sondern es sitzt vielmehr tiefer im Körper. Ein solch krankhafter Zustand kommt sehr oft zur Herbstzeit, noch häufiger aber zur Frühlingszeit vor, und ich finde bei dieser Krankheit, daß die Natur einer Hausmutter gleicht, welche von Zeit zu Zeit ihr ganzes Haus zu reinigen bemüht ist, weil sie, wo sie hinkommt, viel Schmutz angesammelt findet. Sie fängt an, im ganzen Haus jedes Zimmer und jeden Winkel auszuräumen; ist diese Arbeit fertig, dann kommt es ihr vor, als ob sie ein halb neues Haus hätte. Gerade so ist es in der Natur, welche ja auch eine Hütte des Geistes ist. Was zum Körper ein- und ausgeht, kann sich wie der Schmutz im Hause an einzelnen Stellen sammeln. Hauptsächlich sind derartige Anhäufungen im Kopfe, in der Nase, im Rachen bemerkbar. Die Nase ist meist verstopft, die Luft will nicht vorwärts und nicht rückwärts gehen. Man spuckt mehr Schleim aus als sonst und merkt nebenbei, daß man noch nicht genug ausgespuckt habe, und es kann Mancher, welcher vielleicht sonst selten ein Taschentuch gebraucht, in einem Tag zwei brauchen, und auch diese genügen noch nicht. Es ist, als ob eine Schleimfabrik vorhanden wäre, welche eine Masse solchen Stoffes hervorbringt. Dieser Zustand kann oft eine ganze, auch zwei und drei Wochen dauern, bis sich nach und nach Alles ausgeschieden hat. Die Meisten sind dabei ruhig, sie knurren und klagen höchstens über den vielen Schleim. Sie ertragen den lästigen Zustand mit Geduld, weil sie wissen, es hat doch keine besondere Gefahr, und wenn die Ausräumerei vorbei ist, ist die ganze Natur in einem viel besseren Zustand. Es gibt aber auch Leute, welche das ganze Jahr mit einem solchen Schnupfen, dem sogenannten Stockschnupfen, zu thun haben. Solchen Leuten wird es manchmal recht verdrießlich zu Muthe, denn meistens ist der Athem etwas gehemmt, und nicht selten läßt auch der Appetit nach. Der Leidende merkt recht gut, daß die ganze Natur angegriffen ist.

Nun entsteht die Frage: Soll man in solchen Zuständen nichts thun, oder kann man die Ausscheidung rascher betreiben und Sorge tragen, daß diese Zustände sich nicht so oft wiederholen? Meine Antwort ist: Das reinlichste Haus ist am besten zu bewohnen, und wo die größte Reinlichkeit ist, da ist auch der beste Zustand. Dieses möchte ich auf den menschlichen Körper anwenden. Daß ein sich oft wiederholender, lang andauernder Schnupfen nach und nach der Natur schädlich werden kann, wer möchte das bezweifeln? Ich bin daher dafür, daß man die Natur in der Ausscheidung unterstützt, und daß man es macht wie die Hausfrau, wenn sie ihr Haus putzt. Diese nimmt Wasser und Bürste, wäscht auf und leitet aus, und wenn sie fertig ist, ist sie so froh, daß sie ihren Nachbarn sagen möchte: »Ich habe jetzt eine große Arbeit vollendet.«

Wie Medikamente die Reinigung bewirken sollen, weiß ich nicht; ich habe selbst manche Versuche gemacht, aber nichts gefunden, was helfen würde. Wenn man aber die Natur, welcher solche Stoffe doch auch unlieb und lästig sind, unterstützt, wird man den besten Erfolg erzielen.

So kommt eine Hausmutter und erzählt: »Das ganze Jahr hindurch habe ich einen Schnupfen; ich muß manchmal viel, manchmal wenig ausspucken, und oft läuft mir die Nase den ganzen Tag. Kann ich diesen Zustand nicht beseitigen?« Die Antwort lautet: »Waschen Sie in der Woche dreimal vom Bett aus oder auch beim Aufstehen den ganzen Körper mit ganz kaltem Wasser! In einer Minute aber muß die Waschung fertig sein. Nehmen Sie in der Woche zwei kalte Halbbäder, ein bis zwei Sekunden lang, und waschen Sie dreimal in der Frühe Ihren Oberkörper! Diese Anwendungen setzen Sie vierzehn Tage fort, dann kommen Sie wieder!« Die Hausfrau kommt und kann nicht genug erzählen, welche Menge Schleim sie ausgespuckt; sie habe gemerkt, daß der größere Theil aus ihrer Brust gekommen, daß diese also ganz verschleimt gewesen sei. Sie fühle sich recht leicht, aber es gebe doch noch immer viel Schleim, welcher auch ganz leichten Husten verursache. Die Nase, welche oft ganz entzündet gewesen sei, sowie die angeschwollenen Lippen seien wieder in ganz normalem Zustand. Das zweite Rezept lautete: Wöchentlich drei Halbbäder, drei Obergüsse und zwei Kniegüsse oder Wassergehen. Nach vierzehn Tagen waren die Unreinigkeiten ausgeräumt, und die Kranke war gesund. Damit aber dieser Schnupfen sich nicht so schnell wieder einstelle und die Natur derartige Anstauungen nicht dulde, gab ich ihr den Rath, sie solle auch jetzt noch in der Woche ein bis zwei Halbbäder nehmen und zwei- bis dreimal in der Früh den Oberkörper waschen, damit die Natur hiedurch noch weiter gekräftigt werde. Es war somit bei diesem Schnupfen nicht nur Nase und Kopf verstopft, sondern auch im Innern befanden sich Anstauungen. Dieses bewirkte auch, daß nach Aussage der Frau der Urin recht trüb wurde und mehrere Tage hindurch einen dicken Satz hatte. An verschiedenen Stellen im Körper befanden sich also Anstauungen, und wenn diese Zustände auch nicht gerade gefährlich sind, so sind sie doch nicht nur lästig, sondern schwächen auch die inneren Körpertheile, und wer weiß, ob nicht eine solche Schwächung schon eine Vorbereitung zur Zersetzung der Säfte bilden konnte.

Kommt aber so ein Schnupfen in die Nase, dann ist das Einfachste und Wirksamste, jeden Morgen und jeden Abend den Oberkörper zu waschen. Will man den Schnupfen ganz schnell entfernen, so legt man sich einen Tag in's Bett, wäscht alle Stunden den Oberkörper und umwindet ihn gleich nach dem Waschen mit einem trockenen Handtuch, damit die Ausdünstung eine angenehme Wärme entwickele, welche am kräftigsten ausleitet. Diese Anwendung hilft am raschesten; denn gewöhnlich kommen solche Zustände nur von der eingeathmeten kalten Luft her, welche die Ausdünstung verhinderte. Der Schnupfen ist nach meinem Urtheile nichts Anderes als eine Stockung in der Transspiration, hervorgerufen durch die kalte Luft, welche auf die Haut gedrungen ist und die Poren verschlossen hat. Die Ausdünstung hört in Folge dessen auf, und so tritt nach und nach eine Anstauung ein. Den klarsten Beweis liefert uns Derjenige, welcher sein dichtes Haar bei kühler Temperatur ziemlich kurz schneiden läßt; ein Schnupfen ist gewöhnlich die Folge. Zuerst empfindet man eine Kühlung am Kopfe, und nach zwei oder drei Tagen ist der Schnupfen fertig. Wie ich schon ausführte, hört in diesem Falle die Ausdünstung auf, es treten Stauungen ein, und mit diesen hat sich auch der Schnupfen eingestellt. Deßhalb ist es nothwendig, daß, wenn man sich die Haare schneiden läßt, der ganze Kopf mit kaltem Wasser gut abgewaschen wird; das härtet die Haut ab. Dann soll man im Zimmer bleiben oder wenigstens, wenn es kühl ist, nicht in's Freie gehen, damit die kalte Luft nicht die Herrschaft über den nassen Kopf bekommt. Bleibt man im warmen Zimmer oder nimmt man eine Kopfbedeckung, dann entwickelt sich eine größere Kopfwärme, wodurch der Kopf widerstandsfähiger gemacht wird.

Weil der Schnupfen gewöhnlich in der Nase den Anfang macht, so ist es nothwendig, daß diese auch ordentlich abgehärtet werde. Ich bin schon oft gefragt worden, was man thun soll, um den Nasenschnupfen nicht zu bekommen, und regelmäßig gab ich zur Antwort: Wenn man am Morgen beim Waschen eine Hand voll frischen Wassers kräftig in die Nase zieht, daß selbst einige Tropfen beim Munde herauskommen, hat man ganz sicher den besten Schutz gegen den Schnupfen. Den Beweis hiefür geben mir fast Unzählige, welche an Schnupfen gelitten und dieses Mittel angewendet haben. Auch im Rachen kann, wenn man kalte Luft einathmet oder zu kaltes Wasser trinkt, dasselbe vor sich gehen wie in der Nase. Einen solchen Halsschnupfen, bei welchem die Schleimhäute anschwellen, kann man auch eine kleine Entzündung nennen.

Vermuthet man, daß im ganzen Körper ein schleimiger Morast sei, und daß die Natur im Ganzen nicht gehörig ausgedünstet habe, so kann man durch Wasseranwendungen sowie durch Einwirkung auf die Eingeweide die Auflösung und die Ausleitung der wässerigen Stoffe unterstützen. Die auflösenden Thees haben hier eine gute Wirkung. Wer eine starke Brustverschleimung hat und täglich eine Tasse Thee von H u f l a t t i c h und Z i n n k r a u t nimmt, wird schon bei der zweiten Tasse merken, wie viel mehr Schleim im Vergleich zu vorher abgeht. Ist die Verschleimung in Brust und Lunge stark, so ist Thee von V e i l c h e n b l ä t t e r n mit Z i n n k r a u t und W e r m u t h sehr geeignet. Von diesem Thee sollen Morgens und Abends je drei bis vier Löffel voll genommen werden. E i c h e n r i n d e n t h e e mit Z i n n k r a u t und S a l b e i bewirkt Auflösung, Ausscheidung und Zusammenziehen.

Schnupfen.

HEUTE

Die Vermutung, daß bei einer Schnupfenerkrankung »im ganzen Körper ein schleimiger Morast« sei, den man ausdünsten müsse, entspricht dem Denkmodell der Säftelehre früherer Zeiten. Am Ende des vergangenen Jahrhunderts war die Bakteriologie eine aufblühende Wissenschaft, um mit Robert Koch, Louis Pasteur und Paul Ehrlich, alle Zeitgenossen Kneipp's, einige Namen zu nennen. Dennoch war das gründliche Wissen über die Infektionskrankheiten noch nicht Allgemeingut der Ärzte, von der Bevölkerung ganz zu schweigen.

Der gemeine Schnupfen ist eine Virusinfektion, zu deren Behandlung die moderne Medizin nicht mehr und nicht weniger zu bieten hat, als die ärztliche Kunst vor hundert Jahren. Sicher ist der »Katarrh« – wie im süddeutschen Raum der Schnupfen genannt wird – eine banale, relativ harmlose Erkrankung der Nase und des oberen Rachenraumes, die keine Bettruhe erzwingt. Dennoch ist er ein lästiger Eindringling, für den noch kein heilsames Kraut gewachsen ist, keine wirksame Medizin und keine Impfung gefunden wurden.

Die Kneipp'schen Behandlungsgrundsätze haben auch heute noch ihre volle Gültigkeit. Zur Vorbeugung werden empfohlen: Kalte Waschungen, Bäder, Güsse und Wassertreten: Auch das Hochziehen von Kaltwasser in die Nase ist durchaus eine ernstzunehmende Empfehlung. In der Behandlung des blühenden Schnupfens sind Wechselfuß- und Wechselarmbad mit Thymianöl als Zusatz, Wechselknie- und Wechselschenkelguß sowie der Wechselarm-Gesichtsguß zumindest lindernde Maßnahmen. Auf mögliche, unangenehme Folgekrankheiten muß indessen hingewiesen werden. Der Schnupfenvirus hat die unangenehme Eigenschaft sich mit anderen schmarotzenden

Keimen zu solidarisieren und in hinterhältiger Gemeinschaft in die Nasennebenhöhlen einzudringen oder sich der Bronchialschleimhaut als Nährboden zu bemächtigen. Langwierige Entzündungen sind dann häufig die unliebsamen Spätfolgen. Um diese Entwicklung zu verhindern, ist der Kräuter-Kopfdampf im abklingenden Stadium des Schnupfens – keinesfalls im Akutzustand – die wichtigste Behandlungsmaßnahme.

Das Allgemeinbefinden kann durch die notwendigen Abwehrvorgänge im Organismus erheblich beeinträchtigt sein.

Immunstoffe werden nicht nur lokal in der Nasenschleimhaut, sondern im ganzen Körper mobilisiert.

Die Beobachtung, daß die Schnupfeninfektion für ihren Überfall den Jahreszeitenwechsel bevorzugt, ist richtig und deswegen wichtig, um sich durch geeignete Kopfbedeckung und vor allem durch den gebührenden Abstand vom Infizierten zu schützen.

SCHWINDSUCHT.

Es gibt viele Krankheiten, welche wohl lästig sein können, aber nicht so leicht den Tod zur Folge haben. Es gibt aber auch Krankheiten, welche bei ihrem Entstehen ganz unbedeutend und schuldlos auftreten, nach und nach aber sicher den Tod bringen. Eine der gefährlichsten dieser Krankheiten ist die S c h w i n d s u c h t. Kaum wird eine Krankheit beim Beginne sich schuldloser zeigen als diese; ist sie aber einmal tiefer in die Natur eingedrungen, so ist der Kranke sicher verloren. Im Anfangsstadium der Krankheit aber kann noch leicht Hilfe gebracht werden.

Die Ursachen der Schwindsucht können verschiedenartig sein. Sie kann sich vererben; sie wandert von Geschlecht zu Geschlecht, und Viele bringen daher die Anlage zur Schwindsucht schon mit auf die Welt. Berücksichtigt man diese Anlage nicht, so entwickelt sich nach und nach die Krankheit und macht dem Leben ein frühes Ende. Ein Opfer dieser Krankheit werden gewöhnlich große Schwächlinge, welche wenig und schwaches Blut haben, namentlich wenn sie schon als Schwächlinge auf die Welt gekommen und dann nicht mit der besten Kost genährt worden sind. Bei diesen Unglücklichen heißt es: Wie der Acker, so die Ruben u.s.w. Deßhalb können die Eltern nie genug ermahnt werden, stets nur eine gute Kost zu genießen, damit sie kräftig sind und ihre Nachkommen nicht schon mit dem Siechthum auf die Welt kommen. Es kommt nicht selten vor, daß Kinder, besonders schwächliche Kinder, an Nasenbluten leiden; diese sind besonders zur Schwindsucht angelegt, da sie durch das Bluten immer blutärmer werden und das noch vorhandene Blut allmählig verwässert. Ursache der Schwindsucht kann auch eine Kost werden, welche zu wenig Nährstoffe hat, und bei welchen nur eine mangelhafte Blutbildung möglich ist. Bei solchen Blutarmen reicht oft eine Kleinigkeit, wie Katarrh, Erkältung, Fieber u.s.w., hin, um die Schwindsucht herbeizuführen.

Beginnt diese Krankheit, so lassen zu allererst die Kräfte nach; es stellt sich ein trockener Husten und ein Drücken auf der Brust ein, besonders wenn man kräftig athmen will; nach dem Essen bekommt man eine fliegende Hitze, zuletzt zeigt sich auch Auswurf, welcher oft mit Blutstreifen vermischt ist. Der Kranke kann längere Zeit hindurch noch manche Arbeiten verrichten, wird jedoch immer schwächer und schwächer; der Appetit läßt nach, der Schlaf verschwindet mehr und mehr, das Fieber steigert sich, es treten Nachtschweiße und von Zeit zu Zeit auch Abweichen ein. Sind diese Zeichen einmal vorhanden, so hat die Krankheit schon große Fortschritte gemacht.

Wo die Schwindsucht sich erst zu entwickeln beginnt, oder wo sie angeboren, aber noch nicht zum Ausbruch gekommen ist, kann noch leicht Hilfe gebracht werden. Kinder aus schwindsüchtigen Familien sind alle Schwächlinge und haben schwaches Blut; somit muß das Erste sein, die Kinder abzuhärten, damit ihre Natur gekräftigt und so in den Stand gesetzt wird, eine gute Kost zu verdauen und die schlechten Stoffe abzustoßen. Ebenso muß auch dafür gesorgt werden, daß solche Kinder nur eine gute, nahrhafte Kost genießen, damit sie viel und gutes Blut bekommen.

So erzählte mir ein Hausvater, daß seine Geschwister, vier an der Zahl, früh an der Schwindsucht gestorben seien; sein Kind sei zwar gesund, aber doch ein Schwächling, und er fürchte, daß es als Schwächling heranwachse und später noch die Schwindsucht bekomme. Ich gab ihm den Rath, das Kind längere Zeit hindurch täglich ein bis zwei Sekunden lang in's Wasser zu tauchen; nach Wochen solle er es nur jeden zweiten oder dritten Tag eintauchen, und das Kind werde sicher kräftiger werden; es solle aber auch eine kräftige Kost bekommen, recht einfach und nahrhaft, wie in der »Kinderpflege« angedeutet ist. Ferner solle das Kind nicht zu weichlich gekleidet, sondern gut abgehärtet werden, viel barfuß gehen, sich viel im Freien aufhalten und nur reine, frische Luft einathmen; dann werde es sicher gedeihen. Der Mann befolgte dieß, und nach einem Jahre war der Knabe wie umgewandelt. Das blasse Aussehen war verschwunden, die Gesichtsfarbe frisch und gesund, und der ganze Körper hatte bedeutend an Kraft gewonnen.

Eine Mutter bringt ihre Tochter, vierzehn Jahre alt, an Geist und Körper gänzlich unentwickelt; das Aussehen war wie das einer Kandidatin der Schwindsucht. Die Mutter jammerte, daß ihr schon zwei Töchter an der Schwindsucht gestorben seien, und auch diese habe dieselben Anzeichen wie die verstorbenen. Ich war selbst begierig, wie dem Mädchen die Kur bekommen werde; denn es hatte weder einen guten Appetit noch guten Schlaf, da es durch öfteres Husten im Schlaf gestört wurde. Ich verordnete dem Kinde fleißiges Barfußgehen, in der Woche drei Halbbäder, zweimal einen schwachen Vollguß und eine recht einfache Kost; am Morgen eine Kraft- oder Brennsuppe, am Abend eine Mehlkost von einem Naturmehl, Mittags wieder nur eine kräftige Kost und zwischen der Zeit ein Stücklein Kraftbrod mit etwas Zuckerwasser. Nach sechs Wochen war das Kind schon viel besser; besonders auffallend besserte sich der Appetit, und ein herrlicher Humor gab den Beweis, daß das Kind sichtlich gedeihe. Die weiteren Anwendungen waren: in der Woche zwei bis drei Halbbäder, wieder gute Luft, barfußgehen und nur die einfachste, kräftigste Kost. So machte das Kind zwei Jahre fort, und kein Mensch hätte mehr gefürchtet, daß dasselbe ein frühes Opfer der Schwindsucht werden könne.

Solche Beispiele von jüngeren und älteren Personen könnte ich in großer Anzahl anführen. Wenn früh genug eine entsprechende Lebensweise geführt und eine vernünftige Abhärtung mit Wasseranwendungen vorgenommen wird, so kann noch leicht Hilfe gebracht werden. Ich muß aber wiederholt warnen, daß man nicht zu viel Anwendungen macht, besonders, wenn der Zustand sich schon gebessert hat. In der Woche ein bis drei Halbbäder reichen aus; Barfuß- und Wassergehen kann öfter wiederholt werden, weil diese Anwendungen die Natur ganz ausserordentlich stärken.

Ein Wirthssohn, 25 Jahre alt, hatte vier Geschwister und den Vater schon im Grab. Sein eigenes Aussehen erregte Bedenken, ob er nicht auch schon von dem Uebel, welchem seine Geschwister zum Opfer fielen, befallen sei. Er war gut gebaut; aber auch seine verstorbenen Geschwister hatten, wie er sagte, einen guten Körperbau gehabt. Mit großem Eifer machte er Wasseranwendungen, Anfangs schwächere, dann etwas stärkere, und als sein Zustand sich ziemlich gebessert hatte, gebrauchte er in der Woche zwei Halbbäder und einen Vollguß, weil ihm diese Anwendungen am besten behagten. Nach einem Jahre sah er so gut aus wie der Gesündeste, fühlte sich recht kräftig, und besonders war auch sein Gemüthszustand ein gehobener.

Solche Fälle hatte ich viele zur Behandlung, und ich bin der Ueberzeugung, wenn das Wasser durch längere Zeit angewendet wird, so können derartige Zustände noch recht leicht geheilt werden. Ist aber die Naturkraft schon gebrochen und sind einzelne Körpertheile bereits unbrauchbar geworden, dann kann natürlich von einer Hilfe keine Rede mehr sein. Da man aber nicht in den Körper hineinsehen kann, so kam schon Mancher mit dem Urtheile, er sei verloren, zu mir und wurde doch nach kurzer Zeit gänzlich geheilt.

Ein 32jähriger Bursche aus Würzburg verlangte, man solle ihm offen sagen, wie es mit ihm stehe; alle Aerzte in Würzburg hätten ihm frei erklärt, für ihn gebe es keine Hilfe mehr. Nach acht Wochen behauptete er, es werde kaum Jemand gesünder sein können als er; seine Krankheit sei vollständig gehoben. Er blieb auch ganz gesund, wie ich später erfahren habe.

Das bisher Gesagte bezieht sich auf die Schwindsucht im Allgemeinen. Es gibt aber mehrere Arten von Schwindsucht, welche wohl denselben Verlauf haben, aber andere Organe betreffen, so z. B. die Lungenschwindsucht, welche wohl am häufigsten vorkommt, und an welcher namentlich in den Städten so viele Leute sterben, daß oft die Hälfte der Todesfälle von ihr herrührt.

Schwächlinge werden am leichtesten ein Opfer der Schwindsucht, denn diese haben nicht nur eine schwache Lunge, sondern auch wenig und schwaches Blut. Die Lunge aber wird von allen Körpertheilen am meisten gebraucht, da sie Tag und Nacht, im schlafenden wie im wachen Zustande, in Thätigkeit ist. Wenn nun der ganze Körper und daher auch die Lunge nicht mit gutem Blut genährt wird und schwächlich bleibt, so wird diese besonders in ihren äussersten Enden, den sogenannten Lungenspitzen, wo das Blut nicht leicht hindringen kann, wegen Blutmangel zu früh ausgenützt und morsch werden. Wenn der morsche Zustand der Lunge große Fortschritte macht, so halten die Blutgefäße, welche die Lunge durchziehen und schließlich auch morsch werden, das Blut nicht mehr in Schranken, so daß es an einzelnen Stellen leicht durchbricht; dadurch entsteht das Blutspucken. Kann die Lunge ihren Funktionen nicht mehr nachkommen, weil sie zu schwach ist, so kann sie auch nicht mehr die nothwendige frische Luft einathmen, und es setzen sich in der Brust wie in der Lunge schlechte Stoffe an; es geht dann wie mit einer Stube, welche, wenn sie nie gut gekehrt wird, nach und nach voll Staub wird. Auch in der Lunge wird die alte Luft nicht mehr gehörig ausgeschieden; es setzen sich ungesunde Stoffe an, und gerade durch Anhäufung solch nachtheiliger Stoffe wird die Lunge in ihrer Thätigkeit noch mehr gehemmt und abgenützt. Was ist nothwendiger als Sauerstoff? Dieser kann aber nicht überall dort, wo er nothwendig ist, hindringen; es vermindert sich daher das Blut und wird auch immer schlechter. Wenn dann der ganze

Organismus morsch geworden ist, bricht die Naturkraft zusammen, und es tritt im Körper eine Zersetzung der Säfte ein, welche durch den Schweiß abgehen; das Blut tritt theilweise aus der Lunge und geht durch Blutspucken ab. Lassen die Kräfte weiter nach, so stellt sich Abweichen ein, und schließlich macht der Tod dem armseligen Leben ein Ende.

Ist mit der Schwindsucht Fieber verbunden, so muß demselben mit Wasser entgegengetreten werden. Das Fieber kommt gewöhnlich um vier bis fünf Uhr Nachmittags, steigert sich zu einem hohen Grade und verschwindet in der Frühe wieder vollständig. Gegen dieses Fieber müssen Anwendungen mit Wasser vorgenommen werden. Hat die Krankheit noch keine großen Fortschritte gemacht, ist noch ziemlich viel Naturkraft vorhanden, und zeigt sich das Fieber noch nicht in einem zu hohen Grad, so können leicht Gießungen vorgenommen werden. Man beginnt am besten mit dem Kniegu ß und der Oberkörperwaschung; nach drei bis vier Tagen kann man vom Kniegu ß zum Schenkelgu ß mit Oberkörperwaschung übergehen, und zwar soll die Oberkörperwaschung jeden Morgen und Abend gemacht werden. Macht der Kranke nach wenigen Tagen Fortschritte, dann kann statt des Schenkelgusses der Rückengu ß genommen werden, wieder mit einer bis zwei Oberwaschungen. Bessert sich der Zustand des Kranken weiter, so kann man Halbbäder, Rückengüsse oder auch Vollgüsse anwenden. Der Obergu ß kann durch Oberkörperwaschungen ersetzt werden, da der Kranke mit seiner schwachen Lunge den Obergu ß nicht so leicht erträgt, weil ihm das Bücken zu schwer fällt. Hat der Kranke es bis zum Rückengu ß gebracht, so kann er der Zukunft ruhig entgegensehen; er wird wieder gesund werden. Ich bemerke aber, daß nur die beste und geeignetste Kost gewählt werden muß, und daß man mit den Wasseranwendungen nie ganz aufhören darf, damit sich die Natur in ihrer Kraft erhält und sich keine schlechten Stoffe anlagern können, sondern alle ausgenützten Stoffe so schnell wie möglich entfernt werden.

Ein Student wurde in der dritten Vorbereitungsklasse kränklich, und der Arzt erklärte, der Knabe werde schwindsüchtig. Er wurde dann mit Wasser kurirt und ist jetzt schon viele Jahre in seinem Berufe thätig, und es kommen ihm Wenige an Kraft und Ausdauer gleich. Er hat aber nicht nur das Wasser lieb gewonnen, sondern ist auch zur Ueberzeugung gekommen, daß man der Natur immer nachhelfen muß, indem man sie abhärtet, gut ernährt und immer in einem guten Zustande erhält.

Ist die Schwindsucht schon ausgebildet, das Fieber bereits ziemlich stark, und tritt es selbst schon während des Tages auf, dann kann freilich von einer Heilung keine Rede mehr sein. Doch kann dem Kranken mit Wasser so viel Erleichterung verschafft werden wie mit keinem anderen Mittel. Die hauptsächlichste Anwendung ist, wenn der Kranke noch nicht zu abgemagert ist und noch Naturkraft besitzt, täglich eine Ganzwaschung. Gegen das Fieber habe ich als das Beste gefunden, täglich auf den Unterleib ein in Heublumenwasser getauchtes vierfaches Tuch warm oder, wenn die Naturwärme noch nicht zu sehr nachgelassen hat, ein in Wasser und Essig getauchtes Tuch kalt aufzulegen. Ist der Kranke schon ziemlich geschwächt, so wird nur der Oberkörper gewaschen; es kann aber auch Morgens der Oberkörper und Abends der Unterkörper gewaschen werden oder umgekehrt. Dabei ist es gut, das Wasser immer mit etwas Essig zu vermischen; das bringt mehr Leben und Frische und entwickelt die Wärme rascher. Hat die Krankheit schon große Fortschritte gemacht, so beginnt allmählig eine Zersetzung der Kräfte, und es tritt gewöhnlich zur Nachtzeit ein starker Schweiß ein; diese Nachtschweiße pflegt man

»Schweiß der Schwindsüchtigen« zu nennen. Sind aber diese einmal vorhanden, so nimmt die Krankheit in der Regel einen raschen Verlauf; mit der Zeit tritt auch Diarrhöe ein, und dann geht es gewöhnlich bald dem Ende entgegen. Gegen diese Nachtschweiße empfehle ich erstens eine recht gute Kost, zweitens guten Thee und drittens, ehe der Schweiß kommt, einen Unter- oder Oberaufschläger, und zwar kann ganz gut jeden Tag einer genommen werden; er darf aber nie länger als eine halbe Stunde dauern.

Treten die Schweiße jede Nacht auf, so ist es am wirksamsten, wenn der Kranke, nachdem der Schweiß fünfzehn bis zwanzig Minuten gedauert hat, so rasch als möglich den Körper mit Wasser und etwas Essig wascht, jedoch ohne abzutrocknen. In vielen Fällen ist daraufhin der Schweiß ausgeblieben. Stärkere Anwendungen als Waschungen sind kaum anwendbar, höchstens ein Halbbad, aber vom Bett aus. Die Waschungen können täglich ein- oder auch zweimal vorgenommen werden; es ist aber wirksamer, wenn mit dem Wasser etwas Essig vermischt wird.

Bei dieser Gelegenheit muß ich erwähnen, daß bei anderen Krankheiten oder bei der Heilung von solchen ebenfalls nicht selten Schweiße eintreten und sechs bis vierzehn Tage dauern können. Sie stellen sich dann ein, wenn durch mehrere Tage hindurch Wasser angewendet wird. Diese Schweiße sind aber ganz willkommen, denn wenn sie vorüber sind, sind alle Krankheitsstoffe ausgeschwitzt. Derartige Schweiße schwächen durchaus nicht, sondern machen leicht und behaglich. Sie können daher ganz gut kritische, d. h. entscheidende Schweiße genannt werden.

Es kommt auch recht häufig vor, daß mit der Schwindsucht ein ausserordentlicher Hustenreiz verbunden ist, welcher fast nicht gebändigt werden kann. Gegen diesen Husten habe ich als das beste Mittel gefunden, täglich zwei- bis viermal drei bis vier Löffel voll Thee von Foenum graecum zu nehmen. Ganz besonders wirksam ist, wenn man im Wechsel mit diesem Thee zweimal einen Löffel voll Salatöl einnimmt. Salbei und Spitzwegerich mit Wermuth, in derselben Weise angewendet, haben ebenfalls eine gute Wirkung; sodann ist auch Thee von Wollblumen und Veilchenblättern besonders zu empfehlen ebenso auch von Hühnerdarm und Salbei und von noch mehreren anderen Kräutern. Diese Kräuter haben das Gute, daß sie nie schaden können, und es ist nur zu bedauern, daß solche gebrechliche Leute oft Mittel bekommen, die einen Gesunden krank machen können.

Bei den Schwindsüchtigen kommt es auch häufig vor, daß sie sich, wie man sagt, aufliegen. Es werden Körpertheile, auf denen sie viel liegen, nach und nach entzündet; die Haut zersetzt sich, so daß sich zuletzt ein Geschwür bildet. Bei Kranken, welche an einer schweren Krankheit leiden, und in Folge dessen lange im Bett liegen müssen, muß man vorsorgen, daß dieses Aufliegen nicht eintritt; es gibt aber wohl kaum etwas Besseres, um das zu verhüten, als solche Stellen mit Arnikatinktur zu waschen. Bei Wasseranwendungen kommt das Aufliegen überhaupt nicht leicht vor, weil die Haut gekräftigt bleibt und keine faulen Stoffe zurück bleiben, sondern bei Zeiten ausdünsten. Deßhalb ist es am besten, diese Stellen zu waschen, besonders mit Wasser, welches mit etwas Essig vermischt ist. Wenn man große Sorge trägt, daß das Krankenlager des Patienten der Natur entsprechend und eben ist und nicht einzelne Körpertheile gedrückt werden, so wird das Aufliegen nicht so leicht eintreten. Am besten ist als Unterlage ein mit Haber- oder Hirsespreu gefülltes Kissen.

In Schwaben herrscht die allgemeine Sitte, daß, wenn Leute lange krank sind, eine Schüssel voll Wasser unter die Bettlade des Kranken gestellt wird. Am Morgen kommt sie hinunter, und am Abend wird wieder frisches Wasser hineingethan. Will ich auch dem Wasser eine solche Wirkung nicht mit Sicherheit zuschreiben, so kann doch nicht abgeleugnet werden, daß, wo dieses Mittel angewendet wurde, gewöhnlich ein Durchliegen nicht eintrat. Ich fasse das nicht als „Sympathie" auf, sondern als eine natürliche Einwirkung des Wassers. Wenn am Abend in einem Zimmer von mehreren Personen geraucht wird, und man stellt über Nacht ein Gefäß mit Wasser in das Zimmer, so ist am nächsten Morgen der Tabakgeruch vollständig verschwunden. Warum sollte nun nicht auch das Wasser durch die Ausdünstung einwirken können? Welche Nachtheile bringt es der menschlichen Natur, wenn in einem Zimmer nur ein kleiner Theil feucht ist? Kann also eine feuchte Mauer durch ihre beständige Ausdünstung dieß bewirken, warum soll nicht auch hier das Wasser durch seine beständige Ausdünstung auf den Kranken einwirken können?

Ist an dem durchlegenen Theile ein Geschwür entstanden, so ist es am besten, man behandelt diese Stelle so, wie die Geschwüre behandelt werden. Besonders wirksam wird ein weiches, in H e u b l u m e n w a s s e r getauchtes und warm aufgelegtes Tuch sein. Das leitet die faulen Stoffe heraus und heilt auch. Zusammenziehende Mittel werden ebenfalls gute Wirkung haben; an erster Stelle wäre ein Absud von E i c h e n r i n d e zu nehmen; dieser Absud zieht zusammen und heilt auch die schlimmsten Geschwüre. Ein Absud von Z i n n k r a u t wirkt auf dieselbe Weise. Ueberhaupt kann Alles, was heilend und zusammenziehend wirkt, hier recht gut angewendet werden.

Den Kranken gibt man gewöhnlich eine andere Kost als den Gesunden. Das halte ich gar nicht für richtig, insofern als man überhaupt nur gute und gesunde Kost genießen soll. Der Kranke soll wo möglich bei der gewohnten Kost bleiben und höchstens dieselbe in kleineren Portionen zu sich nehmen. Es ist selbst für gesunde Leute von keinem Nutzen, wenn sie die Kost wechseln; Viele halten einen derartigen Wechsel nicht gut aus, sie bekommen Abweichen und ähnliche krankhafte Zustände. Um so mehr werden derartige Folgen bei K r a n k e n eintreten, wenn sie die Kost wechseln. Man macht diesen Kranken meistens Vorschriften über ihre Kost, welche ich nicht billigen kann: sehr viel Fleisch, Eier, Hühner, Wein, Bier, Cognac und ähnliches Zeug; Dieß alles nenne ich keine gute Speisen. Die Eier haben lange nicht den Nährwerth, welchen man ihnen zuschreibt, und sind dabei schwer verdaulich; die Natur wird nur damit geplagt und erhält dabei keine Nährstoffe. Fleisch wäre schon recht, wenn es die Natur verarbeiten könnte; aber schon das Wort Schwindsucht sagt, daß die Kraft abgenommen hat und noch täglich abnimmt. Am meisten wird unter dieser Kräfteabnahme die Verdauung zu leiden haben, weil keine guten Säfte mehr vorhanden sind. Schinken, gewürzte und ähnliche reizende Speisen bringen nur Nachtheile; sie haben auch nur wenig Nährstoffe, und die, welche sie haben, können nicht aufgenommen werden. Wein, Bier und ähnliche geistige Getränke sind, wenn sie im Uebermaß genossen werden, im Stande, selbst eine gesunde Natur zu zerstören; wie sollen sie nun einer heruntergekommenen Natur aufhelfen können? Wenn ich sage: Kein Wein, so ist gemeint, man soll nicht regelmäßig Wein trinken. Wenn man oft sagen hört: »Trink viel Wein, damit du viel Blut bekommst!«, so sage ich: »Wein hat keinen Nährstoff.« Aber der Wein erwärmt die Natur, und deßhalb verwerfe ich es nicht, wenn zur Auffrischung und Erwärmung von Zeit zu Zeit ein Schluck Wein genommen wird, und zwar ist immer derjenige der beste, welcher ganz in der Nähe wächst. Bier! Es ist sonderbar, daß die Biertrinker, wenn sie krank werden, das Bier nicht mehr mögen. Bier häufig zu trinken verwerfe ich ganz; es bringt der schwindsüchtigen Natur nicht genug Nährstoffe. Sehr häufig trinken Kranke am Abend ein oder zwei Gläschen Bier, damit sie die Schmerzen nicht so fühlen und leichter schlafen können; ich betrachte dieß aber als ein schwaches Betäubungsmittel; wenn es auch viel schuldloser ist als das unglückliche Morphium, so ist immerhin der Schlaf ein erkünstelter. Läßt sich die Natur noch zur Ruhe bringen, so ist am einfachsten, wenn man am Abend den Unterleib mit halb Wasser und halb Essig wäscht oder ein vierfaches Tuch, in halb Wasser und halb Essig getaucht, auf den Unterleib legt; in der Regel läßt dann der Husten nach, das Athmen wird erleichtert, und in Folge dessen gelangt man zur Ruhe.

Welche Kost ist nun die beste? Durch die vielen Versuche, welche ich gemacht habe, bin ich zu der Ansicht gekommen, daß die auch von unseren Vorfahren genommene einfachste Getreidekost die beste ist. Leuten, welche, wie es noch in manchen Gegenden, besonders in Schwaben der Fall ist, vorherrschend vegetarisch gelebt haben, ist es nicht anzurathen, zur Fleischkost überzugehen. Solche aber, welche an Fleischgenuß gewöhnt sind, sollen auch beim Fleisch bleiben; nur soll in diesem Falle das Fleisch besonders ausgewählt und gut gekocht werden, damit die Natur auch im Stande ist, dasselbe zu verdauen und zu verwerthen. Auch Fleischbrühe, mit Mehlkost verbunden, wird dem Kranken hinreichende Nährstoffe bringen und von ihm am leichtesten vertragen werden. Man darf aber bei solchen Kranken wie überhaupt bei allen Kranken nicht immer bei ein und derselben Kost bleiben, sondern man soll öfter damit wechseln, weil die Natur, wenn alle Körpertheile gehörig genährt werden sollen, verschiedene Stoffe braucht. Auch gekochte Früchte bringen, wenn bei ihrer Zubereitung nicht zu sehr gekünstelt wird und keine nachtheiligen Stoffe hinzukommen, dem Körper gute Nährstoffe. Besonders aber möchte ich solchen Kranken die Kraftsuppe, Getreidesuppe, und was sonst aus dem Getreide gemacht und gekocht werden kann, empfehlen. Die Getreidesuppe wird, wie folgt, hergestellt. Weizen, Roggen, Korn, Spelt wird so hart wie möglich gedörrt, jedoch ohne geröstet zu werden, dann mit einer Kaffee- oder einer andern Mühle gemahlen und hierauf in Fleischbrühe, in Wasser oder am besten in Milch gekocht. Hafer- und Gerstenschleim werden wohl kaum in ihrem Nutzen für den Kranken von irgend einer Speise übertroffen werden, weil Hafer und Gerste viele Nährstoffe haben und auch leicht verdaulich sind. Brodsuppe, gut gekocht, ist nur zu empfehlen, besonders die schwarze Brodsuppe, wenn beim Backen des Brodes nicht viel Säure gebraucht wurde.

Sonderbar ist, daß die Kranken ein ganz besonderes Verlangen nach gewissen Speisen und Getränken haben; meistens will man ihnen diese Speisen nicht geben. Meine Meinung ist, daß die Natur nach dem, was sie braucht, gewöhnlich am meisten Verlangen hat; gegen was sie aber Abneigung zeigt, das kann sie in der Regel auch nicht brauchen. Es ist auch schon recht oft vorgekommen, daß, wenn ein Kranker die verlangte Speise nach vielem Drängen erhalten hat, sich sein Zustand rasch besserte und die Genesung eintrat.

Ich kannte einen Bauern, welcher das Kraut sehr gerne aß. Als er nun einmal krank wurde, verbot man ihm dasselbe; er konnte es auch nicht mehr essen, weil ihm, wie das bei Kranken oft vorkommt, die gewohnte Speise nicht mehr mundete. Als nun die Krankheit längere Zeit angedauert hatte und sein Zustand sich nunmehr verschlimmerte, so daß man allgemein über ihn das Todesurtheil fällte, verlangte er auf einmal Sauerkraut; es wurde ihm aber natürlich nicht gegeben, da man glaubte, er würde sich dadurch sehr schaden. Doch das Verlangen wurde immer größer, und schließlich gab ich den Rath, man solle ihm gut gekochtes Kraut geben, jedoch nur in kleinen Portionen, dafür aber öfters. Der Kranke hätte am liebsten gleich eine doppelte Portion gegessen. Als er nun alle Stunden einen Löffel voll Kraut bekam, wurde es ihm immer wohler; es besserte sich sein ganzer Zustand, und er wurde wieder gesund.

Ebenso geht es auch den R a u c h e r n. Wird ein solcher krank, so kann er nicht mehr rauchen; fängt er aber wieder an zu rauchen, so ist meistens die Gefahr vorüber.

Man soll also womöglich bei der Kost, an welche man gewöhnt ist, bleiben; nur soll dieselbe in kleinen Portionen genossen und so gekocht werden, daß sie der Magen gut verdauen kann.

Die Schwindsucht, welche so viele Opfer verlangt, beginnt mit der Bildung sogenannter Tuberkeln. Es ist dieselbe Krankheit, welche bei den Hausthieren so häufig vorkommt, und welche jeder Landmann unter dem Namen Perlkrankheit oder Tuberkeln kennt. Diese Tuberkeln beginnen meistens in der Lunge und breiten sich dann nach und nach auf die übrigen Körpertheile aus, so daß es vorkommen kann, wie gewiß schon Jeder bei Hausthieren gesehen hat, daß im Innern des Körpers kein gesunder Theil mehr ist; überall befinden sich solche Knötchen. Beginnt diese Krankheit und sind noch wenige solcher Krankheitsgebilde vorhanden, dann ist noch leicht zu helfen. Haben sich aber derartige Knötchen schon in einen großen Theil des Körpers eingenistet, in welchem Falle Blut und Säfte bereits ganz verdorben sind, so hat der Nachlaß der Kräfte schon zu sehr überhand genommen, und dann ist auch nicht mehr zu helfen. Hat die Krankheit noch keine großen Fortschritte gemacht, so kann dem Weitergreifen wenigstens leicht vorgebeugt werden. Wenn die Kinder auch schwach auf die Welt kommen, aber eine gute Nahrung erhalten und durch das kalte Wasser abgehärtet werden, dann kommen solche Knötchen gewiß nicht auf, weil in diesem Falle alle von der Natur ausgenützten Stoffe abgestoßen und entfernt werden. Wird die heranwachsende Jugend gehörig abgehärtet, so wird die Natur solche giftige Stoffe sich nie entwickeln lassen.

Sei nun die Schwindsucht angeboren, oder sei die Natur durch Krankheit so schwach, daß sich derartige Stoffe bilden können: durch Anwendungen mit Wasser wird mit dem Krankheitsstoff aufgeräumt werden. Deßhalb kann Jedermann nie genug empfohlen werden, sich von Kindheit an gut abzuhärten und bis in's Greisenalter hinein auf Abhärtung bedacht zu sein. Ebenso wichtig ist es auch, nur eine gute Kost, ohne jegliche Verkünstelung und ohne Reizmittel zu wählen und in entsprechendem Maße, nicht zu viel und auch nicht zu wenig zu genießen. Ich lebe der vollen Ueberzeugung, daß auf diese Weise die Schwindsucht so ziemlich verbannt werden könnte; denn sie kommt nur deßhalb so häufig vor, weil die Lebensweise und die Ernährung zu sehr von Dem, was die Natur vorschreibt, abweichen. Die Wohnungsverhältnisse tragen ebenfalls viel zur Entstehung dieser Krankheit bei; deßhalb kommt dieselbe auch so häufig in den Städten vor.

Weil nun die Schwindsucht so allgemein verbreitet ist und so viele Opfer fordert, entsteht die Frage: Ist diese Krankheit erblich, oder gibt es gewisse Orte, wo sie sich gerne aufhält? Daß die Schwindsucht in gewissen Gegenden und an einzelnen Orten besonders häufig vorkommt, daran ist nicht zu zweifeln. Ich kenne eine kleine Stadt, welche Jedem, der hinkommt, gefällt, und gerade in dieser Stadt sterben Viele an der Schwindsucht. Meine Ansicht über die Ursache dieser Erscheinung geht dahin: Es hat die Stadt gegen Westen, also der Windseite zu, eine Anhöhe, welche über dieselbe hinausragt; somit kann diese und die Häuser nicht genug gelüftet werden. Dann läuft ein Bach durch die Stadt; da aber der Wind nicht weht, so können die Dünste desselben nicht durch die Luftbewegung entfernt werden, und die Folge ist, daß die Luft feucht und ungesund wird. In den Nachbarorten hingegen ist die Schwindsucht eine Seltenheit. Diese Orte, welche von der gesagten Stadt gar nicht weit entfernt liegen, sind dem Winde zugänglich, und so kann die Ausdünstung vom Boden und namentlich auch die Ausdünstung des Wassers leicht verfliegen. Es ist also der Schutz vor Wind kein Glück zu nennen, sondern er kann im Gegentheil nachtheilig für den Gesundheitszustand sein. Wörishofen wird wegen seiner guten Luft mehr gelobt, als ich geglaubt habe. Wenn Fremde aus anderen Ländern kommen, heißt es gewöhnlich: Welch' herrliche Luft ist hier! Das kommt daher, weil die Westseite ganz offen ist und deßhalb die Winde in den Ort und die Häuser eindringen und aufräumen können. Ich kenne eine Anhöhe, wie es deren viele gibt, auf welcher und um welche die Häuser stehen. Es herrscht hier selten im Jahre Windstille; entweder weht der Westwind oder der Ostwind oder ein anderer Wind; da weiß man aber von der Schwindsucht so viel wie nichts. Je zugänglicher die Orte der Luftbewegung sind, um so geschützter sind sie vor der Schwindsucht und ebenso auch vor anderen Krankheiten. Damit will ich aber nicht gesagt haben, daß andere Orte unglücklich sind und dort Alles der Schwindsucht anheimfallen muß. Es werden oft Orte, besonders Kurorte wegen schöner Aussicht, und weil sie vor Winden geschützt sind, empfohlen. Ich kenne selbst einen Ort, der viel empfohlen ist; dieser Ort ist gegen Norden, somit gegen die kalten Winde geschützt. Gegen Westen und Süden dagegen ist er offen, so daß die Winde von diesen Seiten leicht eindringen können. Auch die Sonne scheint den ganzen Tag auf diesen Ort und zehrt so recht viel auf; dann liegt nach Süden und Westen ein schönes Thal. Der Ort selbst ist ganz trocken; nur aus dem Berge kommen Quellen, welche aber das gesündeste und frischeste Wasser haben.

Man darf auch nicht vergessen, daß gerade der Wechsel der Luftbewegung nicht nur günstig auf das Klima einwirkt, sondern auch die menschliche Natur abhärtet. Es wird kaum Jemand mehr abgehärtet werden als Derjenige, welcher immer dem Wechsel der Luft ausgesetzt ist und sich im Freien mit Arbeit beschäftigt. Vor der Schwindsucht ist aber Niemand sicherer als Solche, welche gehörig abgehärtet sind. Es ist auch ein großer Unterschied, ob durch ein Thälchen ein Wasser langsam dahinfließt, oder ob aus einem Berge ein frisches Quellwasser sprudelt. Den Beweis davon geben die Forellen. In solchen Wässern, welche aus den Bergen kommen, gibt es Forellen genug; aber in den Bächen, welche langsam fließen und theilweise auch stehende Stellen haben, findet man gewiß keine Forellen.

Die Erblichkeit bei den Menschen, welche sich auf Geist und Körper erstreckt, wird viel zu wenig gewürdigt. Wie die Kinder die Züge der Eltern im Gesicht tragen, gerade so sind auch in der Natur der Kinder die Züge des Charakters ihrer Eltern oder Vorfahren eingeprägt; ja sogar gute und schlimme Eigenschaften erben sich fort, und wenn diese Erbschaft im ersten Geschlechte nicht besonders hervortritt, so wird sie im zweiten oder dritten Geschlecht ganz gewiß zum Vorschein kommen, sei es nun eine Leidenschaft der Seele, oder sei es ein Gebrechen des Körpers. Somit erben sich Familiengebrechen, körperliche wie geistige, auf die Kinder und Kindeskinder fort. Wenn also eine Erbschaft an Geist und Körper nachweisbar ist, warum sollen nicht auch Krankheiten und Körpergebrechen sich forterben können? Auch bei der Schwindsucht ist der Nachweis, daß sie erblich ist, leicht zu führen.

Was heißt Schwindsucht anders als ein Schwinden der Gesundheit, ein Schwinden einzelner Körpertheile und ein Eintritt allgemeiner Schwäche. Einzelne Organe sind nicht mehr lebensfähig, und diese wirken nun auf die übrigen ein, welche mit unterliegen; wie ein Theil den anderen unterstützen kann, so kann auch ein Theil den anderen anstecken und verderben. Es gilt hier also wieder das Sprüchwort: »Wie der Acker, so die Ruben; wie der Vater, so die Buben; wie die Mutter, so die Töchter.« Ich habe die Ueberzeugung: sind die Eltern oder eines derselben schwindsüchtig, so ist in jedem Kinde eine doppelte Anlage zur Schwindsucht vorhanden. Es kann sein, daß dieselbe sich bei dem einen oder andern nicht bemerkbar macht und nicht zum Ausbruch kommt; aber die Anlage zur Schwindsucht ist doch im Körper, und kommt sie in der ersten Generation nicht, so tritt sie gewiß in der zweiten oder dritten hervor.

Wie die Tuberkulose in der Lunge entstehen und sich ausbreiten kann, so kann diese fürchterliche Krankheit sich auch in den Gedärmen entwickeln, wo sich dann, wie in der Lunge, kleine Knötchen bilden, welche aufbrechen und wieder Neubildungen veranlassen. Daß dieser giftige Stoff viele Schmerzen und viel Abweichen bewirkt, läßt sich denken, und wenn die Krankheit länger dauert, so kann, weil durch diese Geschwüre eine Zerstörung der Organe eintritt, der Tod nicht ausbleiben. Die Verdauung läßt natürlich schon bald nach, und darum bekommt der Körper keine guten Säfte. Weil in Folge dessen ein allgemeiner Kräftenachlaß nicht ausbleiben kann, schwindet der ganze Körper in Siechthum dahin.

Auch diese Krankheit kann wie die obenerwähnte, wenn man zur richtigen Zeit einwirkt, noch geheilt werden. Es wird hier, wie wir wohl sagen können, nichts so günstig einwirken als das Wasser. Beginnt ein Nachlaß der Kräfte in der ganzen Natur, so kann man den Körper durch entsprechende Wasseranwendungen recht gut wieder kräftigen. Ebenso ist auf eine gute Verdauung hinzuwirken; besonders aber muß kräftigend, auflösend und ausscheidend auf die Unterleibsorgane eingewirkt werden, damit diese, statt noch mehr zu verwelken, sich wieder erholen.

Es ist also nach innen darauf hinzuwirken, daß alle schlechten Stoffe, welche sich im Magen oder in den Gedärmen befinden, ausgeleitet werden. Dabei können richtig ausgewählte Kräuter oft eine unglaubliche Wirkung hervorbringen. Kann man mit Kräutern äussere Geschwüre heilen, warum sollen mit denselben nicht auch innere Geschwüre geheilt werden können? Wie oft werden Magengeschwüre, welche unheilbar erschienen, geheilt! Warum soll man nicht auch in den Gedärmen eine Heilung erreichen können?

Welche Kräuter sollen nun hier angewendet werden? Am besten sind: Angelikawurzel, Wermuth und Tormentill, welche im Innern die Krankheitsstoffe aufsuchen und packen wie die Schwalben die Fliegen in der Luft. Ist mit der Krankheit der Gedärme ein Morschwerden derselben eingetreten, so sind Eichenrinde, Zinnkraut und Wachholderbeeren die besten Mittel; diese wirken so recht kräftigend und zusammenziehend und leiten die schlechten Stoffe aus. Alle diese Mittel, als Thee gebraucht, dürfen aber nicht in zu starkem Maße genommen werden, weil die Natur doch nicht Alles auf einmal verbrauchen könnte, sondern nur Beschwerden damit haben würde. Man nimmt z. B. Angelikawurzeln und Wermuth, macht einen dünnen Thee und trinkt davon alle Stunden oder alle zwei Stunden einen Löffel voll, und zwar ungefähr zehn bis zwölf Tage lang. Wermuth erfaßt die Krankheitsstoffe, verbessert die Säfte und reinigt den Magen. Angelika greift noch schärfer ein und kann recht gut ein Heilmittel für Geschwüre genannt werden. Somit wird sowohl auf die Verbesserung der Säfte als auch auf die des Blutes eingewirkt. Hat man zehn bis zwölf Tage hindurch diesen Thee genommen, dann kann man zu Eichenrinde mit Zinnkraut übergehen und diese auf dieselbe Weise gebrauchen. Als dritten Thee kann man Absud von Tormentill und Salbei nehmen. Tormentill wirkt besonders günstig auf das Blut, Salbei auf Verbesserung des Blutes und der Säfte; auch mit diesem Thee kann man wiederum zehn bis zwölf Tage fortsetzen. Ein solcher Wechsel ist anzurathen, weil jedes Kraut seine besondere Wirkung hat; was das eine nicht erfaßt, erfaßt das andere.

Die Wasseranwendungen müssen stärkend, lösend und erwärmend einwirken; die ganze Natur muß in eine größere Thätigkeit gebracht und so die Ausscheidung der kranken Stoffe unterstützt werden.

Ist der Kranke noch bei Kraft, so kann er in der Woche zwei bis drei S c h e n k e l g ü s s e und ein bis zwei H a l b b ä d e r nehmen; ganz besonders günstig wirkt, wenn man jeden zweiten oder dritten Tag ein vierfaches, in H e u b l u m e n w a s s e r getauchtes Tuch eine bis anderthalb Stunden lang auf den Unterleib bindet. Es muß hier erwähnt werden, daß gerade die Auflagen von H e u b l u m e n krankhafte Anstauungen und Geschwüre im Unterleib wohl am allerleichtesten auflösen, reinigen und somit auch heilen.

Es sei noch besonders bemerkt, daß ja nie zu viele Anwendungen gemacht werden; denn es kommt ja nicht darauf an, wie viele Anwendungen man macht, sondern daß sie gut gemacht werden, und daß die Natur womöglich geschont bleibt; es wird mehr mit zu vielen Anwendungen als mit zu wenigen geschadet.

SCHWINDSUCHT.

HEUTE

Die folgenden Erläuterungen zum Originaltext sollen aufzeigen, wie sich Lebensbilder und Krankheitsbetrachtungen innerhalb von hundert Jahren verändert haben.
Die moderne Immunbiologie vertritt die Auffassung, daß durch Aktivierung körpereigener Abwehrkräfte jede Infektionskrankheit bereits im Initialstadium beherrscht werden kann. Auch die Lungenschwindsucht ist eine Infektionskrankheit, hervorgerufen durch die Tuberkelbazillen, stäbchenförmige Gebilde. Der Übertragungsmodus erfolgt von Mensch zu Mensch durch Tröpfchen- und Kontaktinfektion. Die Kontagiosität ist außerordentlich groß, so daß seinerzeit das familiäre Auftreten dieser Erkrankung fälschlicherweise dem genetischen Erbgang zugerechnet wurde. Gewiß, eine schwächliche Körperkonstitution ist vererblich, aber nicht die Krankheit selbst. Zwischen Vererbung und Übertragung muß streng unterschieden werden. Ungünstige Lebensumstände, wie z. B. Blutarmut, körperliche Erschöpfung oder psychische Streßsituationen können bei geschwächtem Immunsystem das Auftreten jeder Infektion begünstigen.
Wenn damals in Ärztekreisen von Schwindsucht die Rede war, dann handelte es sich immer um die häufigste Form der Tuberkulose, die Lungenschwindsucht. Fast alle

menschlichen Organe können von den knötchenbildenden Tuberkelbazillen heimgesucht werden. Eine Überschwemmung des ganzen Körpers mit dem »Koch-Bazillus« – Robert Koch war der Entdecker – wurde und wird als Miliatuberkulose, früher immer mit tödlichem Ausgang, bezeichnet. Wenn die Spitzen der oberen Lungenlappen allein betroffen waren, wurde euphemistisch von Lungenspitzenkatarrh gesprochen, während Blutspucken immer den Verdacht auf eine offene Tbc bekräftigte. In der klinischen Diagnostik wurde zwischen offener und geschlossener Tbc unterschieden. Die geschlossene Tbc war prognostisch um vieles günstiger, während die offene Tbc mit hoher Übertragungsgefahr stets eine ominöse Heilungsaussicht hatte.

In Mitteleuropa hat die Tbc ihren ernsten, lebensbedrohenden Charakter verloren. Eine strenge Expositionsprophylaxe und wirksame Medikamente machten diesen Erfolg möglich. In den Entwicklungsländern dagegen ist immer noch mit einer hohen Rate an Neuerkrankungen zu rechnen.

Der Text des Kapitels, mit Sorgfalt überprüft, sollte zum anderen darüber Aufschluß geben, ob Kneipp in der Beschreibung dieser schweren Infektionskrankheit, auf sein eigenes jugendliches Leiden hinweist. Das Lesen zwischen und hinter den Zeilen sollte Aufschluß geben, ob sich verhüllte Andeutungen finden lassen, die auf einen spezifischen Lungenkatarrh hindeuten. Nichts von alledem; Kneipp berichtet und beschreibt in gewohnter Sachlichkeit die gefürchtete, oft zum Tode führende Lungentuberkulose. Die Ausführlichkeit seiner Darstellung wäre der einzige Hinweis auf eine diesbezügliche Erkrankung. Die letzten unumstößlichen Beweise fehlen. Es gibt keine ärztlichen Dokumente, kein Röntgenbild und keinen Erregernachweis, die den Befund »Lungentuberkulose« belegen. Mit anderen Worten, die Frage, ob es sich in seinem dritten Lebensjahrzehnt um eine postprimäre Tbc der Lungen oder um eine chronische Bronchitis mit Lungenbeteiligung handelte, wird weiterhin in der geschichtlichen Dämmerung verharren. Der Historienschreiber ist nur allzugern bereit, einen jugendlichen Helden mit dem Blütenkranz einer totgeweihten Krankheit zu dekorieren.

Welche Bewandtnis hat die »gefüllte Wasserschale unter der Bettlade« wird der neugierige Leser fragen? Kneipp, der Nüchterne, Natürliche und Tiefgläubige, mit einer Neigung zum Aberglauben? Er beteuert zwar »es sei keine Sympathie« und meint dabei Suggestion. Scheinbar ist er sich selbst im Zweifel, ob nicht doch ein bißchen Zauberei dahintersteckt. In einem überheizten Schlafraum ist das Aufstellen eines mit Wasser gefüllten Gefäßes eine sinnvolle Maßnahme. Um einer trockenen Atemluft mehr Feuchtigkeit zu geben, werden ja auch Verdunstungsgefäße an Heizkörpern angebracht.

Den vernünftigen Ernährungsempfehlungen Kneipp's ist aus heutiger Sicht, was Bescheidenheit im Verzehr anbetrifft, nichts hinzuzufügen. Das vielfach erwähnte Kraftbrot entspricht etwa dem heutigen Vollkornbrot. Das Eintauchen in Zuckerwasser ist sicher ein wohlwollendes Zugeständnis an das menschliche Süßigkeitsbedürfnis. Dem instinktiven Verlangen eines Kranken nach einem bestimmten Nahrungsmittel nachzugeben, ist durchaus eines Versuches wert. Dabei haben milchsaure Erzeugnisse in der Nahrungskette einen bevorzugten Stellenwert. Der drängende Appetit nach Schokolade und Süßigkeiten gehört bereits in die Kategorie des Suchtverhaltens.

Hier sollten schon in der Kindheit Barrieren errichtet werden. Daß sich bei einem chronischen Raucher im Entzug die Befindlichkeit bessert, wenn er sich einen Rückfallgenuß gestattet, ist ein bekanntes Phänomen der Drogenabhängigkeit.

Für Kneipp war Schwitzen nicht nur Symptom einer Krankheit, sondern auch ein medizinischer Heilvorgang. In seinen Schriften finden sich immer wieder Hinweise, daß Unreinheiten, die den Körper krank machen, ausgeschwitzt werden müssen. Diese Überlegungen sind insofern richtig, als Fieber und Schwitzen Zeichen einer Mobilisierung von Immunstoffen sind, um sich der in den Organismus eingedrungenen Keimen und deren Fremdstoffe zu erwehren. Bei Sport und Spiel, aber auch in Sauna und Schwitzbad, ist Schweißabsonderung ein erwünschter, gesundheitsfördernder Vorgang. Schwitzen ohne erkennbaren Grund, besonders nachts, sollte von jedem Arzt aufmerksam registriert werden; es kann Symptom einer noch nicht erkannten Grundkrankheit oder einer hormonell oder nervös bedingten vegetativen Fehlsteuerung sein.

SEITENSTECHEN.

Wie oft kommt es vor, daß Leute über ein starkes Seitenstechen, welches sich plötzlich eingestellt hat, klagen! Wenn man dann nach dem Sitz des Schmerzes fragt, so deuten die Leidenden auf eine kleine Stelle auf der rechten oder linken Seite. Gewöhnlich tritt das Stechen mehr auf der rechten als auf der linken Seite, und zwar in der Gegend der unteren Rippen auf. Fragt man weiter, ob der Schmerz tiefer im Körper oder auf der Oberfläche sei, so bekommt man manchmal zur Antwort: Es ist, als ob das Stechen am Knochen oder noch tiefer im Innern sich befände; oft wissen aber die Leute gar keine Antwort zu geben. Häufig klagen derartige Kranke über brennendes Stechen, recht schweren Athem, über Brechreiz und starken Husten, welcher sehr schmerze und besonders die stechende Stelle berühre. Aus dieser Antwort geht hervor, daß das Rippenfell angegriffen ist. Es tritt an dem Rippenfell ein Zustand ein, wie man ähnliche Zustände an der Oberfläche der Haut oft beobachten kann. Die Haut röthet sich, und es entsteht eine kleine Anschwellung, von der man nicht weiß, ob sie von einem Schlag oder Stoß herrührt, oder ob sich eine kleine Entzündung gebildet hat. Gewöhnlich dauern die Schmerzen nicht lange, und meistens vergehen sie von selbst.

Es gibt aber noch ein anderes Seitenstechen, welches viel häufiger vorkommt, und von welchem der davon Befallene gewöhnlich die Ursache angeben kann. So erzählte eine Magd: »Ich habe ein Wasserschafferl getragen und jetzt solches Seitenstechen, daß ich nicht mehr arbeiten kann.« Ein Knecht erzählte: »Ich habe einen Sack getragen, und es stellte sich darauf so starkes Seitenstechen ein, daß ich nichts mehr zu arbeiten vermochte.« Wieder ein Anderer sagte: »Als ich am Morgen aufwachte, hatte ich so heftiges Stechen, daß ich mich kaum umzuwenden wußte.« Solche und ähnliche Ursachen werden viele angegeben.

Recht häufig kommt es aber auch vor, daß Leute erzählen, daß sie eine Stunde nach dem Essen Seitenstechen bekommen, welches oft so stark sei, daß sie sich in's Bett legen müssen. Manche behaupten sogar, daß sich nach gewissen Speisen Seitenstechen bei ihnen einstelle. Gewöhnlich beginnt in solchen Fällen der Schmerz rechts oder links unter den Rippen und dringt aufwärts bis in die obere Brust. Diese Leute haben meistens viel Luftaufstoßen, und wenn die Luft fleißig ausgestoßen wird, läßt der Schmerz nach; findet aber die Luft keinen Ausgang, so wird der Schmerz immer peinigender.

Ferner entsteht oft bei angestrengtem Gehen oder Laufen ein heftiges Seitenstechen, in diesem Falle hat der Schmerz seinen Sitz in der Milz. Daher war es auch früher Sitte, daß Leute, welche große Touren zu machen hatten, sich einen Gürtel um die Lenden legten. Recht häufig kommt dieser Schmerz auch bei jungen Leuten vor, welche ungewöhnlich schnell gewachsen sind. Hier kann man ganz gut annehmen, daß der Körper noch zu weich ist und somit größere Touren nicht zu leisten vermag.

Seitdem unter dem Frauenvolk die Unsitte herrscht, den Körper zu schnüren, hört man, sobald eine Frau den Schnürleib ablegt oder aus was immer für einer Ursache nicht mehr tragen kann, sehr oft die Klage: »Ich habe viel Seitenstechen und fühle im Unterkörper und um die Lenden eine große Schwäche, so daß ich nur mit Mühe leichte Arbeiten verrichten kann; schwere Arbeiten sind mir aber unmöglich.«

Es ist das größte Glück, einen vollständig entwickelten, gesunden, kräftigen und widerstandsfähigen Körper zu haben, und unglücklich sind Diejenigen, welche, um der Mode zu dienen, ihren Körper in eine Zwangsjacke einspannen. Der geregelte Blutlauf wird gehindert, und der Körper kann sich nicht entwickeln. Es tritt dann ein Schwäche in den Lenden ein, der Unterleib verkümmert, und die Folgen sind dann Klagen über Seitenstechen und Schmerzen im Unterleib. Für diese Leute habe ich kein Wort. Wer der Mode dient, soll auch die Folgen tragen.

Wie können alle diese Fälle von Seitenstechen geheilt werden?

Ist die Ursache des Uebels am Rippenfell zu suchen, so wird es ausreichen, jeden Morgen und jeden Abend den Oberkörper zu waschen, jeden zweiten oder dritten Tag eine Minute lang Wasser auf die Knie zu gießen und in der Woche ein Halbbad zu nehmen. Um die schmerzende Stelle kann man ein Tuch binden, welches vorher in Wasser und etwas Essig getaucht wurde. Nach zwei bis drei Stunden erneuert man dasselbe, und gewöhnlich reichen ein bis drei solcher Auflagen vollständig aus. Man kann auch ein Pflaster von Foenum graecum auflegen; dieses wirkt gerade so schnell oder noch schneller als einfache Wasserauflagen. Manchmal reicht es aber auch aus, wenn man die schmerzende Stelle fleißig mit Wasser und Essig wäscht.

Auch bei Auftreten des Schmerzes an einer anderen Stelle des Körpers genügen diese Anwendungen.

Ist das Stechen eine Folge von versteckten Gasen, so muß natürlich auf die Beseitigung der Gase hingewirkt werden. Wo sich viele Gase ansammeln, herrscht gewöhnlich in den Organen eine Schwäche; deßhalb muß in diesem Falle stärkend eingewirkt werden. In der Woche zwei bis drei Halbbäder, ein bis zwei Unter- und Oberaufschläger und einmal eine Ganzwaschung werden eine gleichmäßige Wärme und eine geregelte Zirkulation des Blutes bewirken. Unsere Vorfahren haben auch schon über dieses Leiden geklagt und entweder einen Hafendeckel oder eine Ziegelplatte erwärmt und aufgelegt, wodurch in kurzer Zeit die Schmerzen nachließen. Angeschwellte Heublumen, in einem Tuche oder Säckchen ganz warm aufgelegt und, wenn nothwendig, nach drei Viertelstunden wieder erneuert, heben die Schmerzen ebenfalls. Ist das Uebel aber alt, so ist nothwendig, daß man mit Halbbädern und Unter- und Oberaufschlägern längere Zeit fortfährt, bis die gehörige Naturkraft wieder vollständig zurückgekehrt ist. Um nach innen einzuwirken, kann man eine Tasse Milch, in welcher Fenchel gekocht wurde, nehmen; auch die Wachholderbeerkur ist vorzüglich. Thee von Eichenrinde und Wachholderbeeren, mit einander gesotten, stärkt die inneren Organe; er soll aber nur in kleinen Portionen genommen werden, etwa Morgens und Abends drei Löffel voll.

Blutarme Leute können fast Nichts aushalten; sie bekommen schon wegen Kleinigkeiten, bei geringen Arbeiten, oder wenn sie mal im Bett keine richtige Lage haben, so heftiges Seitenstechen, daß sie nicht mehr zu sitzen und zu gehen vermögen. Für diese ist nur dann Hilfe möglich, wenn sie den ganzen Körper durch eine gute Kost kräftigen und ihn abhärten. Das Wasser wird hier gewiß seine Wirkung thun, und zwar ist es in einem solchen Falle am besten, in der Woche zwei bis drei Halbbäder zu nehmen und zwei- bis dreimal vom Bett aus den ganzen Körper zu waschen.

Diejenigen, welche durch Heben oder Tragen von schweren Lasten oder auf eine andere gewaltsame Weise Seitenstechen bekommen haben, müssen, wenn sie einem größeren Uebel vorbeugen wollen, sich nothwendig kurze Zeit Ruhe gönnen und durch Ganzwaschungen, Halbbäder und Auflagen von Wasser und Essig sich wieder erholen. Nach innen haben Thee von Wermuth, Wachholderbeeren und Zinnkraut und besonders Tormentill stets gute Wirkung. Sollten auf irgend eine Weise Säfte oder Blut ausgetreten sein, so werden dieselben durch diese wieder aufgesogen.

Seitenstechen.

Heute

In der Abhandlung des meist flüchtigen Schmerzes in den Flanken des Oberbauches wird die ungewöhnliche Beobachtungsgabe deutlich, mit der Kneipp Naturvorgänge und krankhafte Veränderungen im menschlichen Körper zu beurteilen pflegte. Die »Stiche in der Seite«, die vorwiegend unter körperlicher Belastung auftreten, werden durch eine Minderversorgung des Zwerchfelles mit Sauerstoff, besonders bei heranwachsenden jungen Menschen verursacht. Das benachbarte Rippenfell ist es nicht – wie Kneipp meinte – es ist der kuppelförmige Atemmuskel, das Zwerchfell, das Brust- und Bauchraum in die beiden großen Körperhöhlen unterteilt, die den stechenden Schmerz hervorrufen.

Auch Luftansammlungen im Magen, meist auf nervöser Basis, der sogenannte Roemheld'sche Symptomkomplex oder der Meteorismus des Darmes, Gasansammlungen innerhalb des Darmtraktes, können Mißempfindungen im Oberbauch bewirken. Alle diese Beschwerden sind relativ harmlos und vorübergehend. Die von Kneipp empfohlenen Maßnahmen haben auch heute noch ihre Berechtigung. Allerdings sollte »der erwärmte Hafendeckel oder die erhitzte Ziegelplatte« durch eine Heublumen- oder Thymianauflage ersetzt werden. Sichtbare Hautveränderungen, wie sie Kneipp beobachtete, passen nicht zum Beschwerdebild. Möglicherweise soll deren Erwähnung an das schädliche Einschnüren durch die damals modischen Schnürmieder der Damenwelt – Kneipp spricht häufig etwas despektierlich vom Frauenvolk – erinnern.

Das Zerbeißen von Wacholderbeeren ist ein bewährtes Hausmittel bei allen Blähzuständen des Leibes. Statt dessen können auch Kalmuswurzel-Teilchen ausgekaut werden.

Sodbrennen.

Es gibt viele Menschen, welche von Zeit zu Zeit in der Magengrube einen brennenden, stechenden Schmerz und ein hartes, schmerzliches Drücken empfinden. Ist das Brennen recht stark, so steigt oft der Schmerz bis zum Halse hinauf. Ein solcher Zustand kann oft lange dauern und sich auch besonders bei schwächlichen Naturen recht oft wiederholen.

Wie sind nun derartige Zustände zu erklären, und was ist die Ursache derselben? Wenn man eine gekochte Speise längere Zeit in einem Geschirr läßt, so bildet sich nach und nach auf der Oberfläche Schimmel, und die Speise wird sauer. Jedermann weiß, daß diese Speise abgestanden ist, und daß der Schimmel und die Säure schädlich wirken. Gerade so geht es oft im Magen, wenn man fette Speisen genießt und darauf kaltes Wasser trinkt. In diesem Falle tritt gerne ein Stechen und Drücken ein, und dieß ist alsdann ein Beweis, daß der Magen die Speisen nicht zu verdauen vermag. Es gibt auch Leute, bei denen sich diese Schmerzen einstellen, wenn sie Fleisch gegessen haben, welches nicht weich genug gekocht war, wiederum ein Zeichen, daß das Fleisch nicht genug verdaut werden kann.

Es kann aber auch der Fall eintreten, daß Speisen, auch wenn sie gut verdaut werden, im Magen nach und nach abstehen, wie z. B. bei Magenerweiterung; dann bildet sich, wie oben von der Speise im Topf gesagt worden ist, am Eingange des Magens eine Säure, welche das schmerzliche Brennen und Drücken verursacht.

Wer oft mit solchen Zuständen geplagt ist, der hat sicher eine schwache, unthätige Natur. Die Speisen können nicht rasch genug verarbeitet werden und haben bei schlechter Verdauung solche Uebel im Gefolge.

Mit nichts kann hier leichter geholfen werden als mit dem Wasser. Sehr oft reicht es aus, wenn man drei bis fünf Tage lang jeden Tag vom Bette aus den ganzen Körper wäscht und dann wieder in's Bett zurück geht. Durch das Waschen wird die Wärme erhöht, die Natur gekräftigt und in eine größere Thätigkeit gebracht. Dann ist auch kein Abstehen der Speisen mehr zu befürchten; dieselben werden vom Magen bald verarbeitet und von der Natur gut verbraucht. Wie durch Waschungen, so kann man auch durch Auflagen Hilfe bringen. Man legt in der Woche zwei- bis dreimal ein vierfaches Tuch, welches in Wasser und Essig oder in Heublumenwasser getaucht wurde, eineinhalb Stunden lang auf den Unterleib, und die Wirkung wird nicht ausbleiben. Nimmt man dann noch die Ganzwaschungen dazu, so wird sich die Besserung noch viel rascher zeigen. Hat der vom Sodbrennen Geplagte eine kräftige Natur, so kann er auch in der Woche zwei bis drei Halbbäder nehmen, und er wird ebenfalls in Bälde das Uebel beseitigen. Alle diese Anwendungen bewirken eine Kräftigung der Natur und bringen dieselbe in eine erhöhte Thätigkeit.

Auch nach innen kann man günstig einwirken. Wenn man dünnen W e r m u t h t h e e bereitet und alle Stunden einen Löffel voll davon nimmt, so wird recht bald Hilfe und Linderung eintreten. Noch rascher wird das Uebel gehoben werden, wenn man den Wermuth noch mit Z i n n k r a u t und S a l b e i vermischt. Morgens und Abends drei Löffel voll A n g e l i k a t h e e würden auch viel zur Beseitigung dieses Uebels beitragen.

Können die Waschungen und die Bäder nicht vorgenommen werden, so soll wenigstens jeden Morgen und Abend der Unterleib mit halb Wasser und Essig gut abgewaschen werden. Auch diese Waschungen bewirken Wärme, Kräftigung und Thätigkeit der Natur.

So unangenehm für viele Naturen das Sodbrennen ist, so sicher ist dasselbe durch die bezeichneten Anwendungen zu entfernen.

Nachträglich sei noch bemerkt, daß ein kräftiges und sicheres Mittel gegen Sodbrennen die W a c h h o l d e r b e e r k u r ist. Man nimmt den einen Tag fünf, den andern sechs, den dritten sieben Wachholderbeeren und geht so hinauf bis auf fünfzehn Stück und dann wieder herunter bis zu fünf Stück.

Sodbrennen.

Heute

Im Magen werden reichlich Verdauungssäfte abgesondert, die saure Valenzen besitzen. Eine überreichliche Produktion, meist auf nervöser Basis, kann zu Sodbrennen und saurem Aufstoßen führen. Die Ansicht, daß schwer verdauliche Speisen zu lange im Magen verweilen und Zersetzungsprozesse auslösen, entspricht nicht den physiologischen Gegebenheiten. Regelmäßige Kontraktionen der Magenmuskulatur, sorgen bei gefülltem Magen für eine stetige Entleerung, die nach dem Verzehr schwer verdaulicher Speisen verzögert sein kann.
In der Gegenwart stellt die Pharmazie eine große Anzahl wirksamer Magenmedikamente zur Verfügung, Antacida und Säureblocker. Chronisches Sodbrennen, Appetitlosigkeit und Schmerzzustände in der Magengegend verlangen eine gewissenhafte Diagnosestellung. Geschwüre, maligne Tumoren oder Befall der Magenschleimhaut mit pathologischen Keimen, Heliobacter pylori, sind auszuschließen.
Die von Kneipp angegebenen Anwendungen und Tee's einschließlich der Wacholderbeerkur, stehen auch heute noch auf der Empfehlungsliste naturheilkundlich orientierter Ärzte.

Steinleiden

siehe oben, Seite 200, unter »Griesleiden«.

Stuhlverstopfung.

Wie der menschliche Körper sich aus Blut entwickelt und stark und ausdauernd wird, so wird auch das Blut aus den Speisen gewonnen. Das Bedürfniß nach Speise wird durch ein Naturgesetz, den Hunger, angezeigt, ebenso das Bedürfniß nach Getränken durch den Durst. Alle Speisen und Getränke kommen in den Magen; sie werden von diesem aufgenommen und zu einem dünnen Brei verarbeitet, den man auch Speisebrei nennt. Dieser Speisebrei geht vom Magen durch alle Gedärme, und es ist wunderbar gesorgt, daß das Brauchbare von den Verdauungsdrüsen aufgenommen und dem Blute als Saft zugeführt wird. Man sollte glauben, es werde nie Anstand geben, daß das Unbrauchbare beseitigt und das Ausgenützte als Wasserbestandtheile durch den Urin und als feste Masse durch den Stuhlgang abgeht; doch das verhält sich oft anders. Es gibt so viele Naturen, welche viele Gebrechen haben, und bei welchen dadurch der natürliche Gang gestört wird. Wie es Störungen gibt, welche sich durch Durchfall kundgeben, gerade so gibt es auch Störungen, welche den geregelten Gang in der Weise hindern, daß Anstauungen eintreten, die man Stuhlverstopfung nennt. Ist eine Natur schwach, so hat sie gewöhnlich auch einen schwachen Magen. Ist der Mensch aber unvorsichtig, und genießt er viele Speisen, welche die Natur nicht verarbeiten kann, so können sie nicht zu einem flüssigen Brei gemacht werden. Statt daß sie aber in einen weichen Brei aufgelöst werden, ballen sie sich zu einem Knoten, und die Natur ist nicht mehr im Stande, diesen weiter zu befördern. Bringt schließlich die Natur diese Ausleitung nach und nach mit aller Gewalt doch noch zu Stande, so wird sie dadurch immer schwächer, und somit tritt eine Schlaffheit und Trägheit ein; die Anstauungen vermehren sich, und es können in den Gedärmen sogar mehrere solcher Anstauungen entstehen. Je länger sich die Natur abmühen muß, um so schlaffer, unthätiger und müder wird sie. Schließlich ist sie nicht mehr im Stande, die nothwendige Ausscheidung zu bewerkstelligen. Diesen Zustand nennt man chronische, d. h. hartnäckige Verstopfung. Dieses Uebel ist sehr allgemein, fängt oft schon bei Kindern an und kommt, in der ausgebildetsten Weise fast regelmäßig im hohen Alter vor, und wie kein Alter, so ist auch kein Stand ausgenommen.

Vermag nun die Natur die Ausscheidung nicht mehr zu bewerkstelligen, so gebraucht man oft Mittel, welche der trägen Natur zu Hilfe kommen sollen; manchmal erreicht man damit allerdings, was man gewollt, jedoch nur auf Kosten der Natur. Je öfter man aber solche Treibmittel gibt, um so schwächer wird die Natur, und um so mehr verliert sie die Kraft und Zähigkeit, die Ausscheidung selbst zu bewirken. Daher kommt es, daß es viele Leute gibt, die fünf, zehn, zwanzig Jahre und noch länger nicht e i n m a l Stuhlentleerung haben ohne künstliche Nachhilfe. Aber alle diese Leute gehören zu den Kranken, sie sind nicht mehr gesund.

Treten solche Zustände ein, so klagt man auch zugleich über deren Folgen; der Leib ist aufgedunsen und schwerfällig, der Appetit meistens nicht gut, die Zunge regelmäßig belegt und der Kopf eingenommen; oft stellen sich starke Kopfschmerzen ein, die Genüthsstimmung ist launisch oder gedrückt, der Patient hat wenig Speichel und ungleiche Naturwärme, kurz, der ganze Mensch ist leidend.

Diese Zustände kommen am wenigsten vor bei den Leuten auf dem Lande, welche eine einfache Kost genießen, viel Bewegung machen und durch Arbeiten eine abgehärtete, feste Natur haben und auch regelmäßig eine gute Luft einathmen. Diese Uebel sind vorherrschend bei Leuten zu finden, welche eine sitzende oder stehende Lebensweise führen, welche mehr die Geistes- als die Körperkräfte anstrengen müssen, welche statt reiner, gesunder Luft nur Zimmerluft einathmen und auch nicht die Naturwärme besitzen wie die Leute in der freien Natur, weil in Folge ihres Berufes die Uebung der Körperkräfte fehlt. Ebenso ist auch die Nahrung der Landleute eine einfache und naturgemäße, wenig gewürzt, ohne alle Reizmittel und auch auf die natürlichste und gesündeste Art zubereitet. Dagegen genießen gewöhnlich Diejenigen, welche eine ruhige Lebensweise führen oder den höheren Ständen angehören, mit Vorzug nur Fleisch, was viel mehr Hitze und ungesundes Blut verschafft, wenn es nicht mit Vorsicht genossen wird, und deßhalb auch leichter eine Verstopfung bewirkt. Nebenbei wird die ohnehin schon hitzige Kost durch Gewürze, welche alle auf Anstauungen hinarbeiten, noch hitziger gemacht; dazu kommt noch der Alkohol, der Kaffee und verschiedene andere Reizmittel. Statt daß diese Mittel anregend wirken, wie man glaubt, tritt das Gegentheil ein.

Wie oft trägt der Mensch ein Uebel in seinem Leibe und weiß es nicht, und doch wirkt dieses Uebel auf ein zweites! Wie häufig sind Blutstauungen in einem Körper, und wo Blutstauungen sind, ist Hitze; wo aber Hitze ist, wird die Feuchtigkeit verbraucht und tritt also Vertrocknung ein. Wie leicht kann die Leber angegriffen sein, ohne daß es der davon Befallene merkt! Aber doch, wenn man ihn fragt, wie seine Stuhlentleerungen seien, so gibt er zur Antwort, er habe einen harten Stuhl. Stuhlstörungen kommen auch häufig bei Hämorrhoiden vor, weil man wiederum annehmen darf, daß vieles Blut erhitzt und vertrocknet ist. Bei wie vielen Leuten ist der Magen erhitzt! Er befindet sich im Zustande einer kleinen Entzündung, oder es sind im Magen kleine Geschwüre, wie auch manche Leute Geschwüre im Gesichte herumtragen. So ist auch der Magen in einem zu hitzigen Zustande, und dadurch wird wiederum zu viel Flüssigkeit aufgetrocknet, und somit ist auch der gehörige Stuhlgang gehindert. Daher kommt es auch, daß, wenn solche Leute zum Arzt kommen, dieser erklärt: Sie haben einen erhitzten Magen mit kleinen Geschwüren. Ganz blutarme Naturen sind ausserordentlich schwach; diese Schwäche bewirkt wiederum eine zu große Trägheit in der Stuhlentleerung.

Aus dem Gesagten geht hervor, daß die Stuhlverhärtung ein krankhafter Zustand und die Ursache davon immer Unthätigkeit im Unterleib ist. Somit ist allererst nothwendig, auf den ganzen Körper einzuwirken, damit eine allgemeine Thätigkeit und Gleichmäßigkeit der Blutzirkulation entsteht und die ganze Maschine in einen ordentlichen Gang gebracht wird. Mit inneren Mitteln wird man nicht viel erreichen; wenn man damit auch Stuhlgang bewirkt, so wird doch mit der Zeit die Natur immer schwächer. Hier ist das Wasser ein sicherer Meister, wie es keinen gibt. Gleichviel, ob die Person stark oder schwach, korpulent oder abgemagert ist, das Wasser muß entsprechend der Natur angewendet werden. Je gelinder man aber mit den Wasseranwendungen verfährt, um so sicherer steht auch Hilfe in Aussicht. Gerade so habe ich gefunden, daß die Anwendung des Wassers nach innen eine ganz auffallende Wirkung hervorbringt, aber nur als Hilfsmittel in Verbindung mit den äusserlichen Anwendungen. Ist bei Stuhlverhärtung eine Anstauung die Ursache, so wird auf den Magen mit wiederholten kleinen Portionen von Wasser eingewirkt. Dieses Einnehmen von Wasser bewirkt, daß die Speisen in einen weichen Zustand kommen, und wie ein Guß ausserhalb des Körpers, so wirkt dieser Löffel voll Wasser durch Reiz auf die Schleimhäute auf vermehrte Thätigkeit und verhindert so, daß Anstauungen entstehen.

Ist der stündliche Löffel voll Wasser nach innen ein so vorzügliches Mittel, so müssen auch folgende Anwendungen von aussen gebraucht werden: in der Woche zwei S c h e n k e l g ü s s e , zwei R ü c k e n g ü s s e , zwei K n i e g ü s s e und ein H a l b b a d , welche in kurzer Zeit eine auffallende Besserung bewirken. Nach ungefähr vierzehn Tagen können in der Woche drei H a l b b ä d e r , zwei S c h e n k e l g ü s s e und ein V o l l g u ß genommen werden; dadurch wird die ganze Natur in einen viel kräftigeren Zustand kommen.

Von vielen Beispielen erwähne ich nur folgendes. Ein Beamter mit gutem Aussehen und ordentlicher Korpulenz erzählt: »Durch sechszehn Jahre habe ich nicht einmal Stuhlgang gehabt ohne Nachhilfe; ich bin in Bädern gewesen, habe Mineralwasser getrunken, habe viele Medizinen verschluckt, bin massiert worden, habe aber nicht die geringste Hilfe bekommen; mein Leib ist immer zu voll, mein Kopf oft unbrauchbar zum Denken; der Appetit ist schlecht, der Schlaf unruhig und kurz.« Dieser Kranke bekam acht Tage hindurch zwei S c h e n k e l g ü s s e , drei R ü c k e n g ü s s e , einen V o l l g u ß und ein H a l b b a d ; dazu mußte er täglich vier Minuten bis über die Waden im Wasser gehen und jede Stunde einen Löffel voll Wasser einnehmen. Medikamente durfte er natürlich nicht einnehmen. Nach drei Tagen bekam er den ersten Stuhlgang, dann nach zwei Tagen, und nach zwölf Tagen stellte er sich täglich ein. Er blieb drei Wochen in der Kur und brachte während dieser Zeit nicht bloß den Stuhl in Ordnung, sondern beseitigte auch alle Schmerzen, welche ihm die Verstopfung gebracht hatte; er konnte nicht begreifen, daß die Natur, die so viele Jahre hindurch vollständig erschlafft war, in so kurzer Zeit wieder hergestellt werden konnte.

Eine Frau aus München schrieb mir: »Ich hatte durch Jahre hindurch die größten Beschwerden mit Stuhlverstopfung; ich wußte nicht mehr, was ich gebrauchen sollte, so viel habe ich eingenommen. Dann kam mir Ihr Buch in die Hände, und ich suchte gleich, wie ich Hilfe bekommen könne; daß der Löffel voll Wasser, alle Stunden eingenommen, eine Wirkung hervorbringen könne, schien mir unglaublich. Ich habe nun täglich eine Minute lang Wasser auf die Kniee gegossen, sonst aber nichts gebraucht; in vier Wochen war die ganze Stuhlverhärtung gehoben, und ich fühle mich jetzt ganz gesund und wohl.«

Wenn die Stuhlverhärtung sehr häufig von der Lebensweise und dem Berufsleben herkommt, wie schon oben gesagt wurde, so muß auch mit Wasser eingewirkt werden, damit die Anwendungen die mangelnde Bewegung ersetzen. Demjenigen, welcher eine sitzende Lebensweise hat, rathe ich, nicht bloß spazieren zu gehen, weil diese Thätigkeit zu einseitig ist, sondern er soll in der Woche auch zwei Halbbäder, ein paar Schenkel- oder Rückengüsse und einen Vollguß nehmen. Ist durch diese Anwendungen der ganze Körper gekräftigt und in eine allgemeine Thätigkeit gebracht, so reicht es recht gut aus, wenn man in der Woche ein bis zwei Halbbäder nimmt und einen Vollguß, den man sich selbst recht leicht geben kann. Merkt man, daß Stuhlverstopfung eintreten möchte, so säume man nicht, gleichmäßig einen Löffel voll Wasser einzunehmen, bis der Stuhlgang in Ordnung ist. Es ist aber auch nothwendig, daß Jeder bei seinem Beruf eine entsprechende Lebensweise führe. Das Stadtvolk wird nie den Leuten gleich werden, die auf dem Lande leben; aber es kann doch viel thun, daß es dem Landvolke näher kommt, und auch von ihm lernen, wie körperliche Thätigkeit, Bewegung und eine reizlose Nahrung nothwendig sind. Vor Allem muß für eine gute Nahrung gesorgt werden; ich bin nicht gegen den Fleischgenuß, aber ich behaupte doch: Wenn zum Mittagsmahl Fleisch mit Zugabe genossen wird, so genügt das, und Abends ist eine Suppe oder eine Mehlkost am besten. Die Speisen selbst dürfen nicht mit vielen Gewürzen und starken Salzen erhitzt und so für die Natur schädlich gemacht werden. Vor Allem aber kann man nicht genug aufmerksam machen, daß man gutes Brod essen soll. Ein gutes, gesundes, kraftbringendes Brod kann aber nur von einem Mehl gebacken werden, das alle Bestandtheile des Getreides enthält. Ich habe einen Bäcker veranlaßt, er solle nur aus reinem Naturmehl ohne Zusatz von künstlichem Mehl Semmeln backen; er meinte, er werde solches Brod nicht verkaufen können, weil es nicht die blendend weiße Farbe habe, welche sonst die Semmeln haben; er machte aber dann die Semmeln bedeutend größer, und so griffen die Patienten doch nach seinen Semmeln. Wenn man ein Kraftbrod mit einem Modebrod vergleicht, so zeigt sich ein großer Unterschied; das Kraftbrod hat eine bräunlichgelbe Farbe und zeigt auf dem Durchschnitt die Splitter von dem Getreide, das reinste Gegentheil von dem Modebrod. Leuten, die stark an Stuhlverstopfung litten, rieth ich, während des Tages, d. h. zwischen den Hauptmahlzeiten, ein Stück Kraftbrod und dazu ungefähr sechs Löffel voll Zuckerwasser zu nehmen; kaum wird ein Mittel gefunden werden können, das so günstig auf einen geregelten Stuhlgang wirkt wie dieses, und wenn es längere Zeit hindurch genossen wird, so wird es auch zur Vermehrung des Blutes ungemein viel beitragen; die Gase werden ausgeleitet, der Stuhl kommt in Ordnung, und die Verdauung verbessert sich. Manchen habe ich auch den Rath gegeben, während des Tages ein Stücklein Kraftbrod mit einem Apfel zu essen, so daß der Apfel bei dem Essen mit dem Brod vermischt wird. Die Wirkung davon ist unerwartet günstig; die Apfelsäure, vermischt mit Kraftbrod und langsam gegessen, so daß es gut verdaut wird, ist sicher ein hervorragendes Mittel zu einer guten Verdauung und somit auch zu einer guten Blutbildung. Weil der Löffel voll Wasser ein so gutes Mittel gegen Stuhlverhärtung ist, so dachte ich: Wird wohl nicht auch eine ganz kleine Portion Brod, alle Stunden genossen und gut verkaut, in derselben Weise einwirken können? Natürlich darf es aber kein Modebrod, sondern muß Kraftbrod sein. Ich versuchte es und mußte staunen ob der Wirkung. Nach vierzehn Tagen bis vier Wochen waren viele Uebel, über welche der Kranke geklagt hatte, verschwunden, und sein Aussehen war ein auffallend anderes, ein viel besseres. Mitunter kommt es auch vor, daß beim Beginne der Wasserkur einmal, höchstens aber zweimal mit einem Abführmittel nachgeholfen werden muß, weil der Kranke bei starken Anstauungen zu viel zu leiden haben würde. Die schwere Bangigkeit und Eingenommenheit des Kopfes, verbunden mit Aufgedunsenheit würden sonst den Kranken entmuthigen. Und so ließ ich solche Patienten eine Messerspitze voll Aloë in einem Viertelliter Wasser mit ein bis zwei Löffel voll Honig drei Minuten lang kochen und davon täglich ein, zwei oder drei Löffel voll einnehmen. Wenn man auf diese Weise ein- oder höchstens zweimal nachgeholfen hat, so genügt es vollständig, soferne man Wasseranwendungen macht und in der Stunde einen Löffel voll Wasser nimmt. Statt Aloë kann man auch gesottenen Honig allein nehmen. Ich ließ Viele auch eine Tasse W ü h l h u b e r t h e e in zwei Portionen nehmen, die erste Hälfte am ersten, die zweite am zweiten Tage, und es reichte auch dieß vollständig aus; dieß geschieht aber nur dann, wenn die Anstauungen zu stark sind. Auf diese Weise wird Jeder zurecht kommen; nur muß man einige Geduld und Ausdauer haben.

Wenn man die Anzeige in allen möglichen Zeitungen liest, was solchen Unglücklichen geboten wird, so muß man die Einkäufer bemitleiden, daß sie so viel Geld ausgeben und meistens durch diese Mittel noch obendrein ihre Natur zu Grunde richten. Wenn man ferner von Kneipp-Pillen und verschiedenen anderen Mitteln lesen kann, so gilt von allen diesen der Grundsatz, daß eine oder zwei Pillen ausreichen, und daß man ja nicht glauben darf, solche Pillen und ähnliche Mittel seien zum regelmäßigen Gebrauche da; es sind lauter Mittel, die nur in großer Noth angewendet werden sollen. Ich selbst habe auch Wühlhuber genommen, aber nur, um zu erfahren, welche Wirkung er habe; ich kann aber sagen, daß ich in zehn Jahren weder einen Wühlhubertee getrunken noch Pillen eingenommen habe, und es wird in dieser Beziehung kaum Jemand so glücklich sein können wie ich.

STUHLVERSTOPFUNG.

HEUTE

Im letzten Absatz des Kapitels hat Kneipp durch seine eigenwillige Äußerung wesentlichen Beitrag zum Problem der Stuhlverstopfung geleistet: »Ich kann aber sagen, daß ich in zehn Jahren weder Wühlhubertee getrunken noch Kneipp-Pillen eingenommen habe, und es wird in dieser Beziehung kaum jemand so glücklich sein wie ich«. Kneipp ordnet allerdings das Übel der Darmträgheit in die Kategorie krankhafter Zustände ein. Die kritische Betrachtung differenziert, entsprechend der Veranlagung, in einen trägen und lebhaften Darm. Demgemäß muß die Häufigkeit der Darmentleerung mit der variablen Normalität in Einklang gebracht werden. Die normale Frequenz der Darmentleerung kann zweimal täglich, aber auch alle zwei Tage nur einmal sein. Mit der voreiligen Diagnose einer krankhaften Obstipation ist äußerste Zurückhaltung geboten. Die Ernährung hat natürlich einen maßgeblichen Einfluß auf einen regelmäßigen Stuhlgang. Eine Vollwertkost, wie sie auch Kneipp empfiehlt, wirkt natürlich günstiger als eine schlackenarme Feinwertnahrung. Salz und Gewürze in vernünftigen Mengen haben keinen entscheidenden Einfluß auf die Darmträgheit, während Milchzucker eine leicht laxierende Wirkung ausübt.

Der Gebrauch eines Abführmittels ist nicht grundsätzlich abzulehnen. Wenn nach einer Reise, bei Orts- und Klimawechsel, bei einer Krankheit oder Befindlichkeitsstörung der Darm seinen Dienst verweigert, kann ohne Besorgnis mit einem Laxans nachgeholfen werden. Nur der Dauergebrauch eines Abführmittels ist wegen Gewöhnung und möglicher Elektrolytverluste, Kalium und Magnesium, abzulehnen. Mit Recht verweist Kneipp auf die Notwendigkeit körperlicher Bewegung, wobei er die natürliche Lebensweise der damaligen Landleute erwähnt, die weder Zeit noch Neigung hatten, sich um ihre Darmtätigkeit Gedanken zu machen. Weiterhin weist er auf die Hitzigkeit bestimmter Nahrungs- und Genußmittel hin. Alkoholische Getränke, Kaffee, starke Gewürze und reichlich Fleisch bezeichnet er als »Reizstoffe«, die im Inneren des Körpers Entzündung und Hitze entfachen. Daß dabei Magen und Leber angegriffen werden, kann nur für den übermäßigen Genuß an Alkohol gelten, einschließlich Bier, dem damals die Bevölkerung scheinbar in reichlichem Maß zusprach. Blutstauungen mit Hitzeentwicklung und Austrocknung einzelner Körperteile oder des ganzen Körpers sind für Kneipp gemeinsame Wurzeln vieler gesundheitlicher Störungen. Vermehrte Durchblutung, lokaler Wärmestau und Fieber sind die klassischen Zeichen entzündlicher Vorgänge im Abwehrkampf des Organismus gegenüber krankmachenden Schädlichkeiten, besonders Infektionen, denen sich der Körper erwehren muß.

Kneipp empfiehlt zur »Behebung des Übels der Stuhlverstopfung« Wasser als äußeres Mittel, aber auch innerlich als Medizin, eßlöffelweise in kleinen Portionen über den Tag verteilt. Dagegen plädieren nunmehr die Fachkundigen aller Heilberufe für reichlich Flüssigkeitszufuhr, ein bis zwei Liter pro Tag, Leitungswasser, Mineralwasser oder Gesundheitstee. Dadurch werden die Stoffwechselvorgänge, Wasserausscheidung und Darmtätigkeit gefördert.

Zur Motilitätsanregung des bequemen Darmes empfehlen sich folgende Anwendungen:

Kaltes Halbbad, Schnelleibguß kalt oder im Wechsel, Salz-Lendenwickel und für den Kälteempfindlichen Heusack auf den Leib.

Hämorrhoiden sind nicht die regelmäßigen Folgen chronischer Obstipation. Allenfalls wird ihr Entstehen durch starkes Pressen begünstigt. Eine natürliche Spontanentleerung ohne gewaltsames Drücken und Pressen ist nur dann möglich, wenn man in Geduld die Füllung des Enddarmes erwarten kann.

Taubheit

siehe oben, Seite 244, unter »Ohrenkrankheiten«.

Wasserbeschwerden.

Ein oft vorkommendes und sehr peinliches Uebel sind die Wasserbeschwerden.

Wenn nämlich das Wasser nicht in der gehörigen Weise abgeht, so verursacht ein solcher Zustand viele und große Schmerzen. Hindernisse des regelmäßigen Abganges können eintreten, wenn in der Blase Steine sind und diese sich an den Ausgang der Blase in die Harnröhre legen.

Das Abgehen des Wassers kann durch eine Entzündung verhindert werden, welche durch eine Anschwellung entsteht, wodurch dann der Kanal so anschwillt, daß das Wasser nicht abgehen kann. Eine andere Ursache liegt darin, daß oftmals durch eine Erkältung oder Vernässung ein krampfhafter Zustand eintritt, welcher zusammenziehend wirkt und so das regelmäßige Abgehen des Wassers beeinträchtigt; dieß geschieht ganz besonders dann, wenn man kaltes oder zu junges Bier oder ähnliche Getränke genießt.

Wie bei jedem Theile des Körpers eine Schwächung eintreten kann, so kann auch bei der Blase eine Schwächung oder gar eine Lähmung eintreten. Wenn der Urin theilweise in kleineren oder größeren Portionen, selbst tropfenweise und beständig abgeht und die Blase sich nie ganz entleert, dann gleicht sie einem Gefäße, welches ganz gefüllt ist und überläuft. Bei alten oder schwächlichen Leuten kommt sehr häufig eine Anschwellung oder Vergrößerung der Vorsteherdrüse vor, welche den natürlichen Wasserabgang verhindert. Sind Steine die Ursache, daß das Wasser nicht abgehen kann, so müssen dieselben zerbrochen werden, so daß sie in Stücken abgehen können.

Als vorzügliches Mittel hiezu habe ich, wie bereits schon früher beschrieben worden ist, gefunden: wöchentlich zwei bis drei Halbbäder von H a f e r s t r o h w a s s e r und 28–30 Grad Wärme in der Dauer von 20–25 Minuten und täglich zwei bis drei Tassen Thee von Haferstroh oder tüchtig gesottenem Hafer.

Statt eines Halbbades kann auch ein warmes Sitzbad, ebenfalls von Haferstrohwasser, genommen werden, und zwar täglich zweimal fünfzehn bis zwanzig Minuten lang. Statt Haferstrohthee kann auch solcher von Zinnkraut, Hagebutten und Wachholderbeeren gebraucht werden. Wie überhaupt Entzündungen stets Anschwellungen bewirken, indem mehr Blut und Säfte dorthin streben, wo die Entzündung entsteht, so geschieht dasselbe auch bei einer Blasenentzündung (Blasenkatarrh).

Wenn so eine Entzündung entsteht, schwellen die Schleimhäute an, und dadurch wird der geregelte Ausfluß gehemmt. Wird aber durch richtige Einwirkung die Anschwellung vermindert, oder hört sie auf, so geht das Wasser wieder seinen gewöhnlichen Gang.

Wenn durch Blasenkatarrh der Ausfluß des Wassers gehemmt wird, so ist das beste Verfahren, die Heilung herbeizuführen, dasselbe wie überhaupt bei allen übrigen Katarrhen.

Es muß die Hitze entfernt werden, und die Anstauungen müssen zurückgehen. Am allerbesten sind folgende Anwendungen: Jeden Tag einmal, später jeden Tag zweimal eine Ganzwaschung; dadurch wird die Hitze gehoben und entfernt, sowie auch das Blut nach allen Richtungen hin vertheilt wird. Zu den Ganzwaschungen können noch täglich zwei bis drei Ueberschläge auf die entzündete Stelle gelegt werden; jedoch muß, wie bei allen Entzündungen überhaupt, der Ueberschlag jede halbe Stunde erneuert werden, damit sich die Hitze nicht durch zu lange Auflagen vermehrt und noch mehr Blut und Säfte zu dem entzündeten Theile hingeleitet werden. Ist der Patient kräftig, so kann er täglich ein Halbbad in der Dauer von einer bis zwei Sekunden nehmen.

Besonders gut wirkt der Schenkelguß, und so könnte täglich eine von diesen Anwendungen oder auch beide genommen werden. Als Auflage kann auch recht gut täglich ein Unteraufschläger genommen werden.

Jakob war ganz gesund. Doch wenn er kaltes oder zu junges Bier getrunken hatte, bekam er kleinere oder größere Beschwerden beim Wassermachen, welche kürzere oder längere Zeit dauerten und gewöhnlich von selber vergingen. Einmal wurden die Schmerzen so stark, daß er es nicht mehr auszuhalten vermochte. Ich ließ ihn nun einen Leibstuhldampf nehmen. Eine Hand voll Zinnkraut kam in den Topf, dann wurde siedendes Wasser darauf gegossen. Hierauf mußte er sich zwanzig Minuten lang auf den Leibstuhl setzen, so daß der Dampf gut auf den Unterleib kam. In wenigen Minuten kam er in Schweiß, und schon während des Sitzens ging Urin ab. Am nächsten Tag nahm er noch einmal einen solchen Dampf, und dann war er gänzlich von seinem Leiden befreit.

Bernhard hatte ein ähnliches Uebel, ohne daß er kaltes oder zu junges Bier getrunken hätte. Dieser gebrauchte bloß den Dampf, aber schnell trat derselbe Zustand wieder ein. Er mußte sich nun mit dem unteren Rückentheil auf ein Tuch legen, welches in Haberstrohwasser getaucht war; gleichzeitig bekam er auch noch ein vierfaches, ebenfalls in solches Wasser getauchtes Tuch auf den Unterleib, und zwar mehr in der Blasengegend.

Nach drei Viertelstunden wurde die Auflage erneuert und blieb dann noch eine Stunde liegen. Sodann bekam er eine Tasse Thee von H a g e b u t t e n und Z i n n k r a u t in drei Portionen, und nach drei bis vier Tagen war das Uebel verschwunden. Diese Anwendungen wurden später statt eineinhalb Stunden nur noch drei Viertelstunden lang genommen. Um aber die Natur widerstandsfähiger zu machen, und damit das alte Uebel nicht wiederkehre, mußte er in der Woche zwei bis drei H a l b b ä d e r nehmen, und dadurch wurde er ganz gesund.

Ein Priester war bei einer Schulprüfung gesund und wohl. Auf der Heimreise wurde er von einem Beamten eingeladen, mit ihm zu reisen. Der Beamte hatte seine Frau bei sich, und die Reise dauerte mehr als zwei Stunden. Während der Reise drängte das Wasser den Priester gewaltig, doch wollte er wegen der Anwesenheit der Frau nichts sagen. So reiste der Herr unter grausamen Schmerzen nach Hause. Zu Hause angekommen ging kein Wasser mehr ab; sofort wurde der Arzt herbeigerufen; bevor jedoch der Arzt angekommen war, brach eine Oeffnung in die Blase, und der Urin suchte einen anderen Ausweg. Am rechten Fuße unter der Wade entstand ein Loch, durch welches der Urin abfloß. Täglich viermal leitete dieser Priester mit dem Katheter den Urin aus, damit nicht aller Urin durch die Wunde seinen Weg nehme.

Der Ausfluß aus der Wunde war der reinste Urin dem Geruche und, wie man untersuchte, auch dem Inhalte nach. So lebte dieser Priester ungefähr fünfzehn Jahre; er hat viel geleistet, aber sein Aussehen war immer ein krankhaftes, und er hatte auch nebenbei große Schmerzen zu leiden.

Im Jahre 1853 kam er zu mir, und ich machte Versuche, mit Wasser sein Schicksal zu lindern, was auch gelang. Der Urin ging leichter und in größerer Menge ab; der Priester bekam ein frischeres Aussehen, und die Schmerzen schwanden, wie er selbst sagte, mehr als zur Hälfte. Mit der Zeit jedoch schienen im Innern die Organe nach und nach erschöpft zu werden und er starb, wie es schien, an der Auszehrung. Hier hatte sich unstreitig die Blase zu sehr angefüllt; sie erlitt somit eine zu große Ausdehnung und dadurch eine zu große Spannung, welche bewirkte, daß die Blase zerplatzte, und so suchte der Urin nach unten einen Ausweg, den er auch am Fuße fand.

Die Blase aber füllte sich später bis zur Oeffnung; wurde der Urin öfter ausgeleitet, so war der Ausfluß aus der Wunde geringer. Hätte man nicht vermittelst Katheter den Urin ausgeleitet, so wäre derselbe durch die Wunde abgegangen.

Aus diesem Beispiele geht deutlich hervor, daß man ja Sorge tragen soll, daß das Wasser zur richtigen Zeit seinen Abgang findet, weil es sonst entweder nicht mehr von selber abgehen kann oder durch eine oftmalige sehr starke Ausdehnung die Blase geschwächt und schließlich auch eine Lähmung herbeigeführt werden kann.

Auf Reisen mit der Eisenbahn soll man das Wasser nie zu lange hinhalten; man soll vor Antritt der Reise auch mäßig sein im Trinken, damit man sich nicht der Gefahr aussetzt, von einem solchen Uebel gequält zu werden.

Wenn bei alten oder schwächlichen Leuten oder Solchen, welche schon eine Krankheit durchgemacht haben, das Wasser nicht gut abgeht, so ist in der Regel Schwäche die Ursache. Die Vorsteherdrüse ist bei alten Leuten aufgedunsen, auf die Seite verschoben und drückt somit auf die Oeffnung des Kanals, so daß das Wasser nur spärlich und tropfenweise abgehen kann. Hier kann nur geholfen werden, wenn der ganze Unterleib wie auch die Blase und die ganze Umgebung gestärkt wird.

Die besten Anwendungen sind jeden Tag ein bis zwei Unteraufschläger, aber nur fünfzehn, höchstens zwanzig Minuten lang. Ferner darf die Unterlage nicht warm werden, denn nur Kälte bewirkt Kräftigung und Anziehung. Ebenso kann täglich zweimal eine Auflage auf den Unterleib und die Blasengegend vorgenommen werden.

Das Tuch soll in Wasser und Essig getaucht und eine Stunde lang aufgelegt, jedoch nach jeder Viertelstunde wieder frisch eingetaucht werden.

Ganz besonders gut wirken in solchen Fällen auf den Unterleib, besonders in der Blasengegend eine bis zwei Waschungen mit Arnikatinktur oder verdünntem Kampher-Spiritus. Mit Kampher, in Branntwein oder Spiritus aufgelöst, auch mit Wasser etwas verdünnt, können täglich zwei Waschungen gemacht werden.

Es kommt häufig vor, daß Leuten, wenn sie erschreckt werden, oder wenn etwas sie plötzlich in Furcht oder Angst bringt, der Urin unfreiwillig abgeht. Bei solchen Leidenden ist unstreitig Ursache, daß eine allgemeine Schwäche des Unterleibes besteht, die entweder nach einer überstandenen Krankheit zurückgeblieben ist oder von fehlerhaftem Blut und ebensolcher Säftemischung herrührt. Hilfe ist diesen dadurch zu bringen, daß der ganze Unterleib und zugleich auch der ganze Körper in einen kräftigeren Zustand gebracht wird.

Solchen ist zu rathen, daß sie in der Woche zwei Halbbäder, einen Schenkelguß und einen Rückenguß nehmen; auch sollen sie vom Bette aus eine Ganzwaschung vornehmen und sollen diese Anwendungen ungefähr vier Wochen hindurch gebrauchen, dann aber noch längere Zeit hindurch in der Woche zwei bis drei Halbbäder nehmen. Solchen Leuten ist gewöhnlich nach einiger Zeit geholfen.

Ebenso kommt auch ein anderes Uebel vor, daß man nämlich nicht Wasser machen kann, wenn sich Jemand in der Nähe befindet, oder wenn man nur weiß, daß Jemand in der Nähe ist, ohne denselben zu sehen. Ich bezeichne diesen Zustand als einen nervös-krampfhaften; hier kann recht gut Hilfe gebracht werden durch allgemeine Stärkung des ganzen Körpers, vorzüglich aber durch Kräftigung des Unterleibs.

Wenn solche Leute öfters im Wasser oder auch nur barfuß gehen oder einen Knieguß, sodann in der Woche zwei Halbbäder, zwei Rückengüsse oder zwei Vollgüsse nehmen, werden sie bald von ihrem Uebel befreit sein. Nach innen macht der Eichenrindenthee mit etwas Wermuth oder Zinnkraut eine sehr gute Wirkung, und das Uebel wird dann um so schneller gehoben.

WASSERBESCHWERDEN.

HEUTE

Unter »Wasserbeschwerden« sind im volkstümlichen Verständnis Blasenentleerungsstörungen und Erkrankungen der ableitenden Harnwege zu verstehen. In den Fallbeschreibungen Kneipp's kommt allerdings nur das männliche Geschlecht zu Wort. Wenn ein »geistlicher Herr«, zudem noch Gemeindepfarrer und Beichtvater, in der Heilkunde tätig wird, dann ist eine gewisse Reserviertheit des weiblichen Geschlechts, besonders wenn es sich um delikate Erkrankungen handelt, verständlich. Anweisungen zur Behandlung gynäkologischer Leiden und Wechseljahrbeschwerden wird eine interessierte Leserin in den Büchern, die Kneipp selbst verfaßte und schrieb, vergeblich suchen.

Aufgrund anatomischer Gegebenheiten muß grundsätzlich zwischen Harnwegsbeschwerden bei Mann und Frau unterschieden werden. Die kurze, weibliche Harnröhre begünstigt das Einwandern von pathogenen Keimen, die einen Harnwegsinfekt hervorrufen können, während beim Mann im höheren Alter das Wachstum der Prostata zum Entleerungshindernis werden kann. Eine zusätzliche entzündliche Schleimhautschwellung bringt dann das Rinnsal zum Versiegen, so daß eine Entleerung der Blase via Katheter unumgänglich wird. Kneipp beschreibt auch das klassische Bild einer Überlaufblase, die infolge hochgradiger Verengung der Harnröhre nicht mehr restlos entleert werden kann. Sie füllt sich mit der Zeit, um es bildhaft auszudrücken, bis zum Rand mit Urin, der schließlich unzureichend, nur in kleinen Portionen, entleert wird. Dieses unerfreuliche Krankheitsbild hat mit Altersschwäche nichts zu tun. Allein die Prostata mit ihrem inneren und äußeren Wachstum ist der Übeltäter.

Eine durch einen Nieren- oder Harnwegstein verursachte Harnsperre wird in der Fachsprache als »reflektorische Anurie« bezeichnet, ein relativ seltenes Ereignis. Die häufigste Komplikation eines Nierensteinleidens ist nicht die Harnverhaltung, sondern die äußerst schmerzhafte Nierensteinkolik. In den Fallbeschreibungen der Patienten »Jakob und Bernhard« wurden keine Altersangaben gemacht. Aller Wahrscheinlichkeit nach handelte es sich um jugendliche Männer, die unter einer Reizblase litten. Nervöse Fehlsteuerungen bei jungen Menschen im Uro-Genitalbereich können durchaus, wie beschrieben, mit kräftigen Kaltanwendungen kuriert werden.

Ganz anders verhält es sich mit der Harnsperre seines zitierten Amtsbruders, wahrscheinlich bereits in höherem Alter. Bei ihm addierten sich bei seiner langen Reise in Gemeinschaft des befreundeten Beamten und seiner Frau, drei gesundheitliche Schadensfaktoren: Zunächst ein chronisches Prostataleiden, dann das lange Sitzen und schließlich die nervliche Anspannung zur Unterdrückung des natürlichen Entleerungsdranges der Blase aus falscher Scham gegenüber der anwesenden Dame. Der weitere Krankheitsverlauf des geistlichen Herrn gibt allerdings einige medizinische Rätsel auf. Eine Blasenfistel — das wäre die fachliche Bezeichnung für eine Öffnung mit Kanalbildung im körperlichen Gewebe — durch die der Blaseninhalt absickert, um am Unterschenkel wieder als urinähnliche Absonderung zum Vorschein zu kommen, wäre einem medizinischen Wunder vergleichbar. Nach dem heutigen Erkenntnisstand bietet sich folgende Erklärung an:

Der geistliche Amtsbruder litt an zwei verschiedenen Krankheiten, einmal an einem Harnrückstau aufgrund einer vergrößerten Prostata und zusätzlich an einem sezernierenden Unterschenkelgeschwür, dessen Absonderung in Farbe und Geruch den Abfluß von Urin vortäuschte. Der weitere Krankheitsverlauf entsprach einer chronischen Schrumpfniere oder einem Prostatakrebs. Die diagnostischen Möglichkeiten seinerzeit ließen eine treffsichere Diagnose nicht zu. Unfreiwilliger Harnabgang – dieser Zustand wird als Harninkontinenz bezeichnet – wird vielen Frauen in höherem Alter zur täglichen Plage. Kneipp erkennt zutreffend den psychischen Hintergrund, wenn er plötzliches Erschrecken, Furcht und Angst als mögliche Ursache bezeichnet. Die zeitgemäße Nomenklatur der Urologie spricht von einer Streß-Insuffizienz bzw. Streß-Inkontinenz des Blasenschließmuskels. Auch eine Gebärmuttersenkung kann zu Blasenbeschwerden führen.

In beiden Fällen sind Kneippanwendungen eine willkommene Hilfe:
Ganzwaschung, kaltes Armbad und Fußbad, Wassertreten und Barfußgehen stabilisieren Kreislauf und Beckenbodenmuskulatur; lokal sind Wechselsitzbäder mit Zinnkraut bzw. warmes Kräutersitzbad mit kaltem Knieguß zu empfehlen. Kalte Anwendungen, die sicher auch abhärtend und kräftigend auf die Unterleibsorgane wirken, müssen zur Vermeidung eines Harnwegsinfektes mit aller Vorsicht genommen werden. Für eine gute Nacherwärmung ist zu sorgen. Die Harninkontinenz des Mannes ist häufig die Folge nach Prostataoperationen.

WASSERSUCHT.

Können die Krankheiten recht gut Vollstrecker des Todesurtheiles genannt werden, so gilt dieß ganz besonders von der Wassersucht. Sie ist eine Krankheit, die mitunter mit recht vielen Leiden verbunden ist und wie die Herzkrankheiten oft die größten Schmerzen verursacht.

Wassersuchten gibt es viererlei: erstens B a u c h w a s s e r s u c h t, zweitens G l i e d e r w a s s e r s u c h t, drittens B r u s t w a s s e r s u c h t und viertens H e r z w a s s e r s u c h t.

Bei der B a u c h w a s s e r s u c h t fangen die Füße von unten auf an zu schwellen; nach und nach schwillt auch der Schenkel, und zuletzt füllt sich selbst der Unterleib so mit Wasser, daß der ganze Leib äusserst angespannt wird und der arme Mensch eine Masse Wasser mühsam mit sich herumschleppen muß und zuletzt gar nicht mehr gehen kann. Wenn das Wasser immer höher steigt, so stellt sich auch ein gewaltiger Durst ein; der Schlaf wird unruhiger und weniger; Wasser geht immer weniger ab und zuletzt gar keines mehr; auch der Stuhlgang kann Anfangs wechselnd sein, bald tritt Abweichen, bald Verstopfung ein.

Die Vorboten dieser Krankheit sind gewöhnlich viel Schlaf, Müdigkeit, großer Appetit, allgemeine Trägheit und Unthätigkeit im ganzen Körper; später geht meistens aller Schlaf verloren; in Folge der Anstauungen von Wasser im Leib wird das Zwerchfell nach oben gedrückt und werden so Herz und Lunge stark beeinträchtigt. In Folge dessen wird der Athem immer schwerer und schwerer, so daß der Kranke zuletzt fast gar nicht mehr zu athmen vermag; die Herzthätigkeit wird sehr gehemmt, und je schwächer der Pulsschlag wird, um so näher ist der Kranke der Auflösung.

Welches mögen nun wohl die ersten Ursachen einer so allgemeinen Zersetzung und Verwüstung des ganzen Organismus sein? Dieselben können verschieden sein. Eine Hauptursache schreibe ich einem ungeregelten Blutlaufe zu, besonders wenn dabei noch viel Blut verloren geht.

Bauchwassersucht.

Wie bekannt, haben die Nieren die Aufgabe, den Urin aus den schon theilweise ausgenützten flüssigen Stoffen auszuleiten; bei dieser Ableitung nun kann leicht eine Stauung eintreten oder auch eine Entzündung in den Nieren selbst, wodurch dann ein größeres Hinströmen des Blutes stattfindet. In Folge der Anstauungen werden die Nieren verhindert, die erforderliche Ausscheidung zu vollziehen; es staut sich viel Blut und Wasser an und kann keinen gehörigen Ausgang mehr nehmen. Wird das Wasser nicht abgeleitet, so wird das Blut zu wasserreich, und es tritt dann gar leicht Flüssigkeit in die Gewebe über. Nach dem Gesetz der Schwere sinkt es abwärts in die Füße; diese füllen sich nach und nach an; das Wasser steigt immer höher, bis zuletzt der ganze Körper voll ist. Wie die Nieren, so leiden auch alle übrigen Theile des Unterleibs und werden dadurch unbrauchbar. Das ist die Bauchwassersucht, die von den Nieren ihren Ausgang nimmt.

Wie die Nieren, so können auch die Leber und das Herz die Ursache sein, daß Bauchwassersucht eintritt. Ueberall können Stauungen eintreten, die eine Zersetzung des Blutes zur Folge haben. Entsteht das Wasser in irgend einem Organe, so muß allererst auf dieses eingewirkt werden. Hat die Wassersucht z. B. in den Nieren ihren Grund, so muß auf die Nieren eingewirkt werden, und ist sie über den ganzen Körper ausgedehnt, so muß auch der ganze Körper in Behandlung genommen werden. Hat die Wassersucht sich in der Leber angesetzt, so muß besonders auf die Leber gewirkt werden. Wenn aber die Wassersucht sich in irgend einem Organe ansetzt, so zieht sie sofort auch den ganzen Körper in Mitleidenschaft. Daher muß immer auch auf den ganzen Körper eingewirkt werden. Hat der Körper bereits an Kräften verloren, so muß ihm allererst wieder Kraft zugeführt werden. Ist in die verschiedenen Körpertheile krankhafter Stoff gekommen, und hat er schon Schaden angerichtet, so muß dieser Stoff so rasch wie möglich entfernt werden. Es muß also in zweifacher Weise auf den Wassersüchtigen eingewirkt werden; auf den ganzen Körper und besonders auf die leidende Stelle.

Die schwächsten Anwendungen auf den ganzen Körper sind die G a n z w a s c h u n g e n, die jeder Wassersüchtige leicht vornehmen kann; sie bewirken Vermehrung der Wärme, die gerade bei den Wassersüchtigen so sehr mangelt, obwohl sie viel Durst haben. Bei solchen Patienten fehlt die Transspiration, es versulzt sich beinah Alles in ihrer Natur; die Haut ist trocken, die Poren sind geschlossen. Wenn einmal der Urin nicht mehr abgehen will, hat auch die Transspiration nachgelassen. Gerade durch die Waschungen wird aber diese befördert, und meistens tritt schon nach einigen Waschungen Schweiß ein, was für den Kranken das größte Glück ist. Was wirkt auf die Kräftigung des Körpers mehr als das kalte Wasser, besonders wenn es noch mit Essig vermischt wird? Ist der Kranke noch bei Kraft, so kann mit stärkeren Anwendungen das Doppelte und Dreifache erzielt werden. Das geschieht durch Gießungen; vom einfachsten Guß angefangen kann man hinaufsteigen bis zum stärksten.

Wie man durch Waschungen und Gießungen der Wassersucht entgegentreten kann, so kann auch durch Wickel, Ober- und Unteraufschläger kräftig eingewirkt werden. Beginnt die Wassersucht an irgend einer Stelle, hat die Transspirirung bereits stark nachgelassen, und ist die Krankheit schon ziemlich vorangeschritten, so wird der spanische Mantel die Poren öffnen und die Säfte aufsaugen. Nur muß man immer mit gelinden Anwendungen kommen, damit man die Naturkraft nicht angreift, und deßhalb dürfte der spanische Mantel höchstens eine Stunde gebraucht werden. Hat der Kranke diese Anwendung zwei- bis dreimal genommen, so transspirirt er viel leichter und stärker. Gerade so, wie der spanische Mantel und ähnliche Wickel auf den ganzen Körper einwirken, kann auch ein Unter- und Oberaufschläger gemacht werden. In Folge der unregelmäßigen Funktion der Nieren entwickeln sich viele Gase; es entsteht die Windsucht, die der Wassersucht gewöhnlich vorausgeht. Diese Winde, die nicht bloß auf den Unterleib verderblich einwirken, sondern auch auf die inneren Theile des Oberkörpers, werden durch den Unter- und Oberaufschläger energisch abgetrieben, wodurch der Natur eine große Erleichterung verschafft wird. Auch die Anstauungen von Wasser werden durch die Auflagen abgeleitet; und wie der Urin stark abgeht, so kommen gerne auch stärkere Stuhlgänge, und dann ist der Natur viel geholfen. Wie von aussen also auf den ganzen Körper mit Wasser eingewirkt werden kann, gerade so kann auch von innen mit Vorzug auf diejenige Stelle eingewirkt werden, an welcher sich die Wassersucht entwickelt hat. Beginnt die Wassersucht in den Nieren, so kann man auf diese durch Halbbad und Schenkelguß kräftigend, erwärmend, auflösend und ausleitend einwirken. Entwickelt sich die Wassersucht in der Leber, so kann man auch hier wieder mit Auflagen ganz besonders günstig einwirken. Hat die Wassersucht, wie oben gesagt, andere Ursachen, z. B. Fieber, Blutverlust, allgemeine Schwäche nach Krankheiten, so reichen gewöhnlich die allgemeinen Anwendungen auf den ganzen Körper aus.

Kommt die Wassersucht von einem Herzfehler her, so muß natürlich auf das Herzgebrechen besonders Rücksicht genommen werden, und weil gerade beim Herzen die größte Vorsicht angewendet werden muß, so muß Anfangs mehr auf die benachbarten Theile des Herzens eingewirkt werden.

Wie man von aussen auf den ganzen Körper und einzelne krankhafte Stellen einwirken kann, so auch nach innen. Schaut man einem Wassersüchtigen in's Gesicht, so drängt sich Einem sofort das Urtheil auf: Dieser Mensch sieht krank aus, somit ist bei ihm der ganze Körper krank. So kann man einwirken nach innen zur Verbesserung der Verdauung und zu einer inneren Auflösung und Ausscheidung der krankhaften Stoffe. Am günstigsten dürfte Thee von Attichwurzeln, Wachholderbeeren, Wermuth und ganz besonders von Tormentillwurzeln und Rosmarin wirken. Alle diese Kräuter und noch viele andere bewirken Auflösung, Ausleitung, Reinigung und Stärkung der Natur und der inneren Theile. Ist die Wassersucht in der Leber entstanden, so stehen obenan Tormentill, Wachholderbeeren, Wermuth und Rosmarin, die eine Verbesserung der Leber bewirken, alles Krankhafte ausleiten und eine allgemeine Verbesserung des Organismus hervorrufen.

Glieder- oder Haut-Wassersucht.

Wie die Bauchwassersucht sich kund gibt durch Anschwellungen der Füße und des Unterleibes, so gibt es auch eine Wassersucht, die sich entwickelt zwischen Haut und Fleisch, im sogenannten Unterhautzellengewebe.

So kannte ich einen Knaben von siebzehn Jahren, bei dem auf einmal die Hände, Arme und Füße und zuletzt der ganze Körper anschwollen; der Kopf wurde ungewöhnlich groß, der Hals dick, kurz, der ganze Körper fing zu schwellen an. Der Arzt erklärte diese krankhafte Erscheinung für Haut- oder Gliederwassersucht. Es ist fast unglaublich, wie bei diesem Knaben in kurzer Zeit der ganze Körper anschwoll, jede Kraft vollständig verschwand, der Schlaf aufhörte, der Appetit anfangs noch gut war, dann aber vollständig nachließ, und der Athem immer schwerer wurde. Dabei war der Kranke von einem ständigen Durst gequält; es ging wenig Urin ab, und auch der Stuhlgang wurde immer schwächer. Auffallend ist, daß bei dieser Wassersucht der Unterleib nur wenig anschwillt und sich gar kein Schweiß zeigt. Die Wärme war so nieder, daß Hände und Füße ganz kalt anzufühlen waren, als ob nirgends Blut wäre.

Die Ursachen dieser Wassersucht können nur dieselben sein wie die der Bauchwassersucht, nur mit dem Unterschiede, daß das Wasser sich nicht im Bauche sammelt, sondern sich versulzt und in Folge dessen alle Körpertheile anschwellen.

Hier ist leicht zu helfen, wenn Herz, Nieren, Leber und die übrigen Körpertheile noch in gutem Zustande sind. Würde keine Hilfe gebracht, so würde schließlich eine allgemeine Zersetzung des Blutes stattfinden, und zuletzt könnte diese Wassersucht dem Leben ein Ende machen. Die Gliederwassersucht ist nach meiner Ueberzeugung leichter zu heilen als die Bauchwassersucht; ich habe mehrere solche Fälle behandelt, aber in keinem einzigen Falle ist der Tod eingetreten. Sind im Innern Anstauungen aller Art, so staut sich zuletzt Alles zwischen Haut und Fleisch im Zellengewebe an, und nach und nach tritt Versulzung ein. Das Erste, was hier zu thun ist, besteht darin, die Poren zu öffnen und das Angestaute auszuleiten; und weil eine allgemeine Schlaffheit vorhanden ist, muß dafür gesorgt werden, daß wieder neues Leben und neue Thätigkeit eintritt.

Ich ließ den obenerwähnten Knaben jeden Tag zweimal ganz waschen, ohne abzutrocknen, wieder in's Bett gehen und ordentlich, aber nicht zu stark zudecken. Am ersten und zweiten Tag ließ ich ihn viermal ganz waschen; bei der vierten Waschung kam er schon in gelinden Schweiß. Neben der täglich zweimaligen Waschung bekam er auch jeden zweiten, dann jeden dritten Tag ein in H e u b l u m e n w a s s e r getauchtes H e m d. Sehr rasch nahm die Geschwulst ab, die Farbe wurde frischer, und auch die Naturwärme erhöhte sich rasch. Nach innen gab ich ihm täglich zwei kleine Tassen H a n f s a m e n m i l c h. Zwei Löffel voll Hanfsamen wurden zerstoßen, in Milch gesotten und so dem Kranken gegeben. Das nahm die Hitze, zersetzte den Schleim und leitete ihn ab. So wurde zwölf Tage fortgemacht. Dann bekam der Kranke täglich ein H a l b b a d und eine O b e r k ö r p e r w a s c h u n g; für den Magen wurde täglich eine Messerspitze voll Pulver von A n g e l i k a w u r z e l n eingegeben. Als Kost bekam er Kraftsuppe, Getreidesuppe und eine einfache Mehl- und Fleischspeise, wie es seine Natur ertragen konnte. Die ganze Kur dauerte drei Wochen, und der Kranke war vollständig geheilt.

Ein Priester, mehr als sechzig Jahre alt, kam zu mir und jammerte, er schwelle am ganzen Leibe an; die Anschwellung gehe sehr rasch vor sich, und gerade so rasch nehme seine Kraft an Geist wie Körper merklich ab; wenn es noch einige Tage so fortgehe, so werde er bald diesem Uebel zum Opfer fallen, was ihm auch der Arzt angedeutet habe, zumal in seiner Verwandtschaft die Wassersucht häufig vorkomme. Weil dieser Priester eine recht einfache Lebensweise führte, so konnte man annehmen, daß er nicht stürmisch auf seine inneren Körpertheile eingewirkt habe und dieselben deßhalb auch noch in einem gesunden Zustande seien. Ich rieth nun diesem Herrn, er solle jeden zweiten oder dritten Tag einen k u r z e n W i c k e l nehmen, jeden Morgen und Abend den ganzen Körper mit W a s s e r und E s s i g waschen und täglich zwei Gläser R o s m a r i n w e i n trinken, weil er an Wein gewohnt war, aber nur in kleinen Portionen, nie mehr als zwei Gläschen. Der Rosmarinwein wurde folgendermaßen bereitet: Einige Zweige vom Rosmarinstock (grün oder trocken) wurden klein geschnitten, in eine Flasche gebracht und mit Wein übergossen; als er zwei Tage stand, konnte man schon anfangen davon zu trinken. Nachdem die Flasche leer war, wurde noch einmal Wein darauf gegossen. Dieser Rosmarinwein trieb ganz auffallend alle wässerigen Stoffe durch den Urin und den Stuhlgang ab. Der Priester wurde wieder vollständig hergestellt und berufsfähig, und zwar nach einer Kur von vierzehn Wochen; er lebte noch neunzehn Jahre und starb auch nicht an der Wassersucht; er hatte aber immer noch einige Waschungen vorgenommen.

Herz- beziehungsweise Herzbeutel-Wassersucht.

Gewiß ist den meisten Leuten bekannt, daß das Herz, der wichtigste Theil im menschlichen Körper, zu seinem Schutze mit einer dichten Haut eingeschlossen ist, welche Umhüllung man Herzbeutel nennt. Wie der Bauch, so kann sich nun auch diese Haut mit Wasser anfüllen, und man nennt dieß dann Herzbeutelwassersucht.

Wenn man den Schnupfen oder einen andern Katarrh bekommt, so fängt die Nase zu laufen an, und man möchte sagen: Woher kommt doch auf einmal diese Flüssigkeit? Wenn man Alles sammeln würde, was durch die Nase abgeht, so bekäme man eine ordentliche Portion. Gerade so geht es beim Herzbeutel. Wie die Schleimhaut der Nase sich schwächer oder stärker entzünden kann und einen solchen Ausfluß bewirkt, gerade so kann durch Katarrh oder Entzündung des Herzbeutels ein Ausfluß eintreten, so daß sich der Herzbeutel nach und nach mit Flüssigkeit füllt. Es kann zuletzt soweit kommen, daß das Herz ganz im Wasser schwimmt, und dann ist die ausgebildete Herzwassersucht vorhanden.

Die Herzwassersucht beginnt also mit einer schwächeren oder stärkeren Entzündung, in Folge deren ein Ausfluß entsteht und der Herzbeutel nach und nach sich mit Wasser füllt. Diese Wassersucht kann einen kürzeren oder längeren Verlauf nehmen, je nachdem der Fluß im Herzbeutel schwächer oder stärker ist. Sie kommt weniger vor als die Bauchwassersucht und ist, wenn man früh genug einwirkt, nicht schwer zu heilen. Weil sich diese Krankheit nur im Innern entwickelt wie ein innerer Katarrh, so kann man längere Zeit mit ihr behaftet sein, ohne daß man sie merkt; hat sie aber schon größere Fortschritte gemacht, dann ist meistens nicht mehr zu helfen. Es tritt dann eine allgemeine Zersetzung ein, und weil sich das Herz in Folge der angesammelten Masse nicht mehr recht bewegen kann, so muß nothwendig eine Herzschwäche dem Leben ein Ende machen.

Wie die bereits besprochenen Arten von Wassersucht durch Kräftigung und Ausleitung des Wassers heilbar sind, so kann auch bei der Herzwassersucht nur günstig und mit Erfolg eingewirkt werden durch allgemeine Kräftigung der Natur und durch Ausleitung der wässerigen und überflüssigen Stoffe. Und das kann wiederum nur mit Wasser erreicht werden. Ist der Kranke, was gewöhnlich der Fall ist, schon ziemlich geschwächt und in einem höheren Alter, so kann jede Nacht vom Bette aus der ganze Körper mit Wasser und Essig gewaschen werden; es kann aber auch Morgens und Abends der Oberkörper gewaschen und während des Tages ein Knie- oder Schenkelguß genommen werden. Wie das Waschen ausleitet und stärkt, so tritt auch durch den Knie- und Schenkelguß eine Kräftigung ein. Hat der Kranke durch diese Anwendungen schon ziemlich gute Fortschritte gemacht, so kann auch den einen Tag ein Schenkelguß, den andern Tag ein Rückenguß genommen werden. Erträgt der Kranke den Rückenguß, so erträgt er auch das Halbbad, gewöhnlich sogar noch leichter als den Rückenguß; er kann dann also im Wechsel den einen Tag einen Rücken- oder Schenkelguß, den andern Tag aber ein Halbbad nehmen und daneben mit den Oberkörperwaschungen fortfahren. Nach innen kann mit gutem Erfolg gebraucht werden: Thee von Attichwurzeln, welcher alle wässerigen Stoffe in der ganzen Natur auflöst und durch den Urin ableitet; ferner Thee von Hollunderblüthen, Kamillen und Wachholderbeeren. Diese, mit einander gesotten, bringen, wenn nicht großen Schweiß, so doch gute Transspirirung und auch kräftige Ausleitung.

Brustwassersucht.

Wie sich das Herz in einem häutigen Sack, dem Herzbeutel, bewegt, so liegen auch die Lungen im Brustkorb, der gleichsam mit einer ziemlich festen Decke tapezirt ist. Wie sich im Herzbeutel eine Entzündung entwickeln kann, welcher die Herzwassersucht folgt, gerade so kann auch bei dieser Umhüllung des Brustkorbes eine größere oder kleinere Entzündung entstehen, und dann ereignet sich, was bei der Herzwassersucht geschieht: es sammeln sich Flüssigkeiten, die keinen Ausweg nehmen können. Wird da kein Einhalt geboten, so sammelt sich nach und nach eine große Masse von Wasser an, und es tritt dann die sogenannte Brustwassersucht ein. Das Wasser kann so hoch steigen, daß die Lungen vollständig darin schwimmen, und wenn es immer höher steigt, so kann sich zuletzt die Lunge nicht mehr ausdehnen; es tritt eine Lähmung derselben ein, womit der Tod verbunden ist. Tritt man früh genug dagegen auf, so ist, wie bei jeder Wassersucht, Hilfe leicht möglich. Hat aber das Uebel schon große Fortschritte gemacht, so tritt der Tod sicher ein.

Ein solcher Kranker hustet wohl viel, aber meistens ohne Auswurf; ist Auswurf vorhanden, so kann man Hoffnung auf Genesung haben; der Athem ist schwer und kurz, weil sich die Lungen nicht gehörig bewegen können. Der Kranke ist gewöhnlich auch voll Beängstigung, er kann nicht mehr liegen, sondern nur mühsam sitzen, der Schlaf ist gewöhnlich ganz gestört, und auch der Appetit läßt merklich nach; es stellen sich stechende Schmerzen ein, häufig auch Erbrechen; das Aussehen ist dunkel, abgestanden, aufgedunsen und wehmüthig, die Stimme ist hohl, mit einem Worte, Alles deutet darauf hin, daß eine Zerstörung im Innern vor sich geht.

Hier kann nur durch innere und äussere Ausleitung Hilfe gebracht werden. Es muß so rasch als möglich nach innen gewirkt werden, damit alle angesammelte Flüssigkeit entfernt wird. Wie kann wohl dieß geschehen? Dadurch, daß die ganze Natur in eine größere Thätigkeit gebracht und für einen rascheren Stoffwechsel gesorgt wird, damit die ausgenützten und überflüssigen Stoffe entfernt und durch neue ersetzt werden. Solche Leute haben gewöhnlich eine schwache, theilweise aber auch gar keine Ausdünstung mehr und leiden an einer trockenen Hitze; die Schwäche duldet, daß manche schlechten Stoffe nicht ausgeleitet werden, und daher rührt auch die Anhäufung von solchen Stoffen. Kommt aber die Natur in Thätigkeit, und tritt eine größere Kraft ein, dann hört die weitere Anhäufung auf, und die verlegenen Stoffe werden ausgeleitet und durch gesunde ersetzt. Wenn man den Körper täglich zwei- oder dreimal wäscht, so tritt eine starke Transspirirung ein, und die verlegenen Stoffe werden rasch ausgeleitet; es geht nicht nur eine Ausleitung nach aussen vor sich, sondern noch viel mehr nach innen. Kaum ist der Kranke ein- bis dreimal gewaschen worden, so geht viel mehr Urin ab; derselbe nimmt gewöhnlich auch schon kranke Stoffe in der Natur mit, und auf diese Weise wird nach innen und aussen ausgeleitet. Wenn man aber auch nach innen noch Mittel gibt, welche die Körpertheile reinigen und das Wasser austreiben, so hat man eine doppelte Einwirkung auf den ganzen Körper und auf die kranken Theile.

Wenn festgestellt ist, daß Jemand die Brustwassersucht hat, so werde ich ungesäumt den Kranken täglich zweimal und, wenn er noch bei Kräften ist, drei- oder viermal ganz waschen lassen, und zwar mit ganz kaltem Wasser und etwas Essig; meistens beim zweiten oder dritten, längstens aber beim vierten Waschen wird der Kranke in Schweiß gerathen, und dann ist der weiteren Ausbildung der Krankheit vorgebeugt. Kommt der Kranke in Schweiß, so darf ich sicher sein, daß auch nach innen abgeleitet wird, und zwar durch den Urin und meist auch durch Schleimauswurf. Ist der Kranke im Schweiß, so brauche ich nicht mehr so oft zu waschen; die Natur zeigt ja ihre Kraft und Thätigkeit, diese Krankheitsstoffe auszuscheiden, und so reicht es aus, wenn man den Körper zweimal, bei kräftigen Personen dreimal wäscht. Wer das Wasser nicht kennt, entsetzt sich, wenn man so einen Kranken mit kaltem Wasser behandeln will; vielleicht hat der Kranke selbst noch einige Furcht vor dem Wasser, wenn er es noch nicht kennen gelernt hat; sobald er aber einige Waschungen bekommen hat, wird es ihm so behaglich und wohl, daß er gewiß nicht säumt, sobald wieder das Fieber zur Herrschaft kommen will, mit Wasser demselben entgegenzutreten. Wie viele Kranke verlangen gewaltig nach dem Wasser und mahnen, wenn die Zeit kommt, wo man die Natur mit Wasser wieder unterstützen muß! Ist der Kranke noch bei guten Kräften, so können statt Waschungen auch Halbbäder genommen werden, und zwar jeden Tag ein bis zwei. Weil aber das Halbbad nicht den ganzen Körper erfaßt, so kann täglich drei- oder viermal der Oberkörper gewaschen werden. Man wird dann recht gut fühlen, daß nach jeder Waschung die Thätigkeit der Natur sich erhöht, dieselbe kräftiger wird, und daß die Ausscheidung rascher vor sich geht. Wie aber durch Waschungen und Bäder auf den ganzen Körper eingewirkt wird, so kann man auch besonders auf die Stelle, wo die Entzündung ihren Sitz hat, einwirken. Wie bei allen Entzündungen der Topfenkäs das erste Mittel ist, den Brand zu löschen und die Schmerzen zu nehmen, so bleibt auch bei dieser eine Auflage von Topfenkäs auf die schmerzende Stelle das erste Mittel. Auflagen von Wasser lassen sich wohl auch anwenden, aber sie müssen öfter wiederholt werden; wenn sie zu lange liegen bleiben, wird sich die Hitze vermehren, anstatt vermindern. Eisbeutel verwerfe ich wie bei allen Gebrechen, so auch hier; ich bin der Ueberzeugung, daß Eisbeutel viel zu schroff und nachtheilig auf den Körper wirken, auf dem sie liegen. Statt Topfenkäs könnte auch mit gutem Erfolg ein Absud von Foenum graecum aufgelegt werden; ein solcher löst auf und leitet aus. Früher gebrauchte man häufig Senfteig oder Senfpflaster, und sie sind auch heute noch als Ableitungsmittel im Gebrauche; es ist auch ein ganz schuldloses Mittel und wirkt unstreitig stärker als Wasserauflagen. Gebraucht man Topfenkäs zu Auflagen, so soll die Auflage so oft erneuert werden, als der Topfenkäs vollständig trocken ist; ebenso ist es auch mit Foenum graecum. In meiner Jugend wurde in solchen Fällen Leinmuß gebraucht, gekocht aus Leinsamen oder auch Brodkrumen. Nach innen wirkt reinigend und heilend Thee von Wachholderbeeren und Zinnkraut oder von Rosmarin und Wermuth. Auch Thee von Attichwurzel und Brennesselwurzeln wirkt bei allen solchen Kranken auf's günstigste. Man vergesse aber nie: auch die Mittel nach innen sollen nur in möglichst kleinen Portionen genommen werden.

WASSERSUCHT.

HEUTE

Überzeugend beschreibt Kneipp die Symptomatik nachlassender Herzkraft, wenn das zentrale Versorgungsorgan vergeblich versucht seiner Aufgabe gerecht zu werden, um alle Gewebsteile des Körpers mit Nährflüssigkeit zu versorgen, und das Gewebswasser im weitverzweigten Kapillarsystem der Peripherie versickert. Oftmals schwellen zuerst Füße und Unterschenkel an, bis die Stauflüssigkeit in die großen Körperhöhlen drängt. Gesundheit und Leben sind bedroht, wenn diese düsteren Vorboten die zunehmende Insuffizienz des Herzens ankündigen.

Die Bauchwassersucht, die Ansammlung von Gewebswasser im Bauchraum ist immer ein ernstes, aufklärungsbedürftiges Ereignis. Nachlassende Herzkraft, Tumore in der Bauchhöhle, Leberzirrhose und Nierenerkrankungen sind die häufigsten Grundkrankheiten, die zu einem »Aszites« geringeren Grades bis zum prall mit Flüssigkeit gefüllten Leib führen können.

Die Herzwassersucht, genau Herzbeutelwassersucht, entspricht einer Ansammlung von Transudat im Herzbeutel als Folge einer Herzschwäche oder einer Entzündung der Innenhaut des Herzbeutels. Auch diese Erkrankung gehört in klinische Behandlung oder in die Kompetenz eines Facharztes.

Akute Atemnot und Brustenge, Hinfälligkeit und allgemeines Krankheitsgefühl verlangen immer die Inanspruchnahme eines Arztes, um einen sogenannten »Pleuraerguß«, Flüssigkeitsansammlungen in einer oder beiden Lungenhöhlen, auszuschließen. Wenn das Herz seinen Dienst versagt, stellt der untersuchende Arzt oftmals eine Dämpfung über den unteren Lungenpartien fest. Das Röntgenbild bestätigt dann die Diagnose »Pleuraerguß«, der die unteren Lungenlappen nach oben drängt. Wie beim »Aszites«, der Bauchwassersucht, müssen andere Ursachen ausgeschlossen werden. Generell sind alle Flüssigkeitsansammlungen in den großen Körperhöhlen fachärztlicher bzw. klinischer Behandlung bedürftig. Physikalische Maßnahmen haben nur palliativen Charakter, sind nur von beruhigender, beschwerdemildernder Wirksamkeit.

Bei dem geschilderten Knaben von 17 Jahren handelte es sich um eine Nierenerkrankung. Diese Gliedwassersucht, wie die gravierende Krankheit seinerzeit genannt wurde, entspricht dem »nephrotischen Syndrom«, das zu teigigen Schwellungen der Gliedmaßen und zu Flüssigkeitsansammlungen in den großen Körperhöhlen führen kann. Mit höchster Anerkennung muß der beschriebene Heilerfolg innerhalb weniger Wochen zur Kenntnis genommen werden.

Der 60jährige Priester, dessen Leib zur Quelle quälender Beschwerden wurde, war sicher kein leidgeprüfter Pflegefall. Alles deutet daraufhin, daß die gesamte Beschwernis des geistlichen Herrn in einem chronischen Blähbauch ihre körperliche Sprache fand. Durch kräftige Wickel und Ganzwaschungen wurde seine Gesundheit wieder hergestellt, seine Berufsfähigkeit wieder erreicht. Der Rosmarinwein, eine angenehme Behandlungsbeigabe, half noch zusätzlich Gasansammlungen in Magen und Darm zu vertreiben.

WINDKOLIK

siehe oben, Seite 182, unter »Gasbildung im Magen und Darmkanal«.

ZAHNWEH.

Wie die einzelnen Körpertheile mit einander auf's engste verbunden sind und doch auch wieder jeder für sich ist, so kann auch jeder einzelne Theil schadhaft werden und Schmerzen verursachen, und gerade so ist es auch mit den Zähnen. Der Mensch hat 28 bis 32 Zähne, und man sollte glauben, daß diese kleinen Gebeine nicht viel Beschwerden machen würden; aber gerade die Zahnschmerzen können dem Menschen oft zur großen Qual werden. Wer möchte alle die Mittel aufzählen, welche gebraucht werden, um diese Schmerzen zu heben! Gewöhnlich wird der Zahn im Innern morsch; es bricht dann eine kleine Öffnung nach aussen, und wenn diese vorhanden ist, stellen sich in der Regel die Schmerzen ein. Man nimmt an, daß die Luft, welche durch die Oeffnung eintritt, eine Entzündung in der Wurzel bewirkt. Wird die Oeffnung etwas größer, so wiederholt sich auch der Schmerz oft und leicht. Mit der Zeit bricht aber aus dem Zahn die Krone. dann ist der Zahn ganz morsch, und es steckt nur noch die Wurzel in der entzündeten Zahnhülle. Sehr häufig werden die Zahnhöhlen ausgefüllt, damit die Luft nicht eindringen kann, wodurch die Entzündung gehoben wird und der Zahn nicht mehr schmerzt. Mancher läßt den morschen Zahn ausziehen und sucht auf diese Weise dem Schmerze zu entkommen. Mein Urtheil hierüber ist: Es soll kein Zahn ausgezogen werden, sondern wenn Zahnschmerzen vorhanden sind, so soll man diese beseitigen; denn lieber ist mir ein gebrechlicher als gar kein Zahn. Wer wird ein Haus einreissen, wenn einige Dachplatten heruntergefallen sind? Das halte ich für die größte Thorheit. Ebenso ist es eine Thorheit, einen Zahn wegen einer kleinen Oeffnung herauszureissen; der Zahn kann noch mehrere Jahre Dienste leisten und seinen Platz ausfüllen. Kann der Zahn ausgefüllt werden, gut, dann bin ich dabei; kann er aber nicht plombirt werden, dann lasse man die Wurzel darin, sie nützt auch noch! Es muß nur gesorgt werden, daß jede Entzündung im Zahnkiefer gehoben wird; dann hält die Wurzel so gut aus wie ein ganzer Zahn.

Ich hatte einst Zahnweh und befragte auch einen Zahnarzt. Dieser war bald fertig und riß mir den Zahn heraus. Es gingen kaum acht Wochen vorbei, da bekam ich wieder Zahnweh; der Arzt riß mir den zweiten Zahn aus. Nach einem Jahr kam die Reihe an den dritten, und so, glaube ich, wäre ein Zahn nach dem andern ausgerissen worden. Für die Folge aber tath ich, was mir ein alter Bauernknecht empfohlen; ich hatte damals noch keine Ahnung von dem Wesen einer Wasserkur.

Dieser Mann empfahl mir: Halte deinen Kopf fünf Minuten lang unter die Brunnenröhre, und dann wird dein Zahnweh vergehen! Ich that es, und mir blieb der Zahn, der Schmerz verschwand.

Vor zwanzig Jahren bekam ich wieder Zahnweh, aber nur in der Wurzel; ich wollte diese Wurzel ausziehen lassen und schickte nach dem Zahnarzt. Ich bekam jedoch zur Antwort, er habe ein Gläschen zu viel getrunken und könne nicht kommen. Abends darauf stellte sich das Zahnweh wiederum ein, aber der Zahnarzt hatte wieder ein Gläschen zu viel getrunken. Es war ein frostiger Tag; es regnete ziemlich stark, und mit diesem Schmerze ging ich, während das Wasser auf dem Wege stand, eine halbe Stunde barfuß. Von dieser Zeit an habe ich keine Minute mehr Zahnweh gehabt. Unstreitig war aber die Ursache des Schmerzes nicht in der Zahnwurzel, sondern vielmehr in einer Blutanstauung im Zahnkiefer zu suchen. Durch das Barfußgehen im Wasser wurde das Blut weggeleitet und somit auch der Schmerz gehoben.

Man darf wohl annehmen, daß ein längeres Zuströmen des Blutes, sei es auf den Zahn oder auf die Wurzeln, nach und nach eine Entzündung bewirkt. Durch diese Entzündung entsteht in der die Zähne umgebenden Haut ein ausserordentlicher Schmerz. Wenn man also Zahnweh heilen will, so muß zu allererst die Entzündung gehoben werden. Am leichtesten geschieht dieses, indem man das Blut wegleitet. Ist die Entzündung gehoben, so ist auch der Schmerz entfernt.

Es kommt oft vor, daß sich in Folge der Blutanstauungen an den Zähnen auch in den anderen Adern im Kopfe solche bilden, und daß sich dadurch die Schmerzen auf eine Seite des Kopfes oder auch auf den ganzen Kopf ausdehnen. In diesem Falle hilft kein Zahnreissen.

So kam kürzlich ein Fräulein und klagte über eine Zahnfistel. Sie erzählte, daß ihr neun Zähne ausgezogen worden seien, der Schmerz aber sei ihr geblieben, und jetzt habe sich eine Zahnfistel eingestellt, welche man nicht heilen könne. Bei dieser Dame hatten sich auf der leidenden Seite große Blutanstauungen gebildet, welche sich entzündeten, nach und nach in Eiter auflösten und dann einen Ausweg durch einen Fistelkanal suchten. Wenn keine Heilung erfolgt wäre, so wäre die nothwendige Folge gewesen, daß entweder die ganze Seite zerstört worden wäre oder der Beinfraß am Kiefer sich eingestellt hätte. Denn wenn einmal Eiter abgeht, so darf man annehmen, daß die Fäulniß um sich greift. Daß diese Person viel getan, läßt sich denken, und doch hat nichts geholfen. Fisteln an den verschiedenen Theilen des Körpers können am leichtesten mit Wasser geheilt werden; warum soll nicht auch eine Zahnfistel geheilt werden können? Und so wurde denn auch bei dieser Person innerhalb vier Wochen die Zahnfistel vollständig geheilt. Die schmerzende Seite war aufgedunsen und das Kiefer wie angeschwollen. Die hier angesammelten schadhaften Stoffe wurden aufgelöst und entfernt.

Wo eine Fistel entsteht, hat gewöhnlich Blutzudrang stattgefunden. Wenn aber die Entzündung Fäulniß bewirkt, so greift diese um sich und schädigt die Organe; die Natur vermag aus sich selbst die kranken Stoffe nicht abzustoßen, und hiedurch wird die Heilung gehindert. Werden aber mit Wasser alle faulen Stoffe so rasch als möglich entfernt, werden die neben liegenden Organe gekräftigt und gestärkt, kommt ferner wieder frisches Blut hin, dann heilt nicht nur die Fistel, sondern die Natur wird auch so gekräftigt, daß sie, wenn sie die schlechten Stoffe abgestoßen, keine neuen Entzündungen entstehen läßt, und so tritt dann die wirkliche Heilung ein.

Mein Hauptgrundsatz ist immer: Um Krankheiten zu entfernen, muß man auf den ganzen Körper einwirken, damit das Blut in vollste Ordnung kommt und auch gleichmäßige Naturwärme erzielt wird. Besonders aber muß auf die krankhafte Stelle eingewirkt werden. Das Fräulein, welches die Fistel hatte, bekam täglich einen O b e r g u ß und einen K o p f g u ß, dann einen K n i e - oder auch einen S c h e n k e l g u ß. Durch den Knie- und Schenkelguß wird das Blut von oben abgeleitet und die Natur gekräftigt. Durch den Oberguß und Kopfguß wird der ganze Oberkörper so gekräftigt, daß die faulen Stoffe abgestoßen werden und gleichmäßige Transspiration eintritt. Nun wurde noch besonders auf die leidende Stelle eingewirkt. Diese Einwirkung bestand einfach darin, daß täglich ein- bis zweimal entweder der ganze Kopf oder auch die beiden Backen begossen wurden. Wird die Backe begossen, dann läßt der Schmerz augenblicklich nach. Stellt er sich wieder ein, so kann man die Begießung wiederholen; die Wiederholung ist höchstens zwei- bis viermal nothwendig, denn dann wird der Schmerz ausbleiben. Anfangs wird recht viel Unrath abgehen; aber der Schmerz wird bald nachlassen, endlich ganz aufhören, und dann ist die Heilung vollendet. Es kann auch auf den ganzen Körper eingewirkt werden durch H a l b b ä d e r, V o l l g ü s s e, S c h e n k e l - u n d R ü c k e n g ü s s e, wodurch der ganze Körper in einen kräftigeren, besseren Zustand gebracht wird. Auf nassen Steinen oder barfuß im Freien gehen leitet gewöhnlich das Blut ab, vermindert die Schmerzen oder beseitigt sie auch ganz.

Es gibt auch manche Hausmittel, welche man anwenden kann, und die mitunter recht gut helfen. Ihre Wirkung ist aber doch gewöhnlich nicht so sicher, als wenn man auf den ganzen Körper einwirkt.

Ich kannte einen Mann, welcher viele hundert Leute von Zahnweh befreit hat. Er nahm, wie er sagte, einen neuen Nagel, stach neben dem wehen Zahn in das Zahnfleisch, daß es blutete, ging mit dem Nagel fort, um denselben, wie er sagte, und wie allgemein geglaubt wurde, an einer dunkeln Stelle, wo weder Sonne noch Mond hinscheinen, in einen Balken zu schlagen. Ich gebe zu, daß auf diese Prozedur hin das Zahnweh recht oft beseitigt wurde. Die Ursache war aber, weil durch die Wunde Blut auslief und dadurch die Blutstauung, welche doch die Schmerzen hervorgebracht hat, vermindert wurde. Dieß hätte aber auch etwas Anderes bewirken können als gerade ein neuer Nagel. Es wird auch oft Knoblauch angewendet, und zwar steckt man denselben in die schadhaften Zähne oder in's Ohr. Ferner werden Feigen aufgeschnitten und auf das Zahnfleisch gelegt; Vielen wird durch die Wegwartwurzeln geholfen. Eine frische oder wenigstens feuchte Wurzel wird gespalten und an die Wandung des Zahnfleisches angelegt. Daß diese Wurzel oft hilft, ist wahr; der Grund liegt darin, daß die Wurzel Flüssigkeiten auszieht, wodurch sich die Anstauungen vermindern und der Schmerz nachläßt.

ZAHNWEH.

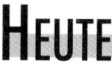

Zahnschmerzen, Zahnfleischentzündungen und Eiterungen im Zahnbereich gehören in die zuständige Fachbehandlung. Die schnellste und beste Hilfe ist die lokale Versorgung des schmerzhaften Herdes. Im Gegensatz zu einem Akutschmerz in irgendeinem Körperteil, dessen Abklärung zuweilen zu einem schwierigen Problem werden kann, läßt sich ein schmerzender Zahn zumeist rasch und zuverlässig dingfest machen. Auch das Bohren und Zahnreißen erinnert nicht mehr an die Torturen früherer Zeiten.

Dennoch, Kneipp ist rechtzugeben, wenn er vor einer Radikallösung, einer übereilten Zahnentfernung warnt. Jeder Zahn, selbst wenn er sich nur noch als Stumpf präsentiert, ist funktionell nützlich. Er kann in späteren Jahren als wertvoller Pfeiler für Brücken und Prothesen Verwendung finden.

In den fünfziger Jahren gerieten plombierte und sogenannte tote Zähne, deren Nerven entfernt waren, in Verruf. Die dentale Herdinfektion wurde als gesundheitsschädlicher Bösewicht entlarvt. Endlich war die vermeintliche Ursache für viele, rätselhafte Krankheiten und Beschwerden gefunden! Inzwischen hat diese »Streuherd-Theorie« einer nüchternen Betrachtungsweise Platz gemacht. Schon frühere Ärztegenerationen argwöhnten, daß ein Eiterherd im Körper ein Störfeld sei. Daß jedoch ein stecknadelkopfgroßer Eiter- oder Entzündungsherd an einer Zahnwurzel einen Gelenkrheumatismus oder eine Nierenentzündung auslösen kann, bleibt eine unbewiesene Hypothese. »Wenn ein Zahn morsch wird«, dann verliert das Zahninnere, die Pulpa, ein feinfaseriges Bindegewebe mit Blutgefäßen und Nervenverzweigungen, ihre Schutzschicht. Der Zahn wird temperaturempfindlich und schmerzt. Die Nervenfasern, die selbst den kleinsten Gewebsteil des Körpers versorgen, sind die Rezeptoren, die den Körperschaden signalisieren.

In der Selbstbehandlung eines Zahnschmerzes beschreibt Kneipp nach vergeblicher Suche eines tüchtigen Helfers zwei natürliche Methoden zur Schmerzlinderung. Das erste Mal hielt er seinen Kopf fünf Minuten unter fließendes Kaltwasser, das zweite Mal unternahm er an einem frostigen Tag, barfuß, eine Wanderung auf einem regennassen Weg. Die beiden verschiedenen Behandlungsarten, einmal lokal im Schmerzbereich, dann ableitend über die Füße, lösten die Schmerzen auf. – Der Kneipparzt unserer Zeit würde lokal einen Wechselgesichtsguß und ableitend ein Wechselfußbad mit Thymian oder Rosmarin verordnen, jedoch nur im Sinne einer Notfallbehandlung. Der Weg zum Zahnarzt wird dem Schmerzgeprüften nicht erspart.

Eine Zahnfistel ist einem Stichkanal vergleichbar, der zu einem Eiterherd in Umgebung einer Zahnwurzel führt. Eine fachgemäße Behandlung ist heute kein zahnärztliches Problem mehr. Im übrigen spricht das Titulierun der betreffenden Patientin durch Kneipp mit »Fräulein und Dame« für eine ungewöhnliche Hochachtung.

Zum guten Abschluß des Kapitels schildert Kneipp noch eine obskure, alternative Zahnschmerzbehandlung, die einer Foltermethode alle Ehre machte. Möglicherweise sorgte das Einstechen in das Zahnfleisch mit einem gewöhnlichen Eisennagel für den Abfluß des Eiters oder Wundsekrets. Alles andere, das Einschlagen des gebrauchten Nagels an einem Ort, den weder Sonne noch Mond erreichen, war Humbug, mittelalterlicher Aberglaube.

Register

A
Abführmittel S. 274
Abhärten S. 89
Abhärtung S. 69
Adipositas S. 95
Alkohol S. 16
Allergie S. 144
Anämie S. 116, 154
Angina pectoris S. 218
Angina S. 159
Angstzustände S. 101
Armbad, kalt S. 68
Armbad, warm S. 60
Armbrustguß, verlängert S. 82
Armguß S. 82
Armwickel S. 119
Arthrose S. 64
Arthrose, Finger und Hände S. 119
Arthrose, Hüftgelenke S. 199
Arthrose, Knie und Fußgelenke S. 110
Arthrose, Zehengrundgelenke S. 76
Asthma S. 134
Atemnot S. 134
Auflage, kalt S. 114
Aufstoßen, saures S. 269
Augenkrankheiten S. 141
Ausschläge S. 143

B
Bad, kalt S. 84
Barfuß in Sandalen S. 46
Barfußgehen S. 44
Bauchwassersucht S. 287
Beinschwellungen S. 107
Beinwickel S. 106
Beschwerden, rheumatische S. 114
Bettnässen S. 146
Blähbauch S. 114, 187
Blähbauch, chronischer S. 105
Blasenbeschwerden S. 64
Blasenentleerungsstörungen S. 279
Blasenkatarrh S. 151
Bleichsucht S. 154
Blitzguß S. 93, 97
Blutarmut S. 116, 154
Blutdruck, erhöht S. 96
Blutdruckmeßgerät S. 217
Bronchitis S. 114, 122, 253
Brustguß S. 82
Brustwassersucht S. 287
Brustwickel S. 105

D
Depression S. 91
Depression, lavierte S. 26
Diabetes S. 16, 180
Diphtherie S. 101
Dornschlehblütentee S. 194
Durchblutungsstörungen, peripher S. 174
Durchblutungsstörungen S. 119
Durchfall S. 117, 163
Dyskardie S. 218

E
Ekzem, allergisches S. 144
Erkältungskrankheiten S. 122
Ernährung S. 16

F
Flüssigkeitszufuhr S. 275
Furunkel S. 224
Furunkulose S. 56
Fußbad, kalt S. 68
Fußbad S. 62
Fußbad, warm S. 64
Fußbekleidung S. 108
Füße, kalte S. 174
Füße, offene S. 180
Füße, geschwollene S. 170
Fußpilz S. 46
Fußwickel S. 110

G
Ganzheitsprinzip S. 77
Ganzwaschung S. 53
Ganzwickel S. 105, 113
Gehirnschlag S. 193
Gehörgangsekzem S. 244
Gelenkbeschwerden S. 119
Gelenkrheuma S. 73
Gesichtsbad S. 59
Gesundheitstee S. 188
Gewöhnung S. 56
Gicht S. 64, 73, 76, 199
Gichtdiät S. 200
Grauer Star S. 142
Gries- und Steinleiden S. 204
Grippe S. 54
Grüner Star S. 142
Guß, kalt S. 84

H
Haarausfall S. 208
Haarausfall, kreisförmiger S. 209
Haarverlust S. 208
Halbbad, kalt S. 68, 90
Halbbad S. 69
Halbbad, fröhliches S. 71
Halswickel S. 100
Hämorrhoiden S. 67, 231
Hämorrhoiden, äußere S. 231
Hämorrhoiden, innere S. 231
Handverletzungen S. 51
Harninkontinenz S. 147, 280
Harnsäuretee S. 200
Harnsperre S. 279
Harnverhaltung S. 64, 66, 279
Harnwegentzündungen S. 151
Harnwegsinfekt S. 151, 279
Heimsauna S. 128
Heiserkeit S. 211
Heißguß S. 82
Herz, nervös S. 218
Herzanfall, akut S. 221
Herzinfarkt S. 220
Herzklopfen S. 82
Herzkrankheiten S. 217
Herzleistungsschwäche S. 107
Herzschlag S. 220
Herzschwäche S. 218
Herzunruhe S. 82
Herzwassersucht S. 287
Heusack S. 117
Hexenschuß S. 117
Hühneraugen S. 222
Hygiene S. 54

I
Immunbiologie S. 263
Immunsystem S. 100, 114
Infektion, obere Luftwege S. 159
Influenza S. 54
Ischias S. 111

K
Kalmuswurzel S. 268
Kaltbad S. 33, 68
Kaltguß S. 82
Kaltwaschungen S. 52
Katarrh S. 72, 252
Kneipp-Ärztebund S. 9
Kneippbund S. 9
Kneippsandalen S. 46
Knieguß S. 62, 83, 85
Kompressionsstrümpfe S. 171, 181, 229
Konzentrationsschwäche S. 79
Kopfdampf S. 120
Kopfguß S. 78
Kopfmüdigkeit S. 79
Kopfschmerz S. 79

Körpergeschwüre S. 224
Krampfaderbruch S. 229
Krampfadern S. 96, 106, 171, 181, 228
Kräuterauflage, warm S. 114
Kräuterkopfdampf S. 122
Kräuterwechselarmbad S. 63
Kreislaufstörungen S. 174, 218
Kreislaufversagen S. 221
Kropf S. 101
Kurzwickel S. 105

L
Lehmpflaster S. 61, 111
Lehmwickel S. 182
Leibschmerz S. 114
Lendenwickel S. 105
Luftschlucken S. 187, 188
Lungenembolie S. 229, 249
Lungenentzündung S. 235
Lungenödem S. 249
Lungenschlag S. 248
Lungenschwindsucht S. 263
Lungenspitzenkatarrh S. 264
Lymphgefäßsystem S. 17
Lymphödem S. 17
Lymphödem, chronisches S. 172

M
Magen-Darmerkrankungen S. 163, 238
Magendarmtee S. 188
Magengeschwür S. 238
Mandelentzündung S. 159
Massage S. 94
Meteorismus S. 187, 267
Migräne S. 79
Miliatuberkulose S. 264
Mineralwasser S. 188
Mittelohrentzündung S. 244, 246

N
Nahrungsmittelallergie S. 187
Nasenbluten S. 241
Nasennebenhöhlenentzündung S. 253
Nasses Hemd S. 113
Neurodermitis S. 144
Nichtabtrocknen S. 53
Nierenkolik S. 204
Nierensteine S. 279
Nierensteinkrankheit S. 204
Nierensteinleiden S. 64

O
Oberaufschläger S. 117, 118
Oberguß S. 82
Oberkörperwaschung S. 53
Ohrenfluß S. 244
Ohrenguß S. 80

Ohrenkrankheiten S. 246
Ohrschmalzpropf S. 246

P
Podagra S. 199
Prostataleiden S. 151, 279
Prostatavergrößerung S. 66

Q
Quarkwickel S. 182

R
Reizblase S. 151, 279
Rheuma S. 75, 111
Rheumaschmerzen S. 119
Roemheldscher Symptomkomplex S. 267
Rückenguß S. 87
Rückenschmerzen S. 84

S
Säftelehre S. 17, 75, 171
Salzlendenwickel S. 105
Sauna S. 120
Schenkelguß S. 83
Schenkelkreuzguß S. 83
Schenkelleibguß S. 83
Schilddrüse S. 101
Schlaganfall S. 193
Schneegehen S. 32, 46, 62
Schnupfen S. 122, 212, 252
Schwarzer Star S. 142
Schwellungen, Unterschenkel S. 170
Schwimmen S. 70
Schwindel S. 79
Schwindsucht S. 263
Schwitzen S. 265
Schwitzprozeduren S. 249
Seitenstechen S. 267
Shawl S. 118
Sitzbad S. 65
Sitzbad, warm S. 65
Sodbrennen S. 269
Spanischer Mantel S. 113
Status asthmaticus S. 134
Stiefmütterchentee S. 144
Stimmlosigkeit, psychogen S. 212
Stimmverlust S. 211
Streß S. 91
Stuhlverstopfung S. 274
Stützstrümpfe S. 181

T
Tauchbad S. 33
Taugehen S. 62
Thrombose S. 229
Trigemiusneuralgie S. 246
Tuberkulose S. 263

U
Übergewicht S. 96
Überlaufblase S. 279
Unteraufschläger S. 117, 118
Unterguß S. 83
Unterkörperwaschung S. 53
Unterschenkelgeschwür S. 180
Unterwickel S. 105

V
Venenentzündungen S. 111
Verbrauchserscheinungen, Gelenke S. 74
Verbrauchserscheinungen, Wirbelsäule S. 74
Verdauungsstörungen S. 163
Vererbung S. 18
Vergeßlichkeit S. 79
Vollbad S. 70
Vollguß, kalt S. 82, 90
Vollguß S. 64, 97
Vollwertkost S. 170, 274

W
Wacholderbeeren S. 268
Wadenwickel, improvisiert S. 111
Wadenwickel S. 63, 110
Warm-Kaltguß S. 82
Warmbäder S. 72
Wasser in den Beinen S. 170
Wasserbeschwerden S. 279
Wassersucht S. 287
Wassertreten S. 32, 62
Wechselarmbad S. 60
Wechselarmgesichtsguß S. 142
Wechseldusche S. 90
Wechselfußbad S. 62, 64
Wechselguß S. 82
Wechselkniguß S. 63, 85
Wechselsitzbad S. 65
Wechselvollbad S. 73
Wechselvollguß S. 90
Windkolik S. 188
Wundrose S. 170

Z
Zahnschmerzen S. 290
Zahnweh S. 290
Zwölffingerdarmgeschwür S. 238